足踝外科翻修手术
策略与技术

Revision Surgery of the Foot and Ankle
Surgical Strategies and Techniques

原著 Mark J. Berkowitz, Michael P. Clare, Paul T. Fortin, Lew C. Schon, Roy W. Sanders

主　　译 张建中　张明珠　张增方

译 校 者 （按姓氏笔画排序）

王　智　首都医科大学附属北京同仁医院
王显军　首都医科大学附属北京同仁医院
王书亮　北京朝阳中西医结合急诊抢救中心
白　露　北京大学深圳医院
孙　超　首都医科大学附属北京同仁医院
刘金伟　山东大学齐鲁医院（青岛）
刘得恒　山东大学齐鲁医院（青岛）
曲　峰　首都医科大学附属北京同仁医院
杨　斌　山东大学齐鲁医院（青岛）
张　树　首都医科大学附属北京同仁医院
张建中　首都医科大学附属北京同仁医院
张明珠　首都医科大学附属北京同仁医院
张增方　山东大学齐鲁医院（青岛）
彭建光　首都医科大学宣武医院
魏芳远　首都医科大学附属北京同仁医院

北京大学医学出版社

ZUHUAI WAIKE FANXIU SHOUSHU——CELÜE YU JISHU

图书在版编目（CIP）数据

足踝外科翻修手术：策略与技术 /（美）马克 • J. 伯科威茨（Mark J. Berkowitz）等原著；张建中等主译 . —北京：北京大学医学出版社，2021.8

书名原文：Revision Surgery of the Foot and Ankle：Surgical Strategies and Techniques

ISBN 978-7-5659-2437-8

Ⅰ. ①足… Ⅱ. ①马… ②张… Ⅲ. ①足 - 外科手术 ②踝关节 - 外科手术 Ⅳ. ①R658.3

中国版本图书馆 CIP 数据核字（2021）第 117185 号

北京市版权局著作权合同登记号：图字：01-2021-3669

足踝外科翻修手术——策略与技术

主　　译：张建中　张明珠　张增方
出版发行：北京大学医学出版社
地　　址：（100191）北京市海淀区学院路 38 号　北京大学医学部院内
电　　话：发行部 010-82802230；图书邮购 010-82802495
网　　址：http://www.pumpress.com.cn
E-mail：booksale@bjmu.edu.cn
印　　刷：北京信彩瑞禾印刷厂
经　　销：新华书店
责任编辑：冯智勇　**责任校对：**靳新强　**责任印制：**李　啸
开　　本：889 mm × 1194 mm　1/16　**印张：**18.5　**字数：**547 千字
版　　次：2021 年 8 月第 1 版　2021 年 8 月第 1 次印刷
书　　号：ISBN 978-7-5659-2437-8
定　　价：198.00 元

原著者名单

John G. Anderson, MD Orthopaedic Associates of Michigan, Grand Rapids, MI, USA

Gonzalo F. Bastías, MD Department of Orthopedic Surgery, Foot and Ankle Unit, Clínica Las Condes, Las Condes, Chile

Department of Orthopedic Surgery, Universidad de Chile Complejo Hospitalario San José, Santiago, Chile

Douglas N. Beaman, MD Mid Columbia Medical Center, Department of Orthopaedic Surgery, The Dalles, OR, USA

Mark J. Berkowitz, MD, MBA Director, Foot and Ankle Center, Cleveland Clinic, Department of Orthopaedic Surgery, Orthopaedic and Rheumatologic Institute, Cleveland, OH, USA

Donald R. Bohay, MD Orthopaedic Associates of Michigan, Grand Rapids, MI, USA

Karim Boukhemis, MD University of California at Davis, Department of Orthopaedics, Sacramento, CA, USA

Taylor N. Cabe, BA Hospital for Special Surgery, Foot and Ankle Service, New York, NY, USA

Michael P. Clare, MD Florida Orthopaedic Institute, Tampa, FL, USA

Camille L. Connelly, MD Skagit Northwest Orthopedics, Mount Vernon, WA, USA

Sophia Davis, DO Orlando Orthopaedic Center, Orlando, FL, USA

Mark C. Drakos, MD Hospital for Special Surgery, Foot and Ankle Service, New York, NY, USA

Paul T. Fortin, MD Oakland University William Beaumont, School of Medicine, Royal Oak, MI, USA

Eric Giza, MD University of California at Davis, Department of Orthopaedics, Sacramento, CA, USA

Steven L. Haddad, MD Orthopaedic Foot and Ankle Sugery, Illinois Bone and Joint Institute, LLC, Glenview, IL, USA

Todd A. Irwin, MD OrthoCarolina Foot and Ankle Institute, Carolinas Medical Center, Charlotte, NC, USA

Qin Jianzhong, MD Second Affiliated Hospital of Soochow University, Department of Orthopaedics, Su Zhou, China

Sydney C. Karnovsky, BA Hospital for Special Surgery, Foot and Ankle Service, New York, NY, USA

John Ketz, MD Strong Memorial Hospital, University of Rochester, Department of Orthopaedics, Rochester, NY, USA

Christopher D. Kreulen, MD, MS University of California at Davis, Department of Orthopaedics, Sacramento, CA, USA

Brandon Levy, MD Kingsbrook Jewish Medical Center, Division of Orthopedic Surgery, Brooklyn, NY, USA

Elisabeth Manke, MD University Hospital Carl Gustav Carus at TU Dresden, University Center of Orthopaedics and Traumatology, Dresden, Germany

Arthur Manoli II, MD Wayne State University, Detroit, MI, USA

Department of Orthopaedic Surgery, Michigan State University, East Lansing, MI, USA

Department of Orthopaedic Surgery, Michigan International Foot and Ankle Center, St. Joseph Mercy Hospital—Oakland, Pontiac, MI, USA

John D. Maskill, MD Orthopaedic Associates of Michigan, Grand Rapids, MI, USA

Roshan T. Melvani, MD MedStar Union Memorial Hospital, Department of Orthopaedic Surgery, Baltimore, MD, USA

Stuart D. Miller, MD MedStar Union Memorial Hospital, Department of Orthopaedic Surgery, Baltimore, MD, USA

Alireza Mousavian, MD Ghaem Hospital, Mashhad University of Medical Sciences, Department of Orthopedic Surgery, Mashhad, Iran

Jakrapong Orapin, MD Faculty of Medicine, Ramathibodi Hospital, Mahidol University, Department of Orthopaedic Surgery, Bangkok, Thailand

Stefan Rammelt, MD, PhD University Hospital Carl Gustav Carus at TU Dresden, University Center of Orthopaedics and Traumatology, Dresden, Germany

David R. Richardson, MD University of Tennessee-Campbell Clinic, Department of Orthopaedic Surgery & Biomedical Engineering, Memphis, TN, USA

Justin Roberts, MD The Orthopaedic Clinic Association, Phoenix, AZ, USA

Andrew K. Sands, MD Weill Cornell Medical College, New York Presbyterian – Lower Manhattan Hospital, Department of Orthopedic Surgery, New York, NY, USA

Roy W. Sanders, MD Department of Orthopaedic Surgery, Orthopaedics Johns Hopkins School of Medicine, Baltimore, MD, USA

Florida Orthopaedic Institute, Tampa, FL, USA

Department of Orthopaedics, Tampa General Hospital, Tampa, FL, USA

Lew C. Schon, MD, FACS Department of Orthopaedic Surgery, MedStar Union Memorial Hospital, Baltimore, MD, USA

Georgetown School of Medicine, Washington, DC, USA

Johns Hopkins University, Baltimore, MD, USA

Fischell Literati Faculty, University of Maryland, Fischell Department of Bioengineering, College Park, MD, USA

Thomas I. Sherman, MD Orthopedic Associates of Lancaster, Lancaster, PA, USA

Brian Steginsky, DO Orthopaedic Foot and Ankle Sugery, Illinois Bone and Joint Institute, LLC, Glenview, IL, USA

Brandon A. Taylor, MD Orthopaedic Specialists of Palm Harbor, Palm Harbor, FL, USA

译者前言

《足踝外科翻修手术——策略与技术》是由36位来自世界各地的足踝专科和骨科医生共同参与编写的一本足踝外科参考书。作者中有多位国际著名的足踝外科专家。和其他足踝外科专著不同的是，这是一本专门介绍失败病例处理的参考书。这种编写体例在目前还不多见。正如本书主编所说，对于足踝疾病的初次手术已经有比较规范的诊疗指南，临床教学相对容易。但是对于每一例失败的病例，变化多样，并无规律可循。本书的意义在于为医生处理这些相对困难的病例时，提供一个参考性的指导。

近10年来，我国足踝外科有了飞速的发展。足踝外科手术量也迅速增加。我们遇到的手术失败的患者也越来越多，其中大多需要翻修手术。但失败病例的处理相比初次手术困难得多，有些治疗效果也不尽如人意。再次手术，无论是对患者还是医生都有很大压力和挑战。因此，在医生的继续教育中对于失败病例的分析和处理能力的培训也越来越重要。北京同仁医院足踝外科中心每年都会举办全国足踝外科学习班，其中对于疑难、治疗失败病例的讨论环节深受大家的欢迎。但目前我们还没有一本足踝外科翻修手术的参考书。

翻开本书的目录，我们看到书中介绍的疾病都是足踝外科最常见的疾病。如前足部位：踇外翻、锤状趾、跖间神经瘤；中足部位：Lisfranc损伤、第五跖骨基底骨折、距骨颈骨折；后足部位：跟骨骨折、距骨骨折；踝关节部位：踝关节骨折、Pilon骨折、跟腱断裂和腓骨肌腱损伤；足踝部最常见畸形：平足和高弓足等。这些疾病与损伤包含了足踝外科医生日常诊疗疾病的80%以上类型。由于病例常见，就更具有学习的意义。分析这些病例失败的原因可以为我们将来在初次处理类似病例时提供一些警示，防止发生类似的错误，从而提高治疗效果。

当北京大学医学出版社冯智勇编审向我推荐这本书后，我认真翻阅学习了本书的内容。在每一章中，作者先对翻修手术做了一个系统的总结，从失败的原因到如何检查评估，从手术方案的制订到具体的手术技巧都做了介绍。然后通过几个具体病例的分析介绍了每个不同患者诊断处理的情况。既有手术策略，又有手术技术。没有过多的理论介绍，更注重临床实践中问题的解决。全书内容丰富，图文并茂，学到了不少知识。我感觉这本书对于目前我们国家的足踝外科医生继续教育是非常有意义的，对于骨创伤科和运动医学医生也有一定的参考价值。我们组织了国内一些富有足踝外科手术经验的医生参与翻译。他们虽然有很多临床工作，但利用业余时间完成全部书稿的翻译工作。在翻译过程中大家相互交流，为了澄清一个概念，反复查阅文献。对于书中的错误，认真核对，查明出处。在翻译中，我们需要充分理解作者的原意，又要以汉语的习惯流畅地表达出来，便于读者理解。尽管大家都非常努力，但限于水平，仍难免有这样或那样的错误。欢迎各位读者提出意见。再次感谢各位译校者辛勤努力的工作。

张建中

原著前言

如今我们已经有很多优秀的足踝外科教科书，其中也不乏一些非常好的指导教程，它们为怎样制订标准的手术方案和完成手术提供清晰且具有程序化的指导。然而就我所知，还没有一本专门讲述如何处理数目繁多、各具特点、困难棘手的足踝部翻修手术的参考书。

所有的足踝外科医生都知道，翻修手术中，现有的技术和指南并不能像“烹饪中的食谱”一样给我们提供帮助，没有规矩可循。事实上，对于初次手术所描述的技术并不适合翻修手术。不良的切口位置、软组织损伤、骨量丢失、内固定失效和存在的畸形常常会使初次手术使用的技术无效，从而需要其他的策略和方法。

回顾我自己早年的足踝外科医生经历。15 年前我在美国军队服役，刚刚结束住院医生培训，作为一名足踝外科的新手没有经过专科培训。在那段令人兴奋又充满压力的时间里，传统的足踝外科教科书为疾病的初次治疗提供了丰富的资源。然而，对于复杂的翻修病例，几乎没有可供参考的资料。为了填补这个空白，我们更加关注足踝外科翻修手术。2015 年在美国拉斯维加斯举行的美国骨科医师学会（AAOS）年会上，指导教程讲座（Instructional Course Lecture，ICL）首次应运而生。这个讲座的成功使我们萌生了编写这样一本参考书的想法。

编写本书的目的是在初次治疗失败后，能给年轻的足踝外科医生提供一个有用的参考资料。您将注意到本书重点突出、病例分析的编排方式。这种编排意味着本书并不想包括足踝外科的各个方面。相反，它意欲为医生提供一个创造性解决问题的临床思维路径，这是翻修外科医生的必要技能。希望在每一章提出的病例、技术和治疗策略都会激发读者自己的判断思维，并能为医生们提供成功解决最具挑战性翻修手术的方案。

我们很高兴终于推出了《足踝外科翻修手术》的第一版，同时我们已经在寻求对后续版本的改进意见。具体来说，在随后的版本中我们将结合视频来演示书中介绍的翻修技术。我们的目标是使这本书对那些正在计划行翻修手术的足踝外科医生更加实用。最后，我们非常感谢和欢迎读者的反馈，并将采纳他们的批评和建议，使未来的版本更受欢迎。

Mark J. Berkowitz, MD, MBA

Cleveland, OH, USA

目录

第一篇 前足疾病

第一章

第一跖趾关节融合术后翻修术

要点

- 重建手术的目的是建立稳定的第一跖列，调整各跖骨长度平衡，重建平衡的前足负重关系。
- 第一跖趾关节融合术翻修后，还可能需要结合外侧跖骨截骨术以建立各跖列长度平衡。
- 术中为准确评估融合位置，可将关节融合区沿一平板对齐，并模拟负重。
- 术前应预估骨缺损量，并准备自体或异体骨植骨。
- 植骨融合的指征是骨缺损大于 10 mm。

引言

第一跖趾关节融合术是终末期䠮僵硬、重度䠮外翻以及第一跖趾关节挽救性手术的“金标准”治疗[1,2]。回顾过去，初次手术融合率和患者满意度均超过 90%[3-6]。然而，翻修或补救性融合的效果较难预测，特别是存在严重骨缺损时。文献报道的融合率为 79%~99%[7-9]。

初次融合术存在失败可能性，其原因是骨不连、畸形愈合或感染。第一跖趾关节融合术可用于挽救失败的䠮外翻手术、失败的第一跖趾关节成形术或失败的关节切除成形术。翻修融合术一定要处理前次手术引起的骨缺损，如第一跖骨截骨术、植入物取出或缺血坏死造成的大量骨缺损。第一跖列短缩时，负重负荷向外侧转移至外侧跖骨，引发跖骨疼痛，加重畸形[1,3,7-10]。解决转移性跖痛症，最关键的两个因素是恢复第一跖骨长度和恢复跖行足[1,8,9]。翻修性关节融合术，特别是使用植骨块的翻修融合术，平均愈合时间可超过 12 周，应考虑延长制动时间直到影像学愈合[7]。

评估

对于有症状的跖趾关节和（或）由此导致的转移性跖痛症，翻修手术前应该考虑尝试非手术治疗。非手术方法包括碳纤维鞋内垫、矫形器、定制鞋，以及非甾体类抗炎药。

应仔细采集病史并做详细的体格检查。注意同侧肢体既往的手术史，以及任何伤口愈合问题或感染史，有无任何假体植入的登记信息。术前考虑的患者因素包括一般健康状态、吸烟史，以及是否有能力遵守术后限制措施。有萎缩性骨不连的患者，要考虑是否存在骨代谢问题，并检查维生素 D 水平。此外，告知患者翻修融合需要较长的愈合时间，术后需要更长的制动时间，对患者的依从性要求更高。

完整的体格检查应包括前足力线、疼痛位置、有无转移性跖痛症和有无异常的胼胝形成，特别要注意患者目前主诉是什么，并与患者交流，告知为何需要联合外侧跖骨截骨术，为何需要后足力线矫正，以恢复跖行足。

应注意皮肤质量和血管状况。注意瘢痕的位置是否影响手术入路。仔细评估足部的整体力线，寻找有无明显后足畸形。这些问题可能需同时手术或分阶段的手术来解决。术前应拍摄足部负重 X 线片（正、侧位和斜位）。需要评估足部力线、各跖骨长度、第一跖骨骨缺损、骨不连、骨缺血坏死、骨溶解、当前植入物和内固定断裂情况。如果怀疑感染，一定要检测红细胞沉降率（ESR）、C 反应蛋白（CRP）和白细胞（WBC）水平。

手术计划

重建前足正常负重关系，最关键的就是确定第一跖骨的位置[10,11]。第一跖趾关节融合角度过度背伸，可引发仰趾（cock-up），造成足趾和鞋撞击、趾间关节疼痛和转移性跖痛症。而第一跖趾关节跖屈畸形愈合，会引发趾间关节跖侧的疼痛性胼胝形成、籽骨炎以及走路时拱起踇趾。跖行足所必需的第一跖趾关节角度会因足部的整体几何形态而不同[11]。因此，建议术中检查时，踝关节应位于90°，踇趾远节趾腹部在休息位略高（1~3 mm）于平板（可用手术器械盒盖）[8,10,11]。笔者发现这是一种简单、可重复性好的术中最终负重位置评价方法。

跖骨长度差用来定量踇趾长度。通常，当缩短少于5 mm时，可以原位融合[10]。5~10 mm的骨缺损可以原位融合联合外侧跖骨短缩截骨术。严重的第一跖骨骨缺损，定义为大于10 mm的短缩，需要间置性植骨融合术，并根据情况联合必要的外侧跖骨截骨，以恢复平衡的跖骨长度差[1,3,4,8-10]。

术中考虑的因素与其他翻修手术原则相同。此外，还需要考虑植骨的形式与生物学特性、第一跖骨长度恢复的方法、融合部位的选择、关节制备方式和内固定方式。必须权衡使用自体骨和异体骨，注意供体部位后遗症，以及感染传播的可能性。

笔者倾向于在可能的情况下使用拉力螺钉加背侧加压或中和板。与其他固定方式如螺钉和（或）钢丝固定结构相比，这样的内固定组合在生物力学文献中证明最为坚强[12]。

如需要结构性植骨，可以采用自体或异体骨。传统使用最多的是三皮质髂骨自体骨。然而，近年的文献证实异体骨也可以有高的融合率和安全性[1,8,9]。对于间置性植骨，笔者更倾向于采用同种异体骨，并加入骨髓抽吸液以提供骨传导、骨诱导和促成骨生长成分，但要尽可能减少供区部位的并发症。

此外，笔者喜欢使用一种动力球窝锉系统，有条件时，同时制备关节面和间置植入骨块，使接触面最大化，并可利于融合时调整位置[6]。

病例分析

病例1.1　人工关节置换术失败后第一跖趾关节融合

➢ **病史**

- 金属半关节置换术后失败。
- 金属半关节成形术治疗踇僵硬术后2年，疼痛持续加重，伴有关节活动受限（图1.1a,b）。

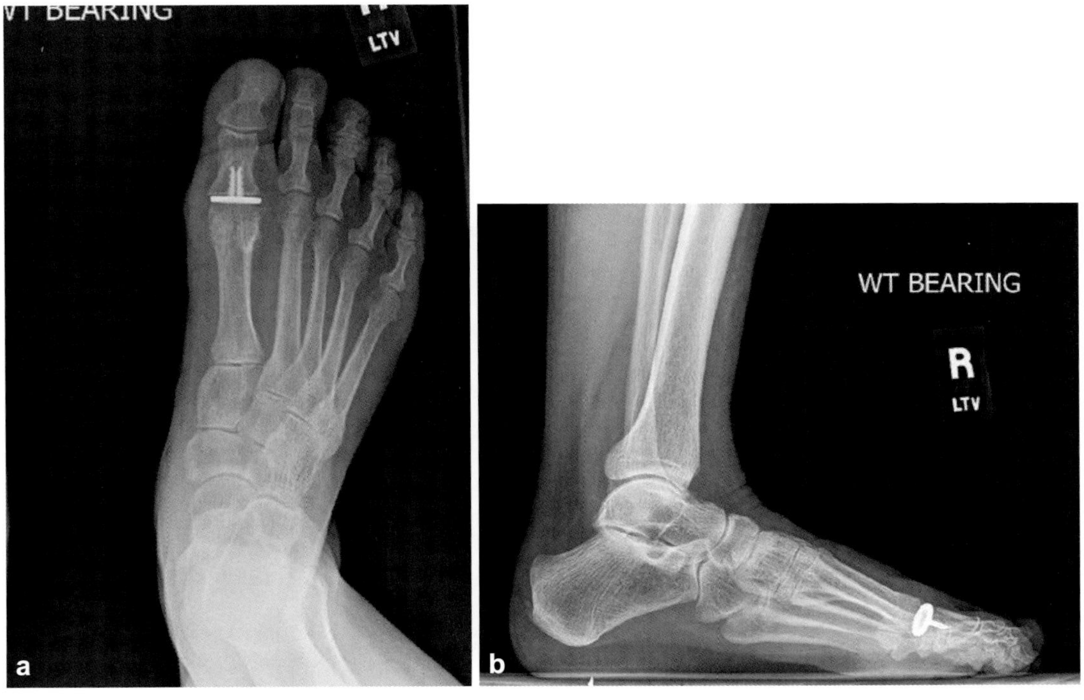

图1.1　术前正位（a）、侧位（b）片，示第一跖趾关节金属半关节置换术后

➢ 失败的原因

- 假体松动。
- 第一跖趾关节活动受限伴有疼痛。

➢ 手术计划

- 如果取出假体后存在较大的间隙，应准备结构性植骨。

➢ 手术方法

- 患者仰卧于手术台上，使用大腿止血带，同侧髋部垫高，同侧髂骨消毒以准备骨髓抽吸或切取结构性植骨。
- 行第一跖趾关节背侧切口，尽可能靠近之前的瘢痕。将踇长伸肌向外侧拉开，切开关节囊。
- 必要时行踇长伸肌腱（EHL）Z 字形延长。
- 第一跖趾关节松解后可暴露半关节假体。注意到假体已经松动（图 1.2）。用一个骨刀撬起取出。
- 关节面采用圆锥形磨钻制备（图 1.3），用 1.5 mm 克氏针打孔以促进融合。钻孔要在足够冷却下操作，以防止热坏死。
- 制备好关节面后，调整足趾位置，测量缺损间隙（图 1.4）。当间隙为 1 cm 时，决定进行结构性植骨。

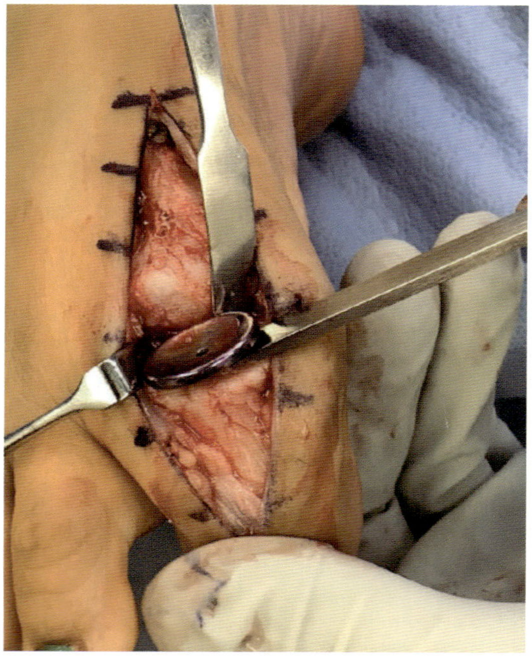

图 1.2　用骨刀显露假体，并去除松动的金属半关节假体

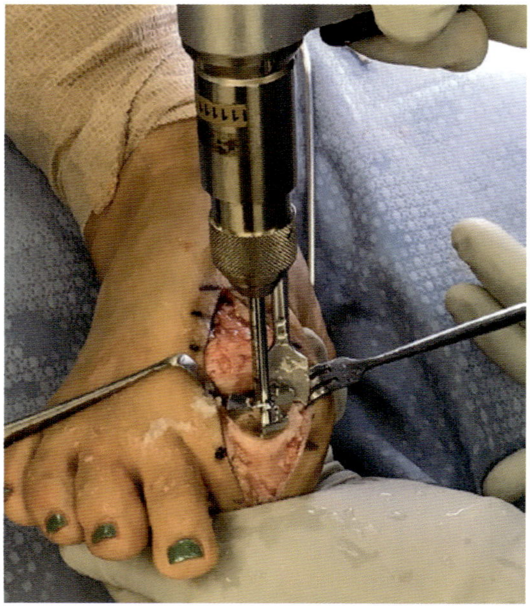

图 1.3　空心磨钻用于制备骨面

- 备同种异体股骨头，用圆锥形磨钻处理，直到其与骨间隙的轮廓吻合（图 1.5、1.6 和 1.7）。将髂骨骨髓抽取液与结构性植骨块混合。同时用脱矿的皮质骨纤维碎块填塞在关节和植入的结构性骨的间隙中。
- 踇趾用克氏针暂时固定，用一足底平板检查力线。再更换为导针，打入空心拉力螺钉。在背侧放置中和接骨板，通过皮质与锁定螺钉联合加压固定。
- 松止血带，然后进行伤口闭合并止血，伤口逐层缝合。
- 用厚敷料包扎，石膏托固定。术后石膏夹板在第一次术后随访时改为非负重短腿石膏。术后 2~3 周拆除缝线，更换非负重短腿石膏。患者保持非负重状态，直到 X 线有愈合证据（图 1.8a,b），一般 6~10 周，之后过渡到固定靴，此时逐渐开始负重。

➢ 植入物

- 拉力螺钉加中和接骨板是最理想的选择。这一病例采用的器械：
  - OrthoHelix 第一跖趾关节融合接骨板；
  - OrthoHelix 4 mm 拉力钉。

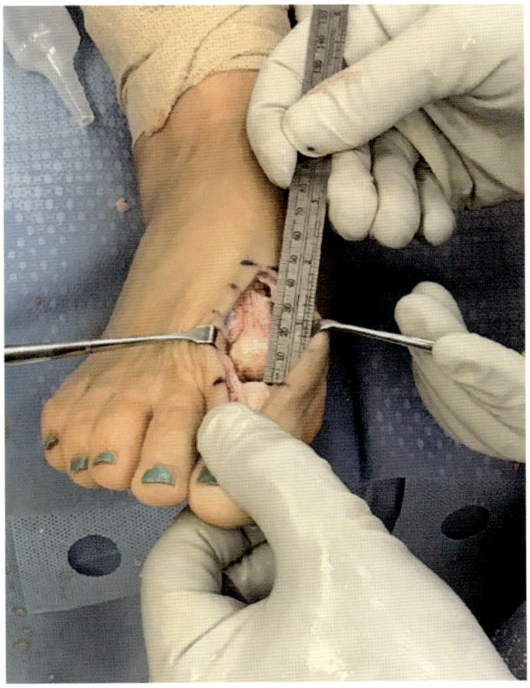

图 1.4 关节制备完成后，足趾牵拉到理想位置后，测量骨缺损量，以及需要的植骨块大小

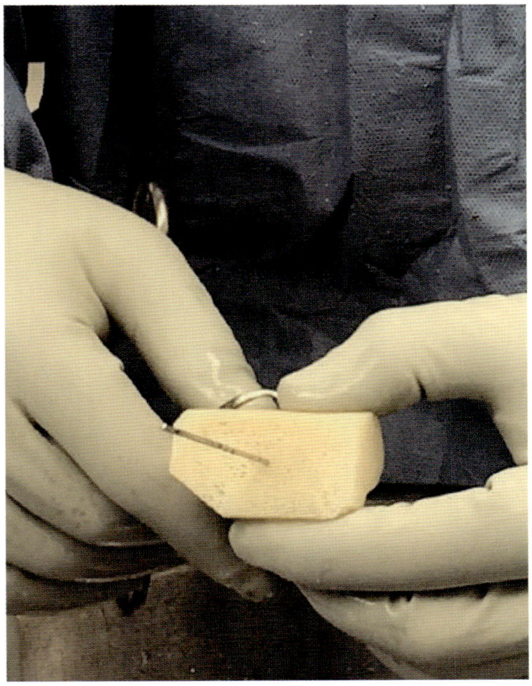

图 1.5 异体股骨头解冻后切开。用克氏针在中心部打入把持，再用圆锥形磨钻打磨

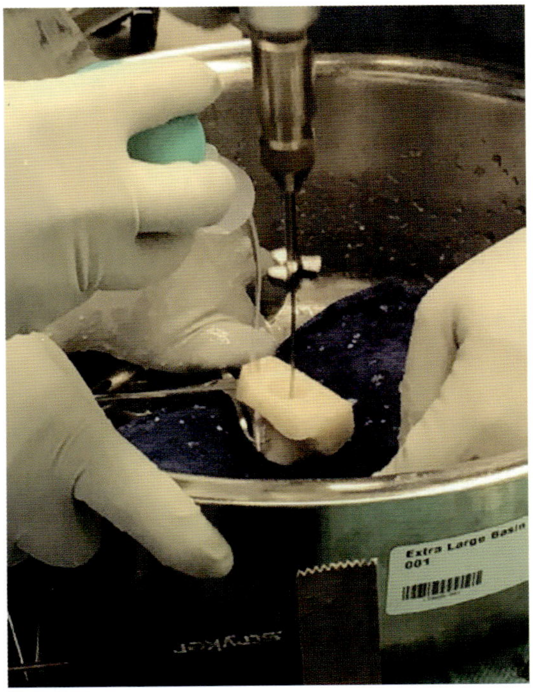

图 1.6 用圆锥形磨钻制作间置性骨块与测量的近节趾骨到第一跖骨头骨缺损大小相同

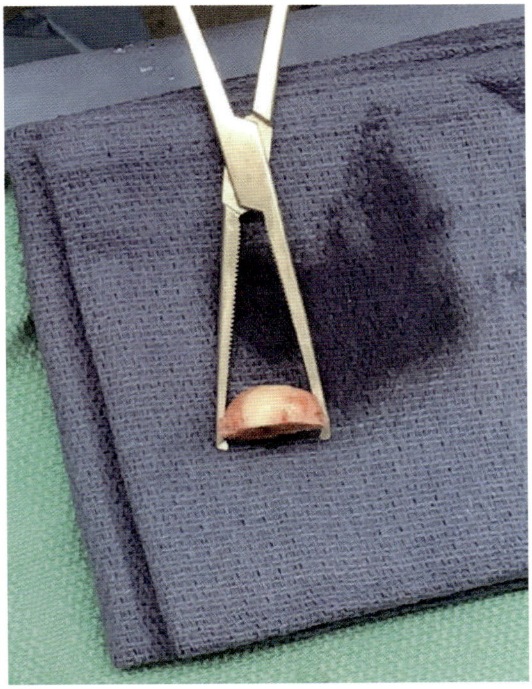

图 1.7 最后制作植骨填充物，有凹凸两面

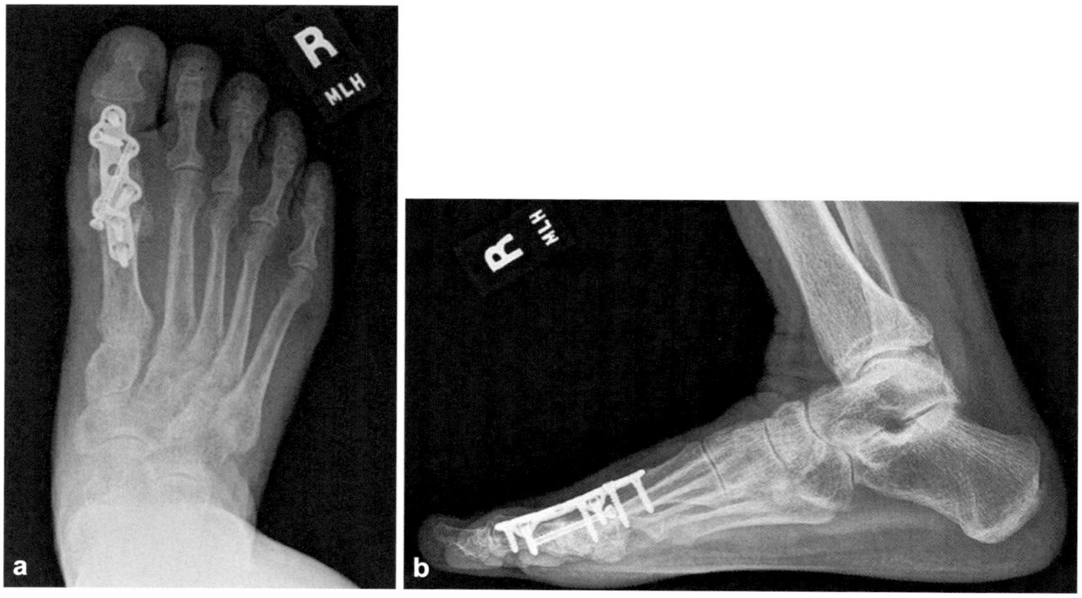

图 1.8　术后正位（a）与侧位（b）像，可见间置植骨融合处用拉力钉与接骨板固定，骨愈合好

> 经验和教训

- 小心地清除关节滑膜、纤维组织和无血运的骨组织，直至露出健康的出血表面。
- 一定要避免术中蹲趾位置不佳，术中要应用透视和平板检查确认。
- 在骨质量差的情况下，可能需要拉力螺钉、克氏针、非锁定和锁定内固定联合使用以实现稳定的固定。
- 保持血运的情况下恢复第一跖骨长度。手术中可以不用止血带，或是在放置骨块之前松止血带，可以减少因延长过度引发的血运障碍。
- 间置性植骨处有很高的不愈合风险，因为有两处不愈合的骨面与之接触，需要更长的制动时间。

病例 1.2　第一跖趾关节融合畸形愈合

> 病史

- 第一跖趾关节融合后背伸畸形愈合，导致转移性跖痛症（图 1.9a,b）。

> 失败的原因

- 畸形愈合，过度背伸和外翻，导致跖骨转移性跖痛症（图 1.10）。

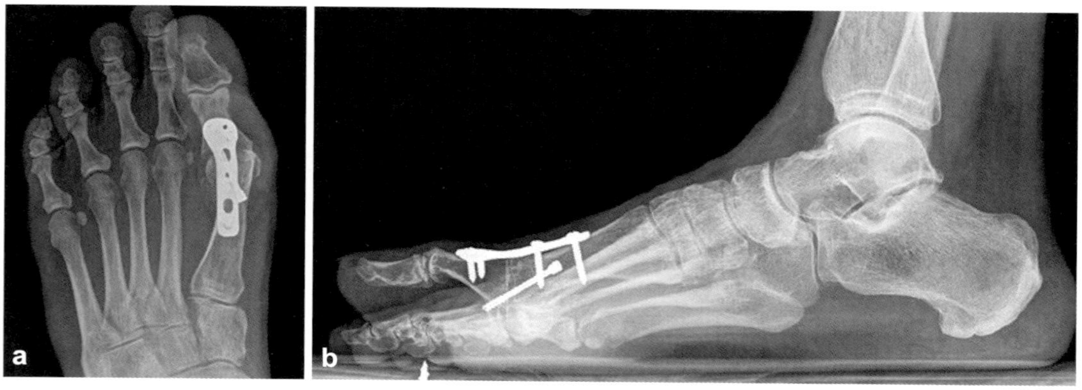

图 1.9　术前正、侧位像可见第一跖趾关节融合手术后背侧畸形愈合

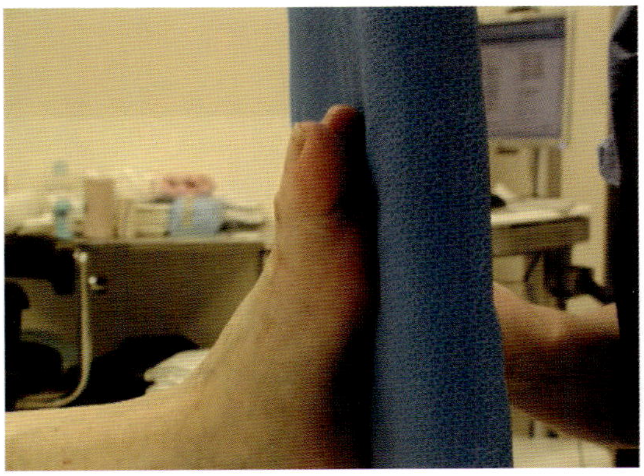

图 1.10　使用一个平板模拟负重，可见背伸畸形愈合。过度背伸造成踇趾趾间关节疼痛与胼胝形成，与鞋撞击，引发转移性跖痛症

➢ 手术计划

- 背侧楔形截骨术矫正畸形愈合，局部采用非结构性植骨。

➢ 手术方法

- 患者仰卧于手术台上，备大腿止血带，同侧髋部垫高、同侧髂骨无菌准备以备骨髓抽吸或取骨。
- 沿先前的背侧切口重新切开。掀起全层皮瓣，牵开并保护踇长伸肌腱。
- 取出内固定（图 1.11）。在此患者，采用磨钻帮助定位和取出埋在骨内的无头拉力螺钉。
- 检查融合区，并使用骨刀行截骨，打开原融合区（图 1.12）。骨融合部位打开后，骨表面用骨刀、刮匙、咬骨钳、动力磨钻以及 1.5 mm 克氏针制备（图 1.13）。

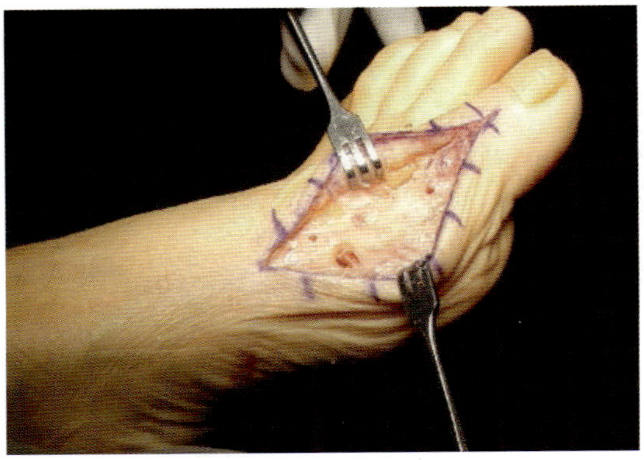

图 1.11　背伸畸形愈合的第一跖趾关节融合，取出内固定后

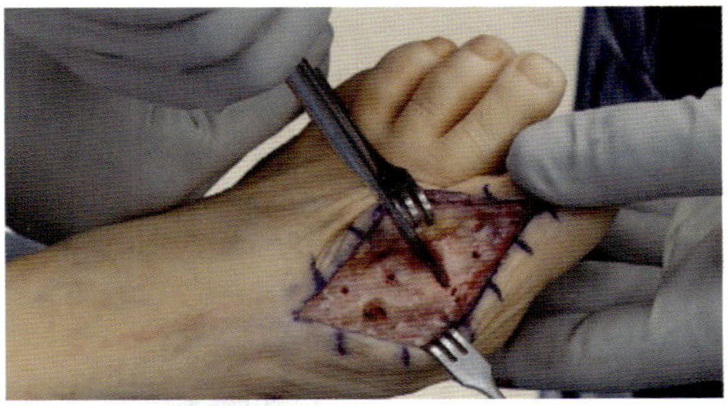

图 1.12　用骨刀打开畸形愈合区

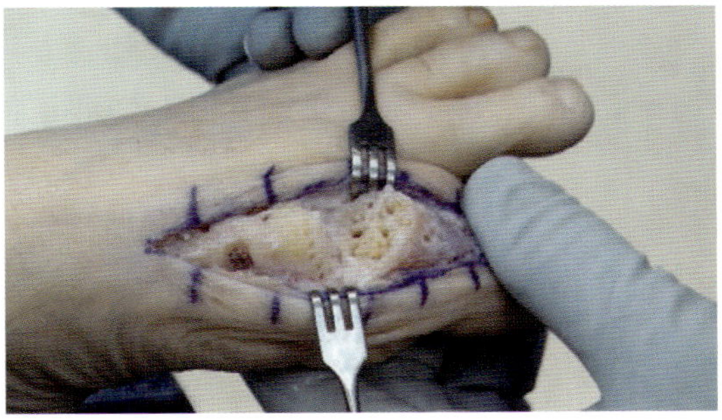

图 1.13　完成关节面制备

- 在制备骨面之后，关节屈曲并调整到正确的位置，此时背侧会形成一个间隙。
- 用 2 根克氏针临时固定，用足底平板在术中进行模拟负重检查，并确定力线合适（图 1.14）。
- 抽吸收集髂骨骨髓，与同种异体骨混合，紧密填充于背侧间隙（图 1.15）。
- 用第一跖趾关节融合板和拉力螺钉固定（图 1.16）。注意内固定物位置要正确放置，并用

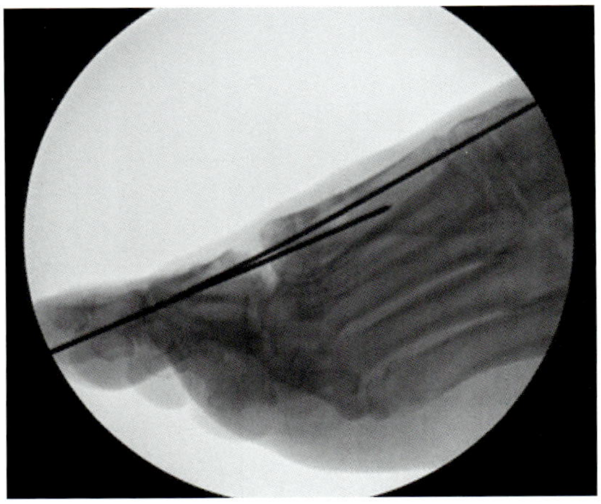

图 1.14　术中透视，确认克氏针位置好，背侧开放截骨完成后力线好

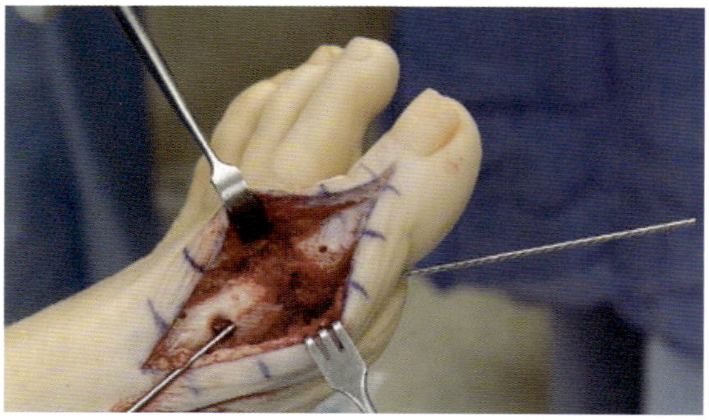

图 1.15　背侧撑开截骨通过关节处，用克氏针固定后使用骨髓抽吸液浸泡的异体骨填充

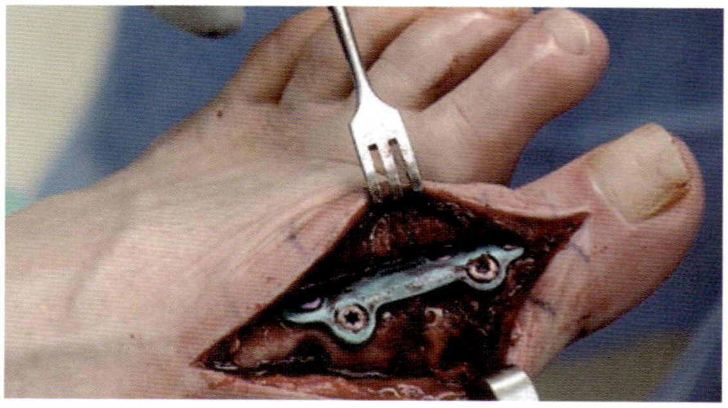

图 1.16　最终固定情况

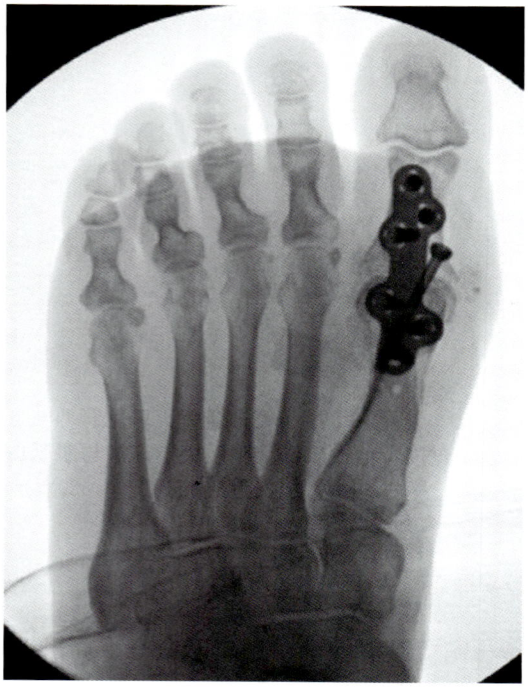

图 1.17　术中透视最后接骨板与螺钉固定后的状态

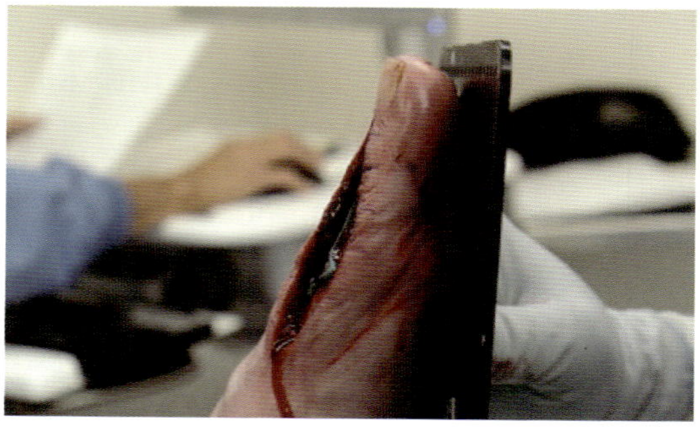

图 1.18　通过足底平板模拟负重检查翻修后融合的位置

透视检查确认植入物的位置（图 1.17），最后再次用足底平板检查（图 1.18）。

- 松开止血带，止血。伤口分层缝合，并使用厚敷料包扎和石膏夹板固定。
- 患者短腿非负重石膏固定，直到影像学有骨愈合证据（6~10 周）。然后过渡到固定靴并逐渐负重（图 1.19a,b）。

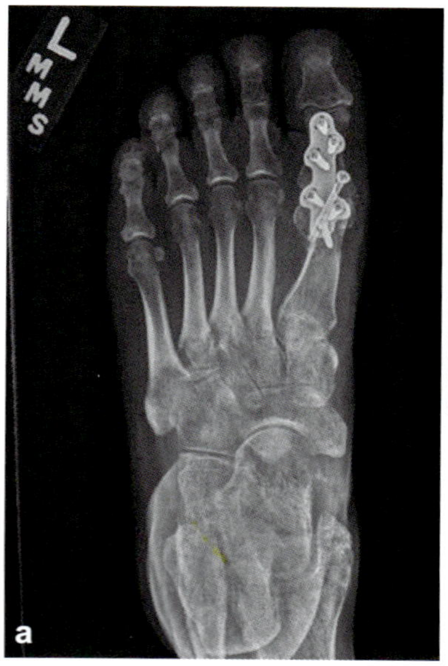

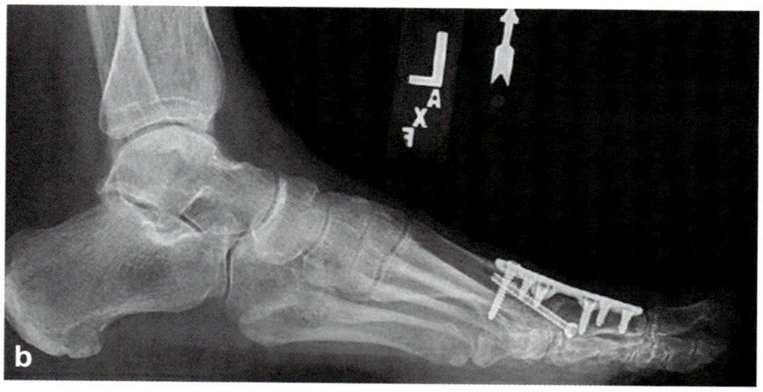

图 1.19　术后正位（a）、侧位（b）片可见第一跖趾关节融合处愈合，经过背侧撑开截骨、非结构性植骨翻修手术后，力线明显改善

➢ 植入物

- 拉力螺钉加中和接骨板是最理想的选择。这一病例采用的器材：
  - OrthoHelix 第一跖趾融合板 MaxLock；
  - OrthoHelix 4 mm 空心拉力螺钉。

➢ 经验和教训

- 术中要利用透视与足底平板检查避免踇趾位置不佳。为了更加接近模拟负重，平板检查时踝关节位于 90°。趾尖应距平板 2~3 mm，与第二趾相邻但不接触[1,9]。
- 简单的平面截骨制作撑开或闭合楔形截骨，在畸形的顶点，即原融合区截开，以矫正跖屈和背伸畸形愈合。
- 开放楔形缺损需要填充自体或是同种异体骨，可由医生自行决定。

病例 1.3　第一跖趾关节融合不愈合

➢ 病史

- 随访中观察到因踇僵硬进行第一跖趾融合处内固定失败，接骨板断裂（图 1.20a,b,c）。
- 立即建议患者采用可耐受下负重处理。

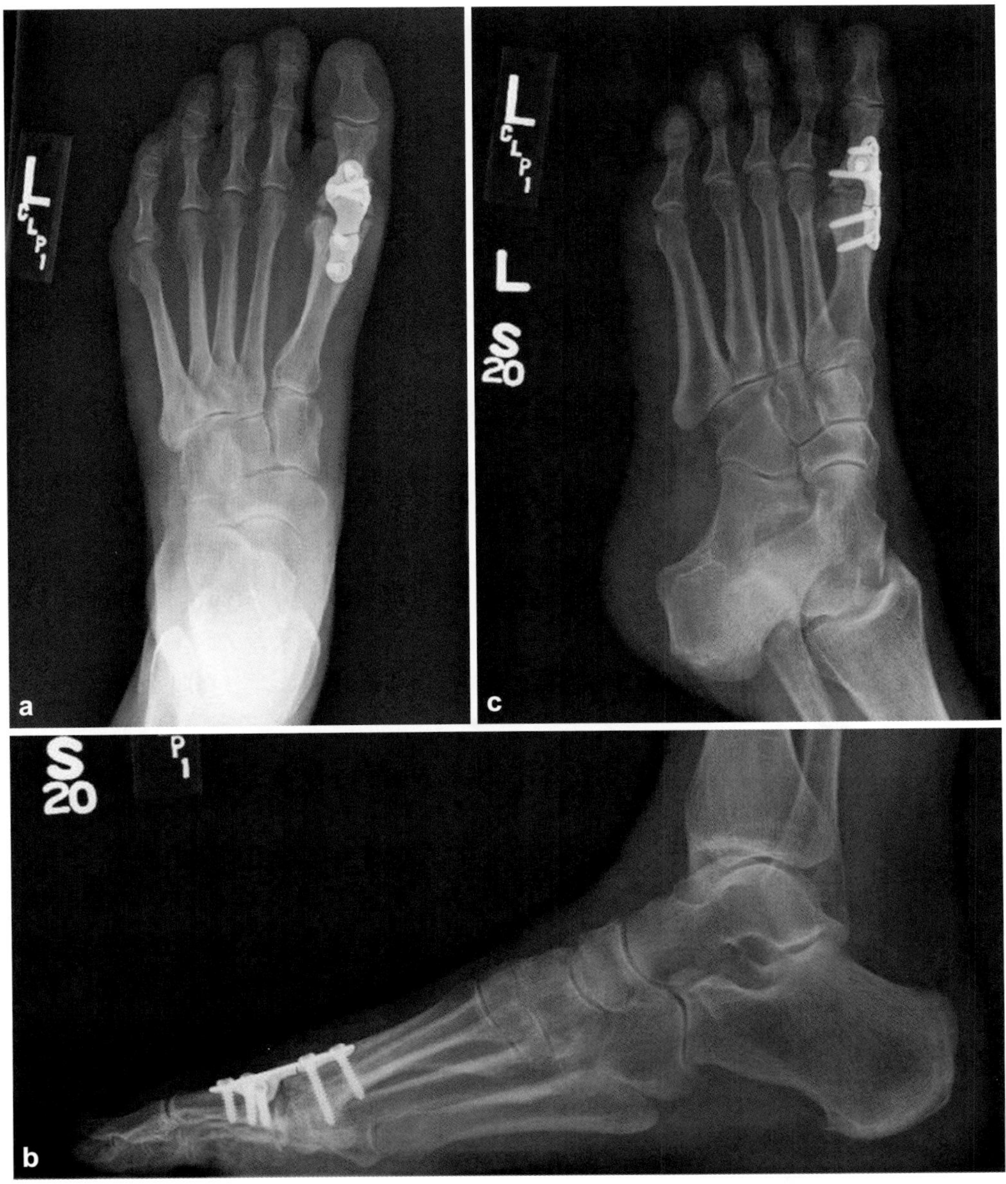

图 1.20　正位（a）、侧位（b）与斜位（c）片显示接骨板断裂，第一跖趾关节融合面骨不连

- 患者术后 3 年，有持续疼痛、骨不连和内固定断裂。

➢ 失败的原因

- 负重过早与内固定失败？
- 骨愈合问题？
- 固定不充分？

➢ 手术计划

- 手术翻修，非结构性植骨，坚强内固定。

➢ 手术方法

- 患者仰卧于手术台上，备大腿止血带和同侧髂嵴消毒。
- 沿原切口在背侧打开第一跖趾关节。䟠长伸肌腱向外侧拉开，切开关节囊，显露内固定。
- 注意接骨板断裂（图 1.21），螺钉松动。所有内固定取出后，就可以看到不愈合的活动部位（图 1.22）。骨不愈合区要积极清理，用刮匙在趾骨近节和第一跖骨头制作两个凹形缺损。
- 未见明显的骨长度丢失。
- 制备关节表面，用 1.5 mm 克氏针打孔，然后用一个 4 mm 的磨钻打磨到出血的骨面。
- 提取髂嵴骨髓抽吸液并与松质或去矿化同种异体骨混合。这些组织填充压紧到两边的凹形缺损中（图 1.23）。

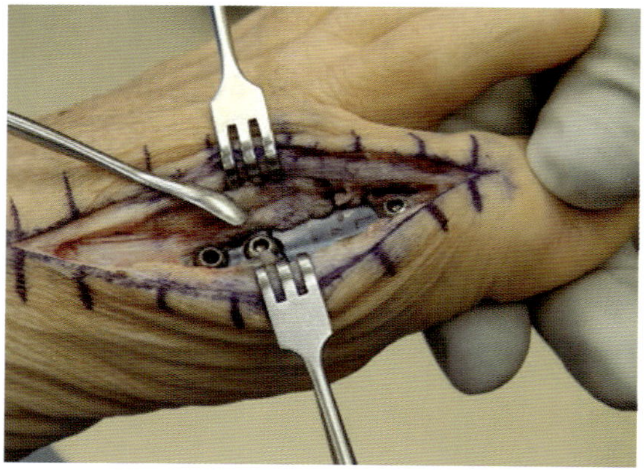

图 1.21　第一跖趾融合术后不愈合处断裂的接骨板

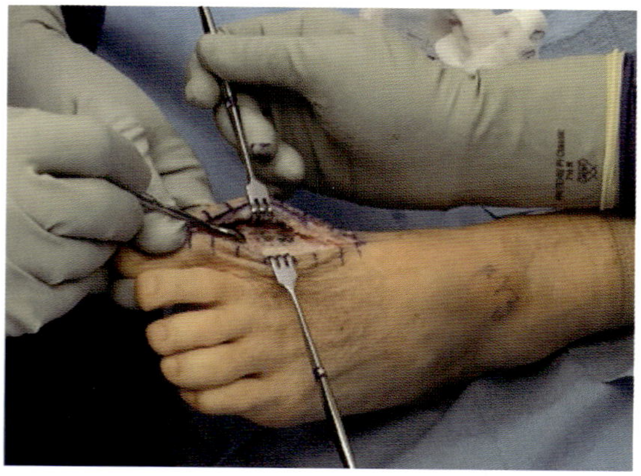

图 1.22　取出内固定后显露不愈合区

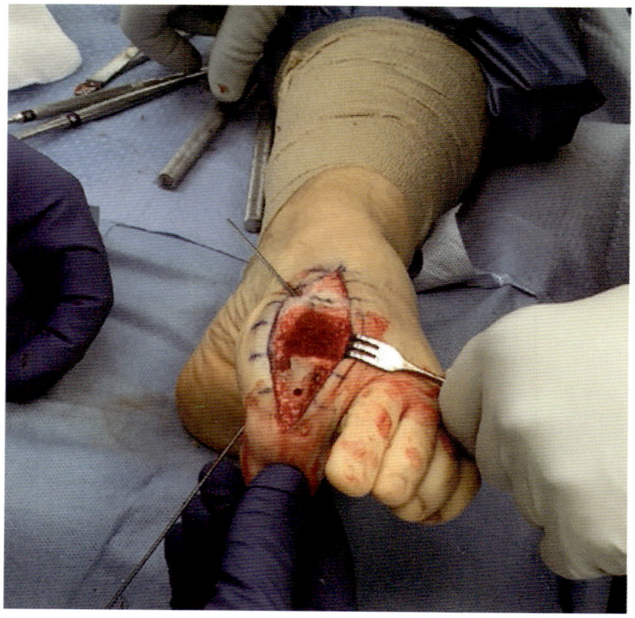

图 1.23　使用非结构性植骨包裹骨缺损区

- 调整力线，重新对位后用导针固定关节（图 1.24a,b,c），并在平板上检查（图 1.24d）。打入 2 枚交叉拉力螺钉（图 1.25），并用背侧中和接骨板固定（图 1.26）。
- 最后在术中透视，见力线好，固定可靠（图 1.27a,b）。
- 松止血带，止血。伤口逐层缝合，用厚敷料包扎和石膏夹板固定。
- 术后石膏夹板在第一次随访时更换为非负重短腿石膏。术后 2~3 周拆线，更换新的短腿石膏，直至术后 6 周。6 周时，拆石膏后行 X 线检查，然后在固定靴内开始逐渐负重。
- 最终随访的 X 线片可见第一跖趾关节融合处愈合，内固定物完整（图 1.28a,b）。

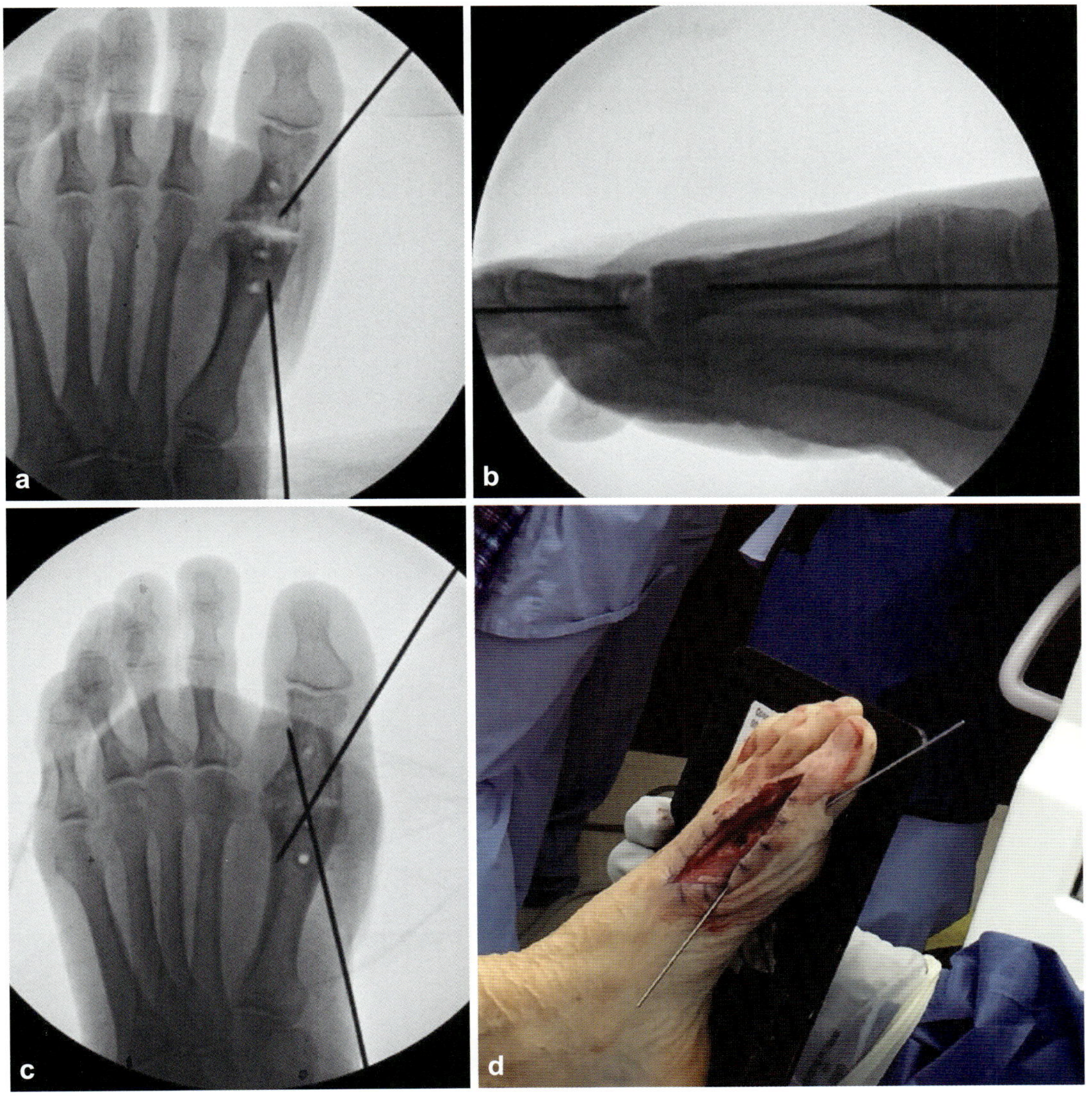

图 1.24　术中透视，可见导针位置，以规划交叉螺钉的走向（a）。导针从内侧向外侧，一根位于背侧，另一根在跖侧，以避免螺钉相互影响（b）。最终固定情况（c）和螺钉位置（d）

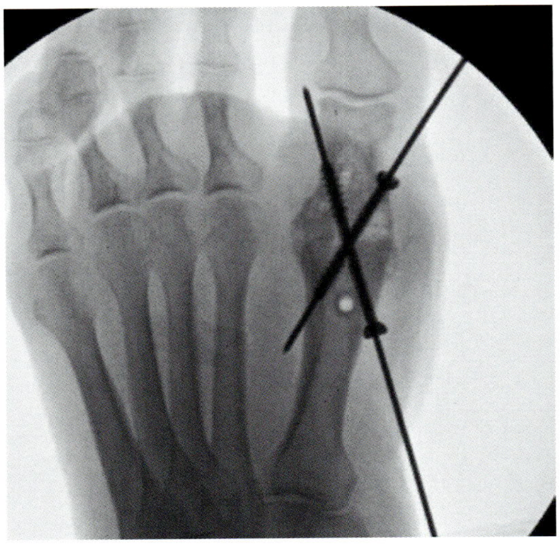

图 1.25　空心螺钉固定

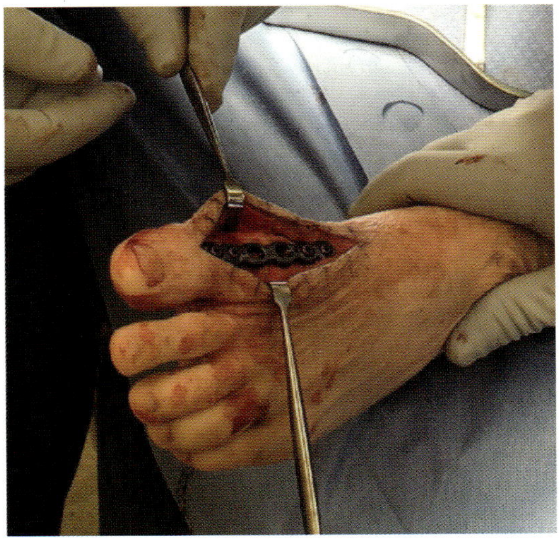

图 1.26　螺钉与背侧接骨板最终固定情况

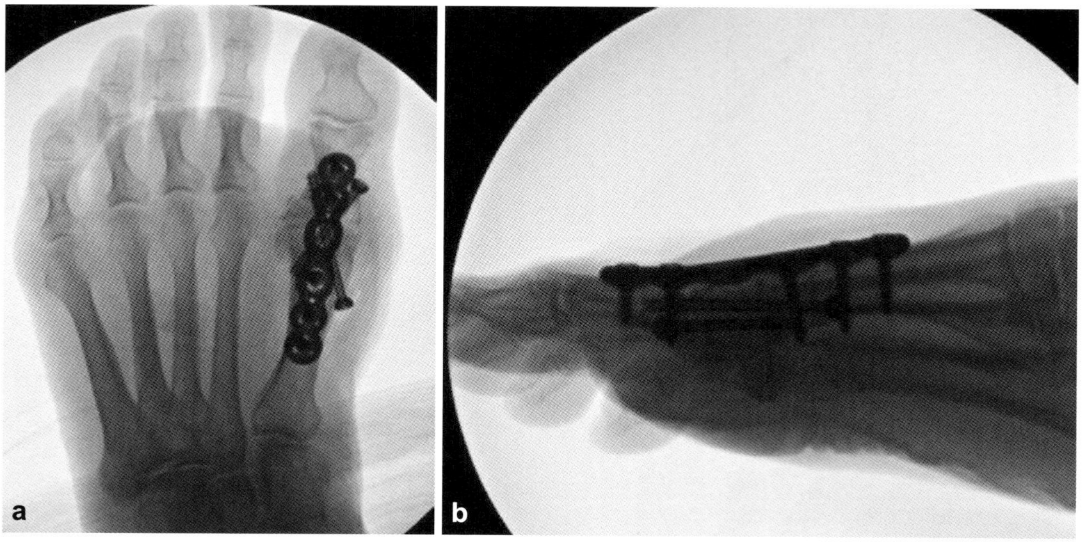

图 1.27　术中透视正位（a）和侧位（b）可见最终采用的固定方式，2 枚交叉拉力螺钉与中和接骨板

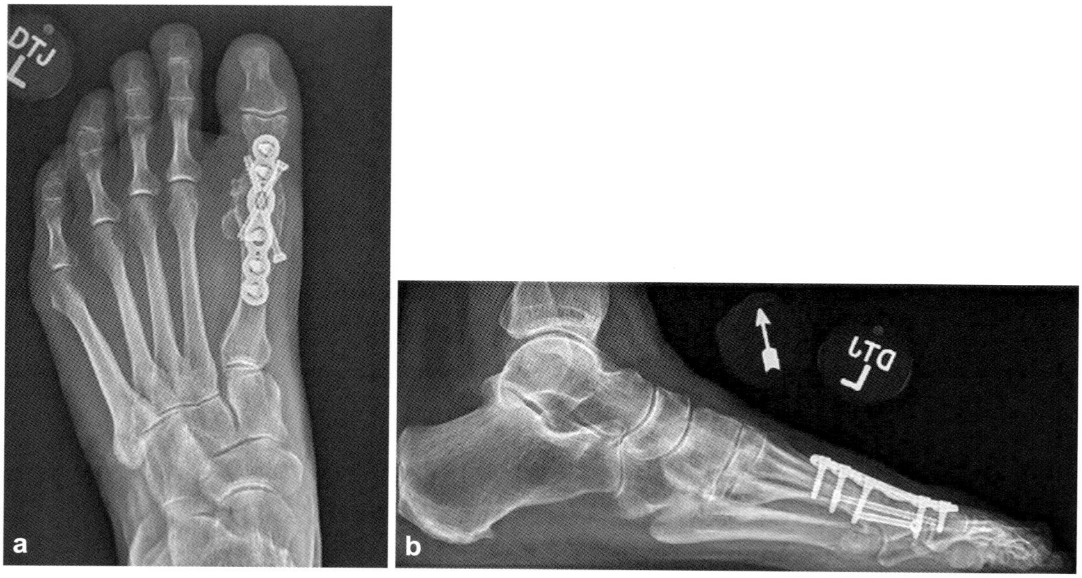

图 1.28　最后随访的正位（a）和侧位（b）片可见第一跖趾关节融合术后骨愈合，内固定完整

➢ 植入物

- 拉力螺钉加中和接骨板是最理想的选择。这一病例采用的器材：
  - OrthoHelix 第一跖趾融合板 MaxLock；
  - OrthoHelix 4 mm 空心拉力螺钉。

病例 1.4　第一跖趾关节融合术后骨不连

➢ 病史

- 第一跖趾关节融合治疗踇僵硬合并骨不连（图 1.29a,b）。
- 存在持续疼痛，骨不连。

➢ 失败的原因

- 血供破坏太多？
- 固定不坚强？

➢ 手术计划

- 翻修融合并取非结构性植骨，坚强内固定。

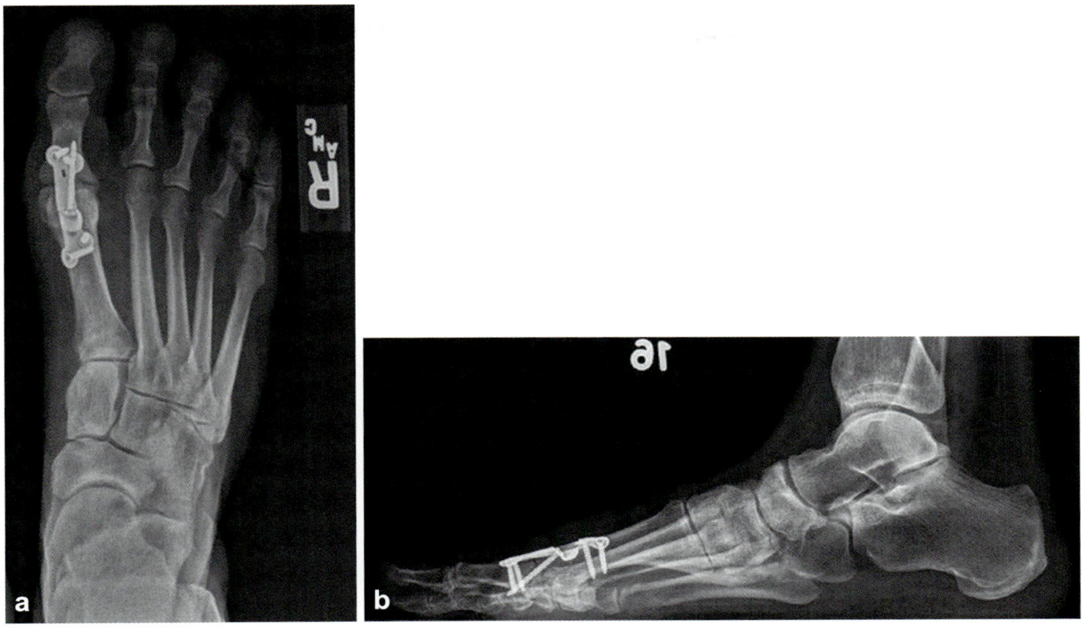

图 1.29 正位与侧位片可见第一跖趾关节融合采用了带有拉力钉凹槽的接骨板，进行拉力钉加接骨板的固定，但是出现了不愈合

➢ 手术方法

- 患者仰卧于手术台上，备大腿止血带和同侧髂嵴消毒。
- 原切口切开，显露第一跖趾关节。踇长伸肌腱向外侧牵开，切开关节囊，显露内固定（图 1.30a）。
- 可见接骨板在拉力钉凹槽处断裂（图 1.30 b）。

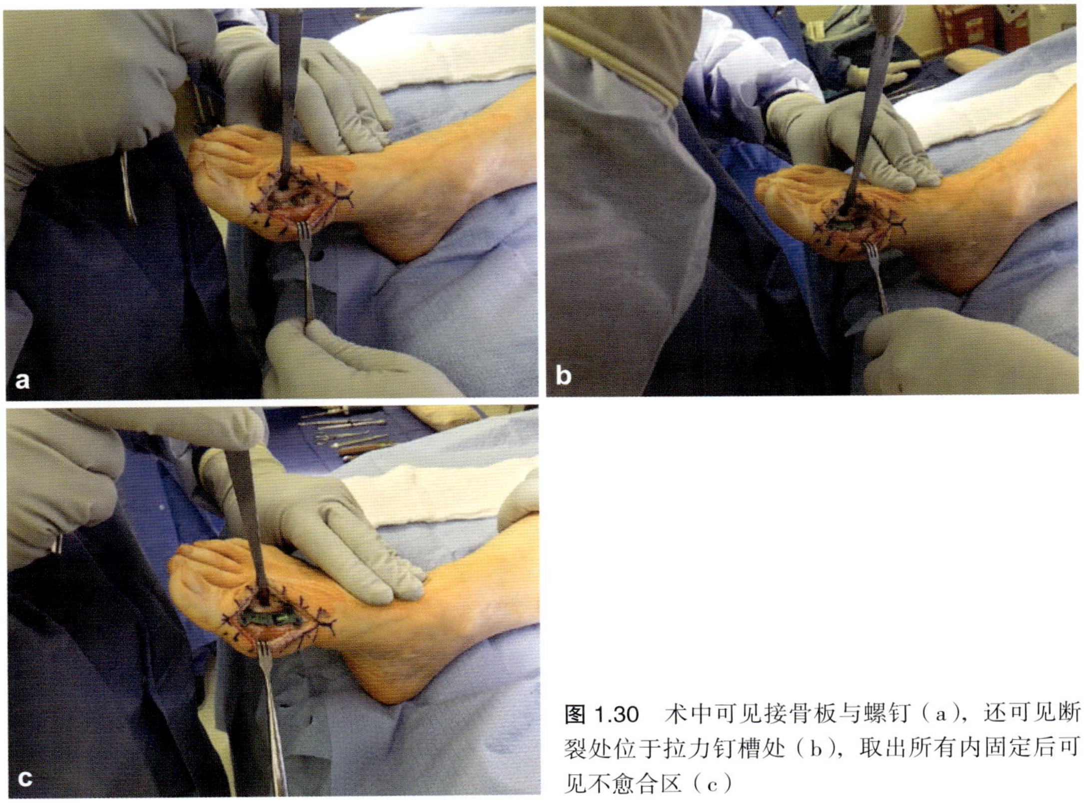

图 1.30 术中可见接骨板与螺钉（a），还可见断裂处位于拉力钉槽处（b），取出所有内固定后可见不愈合区（c）

取出所有内固定物，可见到骨不愈合区，有很大的活动度（图 1.30c）。进行骨不愈合区清理。

- 没有见到骨长度的明显丢失。
- 关节表面制备，用 1.5 mm 克氏针打孔，再用一个 4 mm 的磨钻打磨到有血运的骨面。
- 抽吸提取髂嵴骨髓并与松质骨或脱矿的同种异体皮质骨混合，骨缺损处填充紧实。
- 然后重新调整力线，用导针临时固定关节，位置满意，换成空心拉力螺钉和背侧中和接骨板固定。
- 松止血带，止血。伤口逐层缝合，用厚敷料包扎和石膏夹板固定。
- 术后患者在影像学检查证实骨愈合之前始终禁止负重（图 1.31a,b），然后在固定靴内开始逐渐负重。

➢ **植入物**

- 拉力螺钉加中和接骨板是最理想的选择。这一病例采用的器材：
  - OrthoHelix 第一跖趾融合板 MaxLock；
  - OrthoHelix 4 mm 空心拉力螺钉。

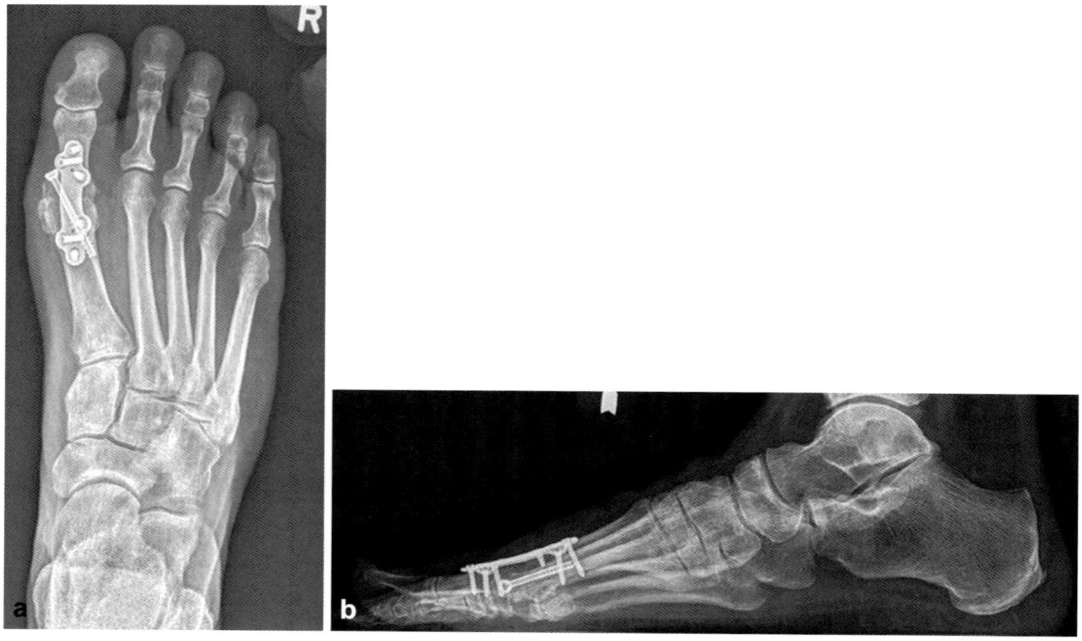

图 1.31　随访正位（a）、侧位片（b），可见第一跖趾关节融合后愈合，采用了独立拉力钉与接骨板固定

总结

对于第一跖趾融合失败的患者来说，挽救性关节融合术仍然是一个具有技术挑战性的手术方式，但长期来看这是一种可靠的选择。构建稳定的第一跖列，并达到跖骨长度的平衡，重建前足跖骨抛物线排列结构很重要。术者应注意恢复第一跖列的跖行位置，保留或恢复其长度，并根据需要处理外侧跖骨或足趾的爪形趾畸形。要考虑在手术中应用生物辅助材料（骨移植物）和坚强内固定。在翻修的融合术中，特别是使用间置性骨块融合时，要延长制动时间，直至影像学愈合。

（Mark J. Berkowitz，Camille L. Connelly 著
王　智 译　张明珠　张建中 审校）

参考文献

1. Bei C, Gross C, Adams S, et al. Dual plating with bone block arthrodesis of the first metatarsophalangeal joint: a clinical retrospective review. Foot Ankle Surg. 2015;21:235–9.
2. Brodsky JW, Passmore RN, Pollo FE, et al. Functional outcome of arthrodesis of the first metatarsophalangeal joint using parallel screw fixation. Foot Ankle

Int. 2005;26:140–6.
3. Bhosale A, Munoruth A, Blundell C, et al. Complex primary arthrodesis of the first metatarsophalangeal joint after bone loss. Foot Ankle Int. 2011;32(10):968–72.
4. Brodsky JW, Baum BS, Pollo FE, et al. Prospective gait analysis in patients with first metatarsophalangeal joint arthrodesis for hallux rigidus. Foot Ankle Int. 2007;28(2):162–5.
5. Coughlin MJ, Shunas PS. Hallux rigidus: grading and long-term results of operative treatment. J Bone Joint Surg Am. 2003.;85-A;85:2072–88.
6. Rammelt S, Panzner I, Mittlmeier T. Metatarsophalangeal joint fusion: why and how? Foot Ankle Clin N Am. 2015;20:465–77.
7. Brodsky JW, Ptaszek AJ, Morris SG. Salvage first MTP arthrodesis utilizing IBCG: clinical evaluation and outcome. Foot Ankle Int. 2000;21:290–6.
8. Luk P, Johnson J, McCormick J, et al. First metatarsophalangeal joint arthrodesis technique with interposition allograft bone block. Foot Ankle Int. 2015;36:936–43.
9. Myerson MS, Schon LC, McGuigan FX, et al. Result of arthrodesis of the hallux metatarsophalangeal joint using bone graft for restoration of length. Foot Ankle Int. 2000;21:297–306.
10. Winters BS, Czachor B, Raikin SM. Metatarsophalangeal fusion techniques with first metatarsal bone loss/defects. Foot Ankle Clin N Am. 2015;20:479–91.
11. Leaseburg JT, DeOrio JK, Shapiro SA. Radiographic correlation of hallux MP fusion position and plate angle. Foot Ankle Int. 2009;30:873–6.
12. Politi J, John H, Njus G, et al. First metatarsalphalangeal joint arthrodesis: a biomechanical assessment of stability. Foot Ankle Int. 2003;24:332–7.

第二章

跆外翻翻修术

要点

- 从初次手术到跆外翻畸形复发，回顾病史时常常会发现初次手术矫形不足。
- 第一跖骨过度背伸和过度短缩是跆外翻术后最常见的畸形，常导致转移性跖痛症。
- 骨不连是相对少见的并发症，然而，一旦出现，必须排除感染。
- 在骨塌陷出现之前，仅从跆外翻手术后的临床和影像学表现，很难鉴别缺血性坏死。
- 如果畸形可复，肌腱转位术可有效治疗跆内翻；当可能存在关节病变或僵硬时，关节融合术是最可靠的治疗方式。

引言

不管病因如何，失败的跆外翻矫形手术对患者和医生来说都令人沮丧，治疗中充满挑战。尽管跆外翻矫正手术是一种常见手术，但是并发症并不少见，据估计，发生率为10%~55%[1]。跆外翻手术失败的原因有很多。一般外科并发症，如感染、神经瘤、植入物的刺激、僵硬和疼痛的瘢痕，均可能发生。跆外翻矫正手术特有的并发症包括畸形复发、畸形愈合、不愈合、缺血性坏死、跆内翻等，这些并发症的处理是本章的重点。

评估

跆外翻手术失败患者的处理，首先要采集详细的病史。必须非常明确了解患者最初的问题和目前的主诉。很有可能患者所担忧的问题并不是客观查体发现的问题足趾。此外，外科医生还必须明确首次手术之前的主诉，并辨别以前的手术在多大程度上解决了或未能解决该主诉。一定要理解患者所担忧的问题，让患者有一个合理的治疗预期。

必须对患者进行全面的体格检查。详细定位患者疼痛和不适的部位。与手术失败最为相关的各种原因包括：跆趾位置、外侧趾畸形、跖骨头下胼胝、僵硬和不稳定。对跆趾位置的完整评估不仅包括水平面畸形，如跆趾内翻或外翻复发，还要注意旋转畸形和矢状面畸形。外侧趾畸形可能源自跆趾的病理性力线造成的异常应力转移。如果第一跖骨过短或过度背伸，应力转移造成外侧跖骨过度负重，可在外侧跖骨远端的足底形成角化病变。还要仔细评估足部神经血管状况，特别是糖尿病患者和吸烟者。

要回顾患者全套负重X线片。注意有无内固定，是否有关节炎的存在，有无缺血性坏死，还要注意冠状面和矢状面上的跆趾和外侧跖骨的力线问题。因前次手术的干扰，跖骨间角（intermetatarsal angle，IMA）的分析有一定难度，因为远端截骨块的移位会使跖骨干长轴方向改变，因此最好修正远端参考点建立参考线。跖骨轴线测量方法以跖骨头部中心为远点，而不是以远端干骺端连接线中点为远点（图2.1）。跖骨头部中心建立的第一跖骨轴远端参考点，可消除先前的截骨术对骨干扭曲的影响，不会像干骺端连线法那样被截骨后的跖骨形态影响[2]。此外，对籽骨位置的仔细分析也有助于确定第一跖骨的位置，因为籽骨容易被定位，通常位于力线正常的第一跖骨的中心。相反，在复发的病例中，它们位于相对外侧的位置。当发生跆内翻时，它们会位于相对内侧的位置。术者还必须注意关节病变的存在。此外，要仔细检查，特别是在侧位X线片上观察跖楔（tarsometatarsal，TMT）关节，

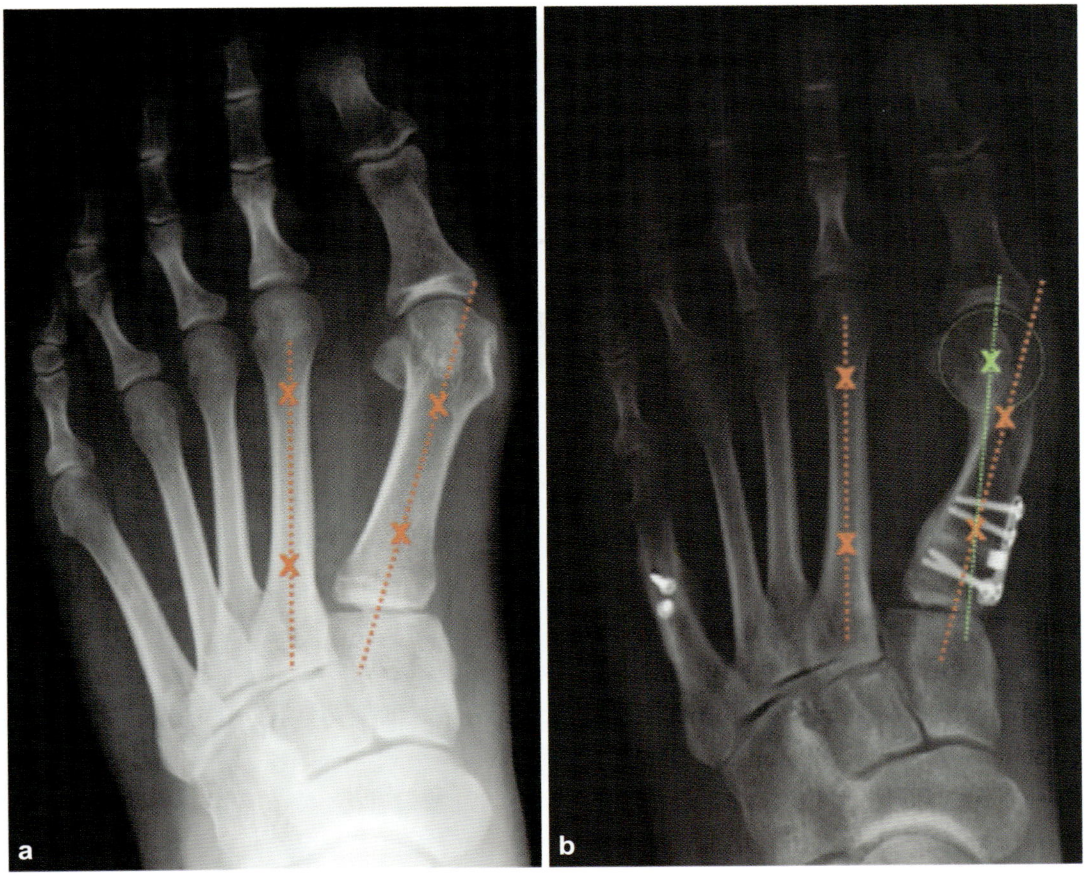

图 2.1 远端干骺端交界参考点（红线）在没有手术史的患者可以准确测量 IMA（a），但是对于有过截骨术的患者，采用跖骨头中心法选择参考点（绿色）可以更准确地测量 IMA

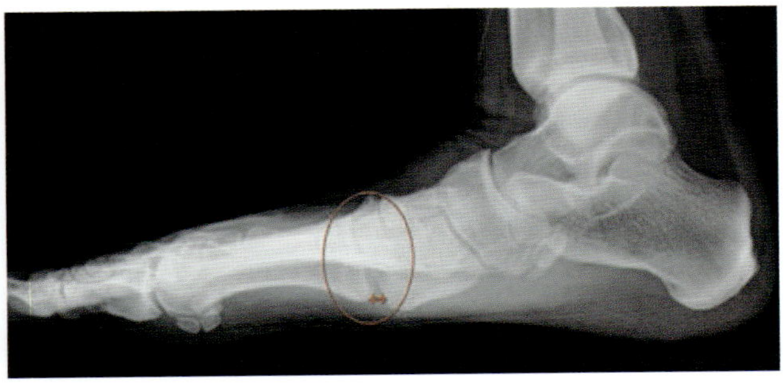

图 2.2 侧位影像学检查可见严重的第一跖楔关节（椭圆标线）跖侧开口（箭头）以及第一跖骨向背侧的移位

其不稳定会伴有明显的跖侧间隙增宽，和（或）第一跖骨向背侧移位（图 2.2）。

踇外翻复发

概述

踇外翻矫正手术后的复发是一种常见的并发症。报告的复发率因病例与手术技术的不同而不同。在一篇大型综述中，远端 Chevron 截骨术后的手术复发率为 1.85%，Lapidus 手术后的复发率为 2.92%，基底楔形闭合截骨术后的复发率为 2.94%[3]。确定准确的复发率受到多种因素的影响，导致复发失败的原因各异，用于矫正外翻的手术类型众多。然而，术者认识到引起复发的原因，并了解它们的影响机制，这对于解决复发这一难题非常关键。

失败原因

复发可能和患者一些内在因素有关，还可以和以往手术，或者与畸形本身的特点有关。相关的患者因素包括韧带松弛、系统性疾病如类风湿关节炎、肌痉挛以及潜在的跖楔关节病变。其他相关因素还有患者对复发风险的理解程度，以及他们对手术的认识和期望，有许多复发的病例都是医源性复发。

一般来说，初次矫形手术必须根据畸形的程度选择不同的术式。也就是说，每一个手术都有它的最大矫正能力，如果医生选择的术式矫正能力不足以完全矫正畸形，则会出现复发。或者可能术后即刻矫正满意，但是因内固定效果丢失或患者术后对包扎处理的不配合，导致重建的内侧结构的松弛而影响效果。

复发往往是由于IMA矫正不足。为此，必须认识到跖内收会掩盖放射学上畸形的程度。跖内收时测量的IMA会低估真实的角度。跖内收对踇外翻的作用机制尚不完全清楚，至少一部分原因是先天性第一跖骨内收时，踇展肌旋转到了足底侧，失去了正常的内侧支撑作用[4]。此外，伴随跖内收的前足，会出现一个很窄小的第一跖骨间隙，限制了任何跖骨截骨术的侧移量[5]。所有一期或翻修性踇外翻手术目的都是为了恢复正常的足负重三脚架结构，任何破坏正常足跖行的病理状态都必须得到矫正。这包括踝部马蹄足畸形、后足外翻和相对少见的第一跖楔关节不稳定。术者还需要评估跖骨远端关节面角（distal metatarsal articular angle，DMAA），因为随着第一跖骨关节面侧斜度的增加，经单独的IMA矫正后，其畸形的严重程度将会增加。此时需要同时纠正增加的DMAA。

评估和手术计划

在评估畸形复发患者时，如果可能的话，应当回顾以前的手术记录，以帮助了解问题所在。这可找到潜在的技术问题，或有关潜在的不恰当的软组织手术细节。同样重要的是要确定复发是否在不知不觉中发生，或者是上次手术从来没有达到满意的矫正。后者表明采用的术式矫形能力不足。此外，另一个重要的内容是确定术后是否遇到任何并发症或意外的情况。

体格检查对选择适当的治疗很重要。一定要进行全面的评估。一些重要的足踝部伴随的畸形，如严重的后足外翻，特别是同时伴有内侧柱塌陷，需要同时进行干预。此外，应检查有无跖屈畸形的存在，因为除了防止复发外，还需要恢复足部跖行。疼痛和（或）内侧柱的不稳定，涉及第一跖楔（TMT）关节时，要考虑行跖楔关节融合，并同时矫正IMA。外侧跖趾关节也要仔细检查，是否存在因第一跖列功能不良，应力转移造成的外侧足趾的病理改变。在这种情况下，应考虑行外侧跖骨的缩短截骨术。仔细检查第一跖趾关节。如果活动时有疼痛、严重僵硬或是在籽骨处有压痛，建议行关节融合术。此外，破坏性骨关节炎或炎症性关节炎患者，融合或间置关节成形术可以取得明确效果。晚期神经系统疾病，如帕金森病或有肌痉挛的患者通常也最好行融合治疗。

手术前一定要检查IMA，根据笔者经验，矫正不充分是导致复发的最常见原因。应检查第一跖趾关节是否有关节病变。此外，还应评估关节面有无倾斜。尤其是在一些病例，IMA相对正常，但是还存在外翻畸形。这可能是由于DMAA过大、关节面偏斜的结果。正常的DMAA $\leq 6°$[6]。如果遇到这种情况，建议采用带有内侧闭合楔形截骨的双平面远端Chevron截骨[7]。还可以对截骨线进行改良，使跖侧截骨线方向更水平，这样只需要从背部移除一个内侧楔形骨块，这在技术操作上更容易[7]。检查患者有无先前跖骨疲劳性骨折的证据，这种表现提示需要对第一跖列进行调整，重新分配载荷。最后，要注意检查外侧跖趾关节有无偏移和脱位，它们可引发症状，而且需要手术处理。

影像学评估应包括对跖骨内收的评估。有多种方法用来测量跖内收，作者的首选方法如图2.3所示。一般来说，大于20°的跖骨内收角为异常[5]。跖骨内收角增大会减少IMA的测量值。为了校正这一偏差，建议再测量计算一个“修正的IMA”。把跖内收大于15°的增量加入IMA。例如，存在21°跖内收的足部的修正IMA值，从标准测量的12°，增加到18°。

病例分析

病例 2.1

➢ 病史

- 69岁女性，类风湿关节炎控制良好，主诉第一跖趾关节疼痛，以及第二和第三跖痛症。9年前行改良的Lapidus手术（第一跖楔关节融合）和第二跖骨短缩截骨。术后6个月复发。
- 体格检查发现交叉趾，踇趾位于第二趾的下方，踇趾在被动矫正过程中存在疼痛，并且活动受限。

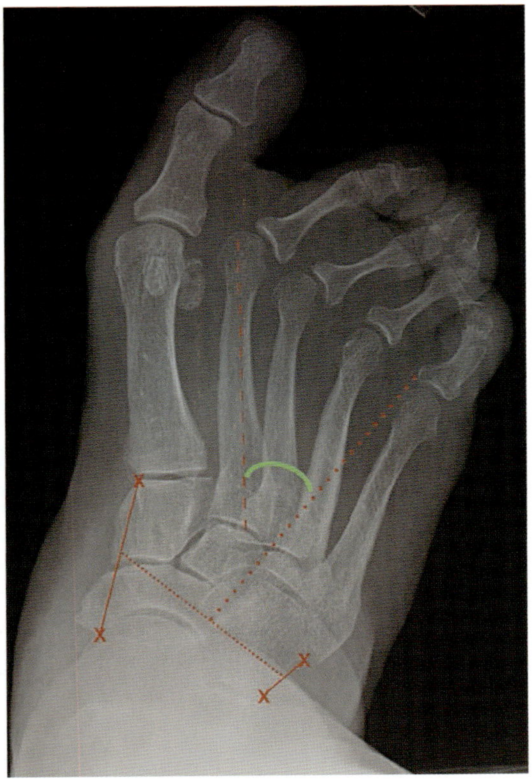

图 2.3　正位 X 线片显示跖内收角的测量方法。一条线（实线）连接骰骨的最远端与最近端，另一线（实线）从内侧楔骨最远端连接到舟骨的最近端。连接两线中点（小点状虚线），另一线（虚线）垂直此线。最后做出的线（虚线）与第 2 跖骨轴线（长划虚线）的成角就是跖内收角（绿色弧线）

- X 线片示第一跖楔关节骨融合愈合（图 2.4）。IMA 为 11°，HVA 为 38°，DMAA 为 4°，籽骨向外侧移位，跖内收角为 22°。

➢ 失败的原因

- 复发的原因是多方面的，包括存在跖内收、IMA 矫正不足、类风湿关节炎导致的软组织功能不全。

➢ 手术计划

- 考虑到第一跖趾关节有疼痛的症状和关节炎表现，并有类风湿关节炎病史，手术计划是关节融合术。

➢ 手术方法

- 采用第一跖趾关节背侧中间入路，向外侧牵开踇长伸肌腱（EHL）。关节表面通过使用咬骨钳、刮匙和气动 4 mm 磨钻，对剩余的软骨和软骨下骨进行细致的清理。两侧关节面分别用 1 mm 克氏针打孔。

➢ 植入物

- 使用 1 枚 3.0 mm 半螺纹空心螺钉（Arthrex, Naples,FL），先进行加压，然后在背侧使用第一跖趾关节融合锁定板固定（Arthrex,Naples, FL）（图 2.5）。
- 第一跖趾关节在融合前要放置在适当角度，因为第一跖楔关节已经融合。术中评价时可用金属托盘或是器械盒盖子进行模拟负重，以确定矢状面的融合位置。

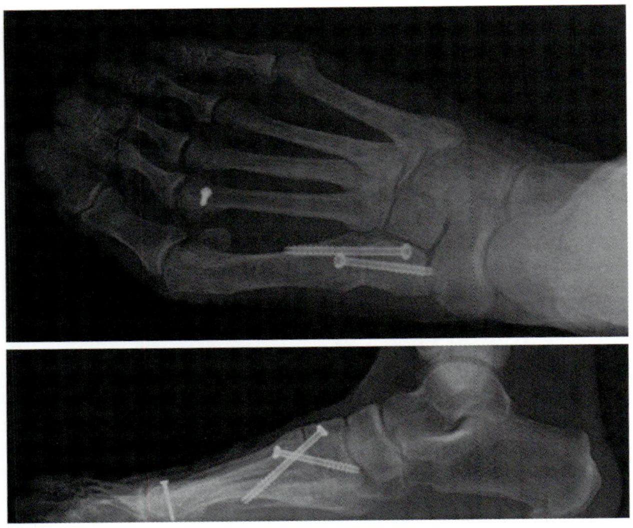

图 2.4　正位和侧位片可见前次行 Lapidus 手术后踇外翻复发

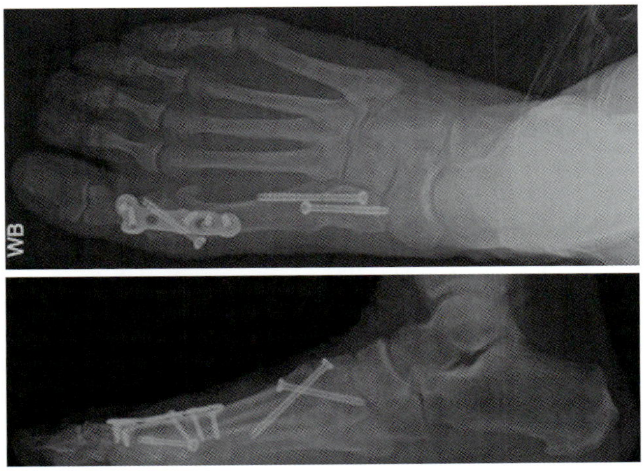

图 2.5　第一跖趾关节融合术治疗复发畸形后 6 个月的正、侧位片

病例 2.2

➢ 病史

- 55 岁男性，主诉第一跖骨背内侧隆起疼痛，第二跖骨下疼痛，有小趾滑囊炎。4 年前行改良 Lapidus 手术。患者诉自手术之后，足部从来都不是直的，在随后的几年里，畸形复发并逐渐加重，比手术前更严重。
- 体格检查发现跗趾与第二趾交叉趾畸形，跗趾位于第二趾下方。被动矫正跗趾活动时没有疼痛，第一跖骨头下方存在压痛。

X 线可见第一跖楔关节骨性愈合（图 2.6）。IMA 为 14°，HVA 为 34°，DMAA 为 8°，籽骨向外侧移位。跖骨内收角为 16°，第二跖趾关节有关节炎表现。

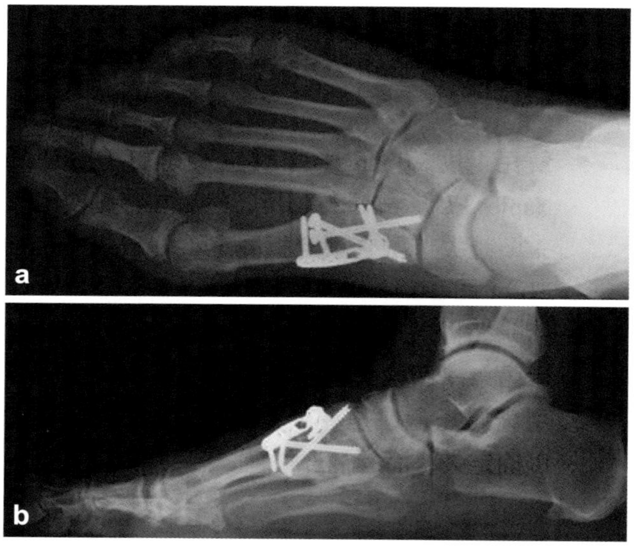

图 2.6 正位（a）和侧位（b）X 线片。患者行改良 Lapidus 手术后出现跗外翻畸形复发

➢ 失败原因

- 复发是继发于 IMA 矫正不足，第二跖痛症和继发于第一跖骨的病理改变的关节炎。

➢ 手术计划

- 计划采用内侧开放楔形截骨术，去除部分内固定。DMAA 在矫正 IMA 的过程中会进一步增大，远端行双平面 Chevron 截骨术，内侧闭合楔形以矫正过大的 DMAA。第二跖骨头行清理术后，截骨并向背侧闭合翻转跖侧软骨。

➢ 手术方法

延伸先前手术的内侧入路，从第一跖趾关节切开至第一跖楔关节（图 2.7）。第一跖趾关节囊行纵向切开。检查关节无关节病变。取出跖楔关节背内侧的接骨板。行近端截骨，将克氏针垂直放置于第一跖骨的冠状轴和矢状轴处，在双平面透视下确定调整程度。截骨用 10 mm 宽的摆锯完成，要小心地保留外侧皮质的完整，它是撑开截骨后的铰链。放置 4.5 mm 宽带有内侧楔块的接骨板（Arthrex,Naples,FL），从而矫正 IMA。空隙处充填从跖骨头内侧骨赘切除的骨头。

- 远端 Chevron 截骨术的顶点选在距第一跖骨中心远端 2 mm 处。使背侧截骨线更加垂直，跖侧截骨线更加水平。从背侧截骨线处去除一个 2 mm 的内侧楔形骨块，以矫正 DMAA。用巾夹将截骨远端横向外移 3 mm。之后垂直于跖侧截骨线从背侧向跖侧用螺钉固定。切除截骨面近端突出的 V 形突出骨质，将关节囊叠瓦样缝合。
- 第二跖骨短缩旋转截骨术（见外侧跖骨翻修手术部分）通过第二跖趾关节背侧入路进行。趾短伸肌腱在其止点附近切断。趾长伸肌腱向外侧牵开。松解近端与远端的副韧带。然后平行足的轴线进行斜形截骨。使用螺钉固定。
- 经皮远端截骨术治疗处理小趾滑囊畸形。

➢ 植入物

- 在第一跖骨使用 4.5 mm 带有内侧楔块的接骨板和非锁定螺钉（Arthrex,Naples,FL）。1 枚 2.5 mm 无头加压螺钉（Arthrex,Naples,FL）用于第一跖骨的固定。1 个 2.0 mm 折断钉（Arthrex,Naples,FL）用于固定第二跖骨。

➢ 经验和教训

- 内侧撑开楔形截骨术必须垂直于第一跖骨轴，以避免因疏忽造成跖屈或背伸畸形。
- 外侧皮质必须保持完整以维持稳定。

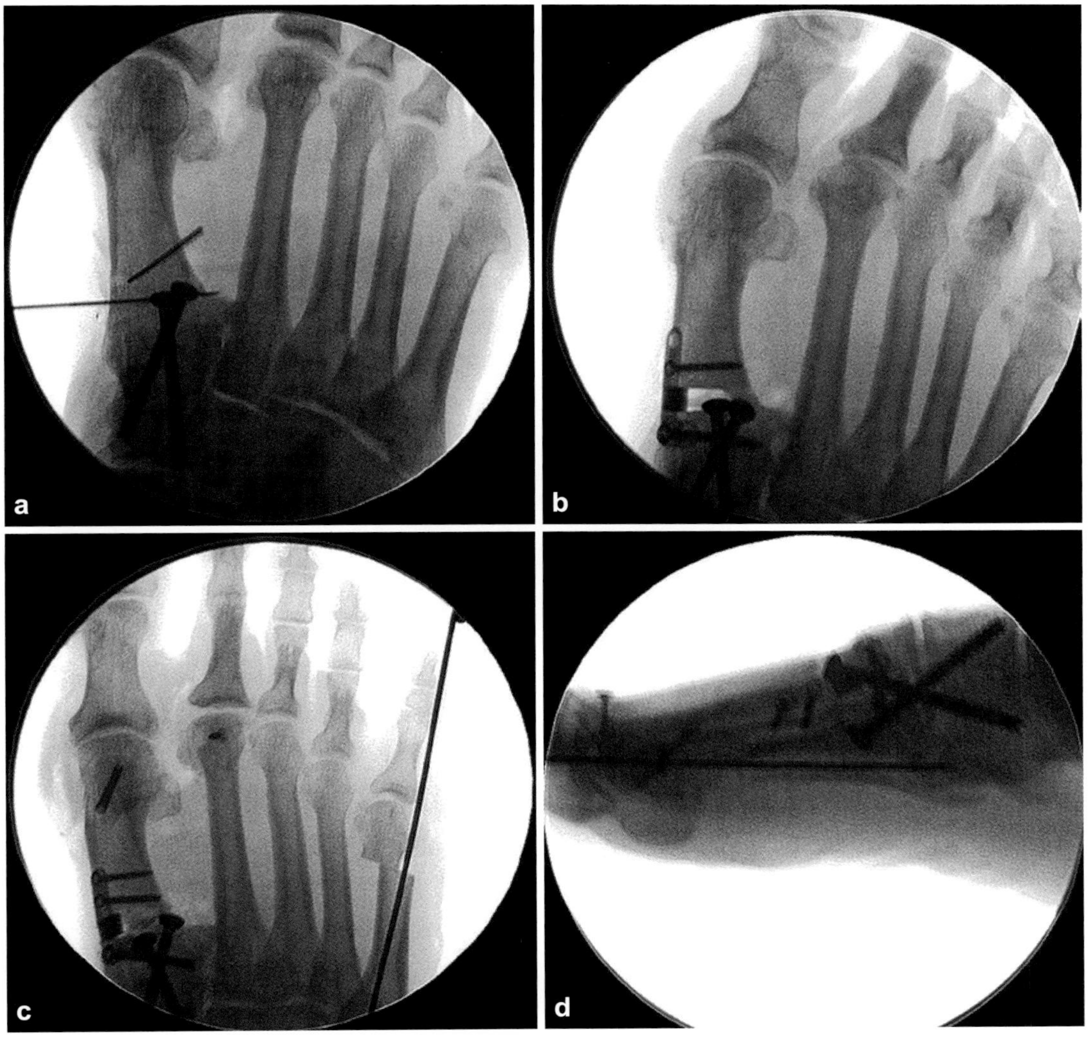

图 2.7　术中透视可见矫正了改良 Lapidus 术后仍明显较大的 IMA 和 DMAA。去除内固定后，进行近端截骨（a）。可通过带楔形撑开的接骨板矫正 IMA（b）。最后远端截骨去除一个内侧骨块矫正 DMAA（c）。侧位片可见内固定物位置可，没有矢状位畸形（d）

- 已经增大的 DMAA，会因内侧撑开楔形截骨而进一步增大。所以要通过远端内侧闭合楔形截骨术来补偿。

踇内翻

概述

踇内翻是指踇趾向内侧偏斜的畸形。畸形可以是先天性的，但最常见的原因是医源性踇内翻。踇内翻可能发生在多种不同的踇外翻矫正手术后，但在传统的 McBride 手术后最为常见。此术式引发的踇内翻，为理解导致一般踇内翻畸形发展的力学机制提供了一个样板。McBride 手术包括将内收肌腱转移至第一跖骨颈，并切除腓骨籽骨，通常还需要松解踇短屈肌（FHB）外侧头。由于踇外展肌和踇短屈肌内侧头的无对抗牵拉，导致踇趾内侧偏曲。跖趾关节因屈肌力量不足形成过伸状态。因踇短伸肌（EHB）力量缺失造成踇长屈肌与踇长伸肌间的力量失衡，趾间关节呈屈曲畸形。

由于以往的踇外翻矫形手术都会与 McBride 手术联合进行，踇内翻成为大多数踇外翻矫正手术的一种可能发生的并发症，包括远端跖骨截骨、跖骨近端截骨和跖趾关节间置成形术。

失败的原因

拇内翻可能是由多种手术因素引起的，包括内侧关节囊过紧、胫侧籽骨过度移位、跖骨截骨时 IMA 矫正过度、外侧韧带复合体过度松解和内侧骨赘切除过多[8,9]。报道的术后拇内翻的发生率在 2%~13%，跖骨近端截骨术后比远端截骨术后更常见[10]。在每一个病例个体中，寻找并确定导致拇内翻畸形的因素是手术翻修治疗的关键。

大多数拇内翻畸形都能被患者很好地耐受，尤其是那些畸形程度在 10°或以下的内翻。有些患者即使有 16°或以上的畸形也很少出现症状[9,11]。当拇内翻畸形出现症状时，最常见的原因是关节结构紊乱和穿鞋引起的疼痛；当然，也有以美观原因为主诉的患者。

评估和手术计划

有症状拇内翻畸形评估的第一步是确定其是否为可复性畸形。Hawkins 将拇内翻畸形分为静态和动态两类[12]。静态畸形的特征是足趾矫枉过正，没有肌肉不平衡。动态畸形是由于肌肉力量的不平衡导致正常的内收肌复合体功能的改变。这也有助于确定畸形是局限于跖趾关节水平面，还是同时存在于第一跖趾关节和趾间关节的水平面和矢状面。McBride 手术后的拇内翻病例中，趾间（IP）关节常被累及。这是由于拇短伸肌（EHB）力量缺失。另一方面，因腓侧籽骨切除，出现功能缺失的跖板，跖骨头突出穿透了跖板；拇长屈肌腱在其周围被拉伸，从而成为一个持续存在但是不平衡的屈肌结构。结果，跖趾关节出现过伸，趾间关节屈曲，形成了典型的“仰趾（cock-up）”或“草中蛇头”的畸形。这种变形有可能随着时间的推移而变得僵硬，因此也可能需要矫形并融合趾间关节。此外的重建方案要求重新调整整个拇长伸肌腱（EHL）的走行，以提供动态平衡校正，这仍可能会导致趾间关节不平衡。因此，要仔细检查拇内翻患者的趾间关节，同时也必须考虑重建手术对趾间关节的影响。

此外，体格检查还会发现其他拇内翻畸形的特征。许多患者拇长伸肌腱可触及向内侧移位，并可能相当紧绷。在足底还可触及向内侧偏离的胫骨籽骨。由于趾间关节位置不良，可能在趾间关节内侧形成胼胝，成为压迫疼痛的主要来源[13]。必须在非负重和负重两种情况下检查足部，以了解足部畸形的全部特征。医生要在患者站立时检查畸形的可复性，以了解实现手术矫正所需要的术式。

应仔细查阅 X 线片，测量拇外翻角，在内翻畸形时外翻角定义为负值。还应当测量 IMA，通常是 5°或更小，特别在截骨移位过多时。使用“头部中心”技术，可避免受前次截骨术后造成第一跖骨长轴扭曲的影响。籽骨的位置必须通过 X 线检查确定，它往往会位于内侧。此外，要检查有无关节病变存在。外侧跖骨和足趾也必须进行评估，寻找可能来自于第一跖列畸形引发的应力转移。

在大多数情况下，应该尝试使用胶带、夹板和改良鞋保守治疗，治疗的成功率是 22%[13]。非手术治疗失败时，需要考虑手术干预。手术干预方式由畸形的性质决定，矫正选择包括内侧软组织松解、肌腱转移、跖骨截骨、关节融合术和关节切除成形术。一般来说，如果跖趾关节退变有出现症状的可能时，行关节融合术的疗效预期最为可靠。切除性关节成形术如 Keller 术或置换术，可用于需求较低的人。没有退行性改变的畸形可以根据每种畸形的特点进行手术重建。

拇内翻畸形可复，跖骨间角不是负角的情况下，才考虑单纯软组织手术。Johnson 报道一种拇长伸肌腱转位治疗医源性拇内翻的术式[14]。通过第一、二跖骨之间背侧纵切口，显露拇长伸肌腱，延长切口至远节趾骨止点处。在可能的情况下，将整个肌腱延长至尽量远端，然后改变其走行，以提供动态矫正的力量。最初的描述中还需要同时行趾间关节融合，因为此术式用于治疗 McBride 术后引发的拇内翻，此类患者常伴有趾间关节屈曲畸形。对于无趾间关节畸形的病例，劈开拇长伸肌腱采用部分移植效果更好，这样会减少由于拇长伸肌腱松解导致的趾间关节不平衡。此术式中采用拇长伸肌腱的外侧半用于内收的动态矫正[15,16]。肌腱的外侧一半或三分之二从跖骨近端穿过跖骨间韧带下方到远端。通过这种方式，韧带作为肌腱的滑车为肌腱提供了力学优势。近节趾骨近侧创建一个垂直或横向骨道，将肌腱从足底经背侧或外侧转到内侧，最后将肌腱固定在近节趾骨上。肌腱的固定可采用将肌腱缝合回自身，或是与邻近的骨膜缝合，或用皮外纽扣固定，还可以用缝合锚钉或挤压螺钉固定。同时根据情况做内侧软组织的松解，还可以临时通过克氏针穿关节固定，将脚趾保持在复位的位置。

Lau 和 Myerson 报道了这一技术的一种改良方法[17]。作者推荐使用踇长伸肌腱的外侧半部分来提供动力，方法是从近端分离外侧部分，并保留止点完整。这种改良的理念是，转移部分的肌腱张力增高，同时会增加未转移部分的张力，这样会破坏其作用于趾间关节的正常功能。因此，作者建议在跖楔关节水平分离肌腱的外侧半部分，然后把肌腱从远端向近端从跖间韧带跖侧穿过。肌腱可以固定于第一跖骨近端距跖趾关节 1.5 cm 处。通过这种方式，转移的肌腱起到了静态肌腱固定术的作用。

其他肌腱转移术式选择包括踇展肌腱反向转位和踇短伸肌腱转移[18,19]。踇展肌腱转位术，可在内侧切开，踇展肌从近节趾骨和内侧籽骨止点处广泛切除。将肌腱向近端分离至肌肉水平。肌腱的远端向下翻转，延伸肌腱的长度。肌腱从踇短伸肌的跖侧穿过，然后在跖间韧带下进入近节趾骨基底外侧，用锚钉固定。这是一个技术上很具有挑战性的手术。

在转移踇短伸肌腱时，采用背侧切口，在近端腱腹连接处切断踇短伸肌腱，可得到长度约为 1.5 cm 的肌腱。然后肌腱从远端向近端穿行，在跖间韧带跖侧，固定于第一跖骨跖趾关节近端 1.5 cm 处。肌腱固定可通过穿过骨隧道后重新缝合到自身，或是用锚钉固定。在固定之前，肌腱要最大限度地拉紧，以提供矫正力量，而不影响正常的运动。此外，还可能需要行关节内侧松解，包括内侧关节囊和（或）踇展肌腱复合体松解。

在 IMA 是一个负角的情况下，要考虑行第一跖骨“反向截骨”。据报道反向 Chevron 截骨术有良好的效果[10,20]。此时，如果可能的话，第一跖骨处切口应当通过前次切口。如果不可能做这样的切口，在远端跖骨中轴线做一个切口。内侧关节囊纵向切开。应注意避免过度剥离软组织，影响跖骨头的血供。采用 60° 远端 Chevron 截骨，截骨的近端位于滑膜囊皱襞的近端，以避免术后关节纤维化。截骨完成后，用巾钳夹住远端骨块，并向内侧移位。移位的程度取决于所需要的矫正量，术中使用透视来评估这一点。固定方式包括克氏针、小螺钉和可吸收钉。内侧关节囊可松弛闭合，必要时再做一个单独的背侧趾蹼间切口进行外侧重叠加固。

还可考虑反 SCARF 截骨，联合近节趾骨内侧撑开楔形截骨，这一技术也有报道，但报道数量有限，术后效果令人满意[21]。也有通过植入线扣装置加强跖趾关节外侧结构的约束而成功治疗的报道[22,23]。还有文献报道针对内侧骨赘切除过多的患者，在内侧植骨进行治疗[24]。

对于伴有跖趾关节炎的僵硬踇内翻，具有关节融合术指征。关节融合治疗失败的踇外翻矫正手术，在临床已经被证实具有成功的疗效，并有稳定的远期效果[25]。以前的研究证明此术式有可靠的临床结果，可长久维持正常的 IMA 和 HVA[26]。

病例分析

病例 2.3

➢ 病史

- 14 岁女性，2 年前曾接受过踇外翻矫形术，行远端 Chevron 截骨和远端外侧软组织松解术。最初术前 X 线片显示轻度踇外翻畸形（图 2.8a），术后即刻 X 线片（图 2.8b）显示畸形矫正，IMA 为 4°，HVA 为 8°，DMAA 为 4°。
- 6 个月后，出现医源性踇内翻畸形。
- 体格检查发现踇内翻畸形，跖趾关节可复，趾间关节很灵活，没有全身韧带松弛的迹象。
- X 线片显示 HVA 为 –8°，IMA 为 2°（图 2.9）。

➢ 失败的原因

- 复发可能是由于 IMA 轻度矫正过度，以及外侧软组织过度松解等多种因素引起。

➢ 手术计划

- 反向远端 Chevron 截骨矫正 IMA 及内侧关节囊松解。

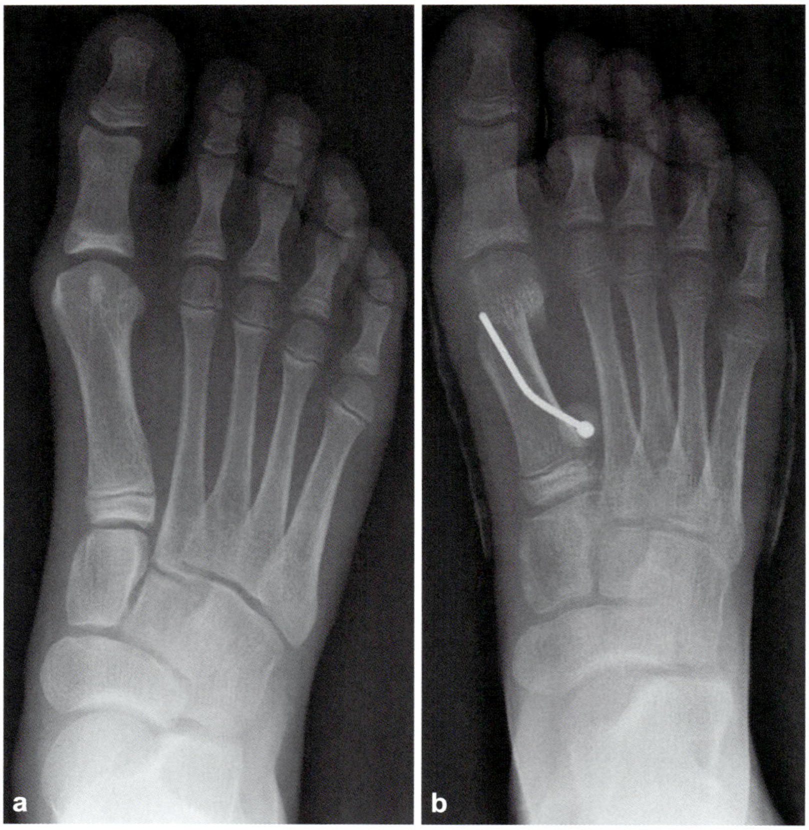

图 2.8　手术前骨骺未闭合的踇外翻正位片（a）和经皮截骨克氏针固定术后即时像（b）

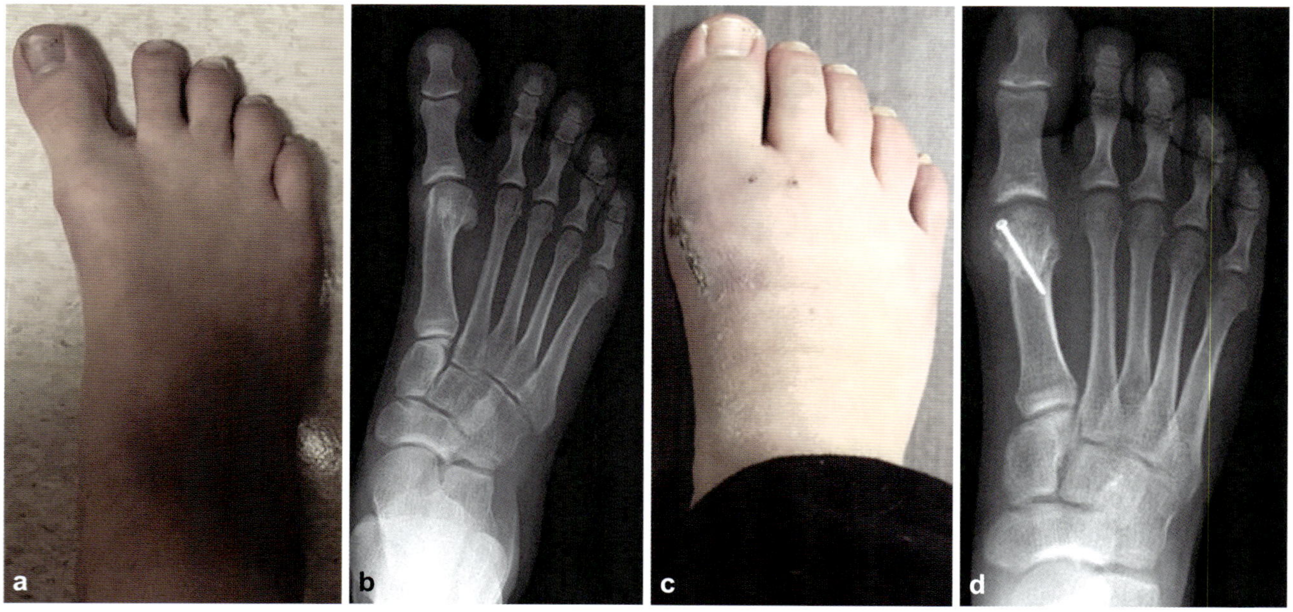

图 2.9　术前外观（a）和正位 X 线片（b）以及远端 Chevron 截骨术后 8 周外观（c）和正位 X 线片（d）

➢ 手术方法

- 通过原内侧切口行内侧切开。纵向切开关节囊。行远端 60° Chevron 截骨，其尖端距跖骨头中心 2 mm 远。在透视引导下，将远端骨块向内侧移位 2 mm，然后采用模拟负重方式检查手术调整的位置是否恰当，采用螺钉固定，内侧关节囊以一种松散的方式闭合（图 2.9）。

➢ 植入物

- 1 枚 2.4 mm 全螺纹实心小骨螺钉（Arthrex, Naples,FL）垂直于截骨面进行固定。

➢ 经验和教训

- 需要在透视下确定截骨后移动的位置。
- 内侧关节囊缝合时不能有张力。

畸形愈合

概述

畸形愈合是任一种矫正踻外翻跖骨截骨手术后都可能出现的并发症之一。最常见的两种畸形愈合类型是背伸畸形和第一跖骨过度短缩。虽然许多畸形愈合可能无症状，但也有潜在出现问题的风险。有症状的畸形愈合表现为第一跖列出现疼痛和（或）功能障碍，或是外侧跖骨由于第一跖列病理改变出现症状。

手术治疗的指征是：症状持续存在，非手术治疗无效。任何处理畸形愈合的翻修手术，都需要将踻趾矫正到中立、跖行的位置，以减轻疼痛、恢复功能。

和背伸畸形有关的通常是跖骨近端截骨术。此术式常用于矫正中、重度踻外翻。Mann 等报道，最终随访并回顾性分析 75 例（109 足）接受近端弧形截骨术联合软组织松解的患者，28% 出现了背伸畸形[27]。类似地，多达 17% 的患者在进行近端 Chevron 截骨术后出现背伸畸形[28,29]。远端截骨术与近端截骨术相比，较少发生背伸畸形愈合，但是也有因 Chevron、Mitchell 以及 Wilson 截骨术引发的背伸畸形[30]。在跖楔融合术中，这样的畸形也会偶尔遇到[31]。

背伸畸形出现最典型的原因通常是截骨方向不正确；或是早期骨质稳定愈合前负重，导致内固定丢失[32]。与背伸畸形相关的典型症状包括：背侧撞击、力学机制改变引起的转移性跖痛症、内侧柱不稳定继发的足弓疼痛[33]。

失败的原因

踻外翻矫形术后第一跖骨过短，可能是由于锯片截骨损耗的固有丢失、截骨区松质骨的嵌塞，或截骨在冠状位方向不正确[34,35]。几乎所有的截骨手术都有可能导致第一跖骨过短，无一例外。不同截骨术的缩短程度不同。在一组 25 例接受近端 Chevron 截骨术矫正中、重度外翻的患者中，第一跖骨缩短的平均长度是 2.6 mm[36]。Glazebrook 等报道，在他们的队列研究中，第一跖骨行近端 Chevron 截骨后平均缩短 5.6%[37]。同样，短缩也与远端 Chevron 截骨术有关，报道平均短缩 2~6 mm[38-41]。

第一跖骨的过短可表现为转移性跖痛症，这是足部负重分布结构被破坏的结果。在步态周期中，随着患者从跟骨触地到足趾离地，短缩的第一跖骨跖屈引发的铰链机制效应太弱。从而，更多的重量转移到中间跖骨，导致跖痛症。Jung 和 Schon 通过尸体实验证实，足部第一跖骨出现短缩和背伸畸形愈合后，前足底压力在第二跖骨下明显增加[42]。

评估

怀疑存在畸形愈合的时候，必须彻底了解病史并体格检查。对于那些曾接受过踻外翻矫正手术并抱怨有跖痛症的患者，应该检查有无畸形愈合。和外侧跖骨负荷过载相关的发现有：顽固性足底胼胝、跖板断裂、疲劳骨折、滑膜炎和由于应力负荷导致的跖骨跖侧疼痛。背伸畸形愈合的患者也可表现出背伸活动受限，并且在第一跖趾关节最大背伸时引发疼痛。

应仔细评估 X 线片。背伸畸形愈合可能很细微，通过评估第一和第二跖骨背侧皮质平行度的偏差可能有助于发现问题。发现第一跖骨短缩也有难度，因为想要恰当描述第一跖骨与其他跖骨之间的相对长度关系不仅难以实现，而且不可靠。已经报道了一些测量跖骨长度的方法，包括使用与远端跖骨头表面相切的线进行比较，以及使用同心弧检查各跖骨长度[43]。如果对侧是正常足，与对侧 X 线片比较，常常可以发现可疑的第一跖骨短缩。

手术计划

➢ 背伸畸形愈合

对于有症状的背伸畸形愈合患者，非手术治疗是首选的一线治疗方法。最常见的方法是使用舒适的、改良过的鞋子和矫正器。建议穿宽鞋头、软鞋面和低跟的鞋。此外，跖骨垫可有效缓解与转移性跖痛症相关的不适。如果患者采取了这些干预措施，仍继续有疼痛症状，应考虑手术治疗。

如前所述，任何治疗畸形愈合的翻修手术，目的都是将第一跖列矫正到中立、跖行的位置，以恢复正常的负重三脚架结构。第一跖趾关节融合术可用于有症状的踇僵硬患者。如果第一跖趾关节活动时无疼痛，可采用背侧撑开楔形截骨术或跖侧闭合楔形截骨术矫正背伸畸形。尽管这两种技术在理论上都可行，跖屈闭合楔形截骨术有可能缩短第一跖列，这是此技术的缺点[33]。此外，截骨部位位于主要张力侧，这增加了仰趾畸形的风险。因此，在我们的经验中，采用带骨移植物的背侧撑开楔形截骨术可以降低这些风险，是矫正背伸畸形的首选方法。

➢ 短缩畸形愈合

手术矫正短缩的第一跖骨常常很困难。我们的经验中，这类手术对操作技术要求高，而且不可靠。举例来说，结构植骨后，骨块通常在骨面被吸收，而且不对称。这会引发成角畸形，特别是背伸畸形，背侧的骨块受压最大。此外延长第一跖骨会引发第一跖趾关节内接触应力增大，出现有症状的踇僵硬，或加重踇僵硬，使潜在关节炎恶化。此外，因为术后软组织受到明显的牵拉，软组织并发症，如伤口愈合问题，也不少见。一定要在进行外科手术前仔细评估患者的神经血管状况。

最常用的翻修方法是截骨间置植骨一期骨延长[44,45]或骨痂逐步骨延长[46,47]。相对于一期延长术而言，渐进式牵张手术的主要理论优势是可以降低软组织损伤和神经血管并发症的风险，以及可延长的长度更长[48,49]。缺点是需要比较长的时间，有针道感染风险，要求患者的依从性很高。根据我们的经验，一期翻修对大多数患者来说是更好的选择，同时也方便医生更容易同时矫正成角畸形，并处理外侧足趾的问题。为此，在一期间置植骨跖骨延长术和渐近式延长术之间，作者发现两组间的优、缺点相当，比较最终的延长程度或是并发症概率，得出的结论是，如果需要延长的量是 15 mm 或更短，一期延长技术更好[50,51]。

病例分析

病例 2.4

➢ 病史

- 44 岁女性，主诉第二、三跖骨头胼胝和疼痛，踇趾不能触地。她曾在 5 年前接受踇外翻矫正手术，行远端跖骨缩短截骨术。
- 查体可见第一跖骨背内侧手术瘢痕，第二和第三跖骨头下有胼胝，踇趾呈背侧移位（图 2.10）。

➢ 失败的原因

- 跖骨截骨后远端骨块的医源性背伸畸形。

➢ 手术计划

- 第一跖骨背侧撑开楔形截骨加髂骨植骨术。

➢ 手术方法

- 骨畸形愈合的位置以及需要截骨位置用克氏针进行标定（图 2.11a）。
- 使用摆锯进行从内侧到外侧的横向截骨，保持跖侧皮质完整（图 2.11b）。
- 使用关节牵开器，截骨为通过完整的跖侧皮质的“青枝骨折”（图 2.11c）。在第一跖骨背侧放置一个撑开楔形接骨板（Arthrex,Naples,FL），选择尺寸合适的撑开接骨板矫正畸形（图 2.11d）。髂骨松质骨用专用大孔针采集（图 2.11e），用于填充截骨部

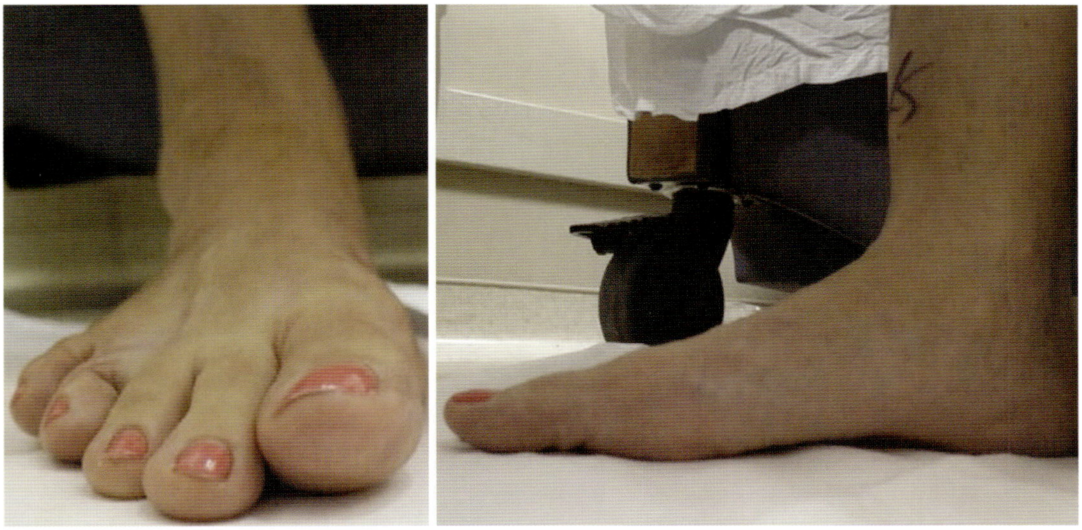

图 2.10　术前照片可见患者踇趾向背侧相对抬高移位

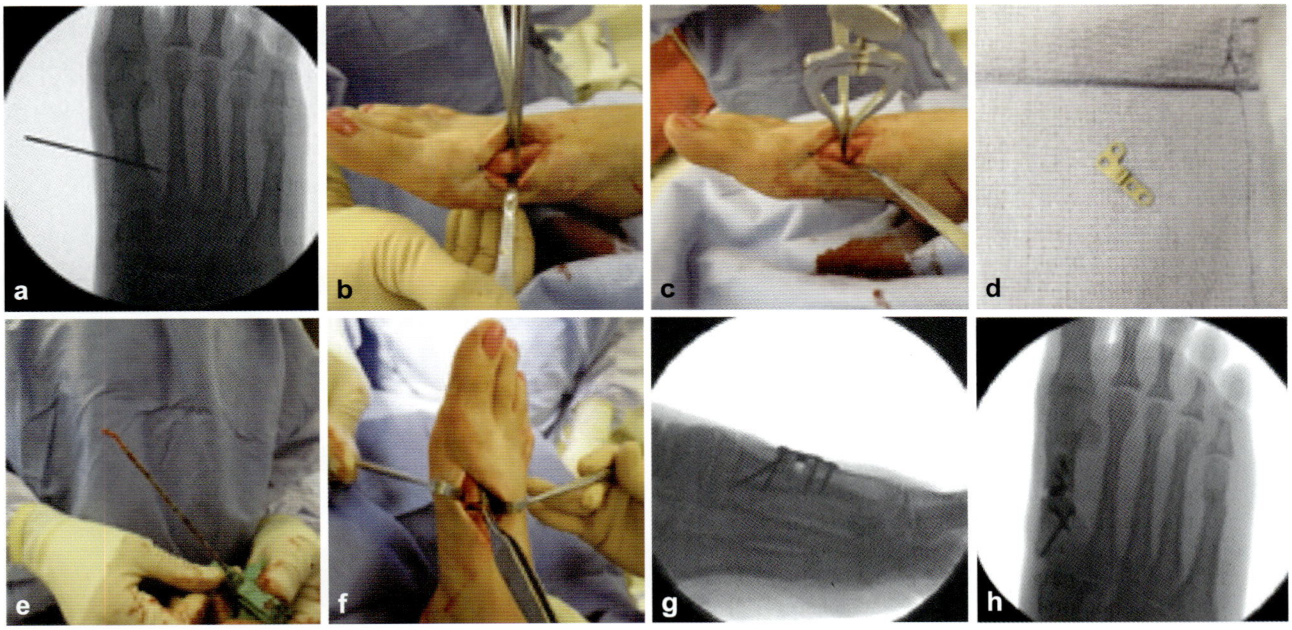

图 2.11　手术矫正踇外翻第一跖骨远端截骨引起的背伸畸形愈合

位（图 2.11f）。用透视检查确定接骨板合适的位置。第一跖列充分跖屈（图 2.11g），并保持冠状面上的力线（图 2.11h）。术者用“拇指测试”触诊各跖骨头的跖侧，以确保足部处于跖行足位置。

➢ 植入物

- 背侧放置一个低切迹 3.5 mm 楔形块接骨板（Arthrex,Naples,FL）。

➢ 经验和教训

- 跖骨截骨时必须非常小心以确保跖侧皮质完好无损。

病例 2.5

➢ 病史

- 17 岁女性，在 3 年前进行了第一跖骨截骨术和远端软组织松解术以矫正踇外翻，术后第一跖骨严重短缩，踇外翻复发，并有轻度的关节炎表现。手术报告未提供固定信息。患者主诉疼痛位于第一跖趾关节的背内侧隆起，以及第二跖骨头下方疼痛。

- 体格检查发现踇趾横过第二趾背侧形成交叉趾畸形，在第一跖趾关节背伸 25° 时感到疼痛并活动受限。
- X 线片可见第一跖骨明显短缩，HVA 为 30°，IMA 为 13°（图 2.12）。

➢ 失败的原因

- 跖骨过度短缩，IMA 矫正不足。

➢ 手术计划

- 跖骨近端内侧撑开楔形截骨，骨赘切除后用以植骨，远端软组织手术。

➢ 手术方法

- 手术采用仰卧位，脚趾垂直向上。使用前次切口入路，切口位于第一跖骨内侧缘。克氏针标记预定截骨线，使其外侧尾端尽可能靠近跖楔关节（图 2.13a）。用摆锯截骨并保留外侧皮质完整（图 2.13b）。用牵开器撑开截骨面，使截骨呈现“青枝骨折”（图 2.13c）。双平面透视评估矫正位置，确定使用 6 mm 撑开楔形接骨板（Arthrex,Naples,FL）（图 2.13d）。小心确保螺钉穿过接骨板近侧时不进入关节内。由于截骨时外侧骨皮质断裂，骨膜铰链不可靠，跖骨外侧增加了 1 枚克氏针临时固定。从内侧入路的远端延伸，使用摆锯去除跖骨头内侧隆起和背部突出。切下骨块植入截骨处。

➢ 植入物

- 第一跖骨内侧皮质以一个低切迹 6.5 mm 撑开楔形块接骨板固定（Arthrex,Naples,FL）。

➢ 经验和教训

- 必须非常小心，以确保外侧皮质完整。意外锯断外侧皮质，或骨膜不够稳定的情况下，先不要撑开截骨面，向外侧斜行打入 1 枚克氏针来维持铰链。然后重新使用骨刀撑开后放入接骨板。为避免进入关节内，应当注意螺钉固定的方向（图 2.13）。

➢ 手术后护理

足部用无菌敷料包裹，并在踇趾处施加内翻力。使用术后鞋，后跟承重，其他部位都要保持非负重状态。缝合线在术后 10 天第一次随访时拆除。在大多数情况下，第一次随访后，穿硬底的术后鞋，可以采用后跟和“足部外侧”负重。术后 6 周

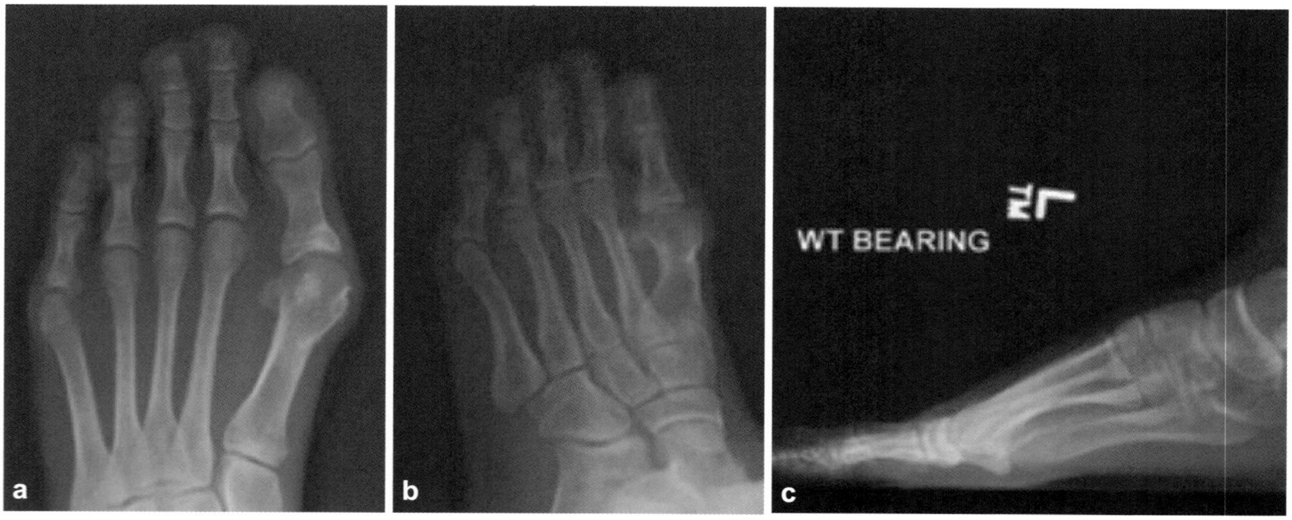

图 2.12　正位（a）、侧位（b）和斜位（c）X 线片可见踇外翻患者行第一跖骨远端截骨后严重的短缩畸形。手术没有使用内固定

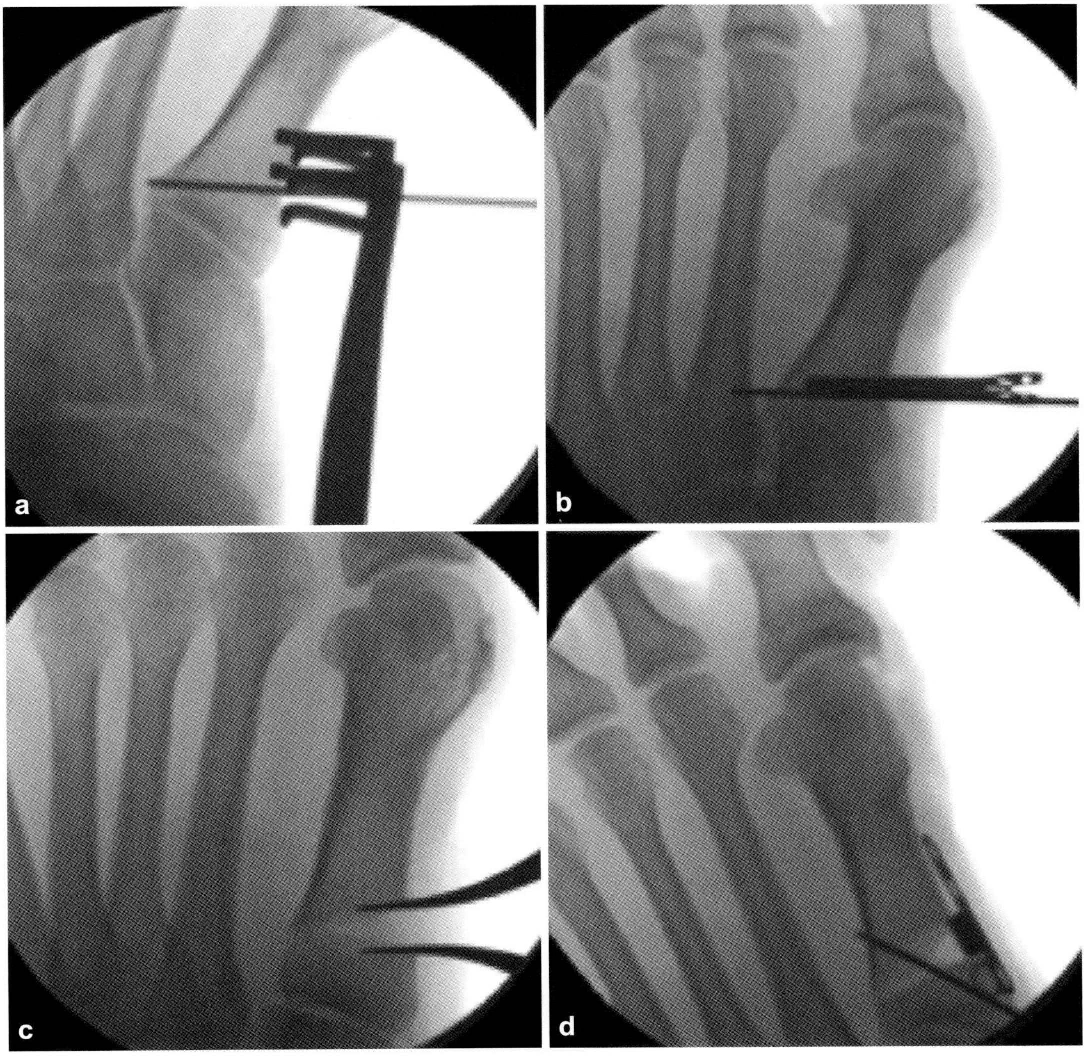

图 2.13　克氏针（a）尽量靠近跖楔关节标记预定的跖骨截骨线。用摆锯（b）进行截骨，不要破坏外侧的皮质，以完成“青枝骨折”。术中截骨后在撑开过程中外侧皮质还是断裂了，出现了不稳定和骨间隙（c）。松开撑开器后，斜行打入 1 枚克氏针以稳定铰链，然后再次撑开截骨面。使用 Arthrex 撑开接骨板矫正第一跖骨的成角（d）。之后在截骨区植骨

复查 X 线片。如果骨愈合好，患者可穿术后鞋完全负重。在 12 周时开始向穿普通鞋过渡，在耐受的情况下逐渐恢复活动。

缺血性坏死

概述和失败原因

关于跗外翻矫正手术后第一跖骨头缺血性坏死（avascular necrosis,AVN）的报道各不相同，但总的来说，其发生率相对较低。从既往的经验上看，缺血性坏死都与跖骨远端截骨联合侧方软组织松解术有关，有些人认为侧方软组织松解术不可避免地会损害血液供应。但是，临床和解剖学证实，跖骨远端截骨联合软组织松解手术是安全的[52-55]。

此外，应该注意的是，即使血流中断，临床缺血性坏死也不是不可避免的[56-58]。然而，从理论上讲减少软组织剥离能够减少这种并发症出现，尤其是在外侧软组织松解的手术中。更具体地说，在进行外侧松解和跖骨截骨时，特别要注意避免对跖骨远端跖侧外侧角的损伤，这样可减少缺血性坏死的发生[54]。此外，还应当警惕锯片引起的热损伤对血液供应造成进一步损害。在截骨时，还可能牵拉滋养动脉和损伤骨内血供而影响血运。不过总体来

讲，缺血性坏死不常见，而有症状的缺血性坏死更罕见。

评估

大多数缺血性坏死患者的主诉并不一致。并且随着病程的时间和阶段而有变化。许多缺血性坏死患者处于亚临床状态，症状经常会与放射学检查结果不一致。简单讲，放射学缺血性坏死的分期为塌陷前期、骨塌陷期和骨关节炎期[59]。放射学表现在塌陷前期通常很难与远端截骨术后正常的影像学表现区分开来。也就是说，软骨下透亮区和囊变是塌陷前阶段的特征。但大多数患者的 X 线片也会显示这种变化，尤其是术后 2 个月[58]。这些改变通常是截骨术中血管损伤的一种反应。此外，跖骨头部的密度不均的斑片样改变可能会持续，但一般在第 1 年后消失。如果这些变化在术后 1 年仍持续存在，往往与运动减少相关，不一定发展到晚期缺血性坏死骨塌陷以至于出现临床症状[58]。因此，骨重建的典型征象和 X 线片上早期、塌陷前缺血坏死是无法区别的，也不能预测是否会进展为严重的情况。

缺血性坏死可能直到早期塌陷出现才能被明确发现，此时跖骨头球形外观的丢失很明显。如果怀疑患者有塌陷前期缺血性坏死的可能，可以行 MRI 或骨扫描以进一步检查，但需要注意，即使没有症状，MRI 和骨扫描用于显示血管损伤的证据会有典型的表现[57,60]。因此，对于在踇外翻矫正手术后持续出现跖趾关节疼痛的患者，按时进行 X 线复查对于识别晚期塌陷和骨关节炎最有用。有终末期表现的患者，应考虑感染的可能性。可通过红细胞沉降率（ESR）、全血计数（CBC）分类和 C 反应蛋白（CRP）水平进行评估，最终还可通过穿刺或活检评估。

早期有症状的缺血性坏死患者通常会出现非特异性疼痛和肿胀。疼痛常常与放射学表现不相一致。随着病情的发展，患者会有与关节病相关的症状，如果跖骨出现短缩，也可能会出现转移性跖痛症。

手术计划

手术干预主要是以患者的主诉为指征，而不是放射学的发现，特别是在早期阶段。如前所述，塌陷前早期的缺血性坏死与疾病进展无关。如果只是为了阻断病情发展，没有必要早期手术干预。而对于持续疼痛的患者，嘱患者改变活动方式和穿鞋方式后，症状依然持续存在时，可行关节清理手术。身体其他关节采用的核心减压手术，也可用于第一跖骨塌陷前期和塌陷早期[61]。

在我们的经验中，更可靠的术式包括第一跖趾关节切除成形，或是关节融合术。对于希望保持第一跖趾关节活动的患者，可以考虑关节切除成形术[62]。从近节趾骨处切除 2~3 mm 楔形软骨和软骨下骨，注意保留跖板附着。同时清除第一跖骨头中不能成活的骨质。从跖趾关节背侧切取关节囊和踇趾伸肌腱，卷成“凤尾鱼”形态的间置填充物。肌腱切断从大约距关节近端 3 cm 处开始，向远端进行分离到关节囊。保持跖趾关节外侧这些组织的蒂部完整，并将切断的肌腱和关节囊覆盖跖骨头，用编织不可吸收线缝合固定于跖板上。这样的手术还有一个额外的好处，那就是不依赖于骨愈合，不担心之前手术中的血管损伤已经损害了愈合能力。然而，只有在第一跖骨没有明显短缩的情况下才能行此手术。

其他的选择包括关节融合术[25,63]。如果没有发生短缩，可以考虑原位融合，可植入自体髂骨松质骨（最理想）、胫骨远端或跟骨松质骨。其他同种异体骨也可作为补充植骨。应小心谨慎地制备关节融合的表面，典型的做法是用 4 mm 的磨钻打磨，并注意冲洗。另外，制造商可配备动力球 - 窝锉，用于制备关节面。用细克氏针或细钻在骨上穿孔，以刺激出血，有助于恢复骨的愈合力。接下来，根据医生对固定的偏好采用加压固定。如果骨质好，可以使用螺钉，如果有骨质较疏松，可以使用接骨板 / 螺钉结构。自体骨或异体骨填塞到所有融合面的空隙及其周围。

在广泛骨丢失的情况下，应考虑使用结构性自体或异体骨植骨来恢复长度[64]。在这里，骨面需要打磨成可愈合的表面。通常建议使用电锯来制备平整的表面，便于制作平面放置同种异体骨。大块同种异体股骨头可根据需要切成适当的长度和外形。也可以采用自体髂骨结构植骨[64,65]。如果使用前者，则应考虑加入浓缩的骨髓提取物，以提高融合部位局部生物学活性[66]。使用 Hintermann 关节撑开器，或是平头的窄头椎板撑开器进行关节清理后的牵张，然后放入植骨块。固定方式可采取单纯螺钉固定，螺钉加接骨板固定，或单纯接骨板固定。

Ajis 等报道了使用同种异体带有远端关节软骨的跖骨治疗短缩的成功病例，此方法治疗晚期缺血性坏死形成的跖骨短缩[67]。我们没有这种技术的经验，但它可以被认为是一种替代方法，尤其是那些有明显短缩的患者。

病例分析

病例 2.6

➢ 病史

- 31 岁女性，第一跖骨处持续疼痛。她 1 年之前接受了远端 Chevron 截骨。术后出现疼痛和僵硬，随后取出内固定，但是她的症状没有改善。
- 体格检查发现内侧手术瘢痕跨越第一跖趾关节，外侧跖骨头下无胼胝，无压痛，踇趾相对短缩。
- 术后 6 个月时的 X 线片显示跖骨头可见斑片状表现，并有轻微畸形复发（图 2.14a）。18 个月时，去除内固定后，跖骨头完全塌陷并短缩（图 2.14b）。

➢ 失败的原因

- 医源性缺血性坏死。这是一种可能因过度的软组织剥离和过度的跖趾关节外侧软组织松解引发的并发症。

➢ 手术计划

- 跖趾关节原位融合术，行髂骨植骨和骨髓抽吸浓缩物注射。另外一种选择是牵开植骨关节融合术。然而，患者没有出现转移性跖痛症的症状，也没有因短缩出现不良后果。

➢ 手术方法

- 使用先前的内侧切口。关节骨表面仔细清理，使用咬骨钳、刮匙和 4 mm 磨钻清理。骨边缘钻孔至出血，增加骨愈合活力。髂骨的松质骨块置于两骨面边缘之间。采用交叉螺钉固定，完全缝合关闭伤口后，经皮注射髂嵴骨髓抽吸浓缩物。行关节融合术后 6 个月，可见骨愈合表现（图 2.14c）。

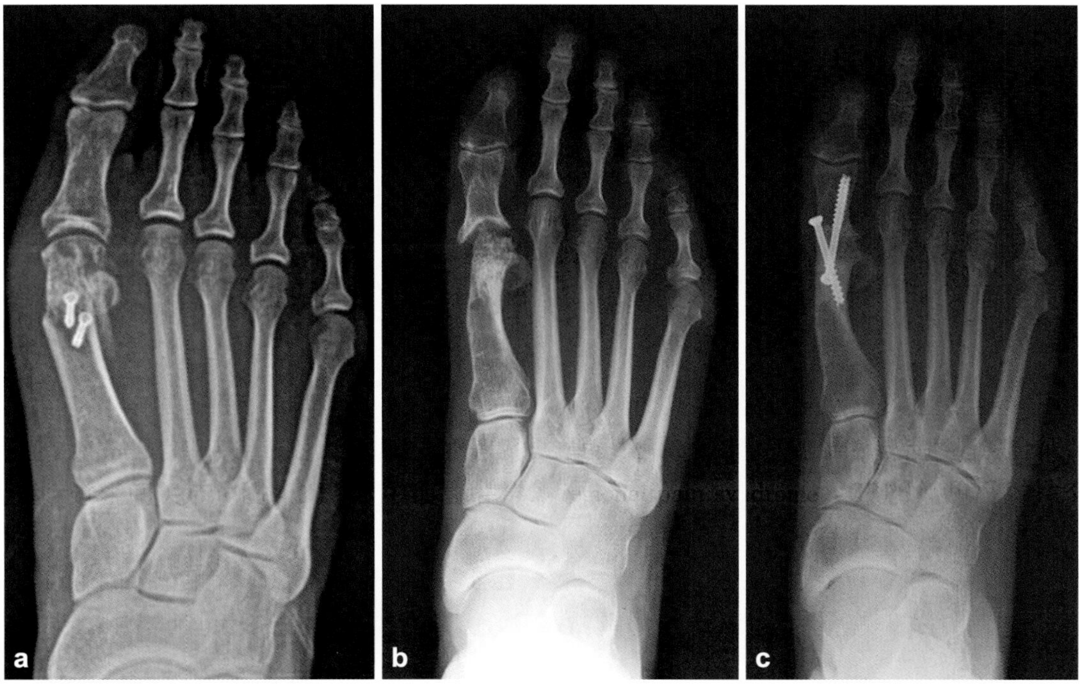

图 2.14　术后 6 个月 X 线片可见明显的跖骨头斑片样改变（a）。在初次手术 18 个月之后，出现骨干短缩和缺血性坏死（b）。通过第一跖趾关节融合可以有效地治疗（c）

植入物

- 2 枚半螺纹 4.0 mm 空心螺钉（Zimmer,Warsaw, IN）。

经验和教训

- 必须清理骨面直至有生长能力的出血表面。
- 融合的位置必须仔细评估，以避免融合位置不佳。
- 短缩第一跖骨可导致转移性跖痛症。
- 延长后可能出现骨不连。

骨不连

概述和失败的原因

任何截骨手术都存在骨不连的风险。幸运的是，这类并发症在踇外翻矫正手术后很少出现。第一跖骨骨不连的机制应从生物力学方面去分析。因为第一跖骨是一长骨，它承受着垂直于其长轴的大量载荷。因此，截骨术后的骨干会承受很大的弯曲和剪切应力。为此，骨不连率因截骨类型不同而各异，但一般而言，跖骨近端截骨术后的骨不连比跖骨远端截骨术后的骨不连更常见。这在一定程度上是由于，与第一跖骨的近端相比，负重的跖骨远端受到的应力和剪切力更小，因为远端相对于近端力臂很小[68]。也就是说，截骨越靠近端力臂越大。截骨的方向对其固有稳定性也至关重要。那些垂直于第一跖骨轴线的截骨面承受更大的变形力，因为它们不能直接将力从远端骨块传递到近端骨块。这类截骨需要更坚强的固定，因为它们无法独立抵抗变形力[69]。随着内固定物设计和制造的进步和更多的内固定选择的出现，截骨固定方式得到了改善，不稳定截骨手术的骨不连发生率也相应减少。远端截骨术的另一个优势是它位于致密松质骨和皮质骨干之间，当它们接触时，自然而然地相互嵌入，具有内在稳定性。截骨位置还会受不同区域血运的影响。一般来说，干骺端远端跖骨截骨术的血液供应丰富，会促进常规愈合，而骨干的血供系统通常较薄弱。

然而，无论哪一种截骨术矫正踇外翻都具有不愈合的风险。骨不连的病因各异，因此要注意这些病因和风险以有效地处理手术后的问题。骨不连如果发现较早，没有畸形出现，通常可以成功地通过非手术治疗处理。一旦已经出现短缩和成角畸形，就是手术干预的指征。

评估

一般来说，骨不连根据潜在的病因分类，可分为肥大性、萎缩性和感染性。肥大性骨不连通常由固定不充分或早期固定丢失引起。导致截骨处过度运动和丧失加压效果。结果大量的血管浸润，影像学上可见大量的骨痂形成。如果在术后早期发现这种情况，需要考虑患者的依从性如何，可以使用石膏外固定治疗。

萎缩性骨不连可归因于"生物学缺陷"。危险因素包括糖尿病、吸烟、甲状腺功能减退、甲状旁腺功能减退、维生素 D 缺乏、血运不良以及免疫功能不全。评估萎缩性骨不连患者的病因后，可能需要转诊给内分泌专业治疗。所有潜在的可改变的危险因素，应在手术前彻底控制。骨不连还可以由感染引起。应详细记录术后并发症，包括抗生素使用以及延迟伤口愈合的情况。如果怀疑感染，需要进行抽吸或活检，并检查 ESR、CBC 和 CRP 水平，然后再进行确切的治疗。

跖骨远端截骨骨不连，尤其是远端 Chevron 截骨术后的骨不连，是极为罕见的情形。因为大多数手术具有自身稳定性，而且截骨处于一个血液供应充足的部位，还受到很小的变形力干扰。如果在跖骨远端截骨术后发生不愈合，通常与截骨近端顶点移位有关[70]。在跖骨远端骨不连的情况下，常伴有背侧移位和外翻成角。这种力线不良的骨不连或是延迟的骨愈合都需要手术治疗。手术计划需要细心分析力线不良的原因。内固定断裂是不愈合的信号。

近端跖骨截骨引发骨不连比远端截骨后更常见。以前使用的近端弧形截骨骨不连常伴有跖骨背伸移位、成角和内翻畸形[27,71]。斜形截骨术，如 Mau 截骨和 Ludloff 截骨，比近侧弧形截骨术在结构上更稳定，但也存在畸形愈合和骨不连的可能[69]。然而，因其宽大的骨接触面和可以得到的内固定加压，骨不连是相当罕见的。类似的 SCARF 截骨术通常认为也是一种非常可靠的截骨，但在一些报告中有高达 5% 的延迟愈合率[72,73]。

手术计划

跗外翻截骨术后骨不连的处理和其他骨不连处理的基本原则是一样的。包括死骨和间置材料的清理、植骨、翻修矫正畸形和坚强内固定。所有骨的边缘应仔细清理，并通过诱导骨边缘出血来提高愈合能力。为了达到这个目的，应当用钻或克氏针穿透愈合面。其次，应确定固定的方法。一般来说，最好有几种接骨板固定方式可备选。对于远端 Chevron 截骨骨不连的病例，可以考虑使用骨内滑动接骨板来最大限度地增加机械稳定性。对于骨质量不良的患者，其中许多可能是因继发的失用性骨质疏松症，建议使用锁定螺钉接骨板固定。在确认已经矫正所有相关的畸形之前，不要尝试最终内固定。

植骨的选择很多。使用自体移植物混合骨髓抽吸浓缩物是作者的首选方式[66]。可用的植骨来源包括髂骨、胫骨近端、胫骨远端和跟骨，这些部位取骨很少遗留并发症[74-77]。此外，同种异体骨的多种选择，以及细胞和非细胞骨刺激移植物材料（rhPDGF、rhBMP），也都是可用的，并且已经证实其用于足踝部手术的有效性[78-81]。各种植骨材料选择的详细说明不在本文的探讨范围内，这些应当是外科医生都熟知的内容。无论选择何种植骨材料，都需要足够的体积来充满植骨间隙以提高愈合率[82]。

手术后，可以考虑使用骨生长刺激器。外部刺激器的类型包括感应耦合、复合式磁场，电容耦合和超声波几种。很少有文献报道将其用于治疗跗趾部位的不愈合，但有将其用于足踝其他部位的报道[83]。

病例分析

病例 2.7

➢ 病史

- 48 岁女性，1 年前进行了远端 Chevron 截骨术，第一跖趾关节处疼痛和畸形。
- 初次手术后的 X 线片没有特殊表现（图 2.15a）。术后 6 个月出现内侧骨愈合不良（图 2.15b），12 个月时出现明显畸形和骨不连（图 2.15c）。
- 体格检查发现第一跖骨背内侧手术瘢痕跨越第一跖趾关节，外侧跖骨头下无胼胝或压痛，跗趾相对短缩（图 2.16）。第一跖趾关节柔软，主动和被动背伸 60°，活动时无疼痛和压痛。
- 实验室血清检验感染标志无异常。

➢ 失败的原因

- 特发性远端 Chevron 截骨术后萎缩性骨不连。

➢ 手术计划

- 骨不连翻修术，髂骨植骨和骨髓抽吸浓缩物注射，接骨板内固定术。

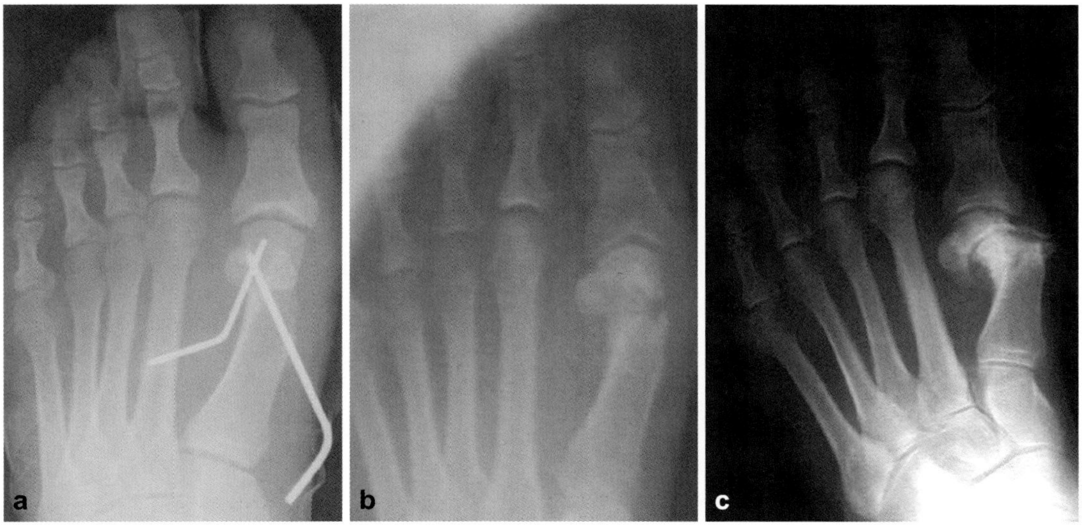

图 2.15　远端 Chevron 截骨术后经皮克氏针固定术后即时 X 线片（a）；术后 6 个月时可见轻度的短缩，骨质没有愈合的表现，特别是内侧的骨质（b）；术后 1 年，可见中度短缩以及内侧移位与成角（c）

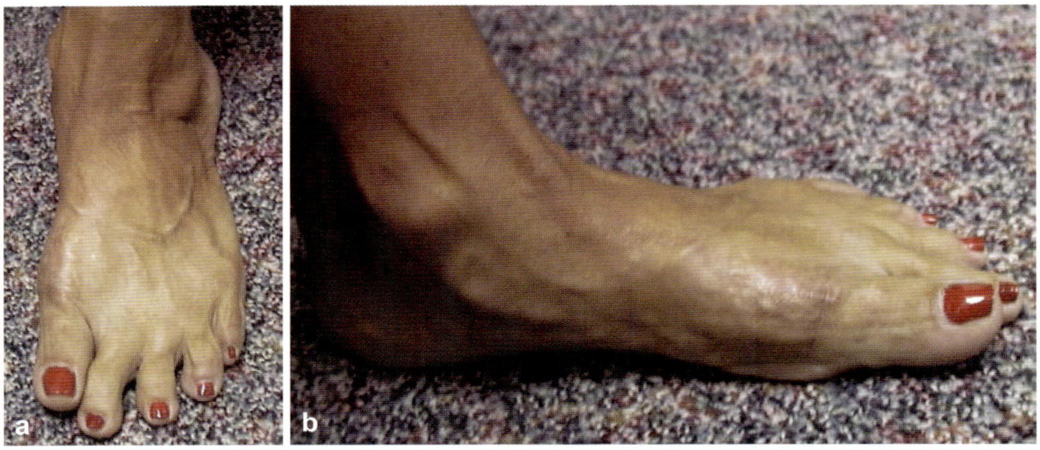

图 2.16 临床外观像可见第一跖骨短缩，伴有明显的第一跖趾关节肿胀

➢ 手术方法

- 经原背内侧切口入路。清理骨不连表面，使用咬骨钳和刮匙修整轮廓。将骨边缘钻孔以确保出血，提高骨愈合能力。从跟骨取中心骨栓，植入截骨处。术后 12 个月时，X 线片显示骨愈合，随访 13 年无明显症状。14 年后（图 2.17a），患者出现第 2 跖骨头下进行性疼痛加重，内固定也有激惹。选择行内固定取出和第二跖骨短缩截骨术治疗转移性跖痛症（图 2.17b）。

➢ 植入物

- T 型锁定接骨板（Synthes,Paoli,PA）。

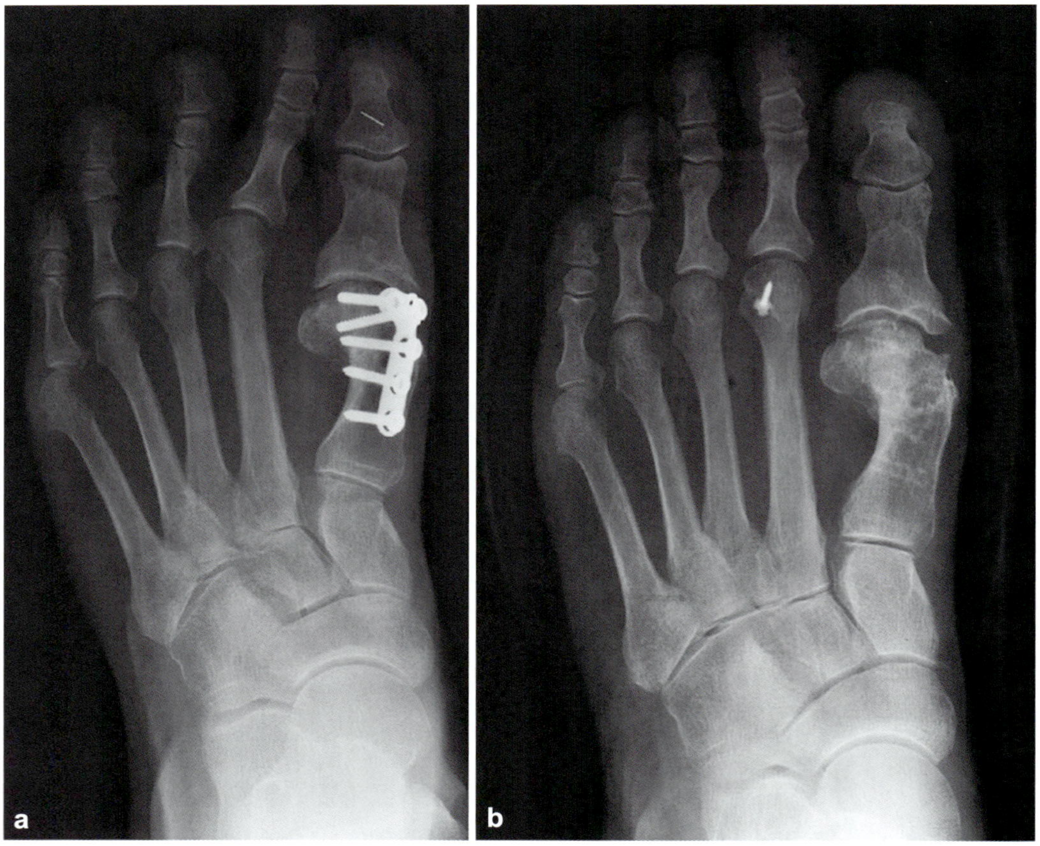

图 2.17 术后 14 年随访时的正位片（a）以及第二跖骨截骨与接骨板取出术后 15.5 个月的正位片（b）

> 经验和教训

- 必须将骨面清理到有愈合能力的出血表面。
- 接骨板先固定远端骨块，再向近端加压固定。
- 可用多枚细克氏针协助临时固定。

（Thomas I. Sherman,Qin Jianzhong,Alireza Mousavian, Jakrapong Orapin,Lew C. Schon 著 王 智 译 张明珠 张建中 审校）

参考文献

1. Scioli MW. Complications of hallux valgus surgery and subsequent treatment options. Foot Ankle Clin. 1997;2:719–39.
2. Coughlin MJ, Saltzman CL, Nunley JA. Angular measurements in the evaluation of hallux valgus deformities: a report of the ad hoc committee of the American Orthopaedic Foot & Ankle Society on angular measurements. Foot Ankle Int. 2002;23(1):68–74.
3. Lagaay PM, Hamilton GA, Ford LA, Williams ME, Rush SM, Schuberth JM. Rates of revision surgery using Chevron-Austin osteotomy, Lapidus arthrodesis, and closing base wedge osteotomy for correction of hallux valgus deformity. J Foot Ankle Surg. 2008;47(4):267–72.
4. Coughlin MJ. Hallux valgus. J Bone Joint Surg Am. 1996;78(6):932–66.
5. Aiyer A, Shub J, Shariff R, Ying L, Myerson M. Radiographic recurrence of deformity after hallux valgus surgery in patients with metatarsus Adductus. Foot Ankle Int. 2016;37(2):165–71.
6. Richardson EG, Graves SC, McClure JT, Boone RT. First metatarsal head-shaft angle: a method of determination. Foot Ankle. 1993;14(4):181–5.
7. Corte-Real NM, Moreira RM. Modified biplanar chevron osteotomy. Foot Ankle Int. 2009;30(12):1149–53.
8. Donley BG. Acquired hallux varus. Foot Ankle Int. 1997;18(9):586–92.
9. Trnka HJ, Zettl R, Hungerford M, Mühlbauer M, Ritschl P. Acquired hallux varus and clinical tolerability. Foot Ankle Int. 1997;18(9):593–7.
10. Lee KT, Park YU, Young KW, Kim JS, Kim KC, Kim JB. Reverse distal chevron osteotomy to treat iatrogenic hallux varus after overcorrection of the intermetatarsal 1-2 angle: technique tip. Foot Ankle Int. 2011;32(1):89–91.
11. Johnson KA, Cofield RH, Morrey BF. Chevron osteotomy for hallux valgus. Clin Orthop Relat Res. 1979;142:44–7.
12. Hawkins FB. Acquired hallux varus: cause, prevention and correction. Clin Orthop Relat Res. 1971;76:169–76.
13. Skalley TC, Myerson MS. The operative treatment of acquired hallux varus. Clin Orthop Relat Res. 1994;306:183–91.
14. Johnson KA, Spiegl PV. Extensor hallucis longus transfer for hallux varus deformity. J Bone Joint Surg Am. 1984;66(5):681–6.
15. Fuhrmann RA. Split transfer of the extensor hallucis longus tendon in flexible hallux varus deformity. Oper Orthop Traumatol. 2008;20(3):274–82.
16. Coughlin M, Anderson R. Hallux valgus. In: Coughlin M, Saltzman C, Anderson R, editors. Mann's surgery of the foot and ankle. 9: Elsevier; 2013. p. 300–6.
17. Lau JT, Myerson MS. Modified split extensor hallucis longus tendon transfer for correction of hallux varus. Foot Ankle Int. 2002;23(12):1138–40.
18. Leemrijse T, Hoang B, Maldague P, Docquier PL, Devos BB. A new surgical procedure for iatrogenic hallux varus: reverse transfer of the abductor hallucis tendon: a report of 7 cases. Acta Orthop Belg. 2008;74(2):227–34.
19. Myerson MS, Komenda GA. Results of hallux varus correction using an extensor hallucis brevis tenodesis. Foot Ankle Int. 1996;17(1):21–7.
20. Choi KJ, Lee HS, Yoon YS, Park SS, Kim JS, Jeong JJ, et al. Distal metatarsal osteotomy for hallux varus following surgery for hallux valgus. J Bone Joint Surg Br. 2011;93(8):1079–83.
21. Kannegieter E, Kilmartin TE. The combined reverse scarf and opening wedge osteotomy of the proximal phalanx for the treatment of iatrogenic hallux varus. Foot (Edinb). 2011;21(2):88–91.
22. Gerbert J, Traynor C, Blue K, Kim K. Use of the Mini TightRope® for correction of hallux varus deformity. J Foot Ankle Surg. 2011;50(2):245–51.
23. Hsu AR, Gross CE, Lin JL. Bilateral hallux varus deformity correction with a suture button construct. Am J Orthop (Belle Mead NJ). 2013;42(3):121–4.
24. Rochwerger A, Curvale G, Groulier P. Application of bone graft to the medial side of the first metatarsal head in the treatment of hallux varus. J Bone Joint Surg Am. 1999;81(12):1730–5.
25. Grimes JS, Coughlin MJ. First metatarsophalangeal joint arthrodesis as a treatment for failed hallux valgus surgery. Foot Ankle Int. 2006;27(11):887–93.
26. Geaney LE, Myerson MS. Radiographic results after hallux metatarsophalangeal joint arthrodesis for hallux varus. Foot Ankle Int. 2015;36(4):391–4.
27. Mann RA, Rudicel S, Graves SC. Repair of hallux valgus with a distal soft-tissue procedure and proximal metatarsal osteotomy. A long-term follow-up. J Bone Joint Surg Am. 1992;74(1):124–9.
28. Sammarco GJ, Conti SF. Proximal Chevron metatarsal osteotomy: single incision technique. Foot Ankle. 1993;14(1):44–7.
29. Easley ME, Trnka HJ. Current concepts review: hallux valgus part II: operative treatment. Foot Ankle Int. 2007;28(6):748–58.
30. Mitchell LA, Baxter DE. A Chevron-Akin double osteotomy for correction of hallux valgus. Foot Ankle. 1991;12(1):7–14.
31. Myerson M. Metatarsocuneiform arthrodesis for treatment of hallux valgus and metatarsus primus varus. Orthopedics. 1990;13(9):1025–31.
32. Becker A. First metatarsal malunion. Foot Ankle Clin.

2009;14(1):77–90.
33. Harper MC. Dorsal closing wedge metatarsal osteotomy: a trigonometric analysis. Foot Ankle. 1990;10(6):303–5.
34. Goldberg A, Singh D. Treatment of shortening following hallux valgus surgery. Foot Ankle Clin. 2014;19(2):309–16.
35. Shahid MS, Lee P, Evans S, Thomas R. A comparative study of bone shortening and bone loss with use of saw blades versus burr in hallux valgus surgery. Foot Ankle Surg. 2012;18(3):195–7.
36. Markbreiter LA, Thompson FM. Proximal metatarsal osteotomy in hallux valgus correction: a comparison of crescentic and chevron procedures. Foot Ankle Int. 1997;18(2):71–6.
37. Glazebrook M, Copithorne P, Boyd G, Daniels T, Lalonde KA, Francis P, et al. Proximal opening wedge osteotomy with wedge-plate fixation compared with proximal chevron osteotomy for the treatment of hallux valgus: a prospective, randomized study. J Bone Joint Surg Am. 2014;96(19):1585–92.
38. Holden D, Siff S, Butler J, Cain T. Shortening of the first metatarsal as a complication of metatarsal osteotomies. J Bone Joint Surg Am. 1984;66(4):582–7.
39. Laughlin TJ. Complications of distal first metatarsal osteotomies. J Foot Ankle Surg. 1995;34(6):524–31. discussion 93-4.
40. Mann RA, Donatto KC. The chevron osteotomy: a clinical and radiographic analysis. Foot Ankle Int. 1997;18(5):255–61.
41. Kinnard P, Gordon D. A comparison between Chevron and Mitchell osteotomies for hallux valgus. Foot Ankle. 1984;4(5):241–3.
42. Jung HG, Zaret DI, Parks BG, Schon LC. Effect of first metatarsal shortening and dorsiflexion osteotomies on forefoot plantar pressure in a cadaver model. Foot Ankle Int. 2005;26(9):748–53.
43. Hardy RH, Clapham JC. Observations on hallux valgus; based on a controlled series. J Bone Joint Surg Br. 1951;33-B(3):376–91.
44. Kim JS, Baek GH, Chung MS, Yoon PW. Multiple congenital brachymetatarsia. A one-stage combined shortening and lengthening procedure without iliac bone graft. J Bone Joint Surg Br. 2004;86(7):1013–5.
45. Marcinko DE, Rappaport MJ, Gordon S. Post-traumatic brachymetatarsia. J Foot Surg. 1984;23(6):451–3.
46. Kawashima T, Yamada A, Ueda K, Harii K. Treatment of brachymetatarsia by callus distraction (callotasis). Ann Plast Surg. 1994;32(2):191–9.
47. Masuda T, Matoh N, Nakajima T, Tomi M, Ohba K. Treatment of brachymetatarsia using a semicircular lengthener. 1-3 years results in 6 patients. Acta Orthop Scand. 1995;66(1):43–6.
48. Robinson JF, Ouzounian TJ. Brachymetatarsia: congenitally short third and fourth metatarsals treated by distraction lengthening--a case report and literature summary. Foot Ankle Int. 1998;19(10):713–8.
49. Wada A, Bensahel H, Takamura K, Fujii T, Yanagida H, Nakamura T. Metatarsal lengthening by callus distraction for brachymetatarsia. J Pediatr Orthop B. 2004;13(3):206–10.
50. Choi IH, Chung MS, Baek GH, Cho TJ, Chung CY. Metatarsal lengthening in congenital brachymetatarsia: one-stage lengthening versus lengthening by callotasis. J Pediatr Orthop. 1999;19(5):660–4.
51. Kim HT, Lee SH, Yoo CI, Kang JH, Suh JT. The management of brachymetatarsia. J Bone Joint Surg Br. 2003;85(5):683–90.
52. Jones KJ, Feiwell LA, Freedman EL, Cracchiolo A. The effect of chevron osteotomy with lateral capsular release on the blood supply to the first metatarsal head. J Bone Joint Surg Am. 1995;77(2):197–204.
53. Kuhn MA, Lippert FG, Phipps MJ, Williams C. Blood flow to the metatarsal head after chevron bunionectomy. Foot Ankle Int. 2005;26(7):526–9.
54. Malal JJ, Shaw-Dunn J, Kumar CS. Blood supply to the first metatarsal head and vessels at risk with a chevron osteotomy. J Bone Joint Surg Am. 2007;89(9):2018–22.
55. Peterson DA, Zilberfarb JL, Greene MA, Colgrove RC. Avascular necrosis of the first metatarsal head: incidence in distal osteotomy combined with lateral soft tissue release. Foot Ankle Int. 1994;15(2):59–63.
56. Mann RA. Complications associated with the Chevron osteotomy. Foot Ankle. 1982;3(3):125–9.
57. Resch S, Stenström A, Gustafson T. Circulatory disturbance of the first metatarsal head after Chevron osteotomy as shown by bone scintigraphy. Foot Ankle. 1992;13(3):137–42.
58. Thomas RL, Espinosa FJ, Richardson EG. Radiographic changes in the first metatarsal head after distal chevron osteotomy combined with lateral release through a plantar approach. Foot Ankle Int. 1994;15(6):285–92.
59. Meier PJ, Kenzora JE. The risks and benefits of distal first metatarsal osteotomies. Foot Ankle. 1985;6(1):7–17.
60. Wilkinson SV, Jones RO, Sisk LE, Sunshein KF, Van Manen JW. Austin bunionectomy: postoperative MRI evaluation for avascular necrosis. J Foot Surg. 1992;31(5):469–77.
61. Fu FH, Gomez W. Bilateral avascular necrosis of the first metatarsal head in adolescence. A case report. Clin Orthop Relat Res. 1989;246:282–4.
62. Aynardi MC, Atwater L, Dein EJ, Zahoor T, Schon LC, Miller SD. Outcomes after interpositional arthroplasty of the first metatarsophalangeal joint. Foot Ankle Int. 2017;38(5):514–8.
63. Trnka HJ. Arthrodesis procedures for salvage of the hallux metatarsophalangeal joint. Foot Ankle Clin. 2000;5(3):673–86. ix.
64. Myerson MS, Schon LC, McGuigan FX, Oznur A. Result of arthrodesis of the hallux metatarsophalangeal joint using bone graft for restoration of length. Foot Ankle Int. 2000;21(4):297–306.
65. Brodsky JW, Ptaszek AJ, Morris SG. Salvage first MTP arthrodesis utilizing ICBG: clinical evaluation and outcome. Foot Ankle Int. 2000;21(4):290–6.
66. Hernigou P, Poignard A, Beaujean F, Rouard H. Percutaneous autologous bone-marrow grafting for nonunions. Influence of the number and concentration of progenitor cells. J Bone Joint Surg Am. 2005;87(7):1430–7.
67. Ajis A, Seybold JD, Myerson MS. Osteochondral distal metatarsal allograft reconstruction: a case

series and surgical technique. Foot Ankle Int. 2013;34(8):1158–67.
68. Stokes IA, Hutton WC, Stott JR. Forces acting on the metatarsals during normal walking. J Anat. 1979;129(Pt 3):579–90.
69. Acevedo JI, Sammarco VJ, Boucher HR, Parks BG, Schon LC, Myerson MS. Mechanical comparison of cyclic loading in five different first metatarsal shaft osteotomies. Foot Ankle Int. 2002;23(8):711–6.
70. Vora AM, Myerson MS. First metatarsal osteotomy nonunion and malunion. Foot Ankle Clin. 2005;10(1):35–54.
71. Veri JP, Pirani SP, Claridge R. Crescentic proximal metatarsal osteotomy for moderate to severe hallux valgus: a mean 12.2 year follow-up study. Foot Ankle Int. 2001;22(10):817–22.
72. Bock P, Kluger R, Kristen KH, Mittlböck M, Schuh R, Trnka HJ. The scarf osteotomy with minimally invasive lateral release for treatment of hallux Valgus deformity: intermediate and long-term results. J Bone Joint Surg Am. 2015;97(15):1238–45.
73. Coetzee JC. Scarf osteotomy for hallux valgus repair: the dark side. Foot Ankle Int. 2003;24(1):29–33.
74. Raikin SM, Brislin K. Local bone graft harvested from the distal tibia or calcaneus for surgery of the foot and ankle. Foot Ankle Int. 2005;26(6):449–53.
75. O'Malley MJ, Sayres SC, Saleem O, Levine D, Roberts M, Deland JT, et al. Morbidity and complications following percutaneous calcaneal autograft bone harvest. Foot Ankle Int. 2014;35(1):30–7.
76. Geideman W, Early JS, Brodsky J. Clinical results of harvesting autogenous cancellous graft from the ipsilateral proximal tibia for use in foot and ankle surgery. Foot Ankle Int. 2004;25(7):451–5.
77. Biddinger KR, Komenda GA, Schon LC, Myerson MS. A new modified technique for harvest of calcaneal bone grafts in surgery on the foot and ankle. Foot Ankle Int. 1998;19(5):322–6.
78. Daniels TR, Younger AS, Penner MJ, Wing KJ, Le IL, Russell IS, et al. Prospective randomized controlled trial of hindfoot and ankle fusions treated with rhPDGF-BB in combination with a β-TCP-collagen matrix. Foot Ankle Int. 2015;36(7):739–48.
79. Dekker TJ, White P, Adams SB. Efficacy of a cellular bone allograft for foot and ankle arthrodesis and revision nonunion procedures. Foot Ankle Int. 2017;38(3):277–82.
80. DiGiovanni CW, Lin SS, Baumhauer JF, Daniels T, Younger A, Glazebrook M, et al. Recombinant human platelet-derived growth factor-BB and beta-tricalcium phosphate (rhPDGF-BB/β-TCP): an alternative to autogenous bone graft. J Bone Joint Surg Am. 2013;95(13):1184–92.
81. Jones CP, Loveland J, Atkinson BL, Ryaby JT, Linovitz RJ, Nunley JA. Prospective, multicenter evaluation of allogeneic bone matrix containing viable osteogenic cells in foot and/or ankle arthrodesis. Foot Ankle Int. 2015;36(10):1129–37.
82. DiGiovanni CW, Lin SS, Daniels TR, Glazebrook M, Evangelista P, Donahue R, et al. The importance of sufficient graft material in achieving foot or ankle fusion. J Bone Joint Surg Am. 2016;98(15):1260–7.
83. Streit A, Watson BC, Granata JD, Philbin TM, Lin HN, O'Connor JP, et al. Effect on clinical outcome and growth factor synthesis with adjunctive use of pulsed electromagnetic fields for fifth metatarsal nonunion fracture: a double-blind randomized study. Foot Ankle Int. 2016;37(9):919–23.

第三章

跖间神经瘤切除翻修术

要点

- 由于诊断不正确、切除不充分或形成残端神经瘤等原因可导致首次切除失败。
- 症状通常在术后 12 个月内复发。
- 病史和体格检查是诊断的主要依据。
- 通常可先采用非手术治疗，但存在较高的失败率。
- 激素注射可能有一定疗效，但应避免反复注射。
- 跖间神经瘤（又称为 Morton 神经瘤）神经切除的翻修手术通常可获得满意的疗效，但仍不如初次切除的效果好。

跖间神经瘤复发

失败原因

术前误诊、术中切除不充分或切除后神经干处理、包埋不当可导致复发[1-4]。

鉴别诊断包括

- 仅切除神经瘤的远端
- 未能切除正确的结构（例如切除了蚓状肌）
- 毗邻间隙的神经瘤
- 跖趾关节滑膜炎
- Freiberg 病
- 跖骨颈应力性骨折
- 踝管综合征
- 周围神经病变
- 腰椎神经根病变
- 其他软组织肿瘤（如腱鞘囊肿、滑膜囊肿、脂肪瘤）
- 原发的跖间神经瘤的组织学改变发生在跖横韧带远端，表现为一种压迫性神经病变，导致神经周围纤维化[5,6]
- 跖间神经瘤切除术后复发是组织病理学上的残端神经瘤（轴突的无序增生）[6]（图 3.1）
- 残端神经瘤往往形成于神经的断端，神经纤维由断端向皮肤或远端增殖[7,8]

临床评价（病史）

- 2/3 的患者是在术后 12 个月内出现“复发性”神经瘤的症状[2]。

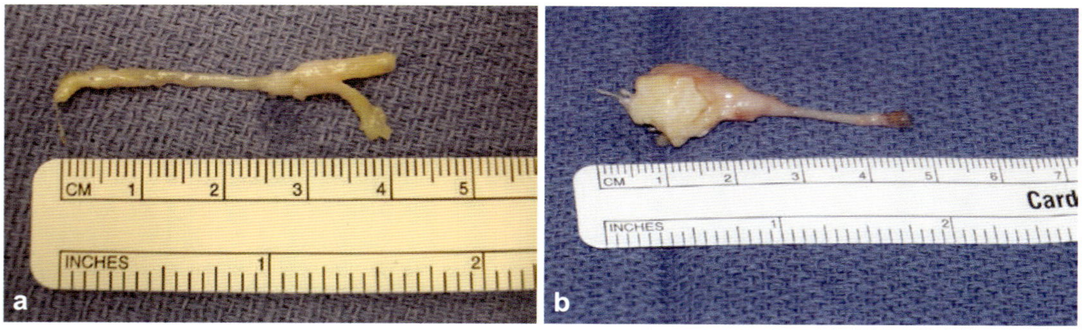

图 3.1　跖间神经瘤切除后复发，在组织病理学上表现为残端神经瘤（轴突的无序增生）。(a) 原发的跖间神经瘤；(b) 残端复发的神经瘤

- 这可能提示存在误诊或切除了错误的组织结构或切除不充分[9,10]。
- 在腓浅神经分支附近，切口形成神经瘤可导致足背疼痛。
- 对怀疑存在复发性趾间神经瘤的患者进行全面、详细的病史询问和体格检查是非常重要的[4,5,11-15]。
- 残端神经瘤患者常主诉足底疼痛（灼痛、刺痛、放射痛）向近端放射（不像原来的 Morton 神经瘤向远端放射）。
- 患者描述有“踩石子”感，通过将硬底鞋换为软底鞋可缓解疼痛[2]。
  - 然而，原发 Morton 神经瘤的症状可能比较模糊不清，真正的残端神经瘤通常会导致非常局限、顽固的疼痛。
- 即使是初次手术后不久，如果患者否认存在趾端麻木，也不能确定残端神经瘤的诊断。
- 病史明确时，要排除其他原因，如初次切除不当。

体格检查

- 最常见的体征是趾间隙趾侧压痛[5,6,12,13,15]。
  - 这种压痛通常是局部的、顽固的，且疼痛程度高于原发的 Morton 神经瘤。
- 行走和穿鞋使疼痛加重，休息时可缓解[2,3,13,14,16]。
- 患者可能存在“Tinel 征”阳性，不过疼痛通常向近端放射。
- 跖屈跖趾关节有助于鉴别关节滑膜炎和神经瘤。
  - 这种手法诱发的疼痛多见于关节滑囊炎，而并不常见于神经瘤患者。
- 通过 Mulder 试验可有助于诊断[5,6,11-15]。
  - 进行该试验时，最好让患者俯卧，膝关节屈曲 90°。
  - 与原发性 Morton 神经瘤患者相比，复发性神经瘤患者的疼痛更明显，而“咔哒”感较弱（图 3.2）。
- 原发性神经瘤切除后可发生跖骨头跖侧脂肪垫的萎缩（可能是由于手术损伤），但也可能是由于衰老、创伤、药物治疗或其他原因造成的。
- 脂肪垫萎缩增加了术后持续疼痛的风险，应充分向患者交代病情。

影像学检查

- 复发性趾间神经瘤的诊断主要根据临床上的病史和查体[2,5,11,13-15]。
- 通过负重正位、侧位和斜位 X 线片了解跖趾关节和骨结构。
- 神经肌电图传导检查对诊断复发性趾间神经瘤意义不大，但当考虑患者合并踝管综合征或腰椎神经根病变时可进行该检查[3,10]。
- 当通过临床检查不能明确诊断时，进一步行

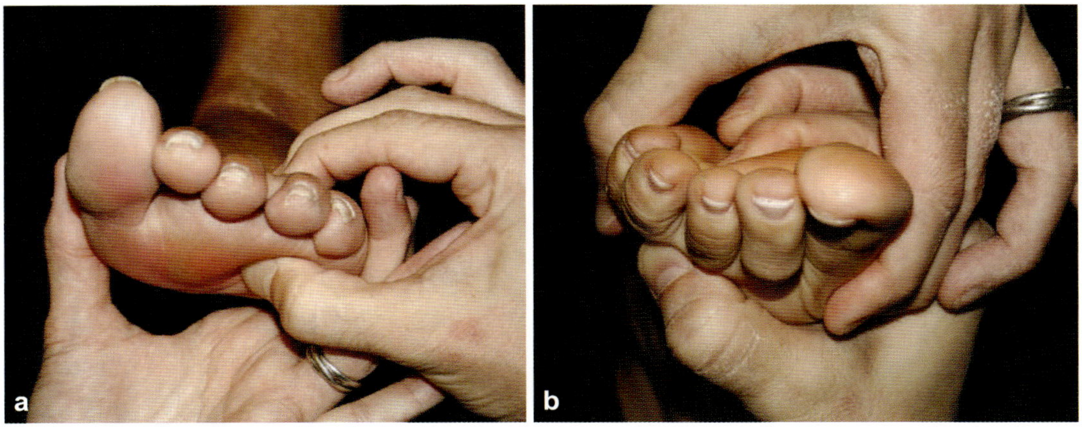

图 3.2 Mulder 试验（a）较为实用，但在神经瘤切除术后患者中“咔哒”感不太明显。建议将患者置于俯卧位进行检查（b）

MRI 或超声检查有助于鉴别应力性骨折或跖间占位性病变导致的神经性疼痛。在诊断复发性神经瘤时超声比 MRI 更有意义。
  - 然而，这两种成像方式都有较高的假阴性率（约 20%），特别是对于较小的神经瘤[17,18]。

非手术治疗

- 非手术治疗可不同程度地缓解症状，但只有 20%~30% 的患者症状得到完全、持久的缓解。
- 约 40% 的患者经保守治疗后症状缓解，不需进一步手术；因此，建议在手术前应先尝试保守治疗。
- 建议穿宽松、软垫、硬底、系带的低跟鞋[13-15]。
- 可在压痛最明显部位的近端放置跖骨支撑垫[12-14,19]（图 3.3）。
- 约 30% 的患者经激素注射后症状缓解可长达 2 年[2,4,12,20]（图 3.4）。
  - 这种注射既是诊断性的，也是治疗性的；不过，注射时应谨慎操作，确保药物浸润在神经瘤周围（不是神经内），同时避免注射进跖趾关节内。
  - 超声引导可帮助确定注射在适当位置。
  - 注射时应谨慎，因为封闭可导致脂肪垫萎缩、皮肤色素减退或跖趾关节不稳定。
  - 注射次数不要超过 2 次。
- 我们将 40 mg 甲泼尼龙与 1 ml 0.25% 的布比卡因混合并经背侧注射。

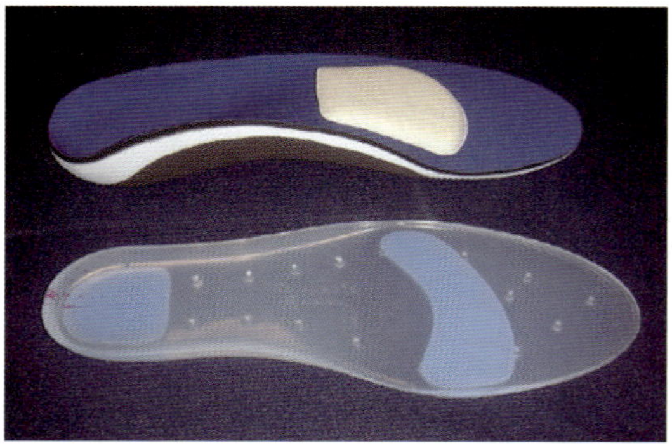

图 3.3 保守治疗可应用矫形支具和放置于压痛点近端的跖骨垫

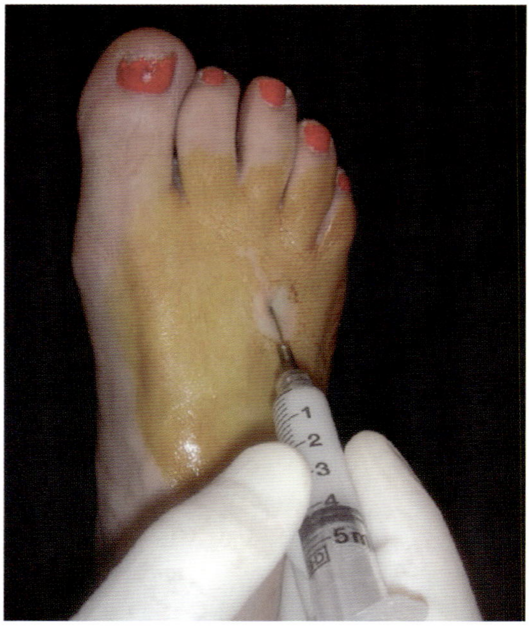

图 3.4 皮质类固醇注射可以临时甚至长期地缓解症状

手术治疗

手术计划

➢ 禁忌证和预防措施

- 慢性疼痛以及合并情感障碍、吸毒、吸烟的患者术后疼痛管理较为困难。肥胖与不良预后无关[21-23]。
- 对于腓肠肌-比目鱼肌复合体紧张（Silfverskiöld 试验检查）的患者，应考虑行延长手术。
- 绝对 / 相对禁忌证与其他前足手术相同，例如：周围血管病、未经良好控制的糖尿病（糖化血红蛋白 >8%）和局部感染[23]。

➢ 手术目标

- 跖间神经瘤切除翻修手术的目的是缓解疼痛和恢复功能。应当明确告知患者，相对于其他足踝手术，跖间神经瘤切除术后症状能否完全、长期得到缓解更难以预测。翻修手术在初次手术的基础上，进一步增加这种不可预测性；然而，相关文献中肯定了翻修手术对非手术治疗失败的患者的疗效[11]。

➢ 优势

- 与保守治疗相比，神经瘤切除翻修手术的优势是可以改善患者的预后。

关键原则

- 确保初次诊断尽可能准确，伴随病变（如神经病、神经根病、腓肠肌-比目鱼肌挛缩）也应尽可能同时治疗。
- 为避免患者不切实际的期望并使其了解可能出现的并发症，患者教育是非常重要的。
  - 患者应意识到术后可能产生的麻木和“轻微的疼痛”，特别是在增加活动量后[5,11-15,19]。
  - 尖锐的刺痛应该能得到显著的改善。
  - 如果考虑行足底切口，应该告诉患者，在术后的几个月里，足底瘢痕很可能导致不适[2,19,24]。

术前准备

- 使用50/50混合的长效和短效麻醉剂行踝周或前足阻滞（如利多卡因和布比卡因）。
  - 20~30 ml用于踝周阻滞，10~20 ml用于前足阻滞。
- 麻醉后行Mulder试验，在初次术中切除不充分的患者中“咔哒”感可能会更为明显。跖间占位肿块也将更容易被触及[14]。
- 需要的器械包括一个Freer骨膜起子、Weitlaner撑开器或神经瘤牵开器、止血钳、小牵开器。
- 使用无菌的踝部止血带，并衬垫和Esmarch驱血带驱血。
- 对于跖侧切口，须注意切口位于跖骨头近端，并以神经瘤为中心[2,19,24]。

患者体位

- 常规术前准备并铺单后，在小腿远端、踝关节近端下方放置一个5~10 cm的抬高垫，使足跟悬空。以便于术中跖屈踝关节获得更好的手术视野。
- 患者仰卧位采取背侧入路时，术者应坐或站在患足近端，助手在床的远端协助显露。患者仰卧位通过跖侧入路手术时（如果只是局部麻醉，操作更加容易），此时除了足跟下方放一抬高垫外，还要将患者置于轻度的头低脚高位置（图3.5）。

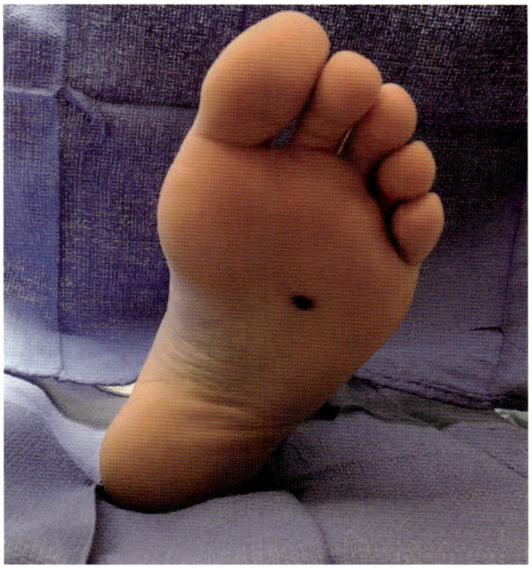

图 3.5　对于跖侧入路，手术医生可坐在手术台远端。以最大压痛点为中心做4 cm长切口

- 如果使用跖侧入路（可获得更好的术野显露，但患者通常需要全麻），患者俯卧并在小腿远端、踝关节近端下方放置一个5~10 cm的抬高垫。患者的脚必须在手术台的远端，这样术者才能站（或坐）在床旁。
- 建议使用手术放大镜。

手术技术

➢ 背侧入路

- 本方法适用于怀疑切除不充分、不完全的病例。由于跖骨基底部在近端汇聚，难以充分显露残端神经瘤及趾神经近端。
- 自趾蹼近端4 cm向远端延伸到趾蹼的背侧做纵切口。
- 切口自近端外侧斜向远端内侧，不要沿趾长伸肌腱做切口（否则近端会过于偏向外侧）。
- 将背侧的感觉神经牵向阻力较小的一侧。
- 蚓状肌腱向外侧牵开。
- 于切口近端显露背侧骨间筋膜和肌腹，并向远端显露跖间横韧带上方的滑囊。

- 放置一个神经瘤撑开器（Weitlander 撑开器）牵开两侧跖骨以辅助显露术野。
- 切除滑囊，显露跖间横韧带。
- 手指触诊间隙，以确认跖间横韧带已松解（在上次手术后，它可能愈合形成瘢痕）。
- 用 Freer 骨膜起子插入到横韧带（或瘢痕组织）下以保护深部组织，以 15 号刀片松解韧带。
- 蚓状肌腱位于跖间韧带下方的术野外侧。
- 神经血管束位于蚓状肌的跖内侧。
- 无论神经粗细或证实存在的神经瘤，都应按计划将神经切除。
- 一些组织结构可能会被误认为是神经（也可能在初次手术中就被切除），比如蚓状肌腱。该肌腱向邻近足趾的近节趾骨内侧延伸，并位于神经血管的外侧，趾动脉则自近端内侧向远端外侧走行并于神经背侧交叉[2,13,14]。
- 于近端显露神经，其远端可见残端（或 Morton）神经瘤。
- 有时需要牵开踇收肌的横头以显露跖侧的趾总神经。
- 分离趾总神经所有分支，使其可以被牵开 1~2 cm。
- 用 Adson 钳轻轻夹住趾总神经两侧，将其分离，将神经病变部分切除。
- 如果复发是由于初次手术中不完全切除所致，远端残留的神经应游离并显露至分叉处。
- 将神经的近端包埋于足内在肌中（通常是骨间肌）[25]。
- 可使用 6-0 尼龙神经缝合线将神经残端固定于肌腹内。
- 必要时，将切除的标本送病理检查。
- 松开止血带，止血。
- 用无菌盐水冲洗伤口，用 4-0 尼龙线以外翻、无张力的方式间断缝合切口。
- 无菌纱布覆盖切口，并对前足适当加压包扎。

➢ 跖侧入路（适合残端神经瘤切除）

- 如果选择纵切口，以压痛点为中心做一长 4 cm 的纵切口，切口通常起自趾蹼间隙近端 1 cm 处，并向近端延伸 4 cm。在切开前应仔细定位并标记，于跖骨头之间做切口（见图 3.5）。
- 如果选择横切口，于压痛最明显位置做 4 cm 横切口。通常位于前足负重区近端 1 cm，沿皮纹方向。
- 通过反复触诊跖骨头，判断切口的选择部位。
- 以小号 Weitlaner 撑开器牵开足底腱膜上的脂肪。
- 小心地使用肌腱剪切开跖腱膜间隔。
- 显露跖腱膜纵行纤维间的间隙。
- 使用 15 号刀片纵向切开腱膜。
- 用 Senn 撑开器向内侧和外侧牵开跖腱膜，仔细探查间隙内的趾总神经和血管。
- 趾总神经位于足底筋膜的背侧（深部），趾短屈肌或肌腱的跖侧（浅层）。
- 用肌腱剪钝性分离，显露趾总神经近端。
- 继续向远端解剖，识别残端神经瘤，向近端显露 2 cm 的趾总神经。
- 跖间横韧带常常瘢痕化或重新连接，不需要切除跖间横韧带，因为残端神经瘤在其近端和跖侧。
- 需要牵开踇收肌的横头，以显露跖侧的趾总神经。
- 游离趾总神经分支，并使其能够被牵开 1~2 cm。
- 切除残端神经瘤，游离趾总神经，神经两边用 Adson 钳轻轻夹持，将神经病变部分切除（图 3.6）。

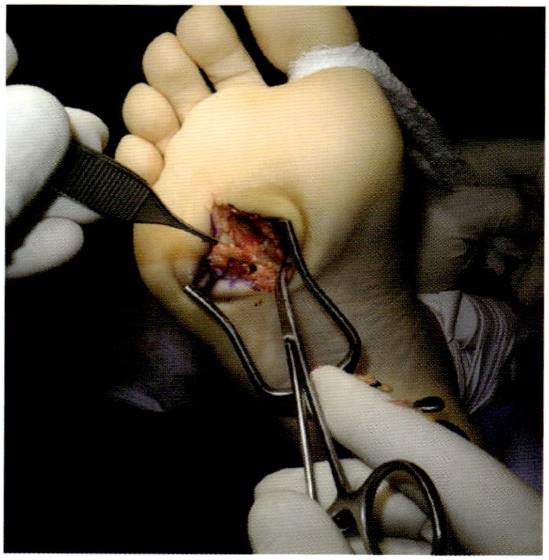

图 3.6　切除残端神经瘤，用 Adson 钳轻轻夹住神经近端，将其包埋于足内在肌中

- 将神经的近端包埋于足内在肌中（通常是骨间肌）[25]。
- 如果需要，可使用 6-0 尼龙线将神经残端固定于肌腹内。
- 松开止血带，止血。
- 用无菌盐水冲洗伤口，用 4-0 尼龙线以外翻、无张力的方式间断缝合切口。
- 无菌纱布覆盖切口，并对前足适当加压包扎。
- 短腿石膏后托固定 10-14 天。

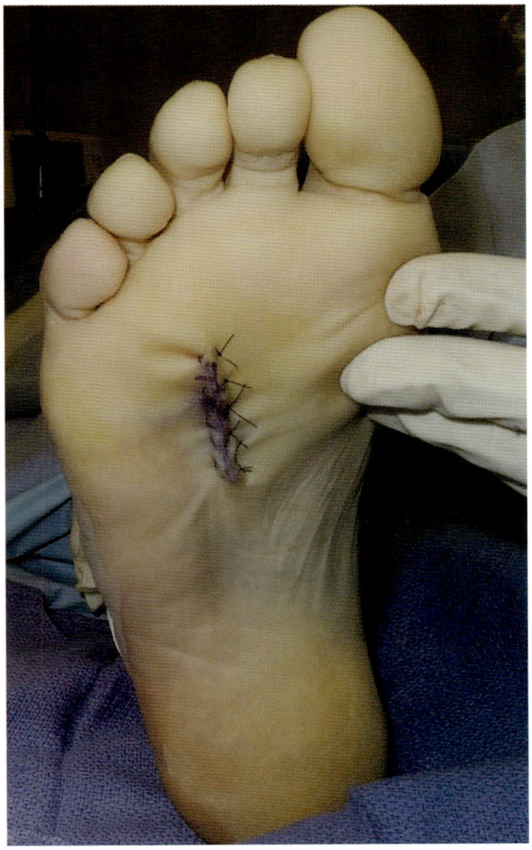

图 3.7　充分止血，用 4-0 尼龙线外翻、无张力缝合切口

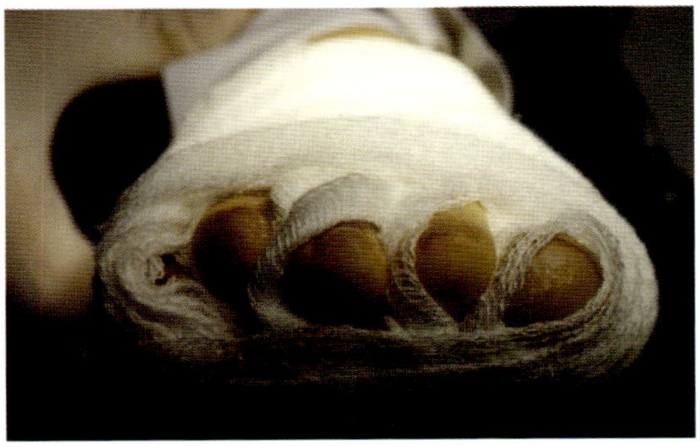

图 3.8　适度加压包扎

技巧和要点

- 病史和查体是诊断和治疗的主要依据。
- 术前尝试保守治疗；一般 6 个月，但这取决于患者的意愿和症状的严重程度，以及初次手术是否使症状缓解。
- 和患者讨论可能的并发症，特别是风险相对较高的症状缓解不完全和复发的可能[5,11-13,19]。
- 对于跖侧切口，避免将切口直接置于跖骨头下。
- 切除残端神经瘤及其近端 2 cm 的趾总神经，将神经包埋于足内在肌中[25]。
- 缝合前充分止血。
- 避免患足负重，直到伤口愈合。

经验和教训

- 临床结果可能并不如既往文献报道的那么令人满意。
- 当患者有瘢痕体质或局部形成厚茧时，避免选择跖侧切口，因其可能会导致感觉过敏。
- 避免血肿的形成，以减少伤口并发症和感染的风险。

并发症和挽救措施

- 并发症包括那些与其他大多数手术一样的并发症，如感染、伤口并发症和持续疼痛，以及足部神经手术相关的特殊并发症，如麻木、剧痛、穿鞋和活动受限。
- 即便外观正常也需要从近端切除神经（可能因初次手术切除不完全，神经仍保留完整）。肉眼观“正常”的神经，其细胞仍可能存在病理改变。
- 如上所述，挽救措施就是翻修手术。如果患者存在两次手术失败史，接诊医师应谨慎选择进一步手术。
- 在进行任何翻修手术前，应先尝试保守治疗。如果考虑存在其他病因，需要进行一个全面的检查。

术后护理

- 适当加压包扎并短腿石膏夹板固定，术后 3 天内患肢抬高。
- 术后 2~3 周切口愈合并拆线。
- 拆线后，穿硬底鞋 2 周，然后更换为宽头鞋，直到症状完全消失。

结果

- 长期麻木是必然的。
- 神经瘤切除翻修术后的常见主诉是穿鞋受到限制[2,4,6,14]。
- 翻修手术后的恢复时间通常比患者预期的要长（通常为 4 个月）。
- 既往报道中，对跖间神经瘤术后疗效的结论并不一致，其中疗效优良的占 50%~85%[1,5,12,13,15,20,26,27]。
  - 我们的经验认为其预后并不那么乐观，在平均 67 个月的随访中，仅 50% 病例的疗效是优良的[14,15]。
- 翻修术后疗效的优良率可能低于初次手术[4,6,11]。
- 对于有明显术前症状的患者，翻修手术能在一定程度上改善病情。

病例分析

病例 3.1

➢ 病史

34 岁男性，没有其他病史，主诉右足疼痛多年。2 年前初次就诊，由一名足科医生诊断为双侧第三趾蹼间隙跖间神经瘤。患者不吸烟，无外伤史。起初，通过佩戴跖骨垫来减轻疼痛，但效果欠佳，疼痛间断加重。患者及其初诊医生考虑保守治疗效果不满意，左侧症状明显，行左侧跖间神经瘤切除术。同时，对右足的第三跖间隙进行封闭注射。此后，患者感右侧疼痛较前略有加重，更换鞋和跖骨垫无法缓解症状。约 1 年后，又进一步行右侧第三跖间神经瘤切除术。患者表示，术后即感持续疼痛，且疼痛的性质和强度与术前相同。负重时，他感觉疼痛位于第三跖间和第三、四跖骨头下。患者从不赤脚走路，因为这会使其病情“雪上加霜”。平日像走在“鹅卵石”上一样，但站得久了，会觉得脚底的“鹅卵石”在变“大、尖锐、非常不舒服”。第三、四足趾有麻木和刺痛。尝试过各式各样的鞋，但没有一种有效。有几双网球鞋会相对舒适一些，但同样无法消除疼痛。患者没有夜间痛，疼痛只与负重相关。

➢ 体格检查

患者男性，身高 1.85 m，体重 109 kg，营养发育良好，为人友善，查体配合。双下肢足背动脉搏动良好，无神经根病变或周围神经病变表现。除左脚第四趾内侧和第三趾外侧感觉减退外，余感觉均正常。双侧中后足、踝部外观及活动正常，压痛（–），后足中立位。足底脂肪垫正常，无胼胝形成。第一、第二和第五跖骨头下无压痛，但第三、四跖骨头下有轻度压痛。第三、四跖骨间隙按压非常敏感。活动第三、四跖趾关节，尤其是背伸时，有激惹、不适症状，但是跖趾关节无畸形。神经叩诊阴性，按压第三、四跖骨头近端间隙跖侧时可诱发疼痛（见图 3.2）。Mulder 试验阳性，即横向挤压前足时，该跖间隙可及“咔哒”感（见图 3.2）。

➢ 失败原因

未能成功切除原发神经瘤（神经周围纤维化）: 右足第三跖间神经瘤切除术后，症状无明显变化。在术后的几个月里，症状没有任何改善，左足术后情况同样如此。查体支持原发性第三跖间神经瘤，而不是滑膜炎、滑囊炎或残端神经瘤。

➢ 手术计划

原发性跖间神经瘤切除术: 当症状持续不缓解时，考虑到继续保守治疗效果有限，跖间神经瘤切除翻修术是最恰当的选择。通过充分向患者交代术后疼痛缓解不完全等相关潜在风险，患者表示希望进一步手术治疗。

➢ 手术入路

第三跖间背侧入路：详见前文“手术技术”：背侧入路切除原发性神经瘤。

➢ 植入物

无。

经验和教训

➢ 经验

- 仔细回顾病史和以前的治疗。
- 在鉴别诊断中考虑并排除其他诊断。
- 使用过各种非手术治疗方案。

➢ 教训

- 切除错误的组织结构（如蚓状肌）。
  - 在本例中，趾总神经完整，术中证实是原发性神经瘤（图 3.9）。

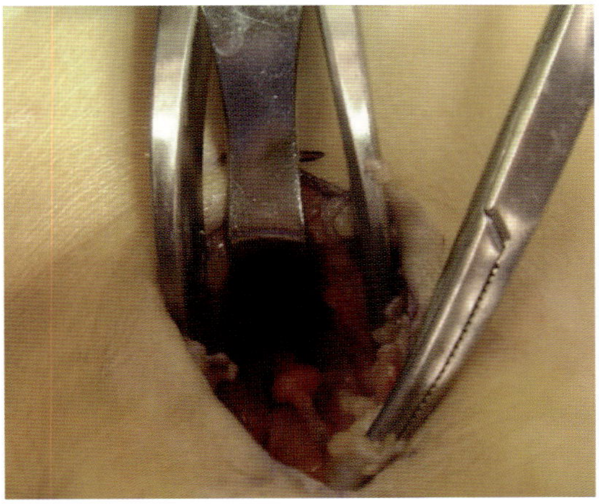

图 3.9　在翻修手术中发现原发性神经瘤；初次手术中切除了错误组织（蚓状肌）

病例 3.2

➢ 病史

43 岁男性，无其他病史，主诉右足疼痛持续多年。2 年前初次就诊，不吸烟，也没有外伤史。经过穿改良鞋、使用跖骨垫、抗炎和超声引导下注射（注：作者不再常规使用超声引导下激素注射）等非手术治疗失败后，选择进一步行手术切除跖间神经瘤。术后恢复良好，术后 3 个月，恢复正常活动，疼痛明显减轻。直到 4 个月前，他的症状都很轻微。此后，患者感负重活动时疼痛逐渐加重，尤其是在赤足行走时。他尝试应用非甾体类抗炎药、改良鞋和支具。医生建议再进行一次封闭治疗，但他拒绝了。我们考虑患者的跖骨垫位置过于偏向远端，给他进行了调整；并局部注射了一次低剂量的甲泼尼龙。实验室检查结果不支持炎症性关节病。6 周后他再次来复查，表示症状没有改善。患者感到第三 / 四跖骨间有剧痛，并向近侧放射，伴有第三、四趾麻木，患者希望通过足底入路行翻修手术。

➢ 体格检查

男性，身高 1.7 m，体重 63.5 kg，营养发育良好，为人友善，查体配合。双下肢足背动脉搏动良好，无神经根病变、周围神经病变或多发关节痛。除右足第四趾内侧和第三趾外侧感觉明显减退外，余感觉均正常。中后足、踝部外观及活动正常，压痛（-），后足中立位。足底脂肪垫正常，无胼胝形成。跖骨头下无压痛，在跖骨头近端和第三跖间隙近端跖侧压痛明显，重复检查亦可引发症状。活动第三、四跖趾关节时，无疼痛、刺激等不适，无畸形。第三跖间隙神经叩诊阳性。

➢ 失败原因

残端神经瘤形成：右侧第三跖间神经瘤切除术后，患者症状明显缓解了 18 个月。而目前，患者存在剧烈的神经痛，并向近端放射。查体支持第三趾蹼间隙的残端神经瘤诊断。

➢ 手术计划

残端神经瘤翻修切除术：考虑到进一步保守治疗的效果有限，采取跖侧入路切除症状不断加重的残端神经瘤。通过充分向患者交代相关风险，包括术后疼痛不能完全缓解及足底痛性瘢痕等，他同意接受进一步手术治疗。

➢ 手术入路

跖侧第三跖间隙入路：详见前文“手术技术”：跖侧入路。

- 识别趾总神经（图 3.10），发现第三跖间瘢痕。
- 远端松解，近端解剖分离（图 3.11）。

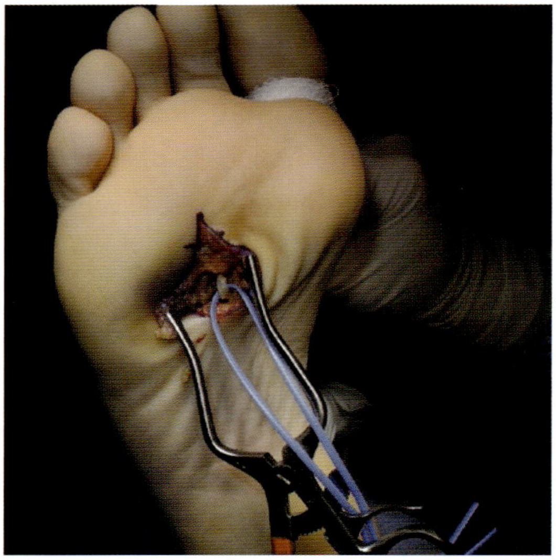

图 3.10　第三跖骨旁瘢痕化的趾总神经

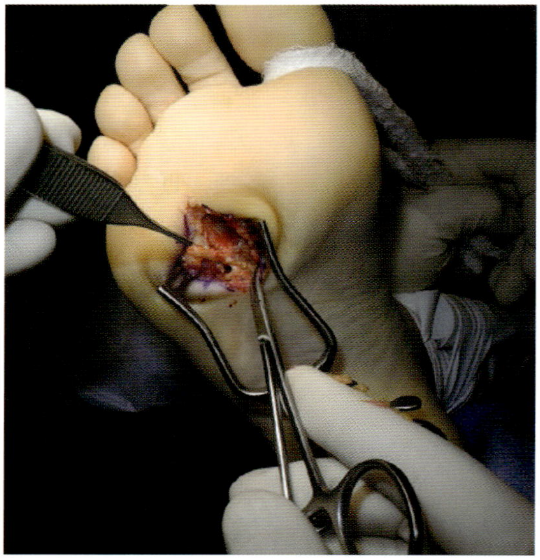

图 3.11　远端松解，近端解剖分离

- 至少向近端切除 2 cm（见图 3.1b）。
- 烧灼神经断端并将其埋入足的内在肌中。
- 以 4-0 尼龙线外翻、无张力间断缝合（见图 3.7）。

➢ 植入物

无。

经验和教训

➢ 经验

- 仔细回顾病史和以前的治疗。
- 在鉴别诊断中考虑并排除其他诊断。
- 先尝试各种非手术治疗方案。
- 残端神经瘤常见于第三跖骨、蚓状肌或趾长屈肌腱的外侧的瘢痕中（分离时注意内侧结构）（见图 3.10）。
- 缝合前充分止血，有助于避免伤口并发症。
- 保持非负重或足跟负重状态，以减少伤口问题及足底痛性瘢痕形成。

➢ 教训

- 初次手术中原发神经瘤或翻修手术中残端神经瘤的切除不充分。
- 未能将趾总神经残端包埋于足的内在肌中。

病例 3.3

➢ 病史

47 岁女性，左足疼痛多年。既往有抑郁、焦虑病史、吸烟史（每日 1 盒香烟），合并房颤、哮喘和类风湿关节炎。长期服用赖诺普利、地高辛、阿司匹林和泰诺以及可待因（治疗左足疼痛）和甲氨蝶呤。患者 2 年前做了左足第三跖间神经瘤切除术，术后 1 年来疼痛缓解明显但不完全。患者经应用改良鞋、跖骨垫和物理治疗后疼痛再无缓解，甚至出现加重。她接受超声引导下注射激素后，症状缓解了 2 个月。但她不能赤脚走路，穿鞋活动时也仍感疼痛。夜间偶有烧灼感。左足第三、四趾麻木。她同意戒烟，并戒掉麻醉性止痛药，经超声引导再次激素注射，使其症状改善了 2 个月。3 个月后，她表示吸烟量已减少到每天四分之一盒，并停止服用麻醉性止痛药。风湿科医生修改了她的用药方案，加入了羟基氯喹。她仍因左足第三跖间隙局部持续疼痛感到“痛苦”。她并没有明显的右足疼痛。

➢ 体格检查

女性，身高 1.6 m，体重 70.3 kg，营养发育良好，为人友善，查体配合。双下肢足背动脉搏动良好，无神经根病变。检查所见符合周围神经病变，10 g 尼龙针试验证明保护性感觉正常，活动关节及按压时有多关节钝痛，其第四趾内侧和第三趾外侧感觉丧失。踝关节背伸活动正常，伴轻度疼痛。中、后足活动对称。后足中立位，足底脂肪垫正常，无胼胝形成。跖骨头下有轻压痛，第三跖间隙近端跖侧压痛最明显（见图 3.2）。重复检查可引发同样的体征。活动第三、四跖趾关节时，有轻度疼痛不适，足趾无畸形。神经叩诊在第三跖间隙阳性，在踝管区阴性。

➢ 失败原因

残端神经瘤形成，炎性关节炎控制欠佳及吸烟：左足第三跖间神经瘤术后，患者症状虽未完全缓解，但改善明显。术后 1 年其症状持续改善，此后疼痛加重，保守治疗无效。其体格检查符合第三跖间残端（创伤性）神经瘤，伴轻度的第三、四跖趾关节滑膜炎。因吸烟[22]、抑郁 / 焦虑史和长期服用麻醉性止痛药[23]，其术后持续疼痛的风险进一步增加。

➢ 手术计划

第三跖间残端神经瘤切除 + 第三、四跖趾关节滑膜切除术：经保守治疗无效，症状持续不缓解，可行神经瘤切除翻修术。因患者合并类风湿关节炎，考虑到跖侧切口可能导致脂肪垫萎缩或足底脂肪垫向远端移位引起局部疼痛的可能，充分向患者交代相关风险（长期吸烟使风险进一步增加[22]）及疼痛缓解不完全的可能性后，患者同意接受进一步手术治疗。她对其抑郁 / 焦虑史和长期服用麻醉性药物可能导致术后疼痛加重表示理解[23]。

➢ 手术入路

经原切口向近端延长的背侧第三跖间入路：见前文“手术技术”：背侧入路。

- 残端神经瘤受到第三跖骨和屈肌腱间瘢痕卡压（见图 3.1 b）。
- 烧灼神经末端。
- 综合考虑患者病史：类风湿关节炎、慢性疼痛、复发的神经瘤（外形大于平均水平）和吸烟史，适用同种异体材料行神经包埋（图 3.12）。

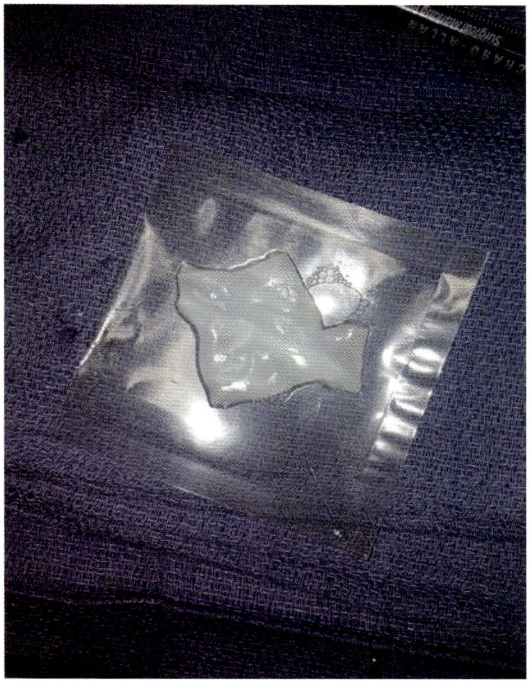

图 3.12　冷藏保存的人羊膜

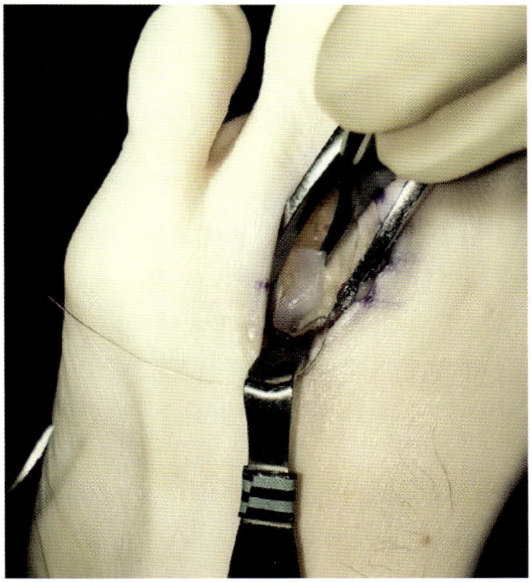

图 3.13　以冷藏人羊膜将趾总神经末端包埋，并以 6-0 单乔可吸收缝线（Monocryl）将羊膜与神经外膜缝合

➢ 植入物

- 冷藏人羊膜将趾总神经末端包埋（图 3.13），并以 6-0 单乔可吸收缝线（Monocryl）将羊膜与神经外膜缝合。

经验和教训

➢ 经验

- 仔细回顾病史和以前的治疗。
- 在鉴别诊断中考虑并排除其他诊断。
- 先尝试各种保守治疗方案。
- 积极干预其他合并症（例如：炎性关节炎、吸烟、抑郁 / 焦虑）。
- 在复杂病例中考虑行神经包埋[28,29]。
- 充分止血并缝合切口。
- 考虑多模式术后镇痛方案，包括低剂量口服类固醇、加巴喷丁、非甾体抗炎药、泰诺和麻醉类药物。

➢ 教训

- 初次或翻修手术的患者存在长期吸烟和（或）使用麻醉类药物时，可能会存在风险。
- 炎症性关节炎患者，经神经切除术后症状缓解可能不理想。

病例 3.4

➢ 病史

72 岁女性，主诉右足疼痛 4 年，曾有卒中史，无明显后遗症，合并冠状动脉疾病。她的右脚经 3 名不同医生诊治并曾行 6 次手术治疗。初次手术中通过背侧入路切除第三跖间神经瘤。第二次手术经跖侧入路行神经瘤切除翻修术。这两次手术都没有明显减轻疼痛症状。之后又进一步行右足跗趾 Keller 关节成形术，第四跖骨髁切除术，第四跖骨缩短（Weil）截骨术，发生骨不连，行第四跖骨头切除。在行 Weil 截骨术之前，主治医生在诊所里说："看来，无论我说什么，她都要坚持……"。在过去的几年里，尽管医生没有给她开麻醉类止痛药，但她一直间断地服用羟考酮和氢可酮。她不吸烟，并尝试通过改良鞋和支具以缓解疼痛。患者主诉疼痛位于右足底，伴右足外侧麻木（广泛的），偶尔有右下肢的"一过性疼痛"，左腿及左足无疼痛。患者于活动时有中度的腰痛，正在接受脊柱专家的治疗，并因关节突关节炎进行几次激素注射。磁共振和神经传导检查未见神经根病变。患者右足无外伤史，每天服用阿司匹林和吡罗昔康。

➢ 体格检查

女性，身高 1.68 m，体重 76.2 kg，营养发育良好，为人友善，但存在焦虑。对查体配合，双下肢足背动脉搏动良好，无神经根及周围神经病变。按压棘突及旋转活动时有腰痛。其第四趾内侧和第三趾外侧感觉丧失。仅在伸膝时，踝关节背伸可至中立位，随着膝关节屈曲，肌肉挛缩得到改善（Silfverskiold 试验阳性）。中、后足活动对称，后足轻度内翻，足底切口处角化增生伴中度疼痛。跖骨头下中度压痛，并有右足底外侧广泛疼痛。第三、四跖趾关节活动时有疼痛不适，第四趾仰趾畸形伴关节不稳定，第二、三和五趾锤状趾畸形，而跗外翻术后畸形矫正满意（图 3.14）。第三跖间隙及踝管部位的神经叩诊阳性。

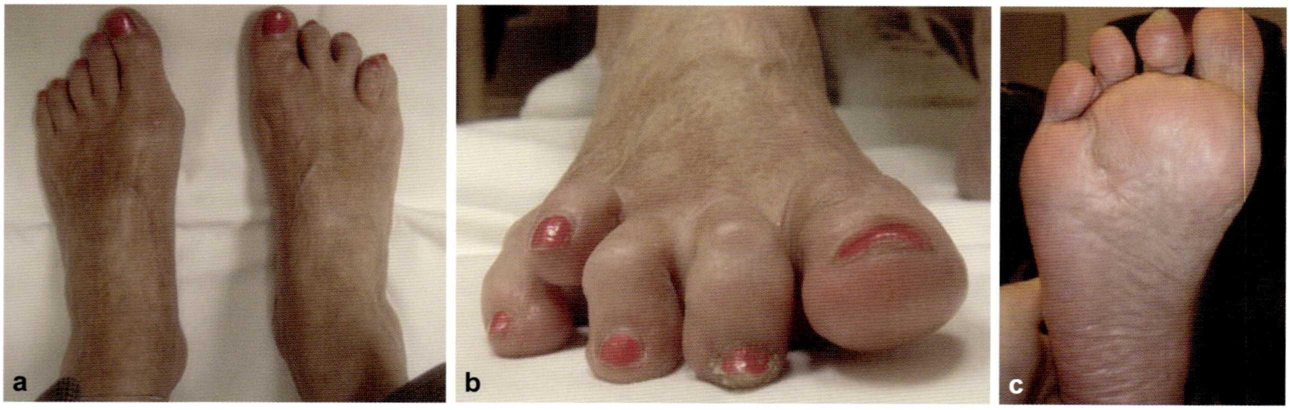

图 3.14　该患者前足经多次手术治疗，其第四趾仰趾畸形伴关节不稳定，第二、三和五趾锤状趾畸形，而跗外翻术后畸形矫正满意（a~c）

➢ 失败的原因

患者选择不合适，初步诊断不确切，存在腓肠肌紧张：由于患者在神经瘤切除术及翻修手术后症状缓解不明显，神经瘤这个诊断可能并不准确。考虑到患者坚持进一步手术治疗，在手术前需要谨慎选择治疗方案。

➢ 手术计划

腓肠肌腱膜松解延长（Strayer 手术）：结合目前情况，进一步行前足手术并不能改善症状，但是，患者右下肢的腓肠肌挛缩明显，我们进行了 Strayer 手术。术后患者穿足跟轻度垫高的行走靴下地活动，以减轻小腿切口的张力。

➢ 手术入路

在小腿近 2/3 与远 1/3 交界处正中做一 2 cm 的纵切口：

- 牵开保护腓肠神经。
- 松解后方浅筋膜。
- 切开腓肠肌筋膜。
- 使右踝背伸达 10°。

➢ 植入物

无。

经验和教训

➢ 经验

- 治疗适可而止，本例患者经多次手术，症状没有明显改善。
- 仔细回顾病史和以前的治疗。
- 在鉴别诊断中考虑并排除其他诊断。
- 前足手术前一定要评估跟腱紧张情况。

➢ 教训

- 未明确治疗方案时，仓促安排手术。

总结

跖间神经瘤的初次切除术后失败可能是由于诊断不正确，切除不充分，或形成残端神经瘤所致，其症状通常在 12 个月内复发。病史和体格检查是诊断的主要依据。非手术治疗通常是必要的，但有较高的失败率。激素注射可能会改善症状，但要限制注射次数。跖间神经瘤切除翻修手术可获得满意的疗效，但总体上仍不及初次切除的效果。让患者有一个切合实际的期望值是非常重要的。症状改善而不是完全消失就可以认为是有意义的治疗结果了。

（David R. Richardson，Brandon A. Taylor 著
张　树 译　张建中 校）

参考文献

1. Bradley N, Miller WA, Devans JP. Plantar neuroma: an analysis and results following surgical excision of 145 patients. South Med J. 1976;69:853–4.
2. Beskin JL, Baxter DE. Recurrent pain following interdigital neurectomy—a plantar approach. Foot Ankle. 1988;9:34–9.
3. Benedetti RS, Baxter DE, Davis PF. Clinical results of simultaneous adjacent interdigital neurectomy in the foot. Foot Ankle Int. 1996;17:264–8.
4. Stamatis ED, Myerson MS. Treatment of recurrence of symptoms after excision of an interdigital neuroma. A retrospective review. J Bone Joint Surg Br. 2004;86:48–53.
5. Giannini S, Bacchini P, Ceccarelli F, Vannini F. Interdigital neuroma: clinical examination and histopathologic results in 63 cases treated with excision. Foot Ankle Int. 2004;25:79–84.
6. Johnson JE, Johnson KA, Unni KK. Persistent pain after excision of an interdigital neuroma. Results of reoperation. J Bone Joint Surg Am. 1988;70:651–7.
7. Colgrove RC, Huang EY, Barth AH, Greene MA. Interdigital neuroma: intermuscular neuroma transposition compared with resection. Foot Ankle Int. 2000;21:206–11.
8. Dellon AL. Treatment of recurrent metatarsalgia by neuroma resection and muscle implantation: case report and proposed algorithm of management for Morton's "neuroma". Microsurgery. 1989;10:256–9.
9. Amis JA, Siverhus SW, Liwnicz BH. An anatomic basis for recurrence after Morton's neuroma excision. Foot Ankle. 1992;13:153–6.
10. Wolfort SF, Dellon AL. Treatment of recurrent neuroma of the interdigital nerve by implantation of the proximal nerve into muscle in the arch of the foot. J Foot Ankle Surg. 2001;40:404–10.
11. Bucknall V, Rutherford D, MacDonald D, Shalaby H, McKinley J, Breusch SJ. Outcomes following excision of Morton's interdigital neuroma: a prospective study. Bone Joint J. 2016;98-B:1376–81.
12. Coughlin MJ, Pinsonneault T. Operative treatment of

interdigital neuroma. A long-term follow-up study. J Bone Joint Surg Am. 2001;83:1321–8.
13. Mann RA, Reynolds JC. Interdigital neuroma—a critical analysis. Foot Ankle. 1983;3:328–43.
14. Richardson DR, Dean EM. The recurrent Morton neuroma: what now? Foot Ankle Clin. 2014;19:437–49.
15. Womack JW, Richardson DR, Murphy GA, Richardson EG, Ishikawa SN. Long-term evaluation of interdigital neuroma treated by surgical excision. Foot Ankle Int. 2008;29:574–7.
16. Bennett GL, Graham CE, Mauldin DM. Morton's interdigital neuroma: a comprehensive treatment protocol. Foot Ankle Int. 1995;16:760–3.
17. Sharp RJ, Wade CM, Hennessy MS, Saxby TS. The role of MRI and ultrasound in Morton's neuroma and the effect of size of lesion on symptoms. J Bone Joint Surg Br. 2003;85:999–1005.
18. Torres-Claramunt R, Ginés A, Pidemunt G, Puig L, de Zabala S. Morton's neuroma: diagnostic accuracy and correlation. Indian J Orthop. 2012;46:321–5.
19. Richardson EG, Brotzman SB, Graves SC. The plantar incision for procedures involving the forefoot. An evaluation of one hundred and fifty incisions in one hundred and fifteen patients. J Bone Joint Surg Am. 1993;75:726–31.
20. Pace A, Scammell B, Dhar S. The outcomes of Morton's neurectomy in the treatment of metatarsalgia. Int Orthop. 2010;34:511–5.
21. Bettin C, Gower K, McCormick K, et al. Cigarette smoking increases complication rate in forefoot surgery. Foot Ankle Int. 2015;36:488–93.
22. Mulligan RP, McCarthy KJ, Grear BJ, Richardson DR, Ishikawa SN, Murpjy GA. Psychological risk factors for postoperative pain in ankle and hindfoot reconstruction. Foot Ankle Int. 2016;37:1065–70.
23. Stewart MS, Bettin CC, Ramsey MT, et al. Effect of obesity on outcomes of forefoot surgery. Foot Ankle Int. 2016;37:483–7.
24. Nery C, Raduan F, Del Buono A, Asaumi ID, Maffullii N. Plantar approach for excision of a Morton neuroma: a long-term follow-up study. J Bone Joint Surg Am. 2012;94:654–8.
25. Rungprai C, Cychosz CC, Phruetthiphat O, Femino JE, Amendola A, Phisitkul P. Simple neurectomy versus neurectomy with intramuscular implantation for interdigital neuroma: a comparative study. Foot Ankle Int. 2015;36:1412–24.
26. Friscia DA, Strom DE, Parr JW, Saltzman CL, Johnson KA. Surgical treatment for primary interdigital neuroma. Orthopedics. 1991;14:669–72.
27. Lee KT, Kim JB, Young KW, Park YU, Kim JS, Jegal H. Long-term results of neurectomy in the treatment of Morton's neuroma: more than 10 years' follow-up. Foot Ankle Spec. 2011;4:349–53.
28. Campbell JT, Schon LC, Burkhardt LD. Pathologic findings in autogenous saphenous vein graft wrapping for recurrent tarsal tunnel syndrome: case report. Foot Ankle Int. 1998;19:766–9.
29. Masear VR. Nerve wrapping. Foot Ankle Clin. 2011;16:327–37.

第四章

锤状趾翻修术

要点

- 远、近趾间关节术后可能发生骨不连和（或）畸形愈合。
- 切除过多的骨质可能会导致足趾的不稳定，使以后的手术更加复杂。
- 足趾偏斜可能会出现在任何平面。
- 穿袜子时，漂浮的足趾可能会卡住。
- 僵硬变形的足趾会在穿鞋时受到挤压摩擦。
- 翻修重建手术中，需要再次截骨，但同时应尽可能保留骨质。
- 为了稳定近趾间关节，可能需要髓内固定 1~3 枚克氏针。

引言

锤状趾是外侧足趾最常见的畸形，多见于女性，且随着年龄增长，发病率逐渐增高。造成锤状趾的原因有多种，包括鞋膛过紧、跖骨过长、蹈外翻、内在肌不平衡、神经肌肉疾病、炎症性关节炎、筋膜室综合征后肌肉挛缩等。锤状趾多见于第二趾，这可能是由于相比其他足趾，第二趾更长，而且其位置紧邻蹈趾，蹈外翻时常受到挤压[1]。

锤状趾畸形可以是柔韧的或僵硬的，可能合并有跖趾关节不稳定或关节炎。当跖屈跖趾关节于中立位时，近趾间关节（PIP）和远趾间关节（DIP）可被矫正于中立位，提示是柔韧性锤状趾。相反，僵硬性畸形的足趾难以被动矫正到中立位。

跖板和侧副韧带在稳定跖趾关节中有重要作用[2,3]。当合并侧副韧带损伤时，锤状趾可伴随内翻或外翻畸形。同样，跖板损伤会导致矢状面不稳定，足趾向背侧半脱位或脱位。患者常主诉因鞋子摩擦、挤压足趾背侧的鸡眼或胼胝而导致疼痛。锤状趾常见的畸形是近趾间关节跖屈，并多伴有跖趾关节的过伸。这时，远趾间关节可能保持中立、过伸或跖屈位。

在与鞋垫长期摩擦后，锤状趾趾腹可形成胼胝伴趾甲畸形。内在肌和外在肌的平衡是影响这种畸形的一个重要因素。在生理状态下，内在肌止于近节趾骨基底部，伸肌悬吊和腱帽结构协作屈曲跖趾关节并伸趾间关节。跖板及关节囊薄弱时，近趾间关节相对于跖骨头向背侧半脱位，旋转中心移向背侧[4,5]。这时内在肌转化为致畸力量，导致近趾间关节屈曲并跖趾关节过伸[4,6]。畸形时间长短及是否合并关节炎决定了关节的柔韧性。随着足趾畸形越来越僵硬，非手术治疗矫正畸形的难度也越来越大。

跖痛症常伴随锤状趾畸形发生。随近节趾骨向背侧移位，跖骨头脂肪垫也向远端移动，而跖骨头在步态的第三阶段蹬离期中受到地面反作用的压力也将更大。此外，由于局部压力增大，跖骨头下可能会出现胼胝。

锤状趾和爪状趾的非手术治疗，主要是为了缓解受压部位、足趾与鞋膛摩擦产生的疼痛。宽大的鞋头配合柔软的鞋面有助于缓解症状。橡胶或泡沫材质的锤状趾套可以防止摩擦，并分散近趾间关节背侧的压力。以 8 字形、帽状或直形贴扎固定近节趾骨，可减轻跖趾关节半脱位并稳定松弛的跖板和关节囊，以稳定足趾，减少滑膜炎和疼痛。在跖骨近端放置跖骨垫能够减少跖骨头的压力负荷。Budin 夹板的绑带，可使足趾保持在伸直位，其下方的跖骨垫为足底提供缓冲[2,4,7]。如果症状经非手术治疗仍持续影响日常生活及肢体功能，需考虑手术治疗。

手术治疗需考虑畸形的柔韧性和邻近足趾的畸形程度。柔韧或半僵硬的锤状趾可通过关节囊或侧副韧带松解进行矫正，在跖趾关节仍有过伸时，可联合屈肌腱转位。僵硬性锤状趾需要采用近趾间关节切除成形术或关节融合术来矫正[1,2,4,7,8]，其术后疗效并不确切，一些患者术后可能仍有不适主诉。锤状趾矫形术后的并发症并不常见，并不是所有经影像学检查证实近趾间关节不愈合的患者都有症状。Coughlin 等[1]对 63 名患者的 118 个足趾治疗结果的报道中，疼痛缓解率达 92%，满意率达 84%，其融合率为 81%，但骨愈合与纤维愈合患者的满意度相当，23% 的患者在术后负重时存在“漂浮趾”。O'Kane 和 Kilmartin[9]对第二趾关节成形术后疗效进行评估，发现在 75 名患者（100 足趾）中，31 个足趾出现并发症。包括 18 个漂浮趾，4 个复发性锤状趾，3 个软组织感染，3 个畸形，1 个足趾肿胀，2 个足趾需行翻修手术。Sung 等[10]回顾性分析了 136 例第二趾锤状趾矫形术的疗效，分别采用三种不同手术方法（关节切除成形术、关节融合术和关节置换成形术），发现术后疼痛缓解、矢状面矫形效果满意，并发症发生率为 35%~56%，翻修率为 10%~38%。该研究还证实，在三种手术之间，关节置换成形术对水平面畸形的矫正效果最好。虽然 Higgs[11]认为骨不连可导致复发性疼痛和畸形，但 Kelikian[12]和 Coughlin[1]表示，无论融合与否，只要足趾畸形得到矫正并关节僵硬在中立位，患者仍会对术后疗效满意。

体格检查及术前评估

查体时应充分评估站立和坐位时足趾的力线及其与地面接触的情况。在制订对锤状趾的矫形方案时，应评价足趾水平面、冠状面、矢状面和旋转的畸形。此外，可能会存在过度短缩。典型表现为近趾间关节屈曲，远趾间关节中立位或屈曲，偶可见近趾间关节过伸，而远趾间关节过伸较为罕见。足趾屈曲畸形常伴有跖趾关节过伸，通过下压近节趾骨至中立位，足趾可伸直。通过被动活动踝关节，可判断趾长屈肌腱对近趾间关节屈曲的作用。通过“抽屉试验”有助于评估跖趾关节的稳定性并指导进一步治疗。足趾力量、抓持力丢失及不稳定，可以通过“抽纸试验”评价[13]。该试验中，患者站立，在被检查的足趾下方放一根纸条，嘱患者屈曲足趾用力压住纸条，检查者尝试从足趾下面把纸条抽出。如果患者不能够抓住纸条，为试验阳性。畸形的僵硬程度应该分别在患者坐位和站位检查确定。因为更为僵硬的畸形通常需要骨和软组织手术矫正。相反，先前手术过的足趾可能由于过度的骨切除和肌腱延长而变得松弛。

矫形手术失败可导致关节炎。通常表现为关节僵硬、疼痛，伴骨赘增生，可能合并或不合并表面皮肤改变。对缺血性坏死、痛性瘢痕、神经损伤、血管损伤或滑膜炎等可能导致疼痛的其他原因应加以鉴别。跖骨截骨畸形愈合或不愈合可导致跖骨过度负重或不负重。这些情况可能需要在翻修手术中进一步矫正。

应充分评估邻近足趾的畸形并同时予以矫正。通过矫正邻近足趾的畸形，可为复位锤状趾提供足够的空间，否则畸形容易复发。当存在腓肠肌紧张或跟腱挛缩导致的踝关节背伸活动受限时，应在锤状趾翻修手术时一并处理。

手术计划

术前需要对患足进行全面检查，包括足的负重正、侧位片，及非负重下的斜位片。术前计划时应明确既往手术中应用的植入物及其品牌。谨慎处理各平面存在的畸形（内翻、外翻、屈曲、背伸、轴向旋转、缩短），评估跖骨远端连线是否符合抛物线形态。如术前评估部分所述，必须注意区分和处理僵硬性或柔韧性畸形。合并踇外翻和邻近足趾畸形需要同时予以矫正，以减少足趾挤压导致的畸形复发。相邻足趾矫正可为锤状趾复位腾出足够的空间。

既往文献中提到了各种对原发、继发性锤状趾的手术治疗方法，但如何选择合适的方案仍困扰着接诊医生。柔韧性锤状趾畸形可以通过跖趾关节以及远、近趾间关节软组织的松解来矫正。如果合并跖趾关节半脱位或脱位，可行屈肌腱转位联合或不联合近节趾骨短缩或融合。手术医生应避免切除过多的骨质，因为这可能会导致足趾漂浮、不稳定。行屈肌腱转位时注意调整肌腱张力，过紧会导致跖趾关节背伸受限和足趾僵硬[14,15]。僵硬性畸形需要行关节切除成形术或关节融合术，为充分矫形，常需联合伸肌腱Z字延长[15]、屈肌腱转位和跖骨截骨。截骨或融合术中，切除适当的骨量，以矫正足趾力线。如果患者术前检查中Silfverskiold试验阳性，可能需要进一步行腓肠肌腱膜松解。

术前应常规向患者交代因关节融合和（或）瘢痕组织导致的僵硬、肿胀、麻木、血管损害、骨不连、克氏针断裂或移位、感染和漂浮趾等可能。据文献报道，外侧足趾畸形矫正术后并发症发生率为21%~56%[2,9,10,16,17]，其中足趾力线不正、骨赘摩擦导致的疼痛，是患者对疗效不满意的常见原因[18]。这些并发症在翻修病例中更高。从这个角度来看，充分向患者交代翻修术后可能仍残留哪些问题，合理降低患者期望是非常重要的。

可用于近趾间关节初次或翻修手术中关节融合的植入物包括克氏针、趾间加压螺钉及一些其他特殊的髓内装置。本文作者（LCS）使用克氏针临时固定近趾间关节6周，取得了满意的疗效。克氏针价格便宜，而且固定简单、稳定。延迟拔除克氏针与高达18%的并发症发生率相关，包括弯曲、断裂、松动、移位和针道感染[19-22]。Klammer等[19]发现，在3周和6周拆除克氏针的两组中，力线丢失率分别为47.8%和8.7%。Zingas等的大型研究中发现[21]，经克氏针固定6周后，1002个脚趾（565名患者）中有33个发生克氏针断裂，失败率为3.2%，所有断裂均发生在使用1.14 mm克氏针穿过跖趾关节的病例中。当使用克氏针行翻修术时，手术医生可根据骨质于每个脚趾纵穿数枚克氏针固定。

使用特殊的近趾间关节植入物，可能会导致畸形愈合、不愈合和感染。这种情况下进行翻修术时，为去除植入物可能会导致进一步损伤，使得保留足够的骨质、骨量存在困难。此外，也为进一步的固定带来了挑战。在确定初次手术中使用的植入物材料后，与器械经销商或专家讨论取出技巧或许会有帮助。有时，需要提前将特殊的取出工具送到手术室。这种情况下进行的翻修手术，可能需要植骨。JAmshiti针或环钻系统（如Michelle环钻）可通过较小的创口中取得所需的骨量。许多公司的骨髓采集产品中的环钻和针装置也可用于采集长10~15 mm、宽2 mm的圆柱状松质骨。

➢ 近趾间关节不愈合

近趾间关节融合术后影像学检查常可见到不愈合，但并不都伴随症状。Fernandez等[23]发现外侧足趾僵硬在伸直位置的患者对疗效更满意，保留近趾间关节部分活动反而会导致不稳定，甚至畸形复发。他们选择近趾间关节融合术是因为其更可靠。在Schrier等[16]的研究中，39个足趾行切除术，50个足趾行融合术。关节融合术后影像学检查常可见不愈合，但这种不愈合很少导致疼痛。另外，他们发现与切除术相比，近趾间关节融合术后矢状面力线更好，且具有显著的统计学差异。Nery等[24]指出，锤状趾术后最常见的畸形是跖趾关节过伸和近趾间关节屈曲复发。他们还提到，尽管存在50%的不愈合率，融合术仍是治疗复发性锤状趾畸形的最佳方法。对于骨不连的治疗方法是重新截骨，切除骨缺损区，同时矫正远趾间关节及跖趾关节处畸形，植骨并以克氏针固定。

当处理近趾间关节融合术后的痛性骨不连时，需对髂骨、胫骨干和（或）跟骨等取骨区做好消毒准备。自体移植物富含生长因子和祖细胞，在结构来源和生物活性方面均具有明显优势。联合应用生物活性制剂治疗是有益的。不过，在足趾这种小空间内应用这些制剂的效果尚未得到证实。如果需要进行其他手术，可以同时使用骨髓抽吸浓缩物（bone marrow aspirate concentrate，BMAC）。

➢ 近趾间关节畸形或畸形愈合

近趾间关节屈曲或偏斜处的骨突与鞋子摩擦产生痛性胼胝。此外，平移畸形也会导致骨突疼痛。有时，肿胀不愈合的足趾被夹在邻近足趾之间，并伴有一定程度的畸形。这可以被称为足趾的包裹或“塑形”[2,25]。畸形的具体位置和原因应该通过临床和影像学检查来确定。近节趾骨远侧和中节趾骨近端截骨面的倾斜可能会带来一些问题。

当近趾间关节畸形愈合时，建议重新截骨并融合。理想情况下，第一个截骨面应在近节趾骨远侧的髁上，并垂直于近节趾骨轴线[2]。第二个截骨面应位于中节趾骨近端的关节面近端，与第一个截骨面平行。Myerson[26]推荐使用截骨器或摆锯进行截骨，切除范围不超过近节趾骨远端 1/4 或 4 mm。本文作者（LCS）推荐切除 2 mm 骨质可更好地保留松质骨量以避免并发症。

翻修手术中应同时解决跖趾关节出现的畸形。若跖趾关节偏斜≤ 15°时，应进行跖趾关节囊和侧副韧带的松解，并联合伸肌腱切断或延长术，近节趾骨基底内侧或外侧楔形闭合截骨术（Akinette 手术）也有助于矫正跖趾关节畸形。如果偏斜超过 15°，LCS 推荐行趾短伸肌（EDB）转位联合或不联合跖骨截骨术。

➢ 连枷趾

如果术中没有切除足够的骨质，可能会导致锤状趾复发或畸形矫正不足。另一方面，过度切除骨质导致的问题，将比复发更严重。连枷趾的患者可能会表现为足趾疼痛、畸形、不稳定和对外观不满意。当患者穿短袜或长袜时，漂浮趾常常会被卡住。脚趾不稳定的晃动，也使得光脚走路变得困难。疼痛的漂浮趾还可伴随其他症状，包括无力、僵硬和跖痛症[8,27,28]。接受过近节趾骨切除术和并趾成形术的患者术后存在漂浮趾危险，其外观也难以令人满意。Cahill 和 Connor[29]报告说，34 名患者中有 17 人的结果欠佳，尽管疼痛得到良好的缓解，外形却比较差。

正如 Solan 和 Davies[18]所说，考虑到连枷趾非常难处理，最好不要一开始就缩短脚趾，避免过度地切除骨质。

近趾间关节融合术作为一种挽救性手术，比截趾更可取，但在一些情况下，可以考虑行适当的部分截趾[18,24,26]。Myerson 和 Filippi[26,30]提出通过结构性骨块植骨延长技术来矫正漂浮的短趾畸形。双皮质骨可从同侧跟骨或髂嵴处切取。通过插入止血钳或小号的椎板撑开器来确定植骨的长度。移植物可与骨髓抽吸浓缩物（BMAC）混合。他们还强调，足趾血运可能因延长而受到影响。综合来讲，他们认为这种术式对于活动要求较高的患者可恢复足趾的长度、稳定性及更好的外观。

➢ 远趾间关节不愈合或畸形

近趾间关节融合术后的患者因趾长屈肌腱紧张，可能会出现远趾间关节屈曲挛缩或槌状趾，并在脚尖触地时出现症状。随着长时间的挤压和摩擦，足趾的跖侧或背侧会出现痛性胼胝。区分远趾间关节是僵硬性畸形还是柔韧性畸形有助于指导进一步治疗。柔韧性畸形可单纯通过切断趾长屈肌腱治疗。对于僵硬性畸形，可选择的术式包括远趾间关节融合或中节趾骨髁切除联合趾长屈肌腱切断，这将有助于缩短和减压趾骨。Solan 和 Davies[18]认为远趾间关节融合术后常发生不愈合，推荐行远趾间关节切除成形术。Coughlin[31]报道了 72 例切除成形术，其中 97% 的病例的疼痛和胼胝得到缓解，70% 的病例证实骨融合，99% 足趾的术后影像学检查力线优良。经主观评价，62 例（86%）患者对治疗满意。Raja 等[32]对平均年龄 63 岁的 39 例（26 人）远节趾骨切除术进行了报道。所有患者均获得了满意的疼痛缓解，97% 的患者对手术感到满意。并发症（7.5%）包括甲基质残留出现趾甲生长和轻度的伤口感染。另一种选择是行足趾的远端截趾术（Symes 术），该术式适合于远趾间关节僵硬畸形导致远端背侧大片胼胝伴趾甲变形增厚、疼痛的患者。当足趾远端溃疡合并或不合并感染时，也可以考虑进行远端截趾。

病例分析

病例 4.1 近趾间关节不愈合

➢ 病史

61 岁女性，因割草机电池掉落造成第二趾砸伤。患者因开放性骨折于当地医院行清创缝合治疗。伤后 3 个月，患者因足趾肿痛到我院就诊。X 线显示骨折不愈合（图 4.1）。

经检查，患者足趾的远、近趾间关节处肿胀伴压痛，跖趾关节挛缩、过伸。根据临床表现，我们考虑患者可能存在低毒力感染，并向患者交代病情。患者选择挽救性手术，术中于跖趾关节背侧行

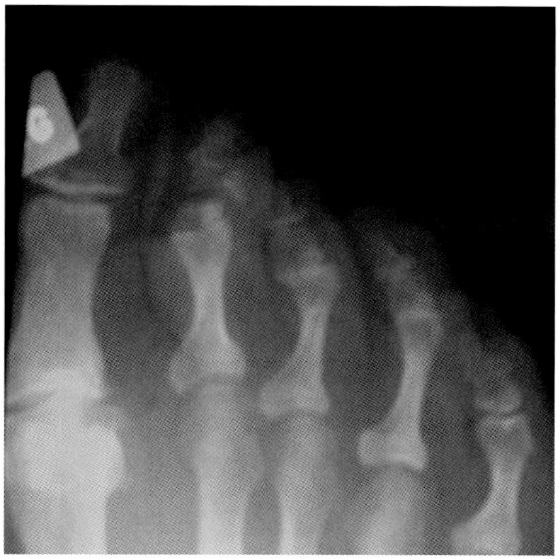

图 4.1　砸伤后右足第二趾中节趾骨骨折不愈合伴疼痛

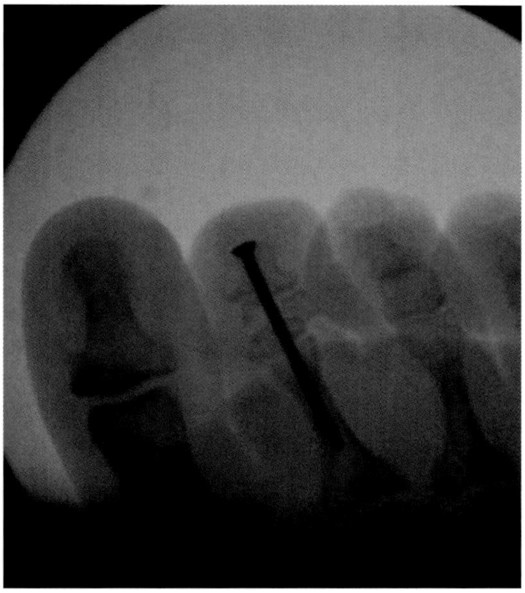

图 4.2　用 2.0 mm 直径加压螺钉融合远、近趾间关节，并进行颗粒状植骨

关节囊松解并 Z 字延长趾长、短伸肌腱，自体骨植骨并以直径 2.0 mm 螺钉从远节趾骨向近节趾骨固定，融合远、近趾间关节（图 4.2）。术中细菌培养和活检阴性。

在远、近趾间关节融合术后 2 个月，患者足趾仍有压痛，伴红肿，足趾无渗出或近端蜂窝织炎表现。螺钉有松动的迹象，无骨愈合征象。考虑到足趾长期疼痛及感染可能，建议患者行第二趾部分截趾术。

➢ 失败原因

足趾砸伤伴开放性骨折，导致局部血管、骨和软组织损伤及低毒力感染。因此，软组织和骨愈合不良伴低毒力感染复发。

➢ 手术计划

右足第二趾经中节趾骨截趾术。

➢ 手术方法

局部神经阻滞联合静脉镇静后，于远节趾骨近端平面采用鱼嘴样切口，用微型摆锯切除近端趾骨髁突。以 4-0 尼龙线间断缝合皮肤。

➢ 植入物

无。

➢ 术后护理

术后 2 周内，患者穿足跟或外侧负重的术后鞋行走，2 周后在可耐受的情况下逐渐增加负重。直至最近术后 8 年的随访，患者术后情况良好（图 4.3）。

➢ 经验和教训

严重砸伤可增加慢性顽固性疼痛和骨不连的风险。软组织损伤和低毒力感染使挽救性手术更为困难。在一些病例中，部分截趾作为最后手段，可获得满意的疗效。

病例 4.2　近趾间关节畸形和畸形愈合

➢ 病史

33 岁女性，右足第二到第五趾锤状趾术后出现了严重的疼痛伴足趾颜色改变。经超声检查排除血管病变后，诊断为复杂性局部疼痛综合征（complex regional pain syndrome，CRPS）和反射性交感神经营养不良。后来，所有足趾的疼痛和皮肤颜色都改善了，但仍遗留第三足趾变形疼痛，近趾间关节外侧突出。尽管患者在局部应用胶带固定足趾可改善活动，但仍有持续的疼痛和功能障碍。

查体见，患者第三趾近趾间关节骨突处压痛。对近趾间关节施加压力会带来不适。第三趾有 15°~20°

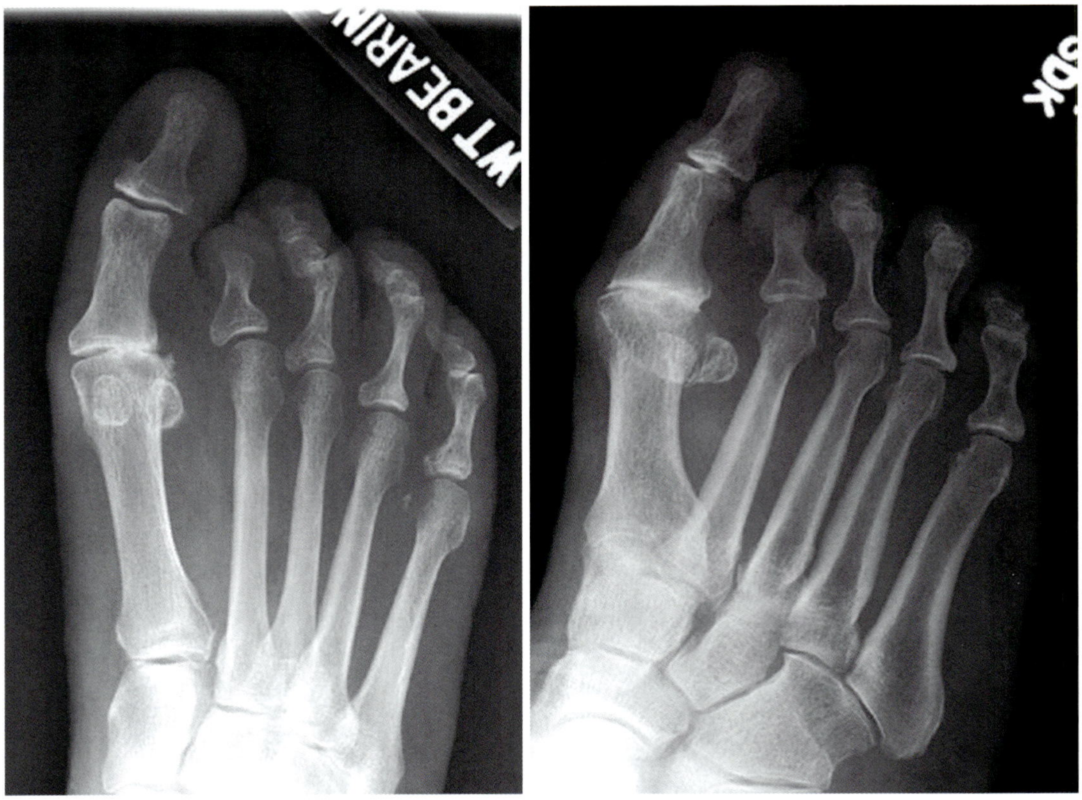

图 4.3 经近趾间关节截趾术后随访 8 年，有轻度足趾的偏斜，无溃疡

的内翻畸形（图 4.4、图 4.5）。

➢ 失败的原因

可能的原因包括截骨面不平整，融合术后未充分制动，固定不牢靠，导致近趾间关节不愈合和骨赘撞击。严重疼痛和足趾颜色改变可能是由雷诺综合征或红斑性肢痛症等导致的神经血管过敏反应，由止血带或局部麻醉针刺伤或手术创伤导致的血管损伤。

➢ 手术计划

不使用止血带，不使用趾神经阻滞麻醉情况下，对右足第三趾近趾间关节行翻修融合。

➢ 手术方法

在不使用止血带和趾神经阻滞麻醉的情况下，通过原背侧纵行入路行右足第三趾近趾间关节融合术。

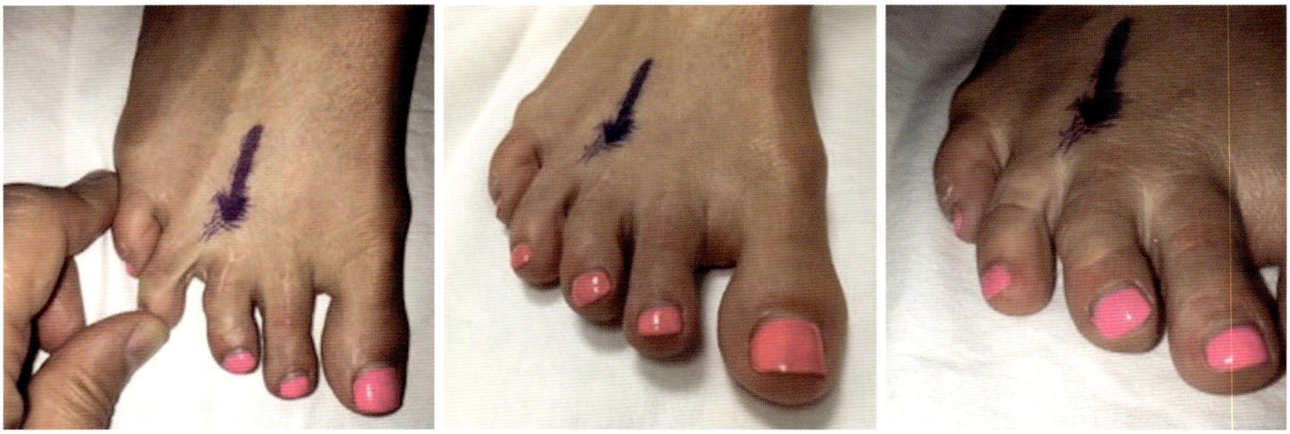

图 4.4 患者右足第三趾近趾间关节不愈合导致疼痛和内翻畸形。足趾无鸡眼或溃疡

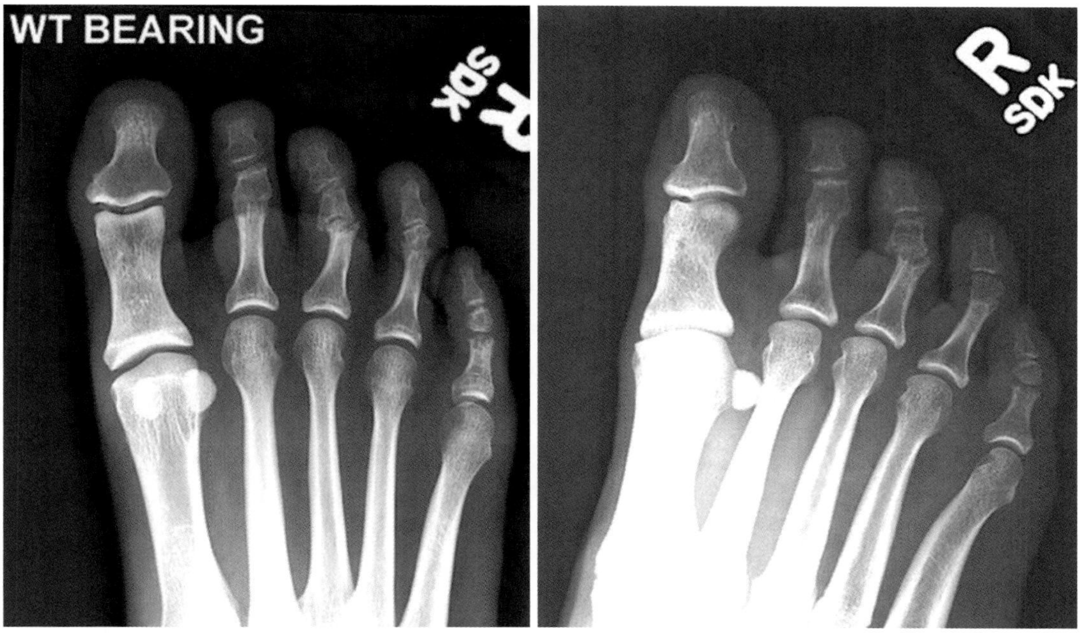

图 4.5　患者的足正、斜位 X 线片示第三趾不愈合、内翻畸形伴中节趾骨内侧皮质塌陷

小心牵拉和分离避免神经血管损伤。使用微型摆锯去除 1 mm 骨质。以环钻从髂骨处采集直径为 2 mm、长 12 mm 的自体骨植骨。应用 3 枚克氏针牢靠固定（图 4.6）。缝合后，术区注射骨髓抽吸浓缩物。

➢ 植入物

1.14 mm 直径克氏针。

➢ 术后护理

术后可耐受情况下，患者可穿硬底鞋以足跟和足外侧负重，2 个月内避免挤压第三趾。应用非限制性敷料。为进一步减少潜在的交感神经营养不良或神经血管反应，鼓励患者活动和按摩除第三趾外的足踝部区域。术后 2 个月患者情况良好，融合部

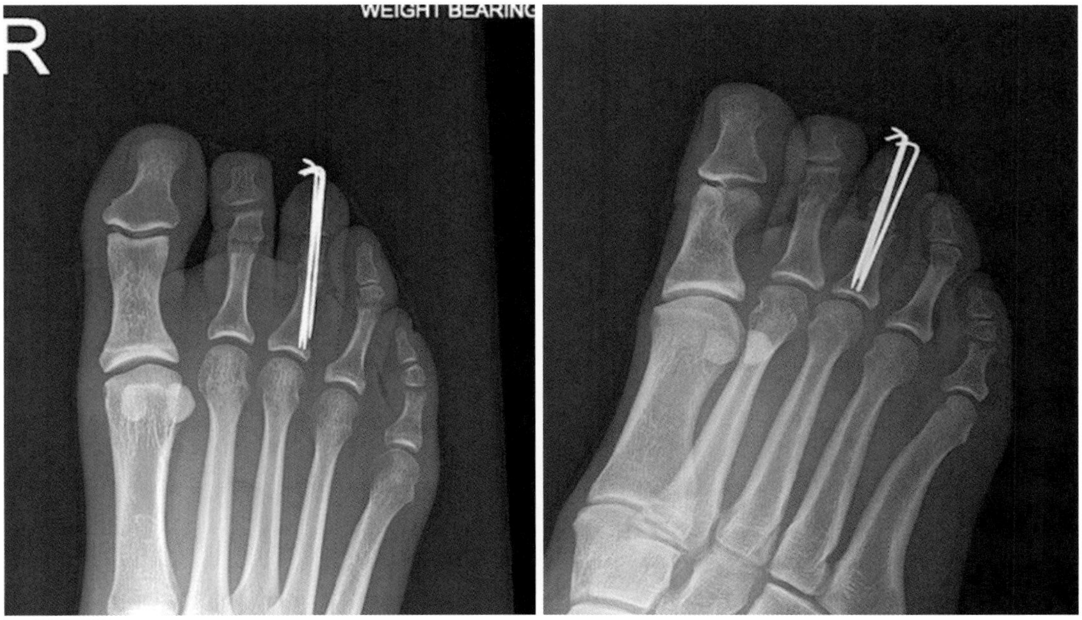

图 4.6　右足第三趾近趾间关节融合翻修术，3 枚克氏针牢靠固定，取髂骨植骨并混合骨髓抽吸浓缩物促进愈合

位骨痂连接良好，未见植入物松动或感染。患者术后数年随访仍恢复良好。

➢ 经验和教训

关节面截骨应垂直于趾骨长轴。根据术中的稳定性，必要时使用 3 枚克氏针进行固定。可进一步联合自体骨植骨以增加愈合率。

病例 4.3　连枷趾 1

➢ 病史

22 岁女性，于外院行左足第二趾锤状趾融合手术。术后第二趾不愈合伴畸形。尽管尝试改良鞋以适应畸形，患者仍感足趾与鞋膛摩擦伴疼痛。左足查体示，第二趾较对侧缩短和偏斜（图 4.7a），第二趾漂浮，无法接触地面（图 4.7b）。X 线片显示近趾间关节不愈合，中节趾骨侧方偏移（图 4.8）。

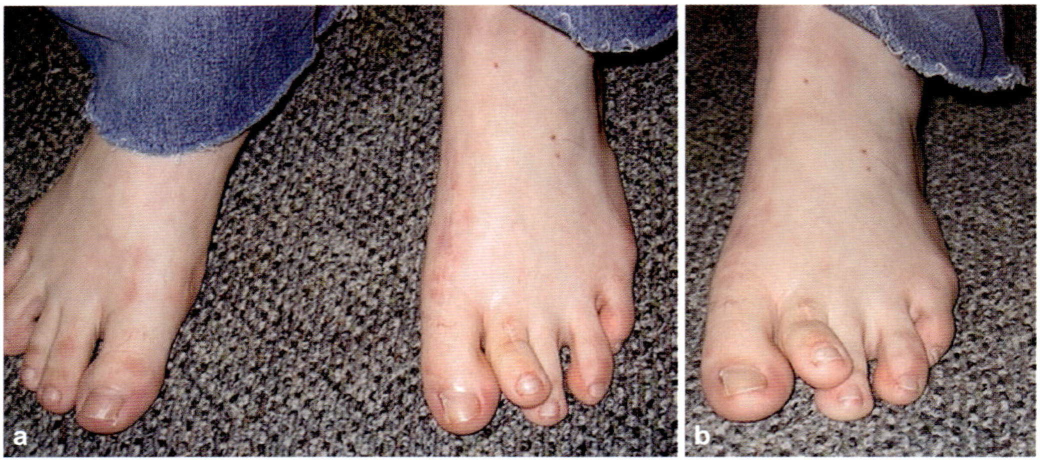

图 4.7　22 岁女性锤状趾术后第二趾畸形。（a）与对侧足相比，左足第二趾缩短、偏斜。（b）合并近趾间关节过伸畸形、第二趾远端漂浮

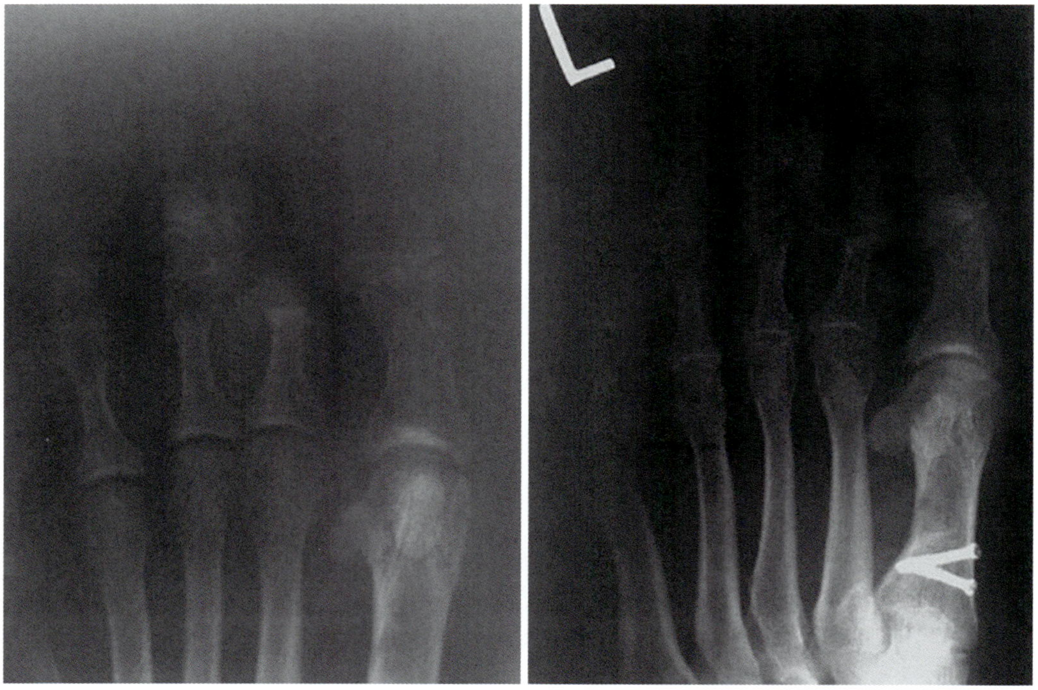

图 4.8　正、斜位 X 线片上可见，左足第二趾近节趾骨缩短，中节趾骨外移

➢ 失败的原因

骨不连，由于切除过多的近、中节趾骨骨质。固定不牢靠可能导致移位。

➢ 手术计划

左足第二趾近趾间关节融合翻修术，取跟骨植骨、螺钉固定。

➢ 手术方法

皮肤背侧原切口向近端和远端延伸来显露不愈合部位。去除局部纤维组织，使骨端新鲜化。于跟骨外侧、腓肠神经后方做 3 mm 切口取跟骨植骨。然后，使用直径 4 mm 窄头空心螺钉固定足趾，并经正、侧位透视确定固定牢靠。缺损区以松质骨填充。由于第二趾仍处于过伸位，将切口向近侧延伸，松解跖趾关节囊。显露趾长伸肌（EDL）并行 Z 字延长，使足趾处于中立位。

➢ 植入物

I.CO.S. 空心螺钉直径 4 mm，长 36 mm。该螺钉包含远端螺纹增宽的头部，可提供额外加压。在本例中，去除螺钉尾端螺帽，仅作为一个细长的空心螺钉使用。

➢ 术后护理

术后 3 个月，患者恢复良好，X 线片示骨愈合，无螺钉断裂或松动迹象（图 4.9）。

➢ 经验和教训

避免过度切除骨质；使用骨刀可能导致更多的骨质缺失，导致截骨面不平整。在处理骨不连时，近节趾骨远端和中节趾骨近端需充分新鲜化。使用无头螺钉有助于确保固定稳定。植骨中含有的生物基质可增加愈合率。

病例 4.4　连枷趾 2

➢ 病史

67 岁女性，既往因左足第四趾锤状趾行关节切除成形术。术后，患者近趾间关节疼痛、变形加重。不稳定、过度活动的足趾在穿袜子、穿鞋时常常被卡住。经非手术治疗失败后，她寻求进一步手术治疗。左足查体见第四趾近趾间关节不稳

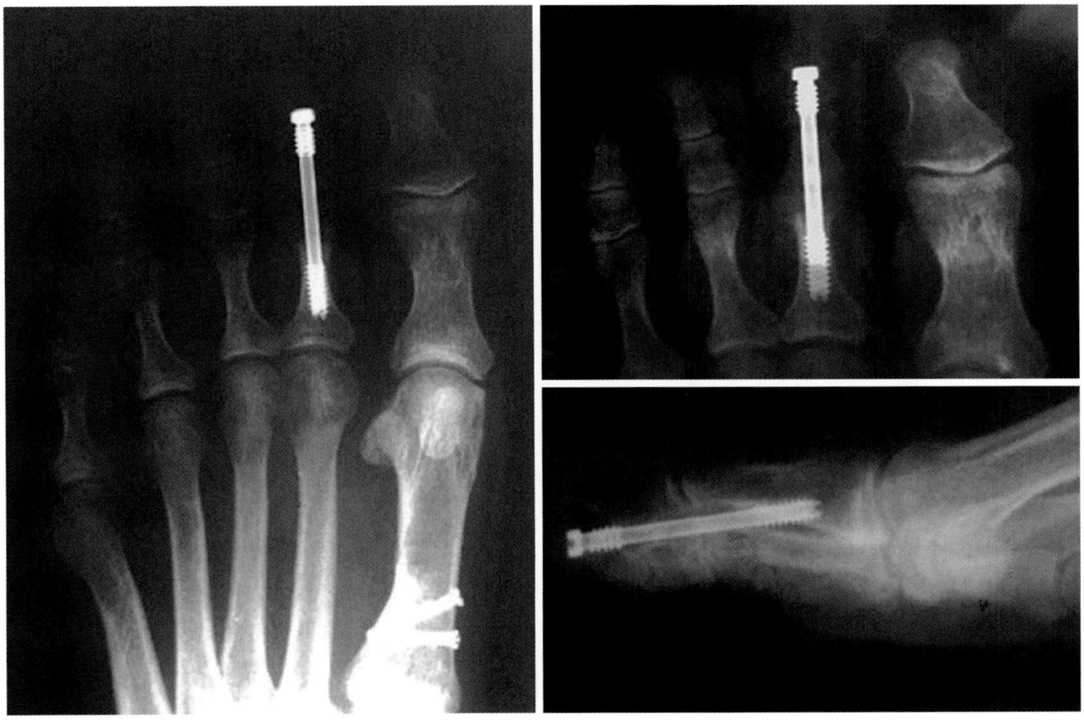

图 4.9　融合翻修术后 3 个月，患者情况良好，X 线片示骨愈合，无螺钉断裂或松动迹象

定，漂浮。中节趾骨与近节趾骨间没有明显的连接。近节趾骨远端压痛，局部无胼胝或溃疡。术前X线片示近节趾骨过度缩短，第四趾向背外侧偏移（图 4.10）。

➢ 失败的原因

近、中节趾骨切除过多，骨间无法形成稳定的纤维连接。

➢ 手术计划

皮质螺钉固定融合近趾间关节，通过植骨恢复足趾长度，于近、中节趾骨间形成骨桥，矫正左足第四趾不稳。

➢ 手术方法

沿趾甲近端背侧向跖趾关节纵向切开一个 3.5 cm 长的切口。锐性分离显露近趾间关节，见关节退变伴周围瘢痕包裹。切除关节内纤维瘢痕，将近趾间关节远、近端新鲜化。远趾间关节僵硬、无明显活动。使用直径 1.5 mm 钻顺行经中节趾骨向趾端钻孔。然后，钻头经趾端逆行进入近节趾骨。以一长 24 mm、直径 2 mm 的全螺纹螺钉，在透视指导下拧入，加压融合近趾间关节。以直径 2 mm 的环锯行跟骨取骨，并于融合区植骨。透视确认力线及固定牢靠，缝合皮肤。

➢ 植入物

长 24 mm、直径 2 mm 全螺纹非空心螺钉。

➢ 术后护理

术后约 2 周，患者可穿术后鞋下地活动，期间避免前足负重。足趾力线和螺钉固定良好（图 4.11）。术后 3 周，患者因担心感染复查。见背侧切口裂开伴浆液性渗出。经 2 个月的银离子敷料换药后，切

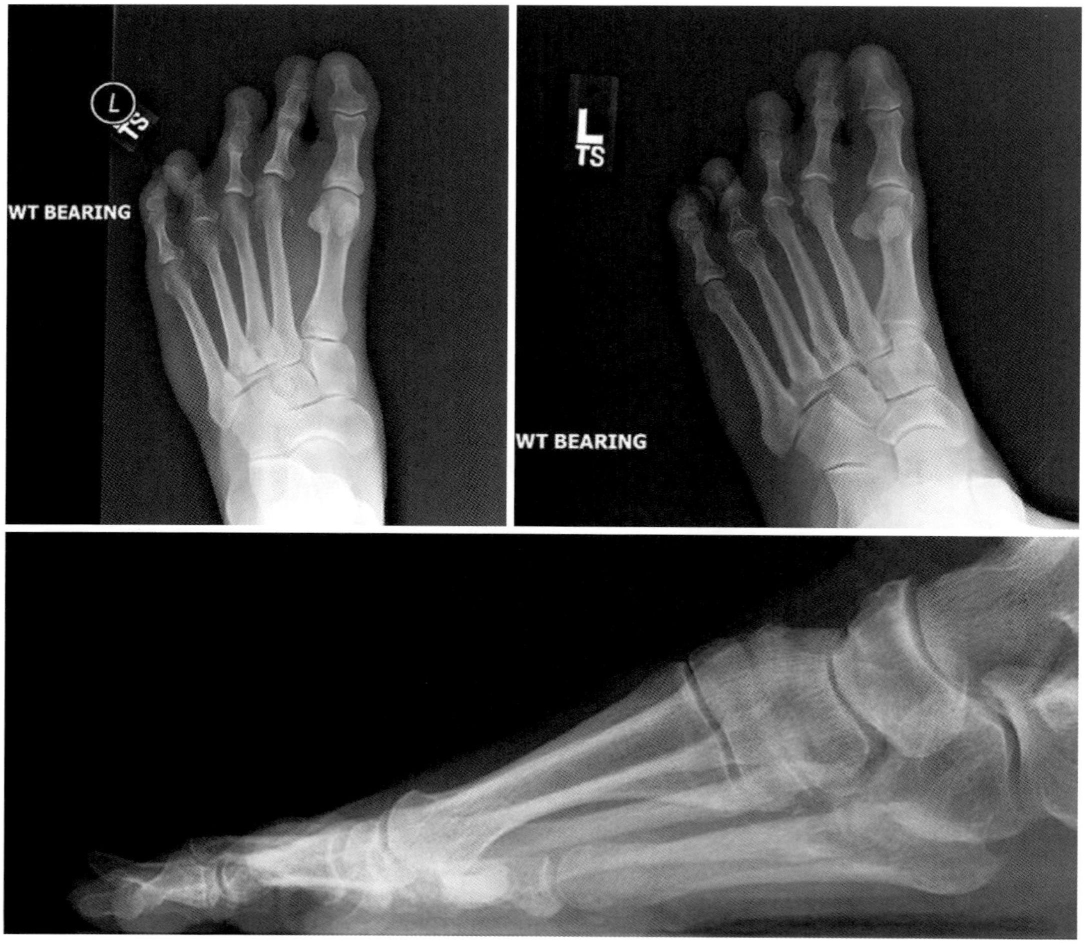

图 4.10　过度切除骨质导致近、中节趾骨间隙大，伴左足第四趾不稳定

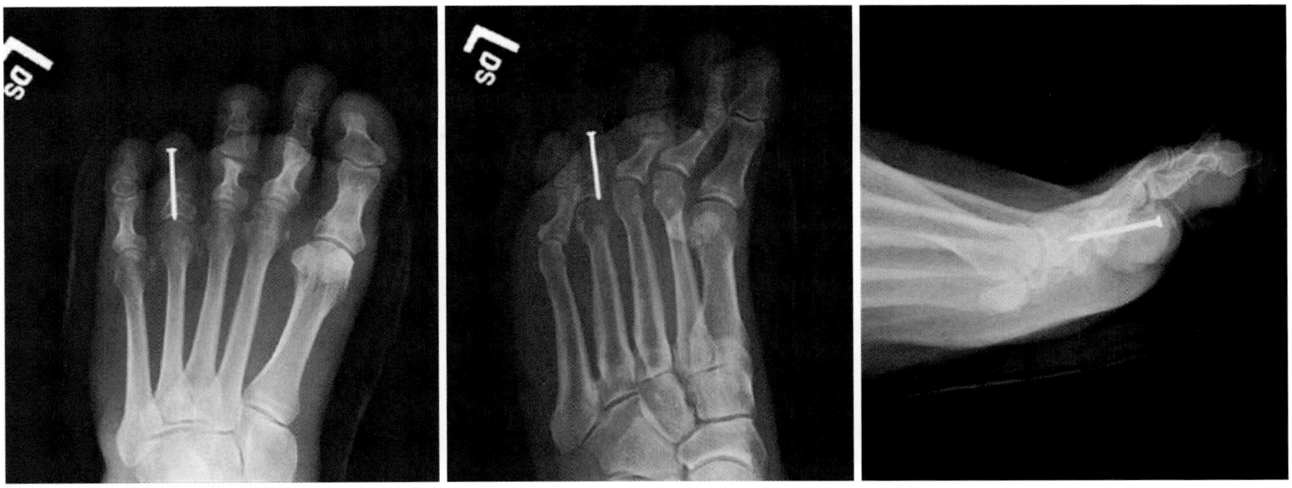

图 4.11　左足术后 2 周的 X 线片示第四趾力线良好，螺钉固定稳定

口完全愈合。术后 3 个月时，患者穿硬底鞋恢复正常的前足负重活动。指导患者在可耐受情况下，逐渐增加日常活动。术后 4 个月时，患者足趾稳定，力线良好，无压痛。X 线片示足趾力线良好，固定螺钉在位，近趾间关节愈合（图 4.12）。术后 4 年，患者因第二趾锤状趾来就诊，第四趾术后恢复良好（图 4.13）。

➢ 经验和教训

近趾间关节切除成形术中去除过多骨质导致足趾漂浮、外观较差。近趾间关节融合治疗僵硬性锤状趾可以获得更可靠的疗效。银离子敷料换药促进伤口愈合。对于无法修复的足趾，部分足趾截趾也可得到满意的效果。

病例 4.5　远趾间关节不愈合

➢ 病史

44 岁女性，因左足第二、三、四趾远趾间关节变形、红肿伴疼痛到我院就诊。按压和活动远趾间关节时可出现疼痛加重。此前，患者被诊断为第二到第四趾槌状趾，并行远趾间关节融合术治疗。X 线检查见，第二、四趾远趾间关节不愈合伴内固定松动，第三趾近趾间关节炎（图 4.14a）。

➢ 失败的原因

左足第二、四趾远趾间关节螺钉不明原因松动并不愈合。

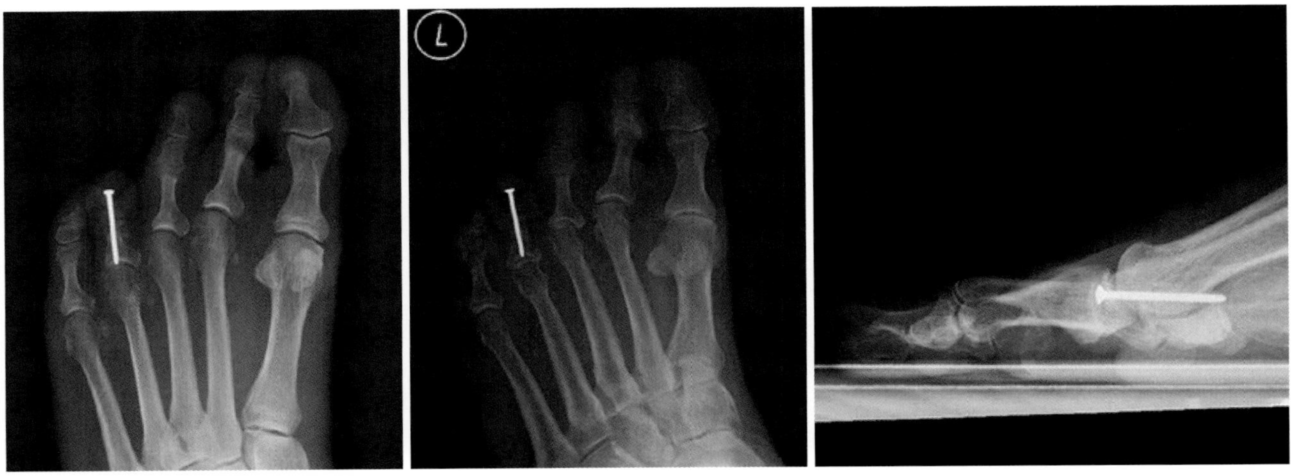

图 4.12　术后 4 个月，X 线片示足趾力线良好，固定螺钉在位，近趾间关节愈合

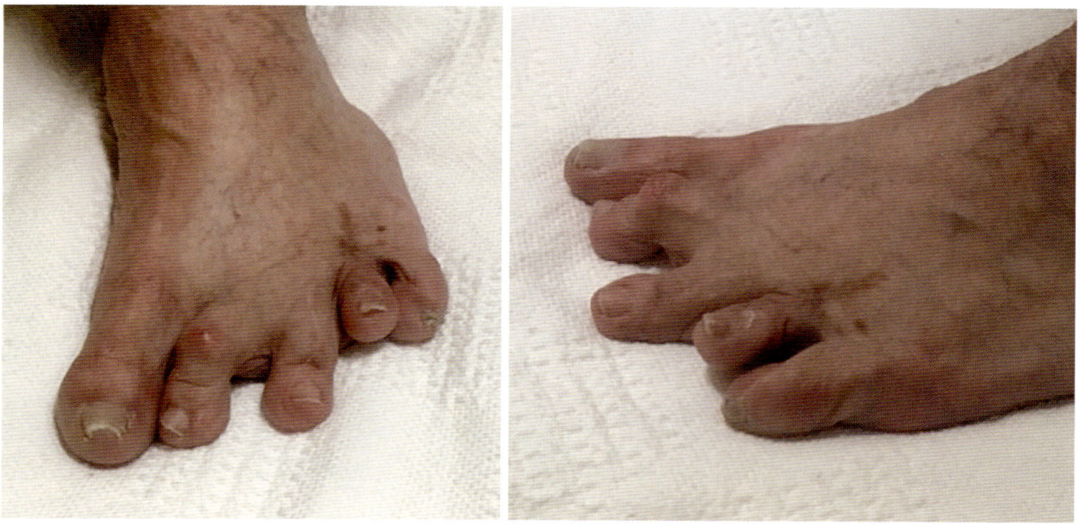

图 4.13　术后 4 年，患者因第二趾锤状趾就诊，第四趾术后恢复良好

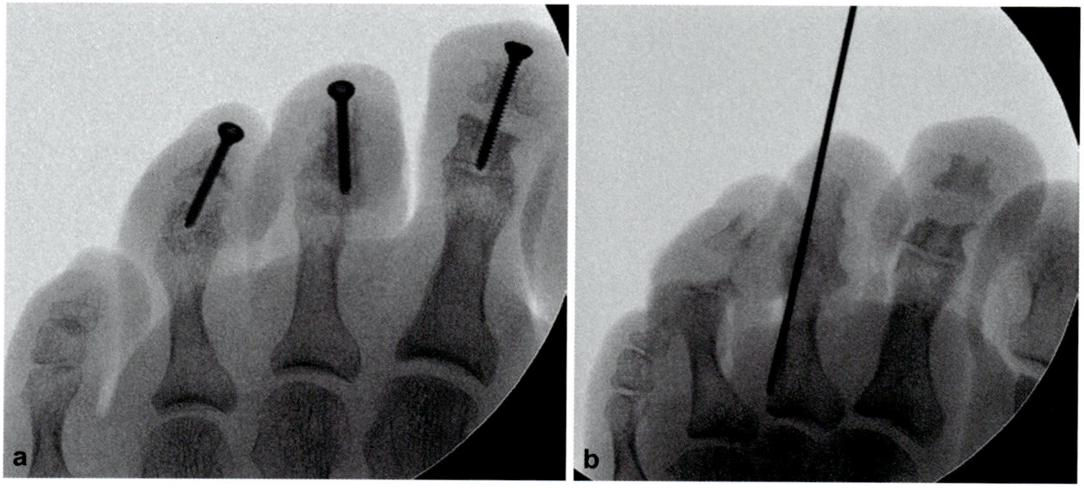

图 4.14 （a）第二、四趾远趾间关节融合术后螺钉松动，不愈合。（b）去除近趾间关节面后，用克氏针固定融合

➢ 手术计划

第二、四趾远趾间关节融合翻修术，第三趾近趾间关节融合，克氏针内固定术。

➢ 手术方法

经第二、四趾原横切口行远趾间关节融合翻修术，并于第三趾做横切口显露近趾间关节行融合术。清理融合部位的瘢痕组织（图 4.14b），并刮除局部骨质直至鲜血渗出。以环钻于跟骨取骨，并在融合区植骨后，足趾均以克氏针固定。最后，将骨髓抽吸浓缩物（BMAC）注入到融合区。

➢ 植入物

1.14 mm 直径克氏针。

➢ 术后护理

术后 6 周内，患者可穿着术后（硬底）鞋，以足跟负重行走。在 6 周时，患者恢复正常前足负重，但避免行走中足趾推进活动。术后 3 个月，患者可穿普通的硬底鞋正常行走。

➢ 经验和教训

应充分清理刮除骨质，直到骨端鲜血渗出。在局部骨质缺失较多时，需以多枚克氏针会聚或发散地穿过融合区，以确保固定牢靠。

病例 4.6　截趾

➢ 病史

72 岁女性，主诉右足外侧胼胝疼痛。患者还合并有踇外翻和第二趾变形。患者重度踇外翻并第二趾骑跨。同时外侧足趾内翻畸形。第五趾小趾滑囊炎，压痛伴第五跖骨头下胼胝。术中采用 Chevron 截骨并以直径 2.0 mm 螺钉固定治疗踇外翻。于第二趾背侧切口，显露跖骨头、近节趾骨干及近趾间关节。对第二趾行近趾间关节融合和 Weil 截骨术。由于足趾仍有背侧移位伴内翻畸形，进一步将趾短伸肌腱（EDB）转位到近节趾骨基底。于近端趾骨行闭合楔形截骨短缩第三趾，第四趾行近趾间关节融合术，Kramer 截骨并克氏针固定治疗小趾滑囊炎。术后 10~14 天拔除第五趾克氏针。其他外侧足趾仍以克氏针临时固定并于术后 6 周拔除（图 4.15）。术后 12 周，患者穿术后鞋，以避免足趾推进的方式行走。检查见患者右足愈合良好，无压痛。负重站立时，患者第二趾骑跨于第三趾上（图 4.16a）。足底检查见脂肪垫薄，但没有溃疡（图 4.16b）。术后 9 个月，患者因右踝疼痛和胫后肌腱功能不全导致的足内翻无力到我院就诊。患者第二趾骑跨第三趾的情况较前加重（图 4.17a），伴有足底溃疡，第三趾远端背外侧部分皮损（图 4.17b）。总体来说，患者对治疗满意，但需要进一步治疗其第三趾。考虑到患者的后足塌陷，我们同时解决这两个问题。

➢ 失败的原因

韧带结构不全，踇外翻复发，第三趾远趾间关节内偏。

➢ 手术计划

手术治疗胫后肌腱断裂的同时经远趾间关节截趾。

➢ 手术方法

向患者交代病情，行平足重建手术同时经远趾间关节行第三趾截趾。经跟骨内移截骨术（medial displacement calcaneal sliding osteotomy，MDCO）、趾长屈肌腱转位至舟骨、胫后肌腱清理术矫正平足畸

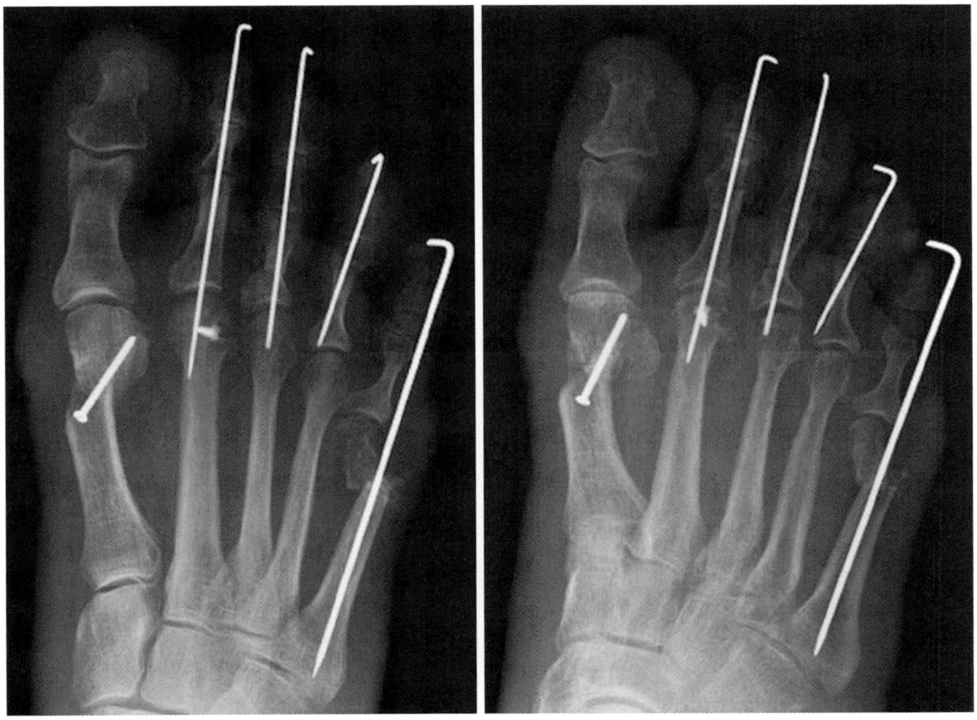

图 4.15　Chevron 截骨术矫正踇外翻，外侧足趾矫正后以克氏针固定

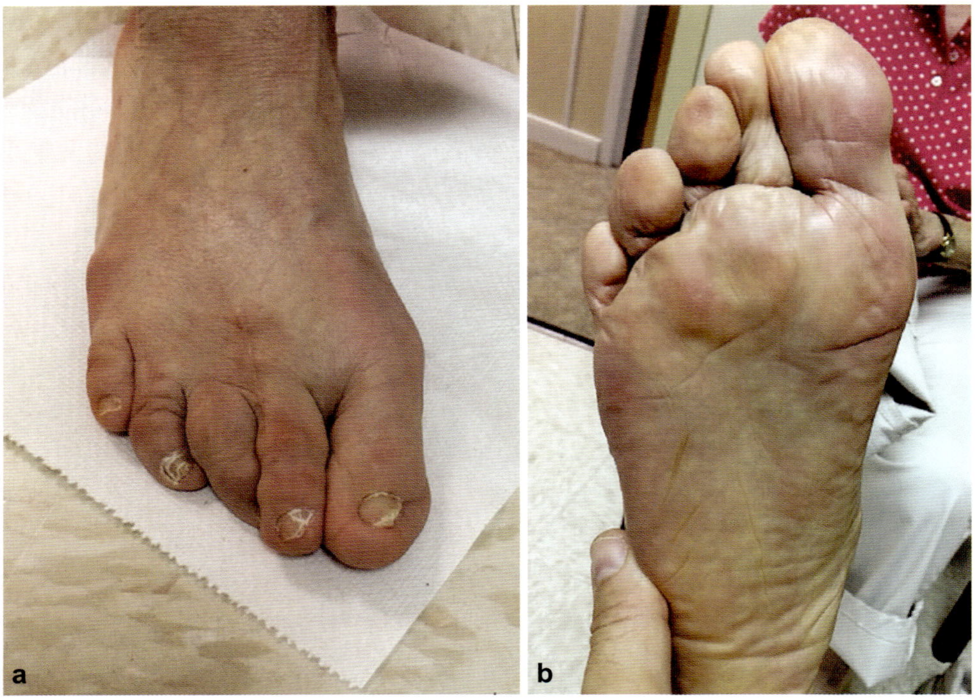

图 4.16　 踇外翻、外侧足趾畸形和小趾滑囊炎术后 12 周。（a）右足第三趾远趾间关节屈曲畸形及内侧偏斜。（b）虽然患者脂肪垫薄，但无足底溃疡

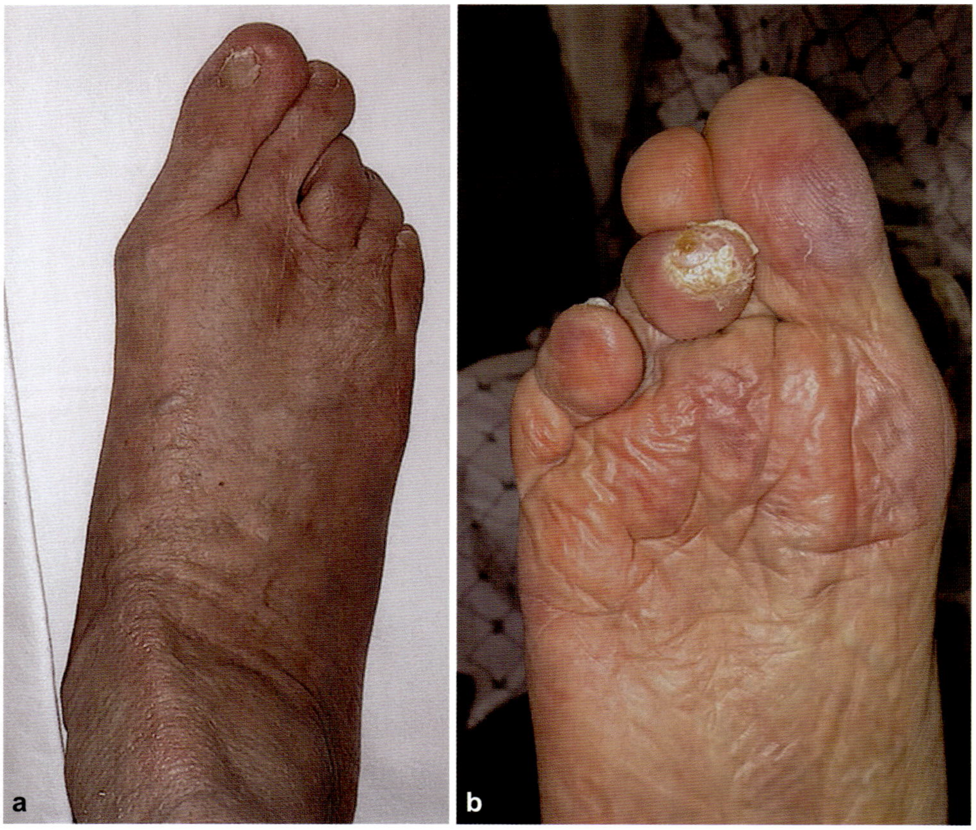

图 4.17　术后 9 个月。（a）患者第三趾远趾间关节屈曲畸形逐渐加重，第二趾骑跨至第三趾上。（b）患者出现足底溃疡，第三趾远端背外侧部分皮损

形后，在趾端做切口，保护跖侧皮瓣。然后在远趾间关节处取出远节趾骨。冲洗伤口，关闭皮瓣。清理多余组织，用 3-0 尼龙线缝合。

➢ 术后护理

术后 2 周，患者为拆线、换药来门诊复查。患足固定于踝关节跖屈 20°的位置上，禁止负重。术后 6 周时，患者切口愈合良好，在可耐受的情况下，每隔一天增加 9 kg 负重活动。12 周时，患者穿系带的靴子活动。患者右足第三趾的切口愈合良好，没有复发性溃疡，X 线片上也没有骨溶解的表现（图 4.18）。患者在指导下进一步行主、被动内翻活动锻炼。

➢ 经验和教训

对于慢性疼痛或溃疡患者，部分截趾可被考虑为最后的挽救性手术。术中注意保留跖侧皮瓣。

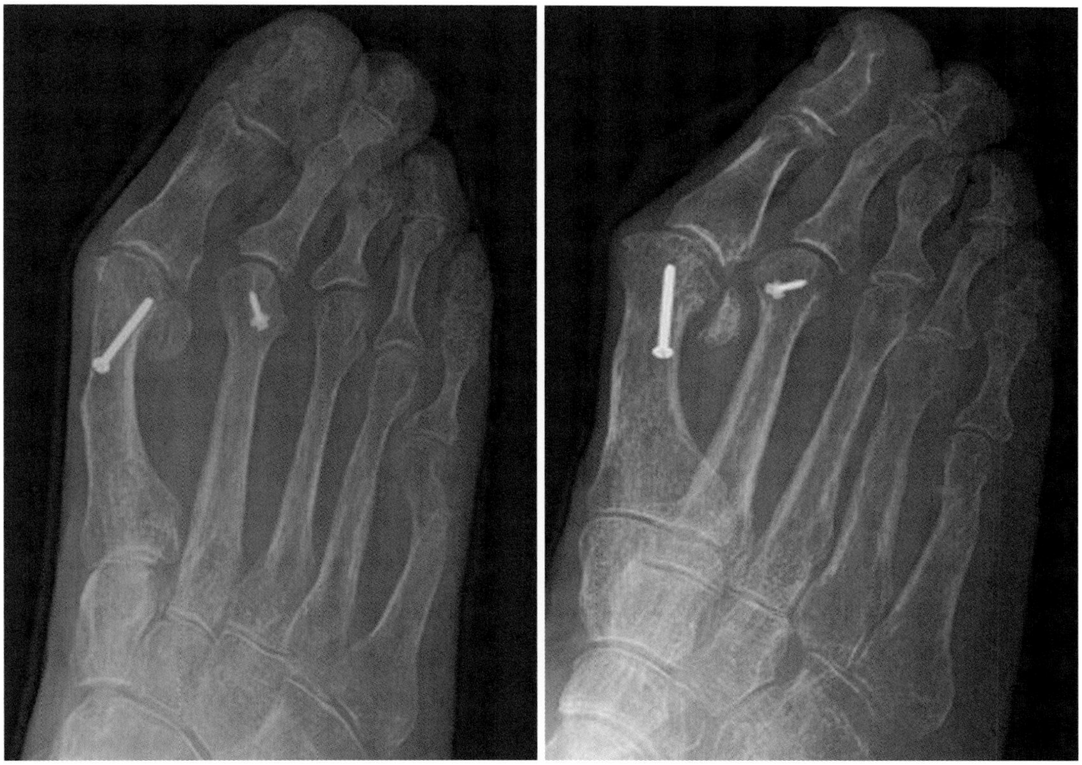

图 4.18　术后 12 周，患者右足 X 线片未见骨溶解

（Jakrapong Orapin，Lew C. Schon 著　张　树 译　张建中 审校）

参考文献

1. Coughlin MJ, Dorris J, Polk E. Operative repair of the fixed hammer toe deformity. Foot Ankle Int. 2000;21:94–104.
2. Coughlin MJ. Lesser toe abnormalities. J Bone Joint Surg Am. 2002;84-A(8):1445–69.
3. Myerson MS, Shereff MJ. The pathologic anatomy of claw and hammer toes. J Bone Joint Surg Am. 1989;71-A(1):45–9.
4. Shirzad K, Kiesau CD, DeOrio JK, et al. Lesser toe deformities. J Am Acad Orthop Surg. 2011;19:505–14.
5. Scheck M. Etiology of acquired hammer toe deformity. Clin Orthop Relat Res. 1977;123:63–9.
6. Ellington JK. Hammertoes and clawtoes: proximal interphalangeal joint correction. Foot Ankle Clin N Am. 2011;16:547–58.
7. Scott AT. Lesser toe deformities and sesamoid pathology. In: Parekh SG, editor. Foot and ankle surgery. New Delhi: Jaypee Brothers; 2012. p. 73–105.
8. Coughlin MJ. Lesser toe deformities. In: Coughlin MJ, Saltzman C, Anderson RB, editors. Mann's surgery of the foot and ankle. St. Louis: Mosby; 2014. p. 322–424.
9. O'Kane C, Kilmartin T. Review of proximal interphalangeal joint excisional arthroplasty for the correction of second hammer toe deformity in 100 cases. Foot Ankle Int. 2005;26(4):320–5.
10. Sung W, Weil L, Weil LS. Retrospective comparative study of operative repair of hammer toe deformity.

Foot Ankle Spec. 2014;7(3):184–91.
11. Higgs SL. Hammer toe. Postgrad Med J. 1931;6:130–2.
12. Kelikian H. Deformities of the lesser toes. In: Hallux valgus, allied deformities of the forefoot and metatarsalgia. Philadelphia: W.B. Saunders; 1965. p. 292–304.
13. Bouche RT, Heit EJ. Combined plantar plate and hammertoe repair with flexor digitorum longus tendon transfer for chronic, severe sagittal plane instability of the lesser metatarsophalangeal joints: preliminary observations. J Foot Ankle Surg. 2008;47:125–37.
14. Haddad SL, Sabbagh RC, Resch S, et al. Results of flexor-to-extensor and extensor brevis tendon transfer for correction of the crossover second toe deformity. Foot Ankle Int. 1999;20(12):781–8.
15. Myers SH, Schon LC. Forefoot tendon transfers. Foot Ankle Clin N Am. 2011;16:471–88.
16. Schrier JC, Keijsers NL, Matricali GA, et al. Lesser toe PIP joint resection versus PIP joint fusion: a randomized clinical trial. Foot Ankle Int. 2016;37(6):569–75.
17. Ellington JK, Anderson RB, Davis WH, et al. Radiographic analysis of proximal interphalangeal joint arthrodesis with an intramedullary fusion device for lesser toe deformities. Foot Ankle Int. 2010;31(5):372–6.
18. Solan MC, Davies MS. Revision surgery of the lesser toes. Foot Ankle Clin N Am. 2011;16:621–45.
19. Klammer G, Baumann G, Moor BK, et al. Early complications and recurrence rates after kirschner wire transfixion in lesser toe surgery: a prospective randomized study. Foot Ankle Int. 2012;33(2):105–12.
20. Reece AT, Stone MH, Young AB. Toe fusion using Kirschner wire: a study of the postoperative infection rate and related problems. J R Coll Surg Edinb. 1987;32:158–9.
21. Zingas C, Katcherian DA, Wu KK. Kirschner wire breakage after surgery of the lesser toes. Foot Ankle Int. 1995;16:504–9.
22. Reichert K, Caneva RG. The use of Kirschner wire fixation in forefoot surgery. J Foot Surg. 1983;22:218–21.
23. Fernández CS, Wagner E, Ortiz C. Lesser toes proximal interphalangeal joint fusion in rigid claw toes. Foot Ankle Clin N Am. 2012;17:473–80.
24. Nery C, Baumfeld D. Salvage of lesser toes deformities: "revision forefoot". Tech Foot Ankle. 2017;16(1):20–7.
25. Coughlin MJ, Mann R. Lesser toe deformities. In: Coughlin MJ, Mann RA, editors. Surgery of the foot and ankle. St. Louis: Mosby; 1999. p. 320–91.
26. Myerson MS. Correction of lesser toe deformity. In: Myerson MS, editor. Reconstructive foot and ankle surgery: management of complications. Philadelphia: W.B. Saunders; 2010. p. 97–108.
27. Conklin MJ, Smith RW. Treatment of the atypical lesser toe deformity with basal hemiphalangectomy. Foot Ankle Int. 1994;15(11):585–94.
28. Daly PJ, Johnson KA. Treatment of painful subluxation or dislocation at the second and third metatarsophalangeal joints by partial proximal phalanx excision and subtotal webbing. Clin Orthop. 1992;278:164–70.
29. Cahill BR, Connor DE. A long-term follow-up on proximal phalangectomy for hammer toes. Clin Orthop. 1972;86:191–2.
30. Myerson MS, Filippi J. Bone block lengthening of the proximal interphalangeal joint for managing the floppy toe deformity. Foot Ankle Clin N Am. 2010;15:663–8.
31. Coughlin MJ. Operative repair of the mallet toe deformity. Foot Ankle Int. 1995;16(3):109–16.
32. Raja S, Barrie JL, Henderson AA. Distal phalangectomy for mallet toe. J Foot Ankle Surg. 2003;9(4):215–6.

第五章

外侧足趾翻修术

要点

- Weil截骨术截骨时，如果采用单一斜行截骨或截骨时成角过大（>25°），截骨后跖骨头会下沉，可能出现持续的跖痛症。
- 跖骨头过度短缩，跖骨间长度在冠状面或矢状面形成不协调的跖骨抛物线（parabola），可导致转移性跖痛症。
- 漂浮趾是指足趾不稳定，在静态站立时，由于跖趾关节背伸，导致足趾不能抓到地面。这是Weil截骨术后最常见的并发症。
- 目前认为外侧跖趾关节不稳定性与跖板的强度减弱和撕裂有关，导致矢状面和冠状面的跖趾关节不稳定性。
- 外侧跖趾关节复发性半脱位和脱位可造成关节退变和关节炎，治疗上具有挑战性而效果不可预测。
- 小趾囊炎畸形翻修手术适应证是畸形复发，一般发生于单纯行第五跖骨头部骨赘切除或单纯软组织手术后。

引言

外侧跖趾关节的手术，大多是其他手术的一部分，主要是治疗跖痛症、趾畸形、跖趾关节不稳定或小趾囊炎畸形。这些手术疗效通常较好[1-5]，但仍有一部分患者会出现疼痛和畸形复发。翻修的原因通常由于初始手术计划不合理，对主要手术术式的选择不正确，没有理解其病理改变。

外侧跖趾关节术后复发性疼痛和畸形在治疗上具有挑战性。这些患者可能已经有过一次或多次手术经历，并出现最初症状的恶化，他们常常对前几次的治疗不满意。患者自身因素，如个性、健康问题、依从性、生活/工作要求、对生活的态度和观念对治疗结果有重要影响。需要对每个患者具体情况具体分析，以确保制订个性化的手术方案、执行过程、随访流程，最后达到理想的结果。治疗的时间流程及其对患者功能和疼痛的影响，在手术前一定要告知并让患者有合理的预期。要预先考虑手术治疗可能存在的风险和不能完全恢复的可能性，以及残留疼痛、肿胀、畸形和残疾的可能性。

在进行翻修手术之前，应重新考虑进行非手术治疗，如使用带跖骨垫的鞋垫和宽头鞋。慢性全身疾病和顽固性疼痛必须通过多学科团队来处理，包括内科医生、理疗师和其他专业医生。由于神经性疼痛很难改善，可直接使用针对神经性疼痛的药物和治疗措施。

评估

应询问完整病史，查阅以前手术记录和影像学资料，以便评估以前的足部状况和评估任何进展性疾病或畸形。应特别注意以前的拇外翻、第一跖骨手术病史、第一跖列畸形愈合或僵硬，这些都可以造成外侧跖骨的病理改变。

体格检查要确定疼痛的具体来源并进行确诊，让患者自己能识别和认识到问题。触诊时一定要检查压痛点、骨性突起和跖骨间隙。检查整个足部的关节活动度，由于外侧跖趾关节僵硬通常由以前的手术引发，所以要特别检查前足和中足的关节活动。每个外侧跖趾关节均应行背侧抽屉试验检查，以寻找矢状面和水平面的不稳定性。观察有无拇趾、小趾和后足的力线异常。最重要的一步是检查足底，确定足底胼胝的位置，并判断有无脂肪垫萎缩。角化的皮肤如果只位于跖骨头跖侧，反映了在站立或步态的阶段，此处跖骨在功能或解剖上相对突起，或者是相邻跖骨抬高。如果胼胝位于跖骨头较远端的位置，可能是由于在步态推进阶段相应的跖骨过长，或邻近的跖骨过短[6]。检查以前的瘢痕和入路位置，这是翻修手术计划必须考虑的内容。应注意足部和足趾的血管状况，检查外周脉搏，特别是糖尿病和吸烟患者。如果患者有全身性炎症性疾病或神经系统疾病，治疗计划要加以考虑。

影像学评估应包括最近的负重 X 线片。正位、斜位和侧位片有助于确定外侧跖趾关节匹配度和前足形态。不过仅仅使用普通 X 线判断跖骨长度会产生误导，因为在检查时，观察者间的差异很大，投射时足与小腿的位置变化会造成测量误差[7-9]。此外，使用 CT 扫描或负重 CT 扫描可以提供有价值的三维关系，特别是在冠状面和矢状面的特点，可以识别跖骨高度变化以及有无短缩。CT 扫描也可以提供有关上一次跖骨截骨术的骨愈合、骨丢失以及跖趾关节有无退变等重要信息

MRI 有助于确定 Freiberg 病或跖骨疲劳骨折的存在，还能检查跖板的病理改变。

手术计划

复发性跖痛症和转移性跖痛症

跖骨颈远端斜行截骨（Weil 截骨术）及其改良术式是最常用于治疗跖痛症的方法[1,10]。然而，据报道，在 2%~26% 的患者中，Weil 截骨术后出现复发[2,8,11,12]。Highlander 等回顾文献中报道的 1131 例 Weil 截骨，发现 15% 有跖痛症复发[7]。

Weil 截骨术后跖痛症症状仍持续存在的原因，最常见的是截骨时只行单次斜行截骨，或截骨的角度过大（>25°），造成跖骨头下沉[10,13]。根据多位作者[11,12,14]的报道，这种倾斜会增加跖骨头在步态站立中期的足底压力。即使从正位 X 线片观察，前足跖骨头长度已经形成 Maestro 等[15]报道的和谐的“跖骨抛物线”（parabola），仍会产生持续的症状。跖痛症和足底胼胝持续存在与跖骨向跖侧突出有关[8,11]。为了防止跖骨头过度倾斜，曾有人建议对截骨进行改良。Melamed 等[16]提出的改良方法是在截骨后移除一块骨薄片，或在背侧行楔形截骨，以减少跖骨头向跖侧移位。改良的程度各异，也很难控制[17]。Maceira 等提出一个三步改良截骨方法，以通过截骨得到更符合解剖学的形态，旨在通过改变短缩方向，使其做同轴的缩短，而不是平行于足底的短缩[1]。此外有报道进行近端跖骨截骨并上抬跖骨头的术式[10,18]。近端截骨因为手术位置的原因，有更强大的矫形力，抬高的程度更大，有引发转移性跖痛症的风险，要谨慎使用。

在笔者看来，跖骨头抬高通常可以在有症状的跖骨上再做一个新 Weil 截骨，注意考虑去除薄片样骨质，以达到理想的抬高。然而，其他远端或近端的开放或闭合楔形截骨也可在病情需要时采用。

跖痛症复发的另一个原因是矫正不足。主要表现为残留的跖骨过长。然而恰当的短缩量，往往在术中被低估，从而不能实现足底压力分散在其他跖骨头的效果。矫正不足的跖骨常会有疲劳骨折，并导致持续性症状[10,19]。翻修截骨术操作时推荐沿前次截骨进行，并进一步缩短，方法如前所述。

另一方面，过度的缩短也可能导致跖痛症，这可能是由于跖骨抛物线（parabola）在冠状面与矢状面不协调的结果。在这些病例中，翻修手术目的是在两个平面重建正常的跖骨抛物线。在冠状面上，邻近的跖骨应当行改良 Weil 截骨手术调整，以平衡与先前缩短的跖骨之间的长度关系。转移性跖痛症也可能是由于跖骨在矢状面过度抬高引起。在这种情况下，手术计划考虑近端跖屈移位截骨或撑开楔形截骨使跖骨跖屈。也可能需要进行多个抬高邻近跖骨的截骨手术。

漂浮趾和跖趾关节僵硬

漂浮趾（floating toe）是指由于跖趾关节背伸，造成足趾不能抓地的体征（图 5.1），这一问题出现

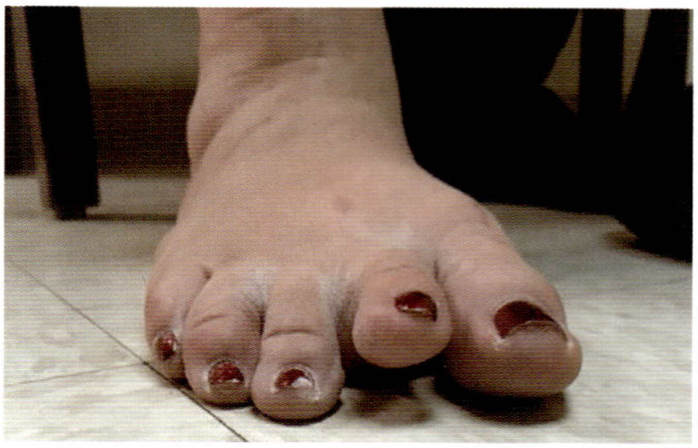

图 5.1　漂浮趾

在静态站立时[19]，是 Weil 截骨术后最常见的并发症，报道的总发生率为 36%[7]。漂浮趾的病因机制为多因素，并已被广泛研究。在复发性跖痛症患者，传统 Weil 截骨术后跖骨头相对降低，引发跖趾关节背伸而出现半脱位。这是因为跖趾关节旋转中心比内在肌腱高，作用于跖趾关节时形成牵拉作用[1,16,20]。内在肌错位也造成了跖趾关节术后僵硬，并且是漂浮趾与僵硬最主要的病因。如前所述，改良 Weil 截骨术可改善这一问题，减少或预防跖骨头向跖侧移位。

与 Weil 截骨术同时进行的锤状趾手术也增加了漂浮趾的发生率[21]。在行趾间关节融合术或趾间关节成形术时，如果趾间关节自然屈曲未得到矫正，会使足趾抬高加重。其他引起漂浮趾的因素包括跖板损伤以及关节背侧手术入路瘢痕导致的关节囊和皮肤挛缩。

研究表明[2,12,21,22]，即使存在漂浮趾，Weil 截骨术也能有效地减轻跖痛症症状，而且漂浮通常被报道为无症状改变。漂浮趾的症状和畸形的严重程度有关[7]，但文献报道中这种关系尚未被量化。根据我们的经验，严重的漂浮趾会造成鞋子的磨损，而且患者会因此烦恼。

考虑到其病因的相关因素较多，进行手术矫正前必须分步考虑治疗方式。如果漂浮趾不是在跖趾关节处脱位，可进行跖板修复。如果跖板组织已经退变，不能用于进行重建手术，或是存在跖趾关节的脱位，那我们考虑进行屈肌腱转伸肌腱转位手术。

外侧跖趾关节慢性不稳定：矢状位和冠状位对位不良

众所周知，外侧跖趾关节不稳定与跖板的损伤和撕裂有关[23,24]，导致矢状面和冠状面不稳定。侧副韧带也会与关节不稳定有关[25]。

直接修复跖板联合 Weil 截骨术是目前流行的一种初次手术治疗跖趾不稳定性的方法[3,26,27]。可以与侧副关节囊折叠紧缩或松解联合手术，如果跖板不能修复或重建时，可考虑肌腱转位手术。遗憾的是，当进行翻修手术时，用于稳定跖趾关节的趾短伸肌腱（EDB）和趾长屈肌腱（FDL）往往在以前的手术中使用或被切断，无法再次使用。

跖板修复术后复发很少见[3,24]，失败的最主要原因是对组织的撕裂等级或质量的低估。另一个常见的失败原因是与第一次手术中未将同时存在的疾病处理有关，如第一跖列畸形和疾病，踇外翻 / 踇僵硬等，这些都能导致外侧跖趾关节的不稳定。

在这种情况下，翻修手术应当包括间接稳定关节，行肌腱转位，矫正第一跖列的畸形。

外侧跖趾关节不稳定是一个渐进的过程，有多个分级系统，将体格检查和跖板病变特征纳入进行分级[23,26,28]。这些分类中，大多数低等级和轻度不稳定，与冠状位力线不良相关；高等级不稳定与背侧脱位 / 半脱位相关联。畸形的自然发展特征是矢状面不稳定性加重。

冠状面不稳定和畸形临床最典型的表现是足趾向内侧偏移或交叉趾[3,28]。外侧偏趾或小趾外翻虽然不常见，但是也可在临床见到，特别与踇外翻畸形相关[24]。

针对冠状面不稳定的翻修手术，我们首选的治疗技术是趾短伸肌（EDB）转位联合 Weil 截骨术。

Haddad 等[28]首先报道了趾短伸肌转位，这个手术可以更有效地控制冠状面活动，减少因屈肌腱转伸肌腱手术造成的足趾僵硬。这个手术技术报道效果与趾长屈肌腱转位相比，在处理轻度交叉趾、背内侧移位、可复性交叉趾时效果更好。在僵硬性畸形，屈肌腱转伸肌腱的手术提供了更好的矢状面稳定性，是首选的手术方式。如果患者有跖间神经瘤，这是趾短伸肌转位术的禁忌证，因为神经瘤处理需要行跖骨间韧带切断，从而无法用作重建趾短伸肌腱的滑轮结构。此时，我们倾向选择另一种手术技术，使用带线锚钉将肌腱固定在近节趾骨的外侧（当足趾向内侧偏移时）或内侧（当足趾外翻时）的骨皮质。行 EDB 转位和跖趾关节松解后，再次复发的冠状面力线异常，那么要考虑行近节趾骨基底截骨术（Akinette 手术），报道中这一手术的治疗效果很好[29,30]。

屈肌腱转伸肌腱手术是一项处理外侧跖趾关节不稳定与外侧足趾畸形的非常有效的手术[4,28,31-33]。Bhatia 等[34]进行尸体研究报道，切断跖板与侧副韧带后，通过屈肌腱转位手术可在矢状面稳定足趾。

趾长屈肌腱（FDL）转位术常与术后跖趾关节僵硬相关[28,31,33]。然而，此手术对患者满意度的影响并不明确。似乎恢复稳定的跖趾关节所引发的僵硬比持续出现不稳定或半脱位更能让患者接受[31]。

前次手术已经行软组织松解和 Weil 截骨，并出现了跖趾关节移位畸形，翻修手术可行屈肌腱转伸肌腱手术治疗柔韧性与僵硬性半脱位/脱位。此手术用于 EDB 转位手术不可能采用的情形[35]。

外侧跖趾关节骨关节炎

外侧跖趾关节骨关节炎的治疗具有挑战性，而远期结果不是很确切。最常见的病因之一是半脱位和脱位复发引起的关节退变[36]。

类风湿关节炎常累及前足，导致跖趾关节出现进行性畸形和向外侧脱位。幸运的是，随着改善疾病进展的风湿病药物治疗广泛应用，重症病例数量正在减少，大多数患者是轻度关节炎表现。

Freiberg 病是另一种常见的外侧跖趾关节病变，包括跖骨头的缺血性坏死导致进行性退行性改变，并最终导致关节炎。此病主要累及第二跖骨，也见于第三和第四跖骨[37,38]。其他较不常见的原因包括代谢紊乱，如 Charcot 神经性关节病和痛风。

报道中有多种外科手术方法针对外侧跖趾关节炎的治疗[36,38-43]。保留关节的方法包括关节唇切除（cheilectomy）和跖骨背伸或短缩截骨术。手术决策需要术前 MRI 评估，以及术中直接观察，评价剩余软骨量和外侧足趾趾骨基底软骨的情况。在关节表面受累有限的早期，通过切除骨赘和去除游离体、清理关节等效果可靠的手术方式，文献报道有良好的结果[36,38]。如 Gauthier[44]所述，晚期退行性改变可采用背侧楔形跖骨截骨术。切除 1~2 mm 的背侧楔形骨片（图 5.2），把关节跖侧软骨面通过闭合转移到背侧，将健康的软骨重新移位到关节内[10,39,45]。关节保留手术联合屈肌腱转伸肌腱手术治疗外侧跖趾关节半脱位/脱位，效果最可靠，并能恢复关节匹配度。如果患者存在踇趾畸形和任何第一跖列的矫形不足，都应当在翻修手术时同时处理。

挽救性手术选择包括关节切除/关节间置换术、跖趾关节融合术和跖骨力线矫正。这些手术技术的效果有时不可预测[36,42,46]，仅在要求低、顽固性、慢性跖痛症病例应用。

复发性小趾囊炎畸形

小趾囊炎（bunionette）畸形的特点是第五跖骨向外侧移位外翻成角，第五趾向内移位，继发第五跖骨的骨性突起，引发滑囊炎和胼胝形成[47]。复发是小趾囊炎畸形翻修手术的主要适应证。特别是在前次手术单纯行第五跖骨头骨切除术，或单纯软组织手术后引起复发的患者。一般来说，有第五跖骨头下的顽固性胼胝的小趾囊炎，单纯切除骨赘的是无效的。因为骨赘切除不能改变跖骨头的位置，也不能矫正第四、五跖骨间角[48]。同理，单纯切除滑囊和胼胝，而不行骨性手术矫正，也不能解决

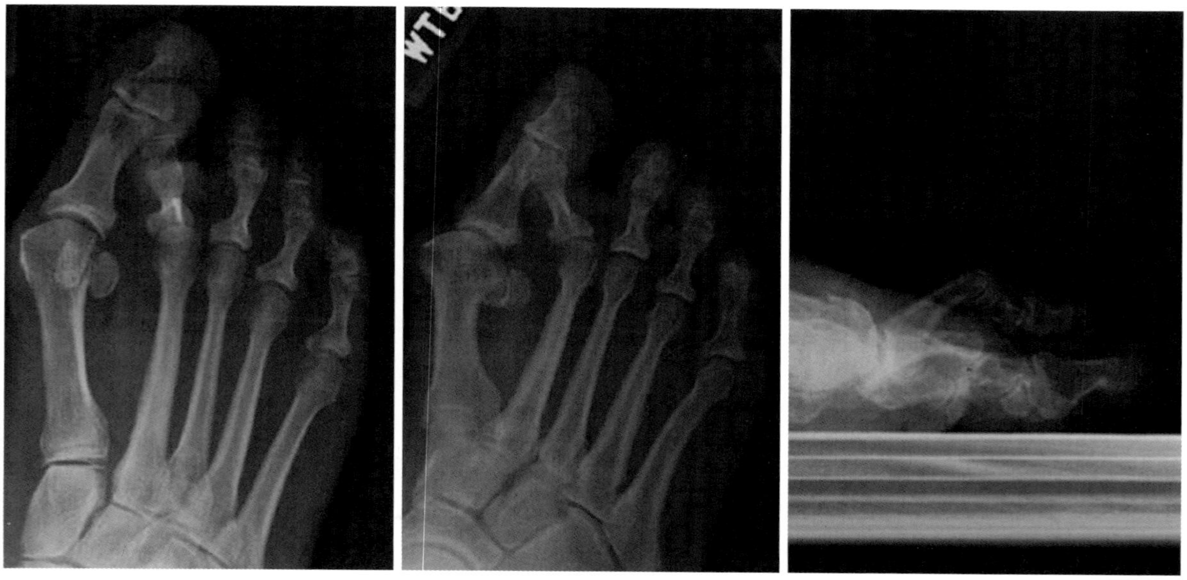

图 5.2 患者有第二趾仰趾畸形和交叉趾畸形

潜在的病理问题。

我们首选的小趾囊炎畸形一期矫正和翻修矫正的方法是 Kramer 术式，该技术采用经皮远侧斜行第五跖骨截骨术，截骨后行骨横移以矫正成角畸形[49]。

经皮或微创远端跖骨截骨术，如 Kramer 术，已有报道证实其有效性，可矫正畸形和缓解症状，并发症与复发的发生率低[47,49-54]。

病例分析

病例 5.1 屈肌腱转伸肌腱转位术

➢ 病史

- 75 岁女性，患有严重的踇囊炎和第二跖骨下疼痛（图 5.2）。
- 在查体过程中，有明显踇囊疼痛，伴有可复性的第二趾仰趾畸形和交叉趾。
- 有第二跖骨头下疼痛的胼胝体。

➢ 手术技术

- 皮肤切口沿第二跖趾关节中间。建议在伸肌腱旁行关节囊纵行切开，松解关节囊和侧副韧带，这些结构是导致畸形的原因之一。
- 行标准的 Weil 截骨，通过两道平行的截骨线，去除 1 mm 厚的楔形骨片（跖骨短缩量至少需要 3 mm，包括切迹处），然后用直径 2.0 mm 折断钉固定。
- 趾间关节的锤状趾畸形通常会自行消失，但是此患者仍存在跖趾关节背伸，因此决定进一步行趾长屈肌腱（FDL）转位术。
- 足底横切口取趾长屈肌腱，切口位于跖趾关节屈曲折痕处，长度为 6~8 mm（图 5.3a）。直接钝性分离皮下组织，找到并纵向切开屈肌腱鞘。趾长屈肌腱必须从趾短屈肌腱中分离出来，并识别出它的中央区（图 5.3b,c）。
- 用止血钳挑起将趾长屈肌腱（FDL）拉紧，并经皮松解至远端趾骨止点处，然后通过穿刺入路在止点处切断。
- 趾长屈肌腱（FDL）沿着中缝分成两部分，并在跖趾关节处分成两束，这样它就可以绕近节趾骨向背侧移位。钝性分离近节趾骨组织，从背侧向跖侧在趾骨内、外侧建立通道。两束分别从内、外侧通道中贴近骨面从跖侧穿向背侧（图 5.3d）。
- FDL 腱束用止血钳固定以防止缩回；将它们缝合在一起。然后进行其他手术，如内固定和趾间关节切除成形术或融合术。

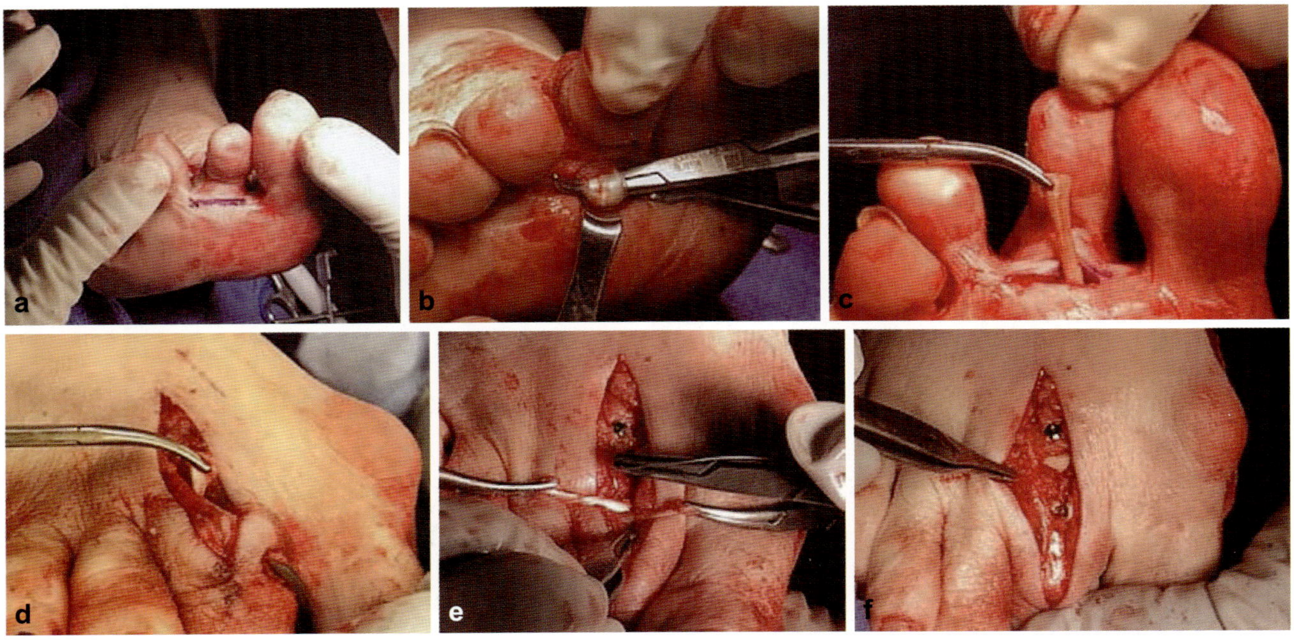

图 5.3 屈肌腱转伸肌腱转位术

- 使用不可吸收的 4-0 爱惜邦缝线在近节趾骨的背侧交叉缝合腱束，在缝合过程中，助手要保持踝关节中立位，足趾向下跖屈 20° 位置（图 5.3e,f）。
- 必要时可使用多余的腱束加强侧副韧带。轴向打入 1 枚克氏针，穿过跖趾关节进行固定（图 5.4）。
- 手术后，用无菌敷料包扎和穿术后鞋。同侧肢体可足跟负重，必要时需要辅具。6 周后拔针。此时允许患者足放平行走，而不能行足部背伸推进活动。12 周时前足可负重活动。

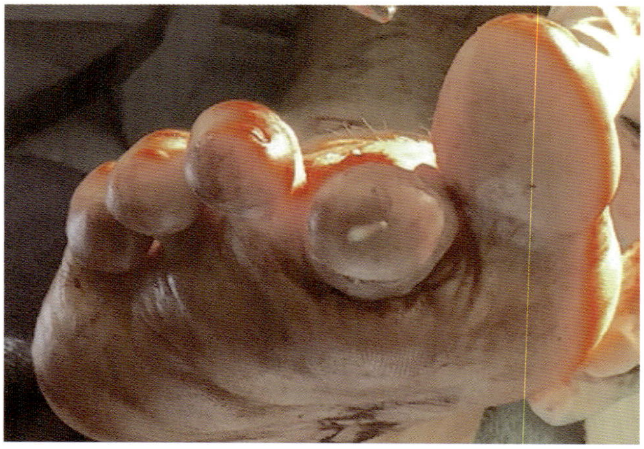

图 5.4　趾长屈肌腱转位后用克氏针轴向固定关节于跖屈位

病例 5.2　趾短伸肌腱转位术

➢ 病史

- 66 岁女性，第二和第四趾锤状趾，伴有持续性的跖痛症。有手术史和术后感染史。
- 体检发现第二近趾间关节过伸，最近有足底溃疡病史。患者主诉第四趾向外侧偏斜，第二跖骨头负荷过重，伴有胼胝形成，穿鞋困难。
- X 线片明显可见第一跖趾关节的晚期骨关节炎表现，然而临床无明显症状（图 5.5）。对第二、四趾行 Weil 截骨及趾间关节融合术，第四趾顽固性外侧偏斜加做趾短伸肌腱转位术。

➢ 手术技术

- 首先在趾间关节上方行纵切口（图 5.6a,b），通过切除近节趾骨远侧和中节趾骨近端松解挛缩的趾间关节及其过伸畸形（图 5.6c,d）。

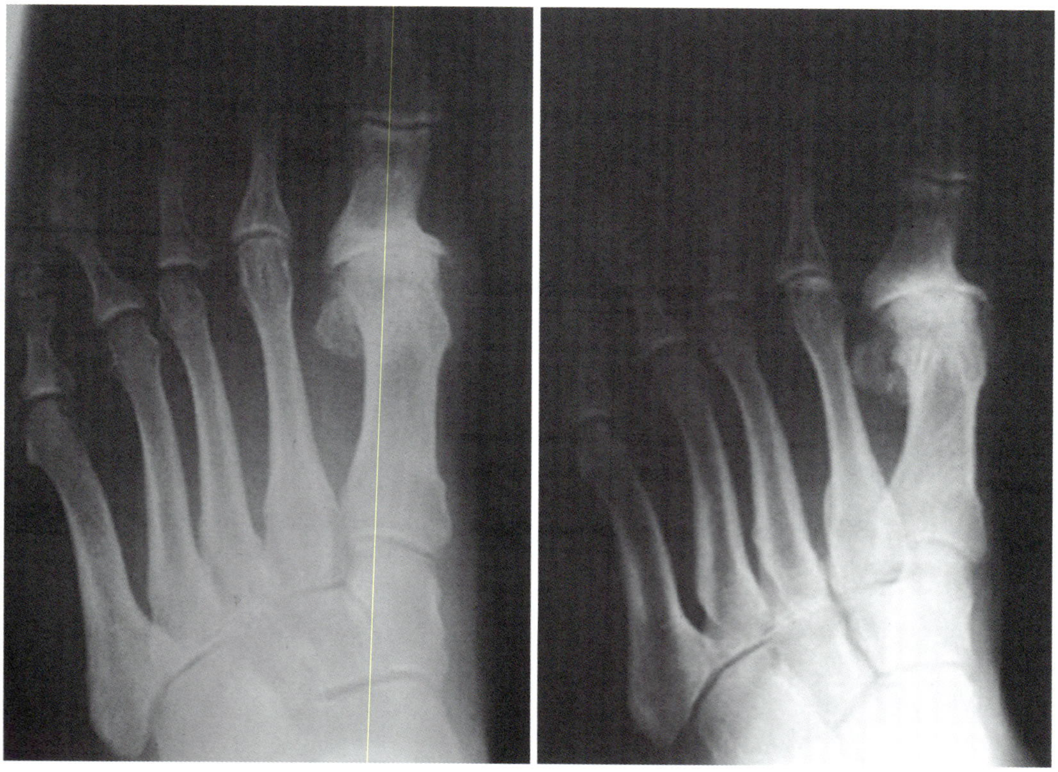

图 5.5　患者跖趾关节不稳定，第二、四趾向外侧偏斜

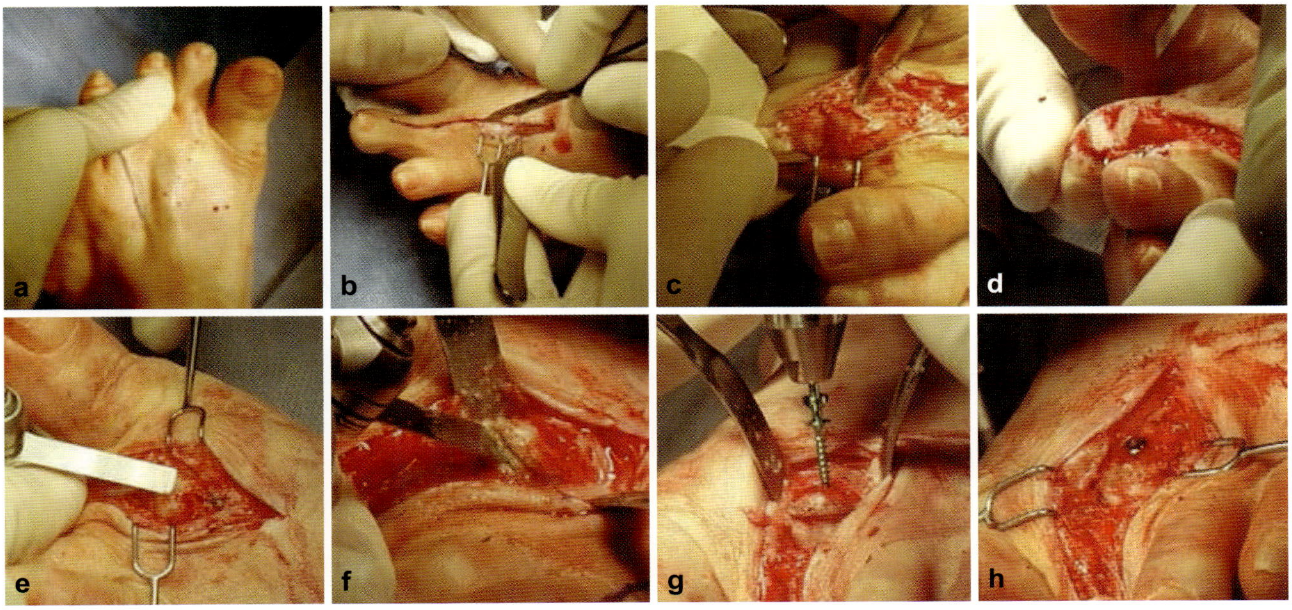

图 5.6　Weil 截骨术

- 继续在跖趾关节处进行侧副韧带松解，此处可能有严重的挛缩，侧副韧带因前次手术影响，被卡在跖屈位置。然后行 Weil 截骨术，取出 1 mm 厚的切片（图 5.6e,f）。将跖骨头向近端移位，然后用 2.0 mm 可折断加压钉固定（图 5.6g,h）。最后，轴向使用克氏针固定第 2 趾间关节并完成融合固定。
- 第四趾处理如下：在趾间关节上方做一个弧形切口，切口向近侧、内侧延伸，以便能够在第三趾蹼间隙内显露跖趾关节和跖骨间韧带（图 5.7a）。钝性分离直到可看到趾间关节、跖趾关节和伸肌装置（图 5.7b~d）。采用融合术矫正趾间关节屈曲畸形。在趾间关节水平外侧的伸肌扩张处松解趾短伸肌腱（图 5.7e）。此为和第二趾相同的适应证，行 Weil 截骨（图 5.7f,g）。
- 此病例中，足趾向外侧偏斜；趾短伸肌腱挑起后，穿过趾长伸肌腱下方到达足趾内侧。掀起与足趾偏离方向相反的近节趾骨侧方软组织（图 5.7h）。
- 使用动脉穿刺针逆向穿入，从掀起的近节趾骨组织下，经跖骨间韧带下，送入跖骨间空隙内（图 5.7i）。
- 趾短伸肌腱断端用 2-0 爱惜邦缝线连续缝合固定。线头穿过穿刺针芯，缝线用针引回，将趾短伸肌腱引至近节趾骨旁的内侧间隙（图 5.7j）。使用 2.4 mm 微型带线锚钉在最大张力下固定移植肌腱（图 5.7k），同时足趾保持一定程度矫枉过正。把锚钉的缝线缝在趾短伸肌腱，并放置在近节趾骨的内侧皮质旁（图 5.7l）。
- 联合其他手术的时候常规行克氏针轴向固定（如趾间融合），但不用于单独趾短伸肌腱转位术后。将足部包扎，放入术后鞋中。克氏针在 6 周时拔除，患者可以在术后第 2 周或第 3 周时，在可耐受的情况下开始前足负重，但不可以使用前足进行弯曲推进。在 12 周时允许前足打弯受力，此时开始穿普通鞋。

病例 5.3　背伸截骨术（Dorsiflexion Osteotomy）

➢ 病史

- 47 岁女性，双侧足部长期疼痛，轻度踇外翻，中、重度第二跖趾关节滑膜炎伴足趾偏斜。患者还有第一、二跖跗关节骨性关节炎。
- 她最初接受了左侧第二跖趾疼痛的手术治疗，行滑膜切除和第二跖趾关节穿针辅助固定。患者主诉第二跖趾关节持续存在僵硬和疼痛。
- 非手术治疗失败后，患者希望通过手术矫正踇外翻和第二跖趾关节炎（图 5.8）。

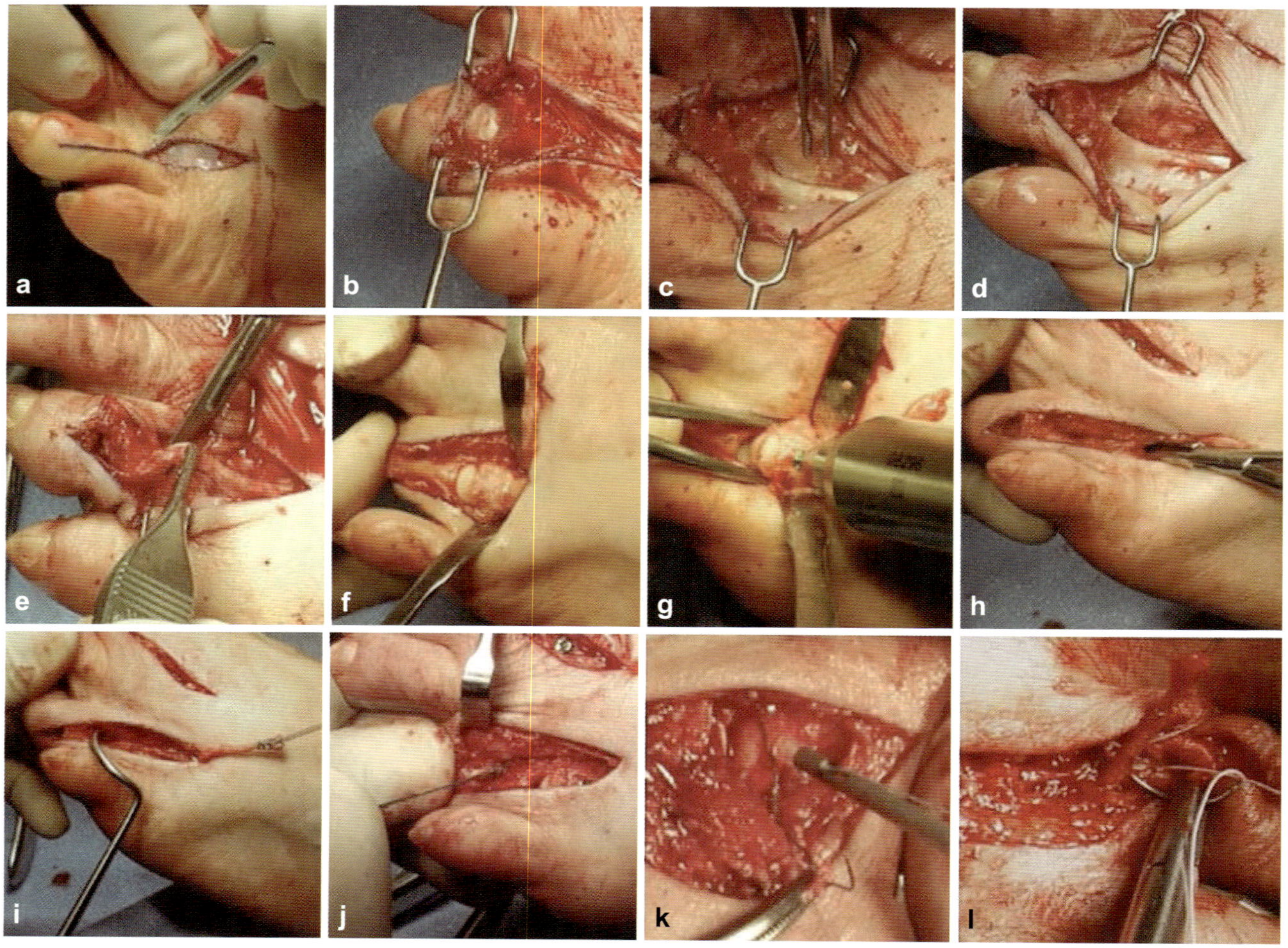

图 5.7　趾短伸肌腱转位术

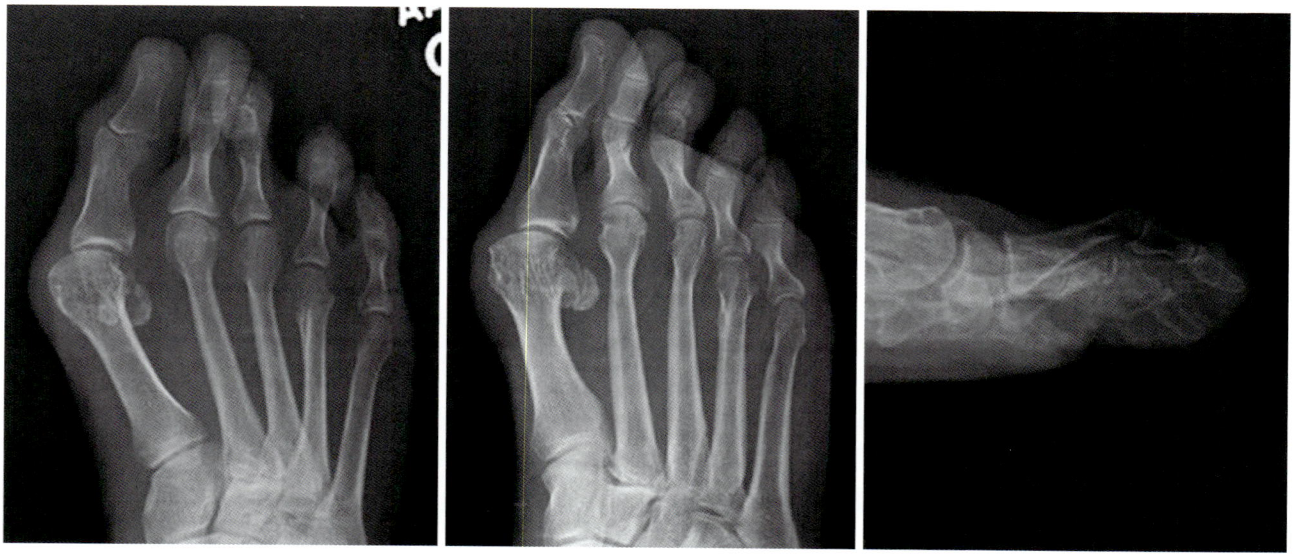

图 5.8　踇外翻伴第二跖趾关节炎

➢ 手术技术

- 第一、二跖楔关节行经典的改良 Lapidus 关节融合术。
- 完成跗外翻矫正后，在第二跖骨头上做背侧纵切口，向上延伸至第二趾近节趾骨。
- 广泛的滑膜切除，以暴露跖骨头。第二跖骨头中央有一较大软骨损伤面，累及 60% 的关节背侧软骨（图 5.9）。
- 在软骨缺损的背侧边缘进行第一次截骨，然后在软骨损伤面下方边缘的上边行第二次截骨，两截骨线相会聚（图 5.10a,b）。然后将包含关节炎部分的楔形骨片移除（图 5.11a,b）。跖骨头向近端移位，并将背缘凸出部分垂直去除（图 5.11c~e）。使用可折断钉固定跖骨头，将跖侧软骨翻转到更靠背侧的位置（图 5.11f）。
- 这种截骨术可以减轻跖骨的负荷，也可以治疗关节炎引发的症状。皮肤闭合后，在截骨处注射骨髓抽吸浓缩物。应用无菌敷料包扎并使用术后鞋。
- 患者禁负重，在术后 10~14 天拆线，并行 X 线检查（图 5.12）。6 周后可在靴式护具保护下逐渐负重。12 周时逐步去除术后靴，过渡到硬板鞋。

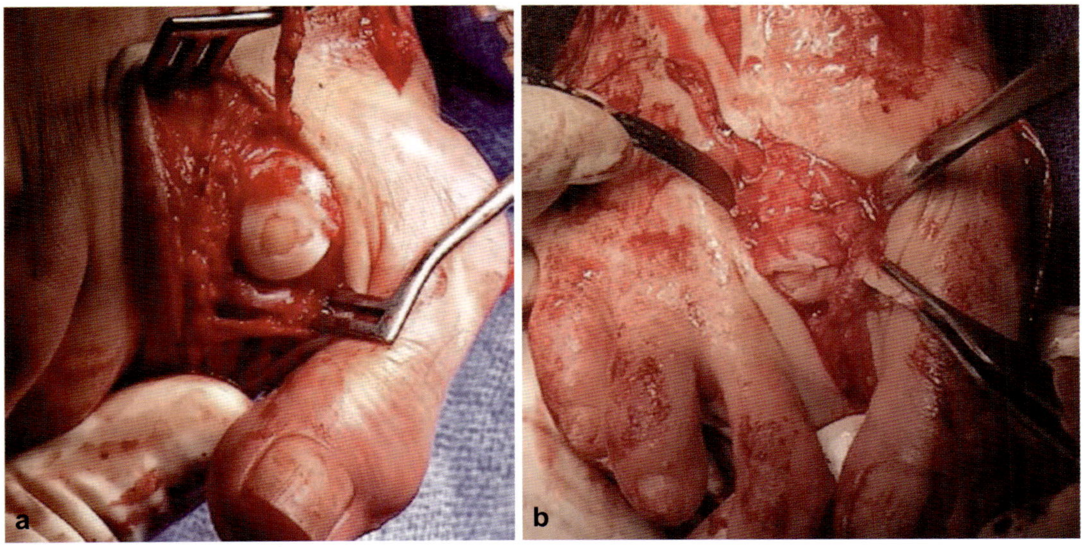

图 5.9 第二跖趾关节炎背伸截骨

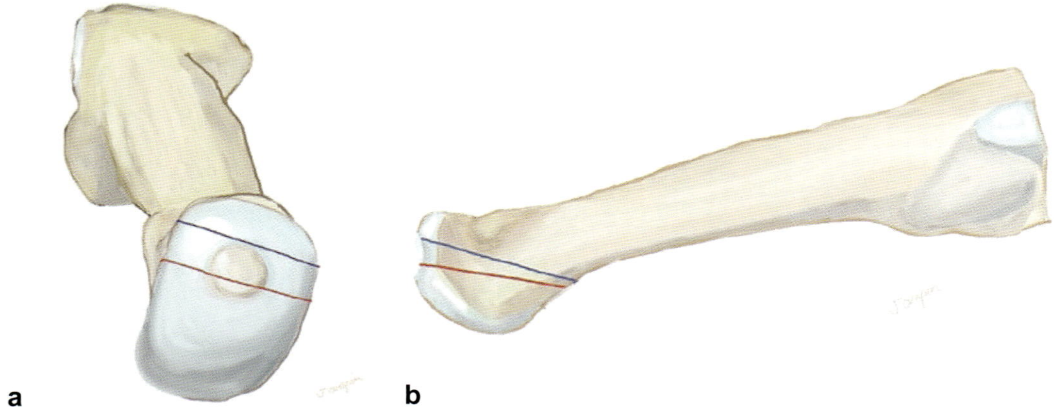

图 5.10 背伸截骨术：上（蓝）和下（红）截骨线标记出截骨位置

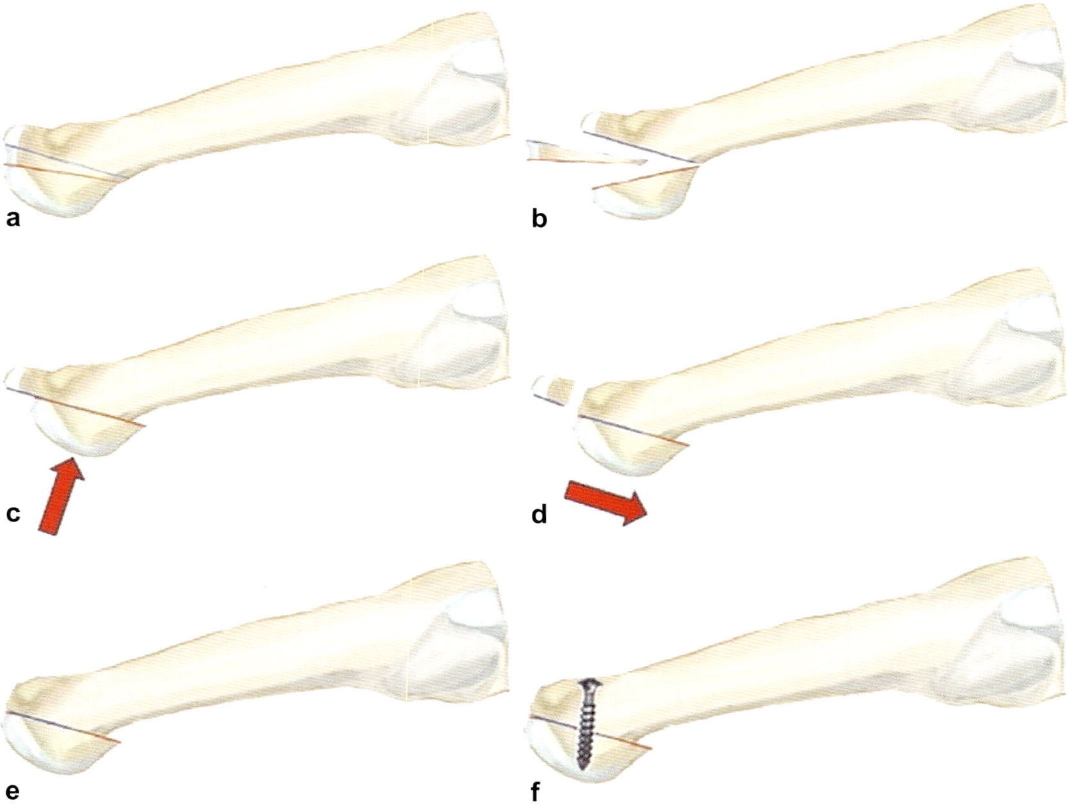

图 5.11　背伸截骨术：手术技术图示

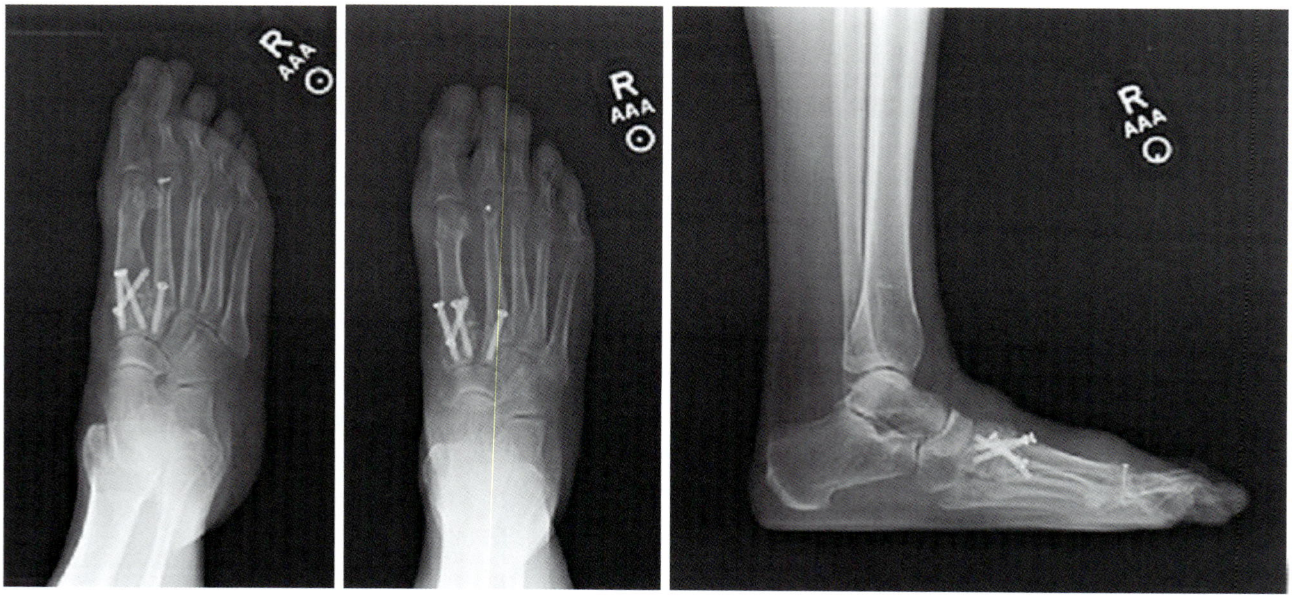

图 5.12　背伸截骨术。术后 6 个月随访时 X 线片

病例 5.4　近节趾骨基底截骨术（Akinette 手术）

➢ 病史

- 56 岁男性，有长期的渐进性跗外翻畸形伴有疼痛，同时伴有第二趾的渐加重的背伸畸形。他的畸形相当严重，伴有明显的跗囊炎和第二趾重叠和交叉。
- 体检发现跖骨跖侧胼胝伴有疼痛，同时在第二跖趾关节处也有压痛。
- 为了矫正跗外翻畸形，进行了 Ludloff 截骨术。第二趾用 Weil 截骨联合关节囊和软组织松解术处理。并采用轴向克氏针固定以保持跖趾关节松解后状态。
- 尽管这位患者在跗外翻和爪形趾矫正手术后恢复良好，但他的第三趾趾甲又出现了新的问题，摩擦第二趾的下表面，形成了一个疼痛的胼胝（图 5.13）。
- 在所有非手术治疗措施均失败后，我们建议在第三近节趾骨侧方进行闭合楔形截骨，以重新调整第三趾力线。

➢ 手术技术

- 在第三趾近节趾骨背侧做纵切口。进行钝性分离，找到趾长伸肌腱。在肌腱的内侧行全厚切开，用 Hohmann 拉钩保护周围的软组织，包括跖侧的屈肌腱。
- 在近节趾骨外侧皮质行两次截骨，截骨线相会聚，并保留内侧皮质和骨膜的完整。截骨在干骺区进行，以达到最大程度的矫形作用，并避免造成关节僵硬。
- 去除截下的外侧基底部骨块，并闭合截骨面，再轴向穿过克氏针进行固定。术中检查手术效果，然后在第四趾行相同的截骨（图 5.14）。
- 术后 10~14 天拆线，允许其在术后 3 周内穿术后鞋负重，克氏针在 6 周时拆除，改用鞋底坚硬的支撑鞋。12 周时允许前足完全负重。X 线片显示骨质明显愈合（图 5.15）。
- 患者对手术效果满意，外侧足趾力线恢复正常（图 5.16）。

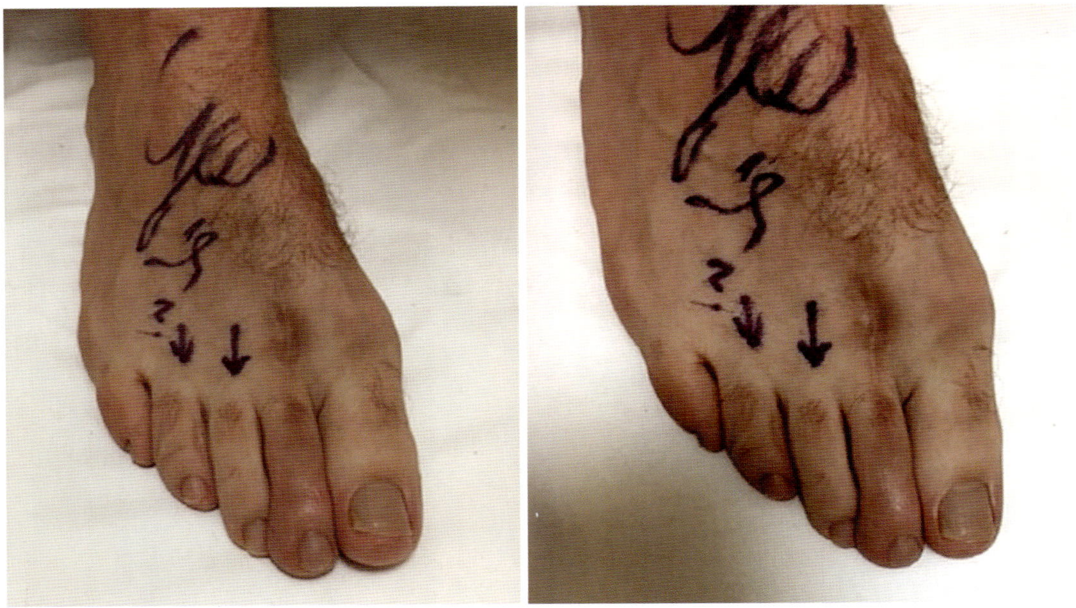

图 5.13　第三趾在第二趾下方摩擦引发疼痛

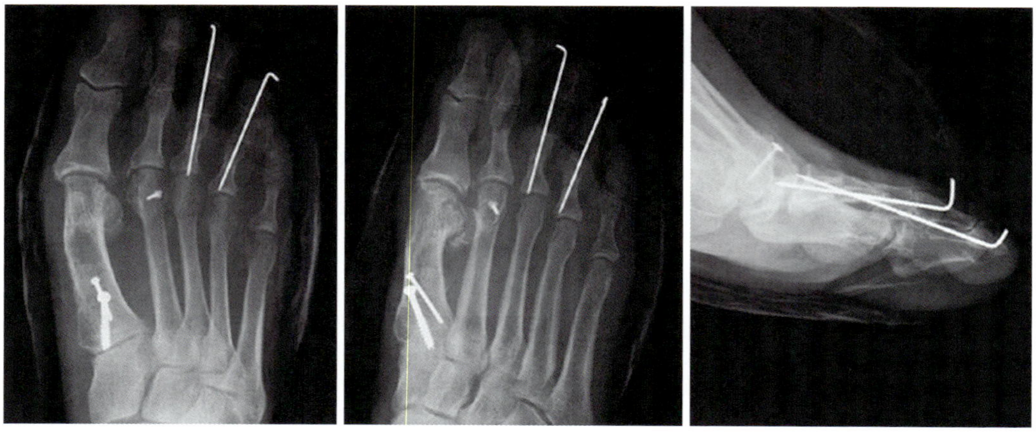

图 5.14 第三、四趾行 Akinette 截骨术，术后 X 线片

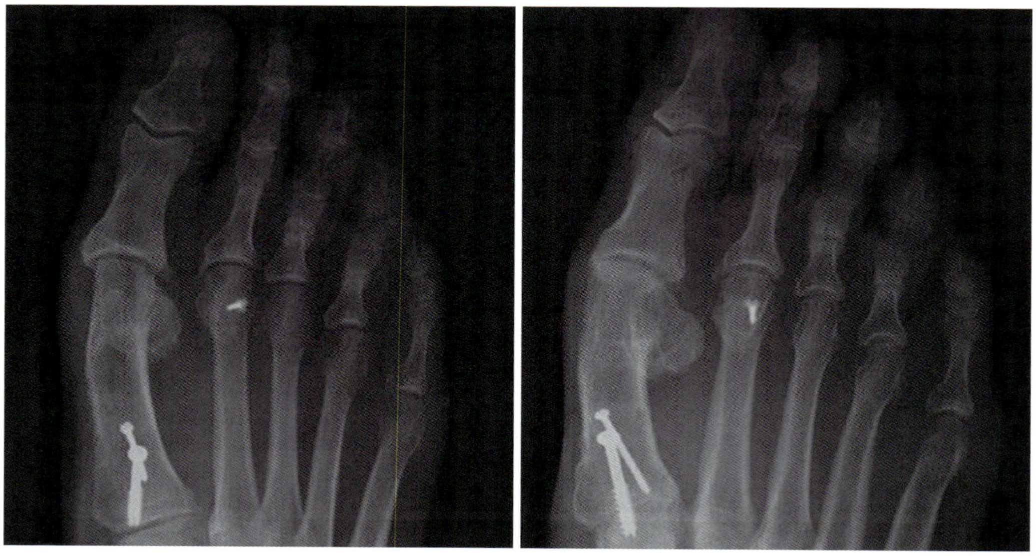

图 5.15 第三、四趾行 Akinette 截骨术，术后 12 周 X 线片

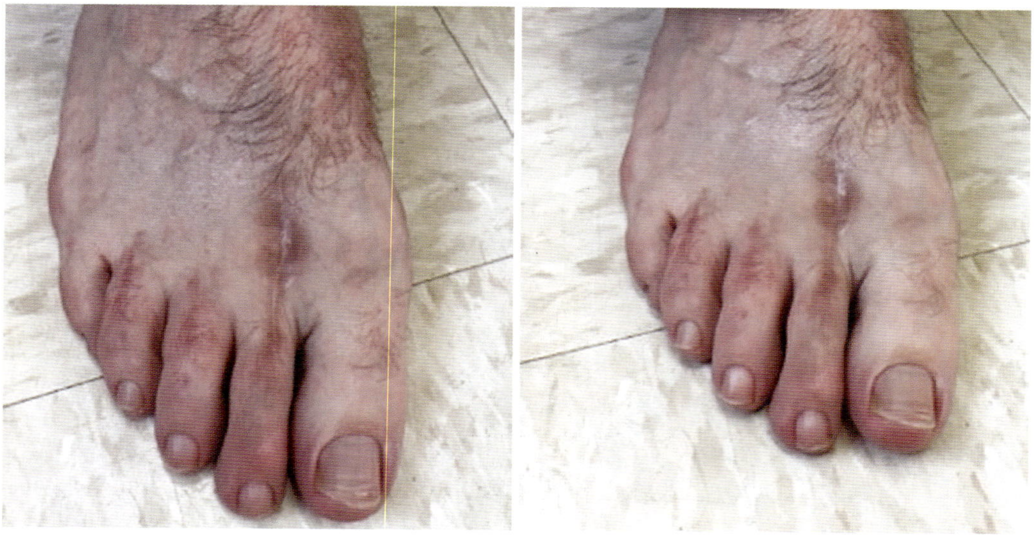

图 5.16 行 Akinette 截骨术后最终临床效果

（Gonzalo F. Bastías，Jakrapong Orapin，Lew C. Schon 著 王 智 译 张明珠 审校）

参考文献

1. Schuh R, Trnka HJ. Metatarsalgia: distal metatarsal osteotomies. Foot Ankle Clin. 2011;16(4):583–95.
2. Hofstaetter SG, Hofstaetter JG, Petroutsas JA, Gruber F, Ritschl P, Trnka HJ. The Weil osteotomy: a seven-year follow-up. J Bone Joint Surg (Br). 2005;87-B(11):1507–11.
3. Doty JF, Coughlin MJ, Weil L Jr, Nery C. Etiology and management of lesser toe metatarsophalangeal joint instability. Foot Ankle Clin. 2014;19(3):385–405.
4. Chadwick C, Saxby TS. Hammertoes/Clawtoes: metatarsophalangeal joint correction. Foot Ankle Clin. 2011;16(4):559–71.
5. Weil L Jr, Weil LS Sr. Osteotomies for bunionette deformity. Foot Ankle Clin. 2011;16(4):689–712.
6. Maceira E, Monteagudo M. Transfer metatarsalgia post hallux valgus surgery. Foot Ankle Clin. 2014;19(2):285–307.
7. Highlander P, VonHerbulis E, Gonzalez A, Britt J, Buchman J. Complications of the Weil Osteotomy. Foot Ankle Spec. 2011;4(3):165–70.
8. Trnka HJ, Gebhard C, Muhlbauer M, Ivanic G, Ritschl P. The Weil osteotomy for treatment of dislocated lesser metatarsophalangeal joints: good outcome in 21 patients with 42 osteotomies. Acta Orthop Scand. 2002;73(2):190–4.
9. Devos Bevernage B, Leemrijse T. Predictive value of radiographic measurements compared to clinical examination in the preoperative planning for a Weil osteotomy. Foot Ankle Int. 2008;29:142–9.
10. Barouk P. Recurrent metatarsalgia. Foot Ankle Clin. 2014;19(3):407–24.
11. Khurana A, Kadamabande S, James S, Tanaka H, Hariharan K. Weil osteotomy: assessment of medium term results and predictive factors in recurrent metatarsalgia. Foot Ankle Surg. 2011;17(3):150–7.
12. Perez-Munoz I, Escobar-Anton D, Sanz-Gomez TA. The role of Weil and triple Weil osteotomies in the treatment of propulsive metatarsalgia. Foot Ankle Int. 2012;33(6):501–6.
13. Trnka HJ, Nyska M, Parks BG, Schon LC. Dorsiflexion contracture after the Weil osteotomy: results of cadaver study and three-dimensional analysis. Foot Ankle Int. 2001;22(1):47–50.
14. Snyder J, Owen J, Wayne J, Adelaar R. Plantar pressure and load in cadaver feet after a Weil or Chevron osteotomy. Foot Ankle Int. 2005;26(2):158–65.
15. Maestro M, Besse J-L, Ragusa M, Berthonnaud E. Forefoot morphotype study and planning method for forefoot osteotomy. Foot Ankle Clin. 2003;8(4):695–710.
16. Melamed EA, Schon LC, Myerson MS, Parks BG. Two modifications of the Weil osteotomy: analysis on Sawbone models. Foot Ankle Int. 2002;23(5):400–5.
17. Lau JTC, Stamatis ED, Parks BG, Schon LC. Modifications of the Weil osteotomy have no effect on plantar pressure. Clin Orthop Relat Res. 2004;421:194–8.
18. Pearce CJ, Calder JD. Metatarsalgia: Proximal Metatarsal Osteotomies. Foot Ankle Clin. 2011;16(4):597–608.
19. Derner R, Meyr AJ. Complications and salvage of elective central metatarsal osteotomies. Clin Podiatr Med Surg. 2009;26(1):23–35.
20. Trnka HJ, Muhlbauer M, Zettl R, Myerson MS, Ritschl P. Comparison of the results of the Weil and Helal osteotomies for the treatment of metatarsalgia secondary to dislocation of the lesser metatarsophalangeal joints. Foot Ankle Int. 1999;20(2):72–9.
21. Migues A, Slullitel G, Bilbao F, Carrasco M, Solari G. Floating-toe deformity as a complication of the Weil osteotomy. Foot Ankle Int. 2004;25(9):609–13.
22. Garg R, Thordarson DB, Schrumpf M, Castaneda D. Sliding oblique versus segmental resection osteotomies for lesser metatarsophalangeal joint pathology. Foot Ankle Int. 2008;29(10):1009–14.
23. Doty JF, Coughlin MJ. Metatarsophalangeal joint instability of the lesser toes. J Foot Ankle Surg. 2014;53(4):440–5.
24. Sferra J, Arndt S. The crossover toe and valgus toe deformity. Foot Ankle Clin. 2011;16(4):609–20.
25. Barg A, Courville XF, Nickisch F, Bachus KN, Saltzman CL. Role of collateral ligaments in metatarsophalangeal stability: a cadaver study. Foot Ankle Int. 2012;33(10):877–82.
26. Nery C, Coughlin MJ, Baumfeld D, Raduan FC, Mann TS, Catena F. Prospective evaluation of protocol for surgical treatment of lesser MTP joint plantar plate tears. Foot Ankle Int. 2014;35(9):876–85.
27. Flint WW, Macias DM, Jastifer JR, Doty JF, Hirose CB, Coughlin MJ. Plantar plate repair for lesser metatarsophalangeal joint instability. Foot Ankle Int. 2016;38(3):234–42.
28. Haddad SL, Sabbagh RC, Resch S, Myerson B, Myerson MS. Results of flexor-to-extensor and extensor brevis tendon transfer for correction of the crossover second toe deformity. Foot Ankle Int. 1999;20(12):781–8.
29. Nickisch F, Hodges Davis W. Basilar proximal phalangeal osteotomy (Akinette) for recalcitrant lesser-toe horizontal plane deformities. Tech Foot Ankle Sur. 2008;7(1):41–4.
30. Hodges Davis W, Anderson RB, Thompson FM, Hamilton WG. Proximal phalanx basilar osteotomy for resistant angulation of the lesser toes. Foot Ankle Int. 1997;18:103–4.
31. Boyer ML, DeOrio JK. Transfer of the flexor digitorum longus for the correction of lesser-toe deformities. Foot Ankle Int. 2016;28(4):422–30.
32. Kwon JY, De Asla RJ. The use of flexor to extensor transfers for the correction of the flexible hammer toe deformity. Foot Ankle Clin. 2011;16(4):573–82.
33. Myerson MS, Jung HG. The role of toe flexor-to-extensor transfer in correcting metatarsophalangeal joint instability of the second toe. Foot Ankle Int. 2005;26(9):675–9.
34. Bhatia D, Myerson MS, Curtis MJ, Cunningham BW, Jinnah RH. Anatomical restraints to dislocation of the second metatarsophalangeal joint and assessment of a repair technique. J Bone Joint Surg Am.

1994;76:1371–5.
35. Myers SH, Schon LC. Forefoot tendon transfers. Foot Ankle Clin. 2011;16(3):471–88.
36. Capobianco CM. Surgical treatment approaches to second metatarsophalangeal joint pathology. Clin Podiatr Med Surg. 2012;29(3):443–9.
37. Kilic A, Cepni KS, Aybar A, Polat H, May C, Parmaksizoglu AS. A comparative study between two different surgical techniques in the treatment of late-stage Freiberg's disease. Foot Ankle Surg. 2013;19(4):234–8.
38. Cerrato RA. Freiberg's disease. Foot Ankle Clin. 2011;16(4):647–58.
39. Helix-Giordanino M, Randier E, Frey S, Piclet B. French association of foot s. treatment of Freiberg's disease by Gauthier's dorsal cuneiform osteotomy: retrospective study of 30 cases. Orthop Traumatol Surg Res. 2015;101(6 Suppl):S221–5.
40. Erdil M, Imren Y, Bilsel K, Erzincanli A, Bulbul M, Tuncay I. Joint debridement and metatarsal remodeling in Freiberg's infraction. J Am Podiatr Med Assoc. 2013;103(3):185–90.
41. Xie X, Shi Z, Gu W. Late-stage Freiberg's disease treated with dorsal wedge osteotomy and joint distraction arthroplasty: technique tip. Foot Ankle Int. 2012;33(11):1015–7.
42. Nixon DC, McKean RM, Klein SE, Johnson JE, McCormick JJ. Rheumatoid forefoot reconstruction in the nonrheumatoid patient. Foot Ankle Int. 2017;38(6):605–11.
43. Schade VL. Surgical management of Freiberg's infraction: a systematic review. Foot Ankle Spec. 2015;8(6):498–519.
44. Gauthier G, Elbaz R. Freiberg's infraction: a subchondral bone fatigue fracture. A new surgical treatment. Clin Orthop Relat Res. 1979;(142):93–5.
45. Kim J, Choi WJ, Park YJ, Lee JW. Modified Weil osteotomy for the treatment of Freiberg's disease. Clin Orthop Surg. 2012;4(4):300.
46. Mann RA, Chou LB. Surgical management for intractable metatarsalgia. Foot Ankle Int. 1995;16(6):322–7.
47. Giannini S, Faldini C, Vannini F, Digennaro V, Bevoni R, Luciani D. The minimally invasive osteotomy "S.E.R.I." (simple, effective, rapid, inexpensive) for correction of bunionette deformity. Foot Ankle Int. 2008;29(3):282–6.
48. Bertrand T, Parekh SG. Bunionette deformity: etiology, nonsurgical management, and lateral exostectomy. Foot Ankle Clin. 2011;16(4):679–88.
49. Lee DC, de Cesar Netto C, Staggers JR, Siegel R, Chen R, Bae S-Y, et al. Clinical and radiographic outcomes of the Kramer osteotomy in the treatment of bunionette deformity. Foot Ankle Surg. 2017
50. Baumhauer JF, Digiovanni BF. Osteotomies of the fifth metatarsal. Foot Ankle Clin. 2001;6(3):491–8.
51. Cooper MT, Coughlin MJ. Subcapital oblique osteotomy for correction of bunionette deformity. Foot Ankle Int. 2013;34(10):1376–80.
52. Weitzel S, Trnka HJ, Petroutsas J. Transverse medial slide osteotomy for bunionette deformity: long-term results. Foot Ankle Int. 2007;28(7):794–8.
53. Michels F, Van Der Bauwhede J, Guillo S, Oosterlinck D, de Lavigne C. Percutaneous bunionette correction. Foot Ankle Surg. 2013;19(1):9–14.
54. Magnan B, Samaila E, Merlini M, Bondi M, Mezzari S, Bartolozzi P. Percutaneous distal osteotomy of the fifth metatarsal for correction of bunionette. J Bone Joint Surg Am. 2011;93(22):2116–22.

第二篇 足踝创伤

第六章

Pilon 骨折翻修术

引言

胫骨远端穹隆部骨折即使采用最精细的治疗，其疗效也差强人意。这些损伤可能是由于低能量旋转暴力或更典型的高能量损伤机制造成的，常累及关节并伴有不同程度的骨质压缩。最重要的是，这种骨折往往合并严重的软组织损伤，而后者通常决定了 Pilon 骨折的治疗。目前的标准治疗是分期重建：一期先行外固定，待软组织恢复后，再进行最终手术固定[1,2]。虽然在治疗这类损伤时经过缜密考虑，但仍可能出现多种并发症，如骨不连、畸形愈合、感染、缺血性坏死和创伤后关节炎等[3-10]。

治疗过程中可能会出现多种并发症。开放性 Pilon 骨折严重影响软组织覆盖[9]。首要的是应用适当的抗生素和进行清创，然后再考虑其后的固定计划。多项研究表明，开放性 Pilon 骨折感染和不愈合风险更高[3,10]。患者自身因素也是导致并发症的潜在原因，糖尿病、外周血管疾病和长期使用类固醇等并存疾病可能影响软组织和骨的愈合。需仔细考量的不仅仅是骨折本身，更要顾及患者的全身情况。即使在初始阶段对骨折进行了看似完美的处理，预后仍可能不理想。Pilon 骨折并发症的处理是极其复杂的，需要缜密的治疗计划。

病理解剖学

这类损伤预后差的原因与损伤机制有关。根据定义，Pilon 骨折是胫骨远端关节面的撞击性损伤，这使软骨即刻受到不可逆的损伤。即使关节面得到解剖复位并恢复力线，但原始损伤带来的是对关节软骨的永久性影响。可能导致胫骨穹隆部的缺血性坏死（AVN），如果关节面很早塌陷，则会出现有症状的创伤后关节炎。

预后不良的其他因素与解剖有关。胫骨远端干骺端 - 骨干交界处原本就血液供应不足，存在骨不连的风险[11]。软组织损伤又进一步破坏了血供。此外，手术的解剖分离也会造成血供的进一步损伤，这就是为什么需要在手术中进行精细的组织分离和精心切口设计的关键所在。患者的其他危险因素包括吸烟、周围血管疾病或糖尿病等，这些都会增加骨不连的风险。

Pilon 骨折常存在关节面、干骺端及腓骨的严重粉碎性骨折。虽然关节面的解剖复位至关重要，但胫骨干骺端和腓骨的治疗同样重要，后者治疗的主要目的是恢复力线和旋转[12]。否则，就会发生畸形愈合，而且在将来会更难处理，尤其是在有创伤性关节炎的情况下[5,7]。腓骨畸形愈合应尽量避免，因为腓骨后期复位更加困难，并可能影响切口选择。由于这通常在外固定时进行，目前的建议是让后期处理骨折的手术医生来处理腓骨。胫骨干骺端内侧常有严重粉碎性骨折，这使胫骨内侧柱缩短导致内翻畸形愈合，并进而影响下肢力线。

以上都是初次手术中难以处理的问题。当考虑对 Pilon 骨折进行翻修时，矫正畸形将变得愈加困难。因此，Pilon 骨折翻修时最常考虑的是踝关节融合，或者在软组织覆盖较差的情况下进行截肢。很少有病例报告和病例系列研究支持保留踝关节。

患者评估和失败原因分析

病史和体格检查

Pilon 骨折翻修成功的第一步是确定初次治疗失败的原因。由于患者自身因素是 Pilon 骨折固定失败的主要原因，完整的病史非常重要。了解损伤机制以及骨折是开放还是闭合，可以很好地掌握受伤时软组织的损伤程度。治疗中的细节是至关重要的，包括手术的时间和次数、最初的外固定情况以及已有的早期并发症。所有这些因素都会影响重建手术方案的选择。

患者的既往史和个人史是另一个重要的潜在可改善因素。糖尿病患者的糖化血红蛋白（HgbA1C）、周围血管疾病、自身免疫疾病的良好控制，对最大限度增加血供和愈合都非常重要。如果患者 Hgb A1C 升高，应转诊至内分泌科进行更严格的血糖控制。对有周围血管疾病病史或外周血管搏动差的患者，请血管外科医生会诊解决近端的阻塞问题。虽然自身免疫性疾病不能治愈，但用来改变病情的抗风湿药物（DMARDs）应根据需要进行记录和保存。患者的社会状况也是治疗的重要影响因素。众所周知，尼古丁会引起小血管收缩，增加骨不愈合风险。药物滥用和没有控制的精神障碍，因无依从性和治疗结果差都被认为是切开复位内固定（open reduction and internal fixation，ORIF）翻修的禁忌证。

此外，还应该进行一次彻底全面的体格检查，记录既往切口、踝关节功能和畸形情况。若条件允许，任何翻修手术都应使用先前的切口，这是因为额外切口都可能会破坏软组织的剩余血供。进行包括评估神经病变在内的全面神经血管检查是必不可少的。应评估踝关节、后足关节和跗横关节的活动度。踝关节活动明显受限的患者可能无法从保留关节的重建中受益。临床上，应在患者站立时评估下肢的整体力线情况，应检查冠状面和矢状面的力线情况，以及双下肢是否等长。Pilon 骨折患者有时可能存在同侧近端损伤，这可能会影响远端力线，应在术前计划中加以考虑。

影像学检查

踝关节和足部负重位 X 线片用于评估下肢和踝关节的整体力线情况，以及关节间隙变窄程度和有无关节炎。如有必要，应行小腿全长 X 线片检查，以评估骨折近端畸形情况。当存在关节不对称、塌陷或硬化时，需行踝穴位 X 线片检查。平片即可评估腓骨的长度及是否复位。应检查体内残留植入物是否穿透关节，若考虑进一步手术，应取出植入物，尤其是那些已断裂的植入物，这可能会有些困难，需术前做好计划。

计算机断层扫描（CT）在 Pilon 骨折翻修术前计划中是一种非常有用的检查，为手术医生提供了详细的骨结构图像[13]。通过 CT 图像，能够观察到三维方向上的力线情况；也可以观察到关节复位是否准确、目前关节退变的范围；还可以评估畸形及未复位骨块的情况。此外，也可在穹隆部的不同区域显示出缺血性坏死部位的硬化情况。对有畸形但关节表面保存完好的患者，可以考虑保留关节。对关节炎或关节塌陷范围较广的患者，关节融合或踝关节置换可能是更好的选择。CT 还可以显示其他的信息，包括关节复位或下胫腓联合不稳情况。对于疑似骨髓炎的患者，可以分辨吸收区与死骨。

如有可能，回顾最初的影像学资料包括 X 线片和 CT 图像非常重要。这些图像信息可以提供初始损伤时重要的骨骼细节和原始复位的好坏。将这些与当前的 X 线片进行比较，可以提供有关内翻（或外翻）畸形愈合与塌陷，以及是否存在关节面塌陷或畸形的信息。

实验室检查

除影像学检查外，还应进行实验室检查。与任何翻修手术一样，应进行感染指标的检查，包括白细胞分类计数（WBC）、C 反应蛋白（CRP）和红细胞沉降率（ESR）。上述任何一个实验室数据升高都应考虑到感染，这可能会改变治疗流程。即使实验室指标都正常，也可能存在亚临床感染，这一比率可高达 20%[14]。因此，术中应取骨组织标本进行病理学检查。向患者告知术中可能会遇到感染，这可能会改变术后治疗进程。

手术计划及注意事项

术前计划应考虑多种因素。在准备翻修时，必须考虑先前切口、体内原有植入物和残留畸形。所有这些因素决定了重建手术时的体位、切口以及需要哪些固定材料。

原有植入物

体内原有植入物必须重点考虑。手术医生应

确定是否需要取出全部或部分植入物。理想情况下，只有当原有植入物妨碍新的植入物置入或需要截骨时，才考虑取出。通过先前的手术记录或电子病历了解植入物的类型有利于手术计划的制订。若先前手术是在其他医院完成的，则尽量去收集院外记录。最重要的是要有合适的螺丝刀套件和取钉器械。此外，对难以取出的植入物，断钉取出套件和截骨也是不可或缺的。

患者体位

患者体位取决于采用何种手术入路。最常见的是仰卧位。不过，如果之前放置植入物时使用过外侧入路或后外侧入路，则俯卧位可能更有用。然而，在俯卧位观察关节面相当不容易，而且要在俯卧位完成重建手术或截骨也是困难重重。有时需要先俯卧，再仰卧。这可能增加手术时间并制订额外的手术计划。作为前、后方结构需同时手术的另一种选择，侧卧位可使手术医生能够在小腿的后外侧和前部进行操作。

手术入路

在术前计划中，还必须制订矫正畸形的入路。由于该区域软组织的特性，先前损伤的软组织覆盖问题必须仔细斟酌。如果初始损伤是开放性骨折或需皮瓣移植覆盖，则应避开这些区域。理想情况下，重建过程应尽可能通过先前的入路完成。然而，手术医生不应因使用先前切口而影响暴露。如果之前使用了一个具有明显软组织剥离的长切口，则应避免使用另一个长切口，以免软组织血运进一步遭到破坏。如果应用恰当，经皮技术在这种情况下也可能获益。

如果前内侧入路和前外侧入路先前使用过，则可继续使用[5,15,16]。后外侧入路通过一个切口同时处理胫骨后方和腓骨，可与另一个前侧入路联合使用。

作者推荐采用前侧入路，因为前侧入路可更好地暴露胫骨远端干骺端和关节面。经典的是由趾长伸肌腱（EDL）和蹈长伸肌腱（EHL）之间进入。其通常被描述为 EDL 和 EHL 之间的平面，但在实际操作中通常从蹈长伸肌腱（EHL）和胫前肌腱（TA）之间的间隔进入。利用后者，可使神经血管束在 EHL 下得到保护并向外牵拉。暴露关节面，对关节进行检查。如果关节保存良好，此入路下可进行截骨，以恢复力线。如果不考虑保留关节，此入路可为软骨清理、融合提供良好的视野，这也是全踝关节置换术的一种常见入路。

病例分析

病例 6.1　感染病例

➢ 病史

29 岁男性，从 2 米多高的梯子上摔下，造成闭合粉碎性 Pilon 骨折。在软组织愈合的同时，患者行外固定以暂时稳定骨折，以便软组织愈合（图 6.1a）。初次门诊就诊时，骨折导致的水疱主要位于前外侧，需延迟固定。伤后 1 周，初次手术采用后外侧入路进行，给予固定腓骨和胫骨后方。后路固定后 10 天，采用前外侧入路固定胫骨前方，内踝通过内侧小切口经皮复位（图 6.1b）。其后 3 周，患者前侧切口持续有渗出，并出现持续性疼痛。病情稳定 4 周后，患者送手术室进行了一系列的冲洗引流和清创手术，并最终取出植入物。手术时采集的培养物培养出对甲氧西林敏感的金黄色葡萄球菌。患者口服头孢氨苄后出院，随后转诊治疗感染。

➢ 失败原因

- 未及时识别感染和伤口渗出。
- 未及时全程应用合适抗生素。
- 未愈合的骨折没有进行固定，导致畸形发生。

➢ 手术计划

- 用外固定架固定骨折。
- 多次清创并进行骨组织培养。
- 抗生素治疗完成后，去除外固定物、关节融合。

➢ 手术入路

- 踝关节前外侧入路（同先前入路）。
- 经皮 7.3 mm 直径拉力螺钉。

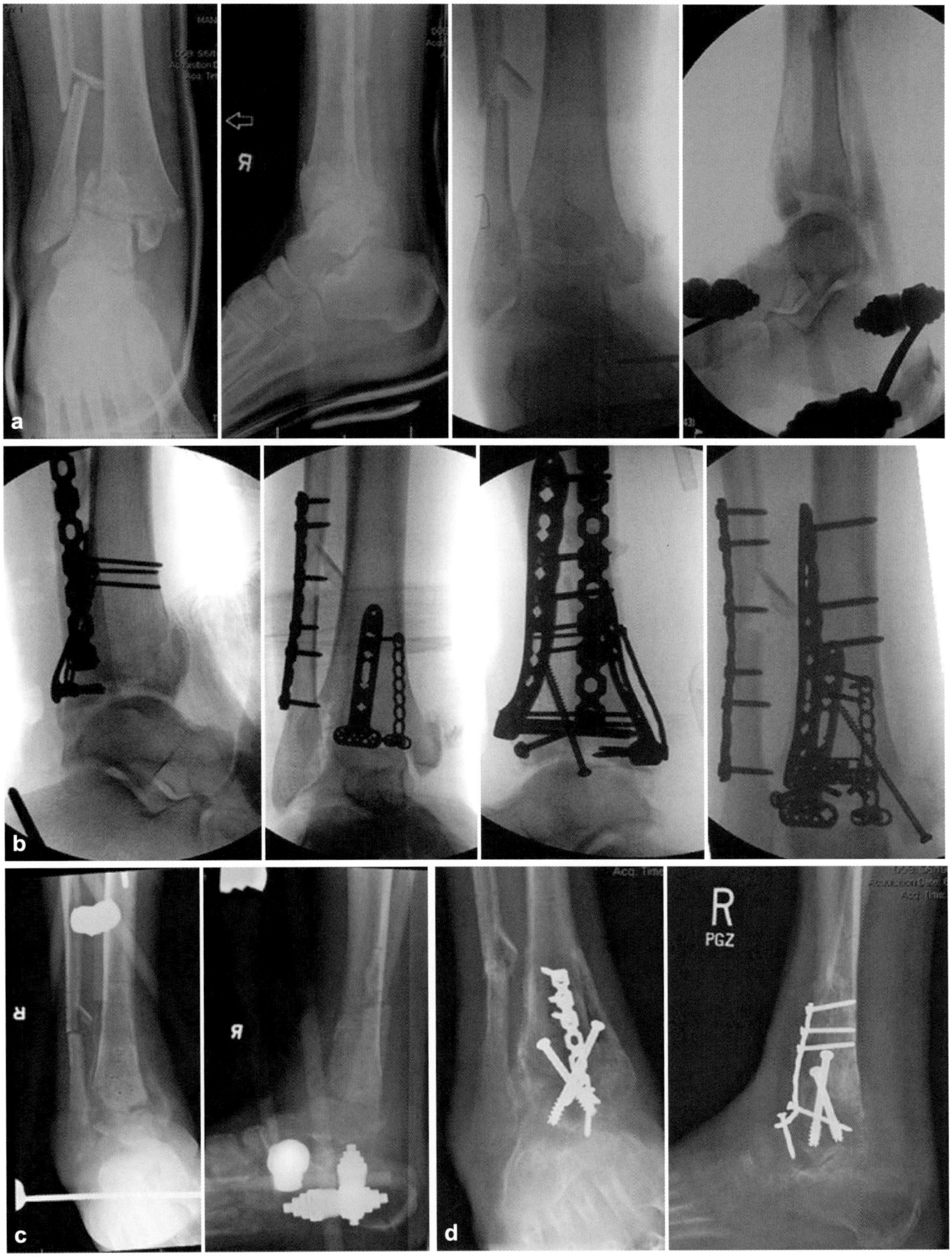

图 6.1 （a）29 岁男性，闭合粉碎性 Pilon 骨折 正位（左）和侧位（左中）、外固定后的正位（右中）和侧位（右）透视图像。（b）通过后外侧入路行胫骨后方固定和腓骨固定的透视图像：侧位（左）和正位（左中）。软组织条件稳定后通过前外侧入路进行最终固定情况：正位（右中）和侧位（右）透视图像。（c）翻修冲洗、清创、临时外固定术后即刻正位（左）、侧位（右）像。（d）经过 6 周的抗生素疗程后，患者行踝关节融合。术后 7 个月时显示踝关节融合获得牢固愈合的正位（左）和侧位（右）X 线片

> 植入物

- 外固定架。
- 7.3 mm 直径空心螺钉。
- 3.5 mm 重建接骨板 + 4.0 mm 直径皮质螺钉。

> 经验和教训

- 可能遇到残留的深部感染——需术中培养。
- 要考虑到骨丢失（感染）和创伤后骨囊肿。
- 需要矫正畸形（距骨前移）。

> 手术方法

患者进入手术室，进行反复冲洗、清创并进行术中培养。外固定架用于提供稳定性（图 6.1c）。患者采用经外周置入中央静脉导管通路，根据培养结果选择敏感抗生素，静脉注射 6 周。每周门诊随访，并评估软组织情况。抗生素治疗 1 周后，复查 ESR、CRP、WBC 均在正常范围内。在此基础上，再次手术骨培养，并计划行翻修融合治疗。

术中无明显感染迹象。既往踝关节前外侧切口用于显露关节。取出所有无血运骨，为踝关节融合做好准备。骨缺损区域用大块自体髂骨块植骨。畸形矫正后用斯氏针暂时固定。2 枚 7.3 mm 直径空心螺钉经皮穿过踝关节固定。通过先前的踝关节前方切口，将 5 孔 3.5 mm 重建接骨板塑形后置于关节前方，并用 4.0 mm 直径皮质螺钉固定于胫骨和距骨上。患者静脉注射抗生素，等待最终的培养结果。最终从患者骨培养中培养出甲氧西林敏感的金黄色葡萄球菌（MSSA）和耐甲氧西林凝固酶阴性葡萄球菌（MRCNS）。患者又接受了 6 周的静脉注射抗生素治疗。

术后，所有伤口最终愈合。抗生素治疗结束后，炎症指标保持在正常范围内。患者踝关节融合获得牢固愈合，中足和距下关节活动良好（图 6.1 d）。翻修术后大约 6 个月，患者重返工作岗位。

病例 6.2 感染和免疫功能低下

> 病史

46 岁女性，既往有脑卒中、狼疮、糖尿病病史，嗜烟。在高速机动车碰撞后致开放粉碎性 Pilon 骨折，伤口位于前方，长 4 cm（图 6.2a）。受伤当日送手术室行正规冲洗和清创，并放置外固定架（图 6.2b）。术后第一次随访时，伤口出现红斑和浆液性引流物，并伴有伤口裂开。患者直接入院并开始静脉注射抗生素治疗。术中培养物培养出耐万古霉素肠杆菌。患者完成抗生素疗程后，伤口逐渐愈合。开始使用抗生素 2 周后，单平面外固定架因骨外固定钉松动而开始失效。患者送手术室取出外固定架，改为短腿石膏制动。术中拆除外固定架，并彻底行钉道清创。局部用力可观察到骨折端异常活动。患者石膏制动，以维持骨折稳定性。术后第一次随访中，发现患者伤口恶化和畸形加重，随访 CT 扫描显示持续骨不连（图 6.2c）。转诊行最终治疗。

> 失败原因

- 多种并存疾病和免疫缺陷。
- 不恰当的骨折内外固定、稳定性不足。
- 未愈合的骨折未进行固定，导致畸形。

> 手术计划

- 用外固定架固定骨折。
- 反复清创，骨组织培养。
- 分期进行自体骨移植。

> 手术入路

- 踝关节前入路（同先前入路）。
- 用于腓骨植骨的经皮外侧切口。

> 植入物

- 多平面外固定架。

> 经验和教训

- 可能遇到残留的深部感染——需要术中培养。
- 需要矫正畸形。

> 手术方法

患者送手术室，进行冲洗、清创和多次重复骨组织培养，然后重新行外固定架维持稳定。考虑到患者有多种并存疾病，我们认为带有侧边框架的多平面外固定架更有利于患者早期负重。采用多平面

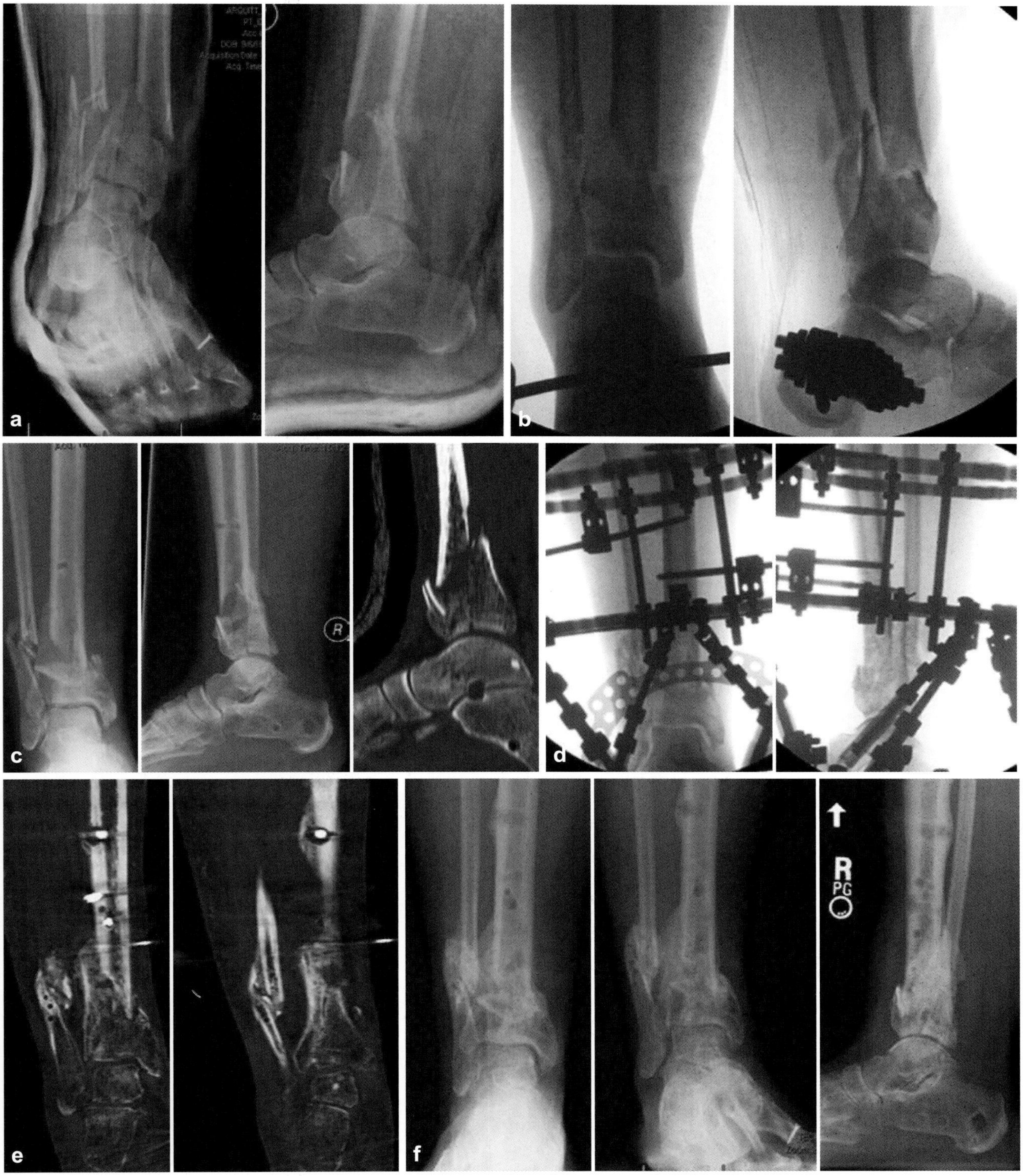

图 6.2 （a）46 岁女性。开放粉碎性 Pilon 骨折，伴多种并存疾病：正位（左）和侧位（右）透视图像。（b）初始进行冲洗、清创和单平面外固定架固定以改善力线：正位（左）和侧位（右）透视图像。（c）患者的伤口裂开，外固定架松动，需要取出。正位（左）和侧位（中）像显示持续的骨不连，在跟骨钉道部位透明区增大，在侧位像上最明显。CT 扫描图像（右）显示关节面和干骺端持续存在骨折线。（d）患者置入多平面外固定架。在重复冲洗、清创和稳定骨折后，正位（左）和侧位（右）透视图像。（e）冠状位 CT 扫描图像显示胫骨关节面和干骺端的骨性连接（左侧）以及腓骨骨折愈合（右侧）。（f）术后 12 个月时拍的正位（左）、踝穴位（中）和侧位（右）X 线片提示 Pilon 骨折愈合，对位对线良好，伴轻微关节炎改变

外固定架，矫正畸形（图 6.2d）。术中骨组织培养呈阴性。同时完成静脉注射抗生素疗程，各项炎症指标呈阴性后，患者送手术室治疗主要的骨不连。通过对先前开放伤口稍作延长进入骨折部位，清除骨不连部位的纤维组织。然后腓骨骨不连部位也通过一个小切口进行清理。两处缺损均采用自体髂骨植骨。手术中获取的培养液，最终结果呈阴性。

术后，患者门诊随访。伤口愈合后，患者即可通过外固定架负重。留置外固定架 5 个月后，CT 扫描显示胫、腓骨骨折处均有骨性连接（图 6.2e）。6 个半月拆除外固定架。术后 12 个月末次随访 X 线片提示骨折愈合，对位对线良好（图 6.2f）。患者无诉疼痛，并已不受限制地返回工作岗位。

病例 6.3　延误治疗病例

➢ 病史

43 岁男性，外来务工人员。伤后 2 周就诊，目的是对其 Pilon 骨折进行最终固定。他自称最初是在踢球时被拦截受伤的（图 6.3a）。伤后给予夹板制动，并被告知在门诊进行随访。伤后近 5 周时回急诊室接受治疗。此时，局部肿胀允许行手术治疗，诉轻微疼痛。夹板治疗期的最初 X 线片显示明显畸形（图 6.3b）。CT 扫描提示骨折粉碎且关节移位。

➢ 失败原因

- 就诊延迟。
- 原始骨折复位不理想。
- 粉碎性关节面已部分愈合。

➢ 手术计划

- 用外固定器恢复长度。
- 胫骨后方切开复位内固定。
- 胫骨前方切开复位内固定。
- 踝关节融合术。

➢ 手术入路

- 后外侧入路。
- 前路直切口。

➢ 植入物

- 小型螺钉植入物。
- 小型螺钉“勺”状接骨板。
- 4.0 mm 直径皮质螺钉。

➢ 经验和教训

- 需要处理已部分愈合的移位骨块。
- 必须做好将体位从后侧切换到前侧的计划。
- 做好前方粉碎性骨折处需要植骨的计划。

➢ 手术方法

考虑到受伤时间、当前畸形及关节粉碎程度，该患者已无法获得关节面的解剖复位，采用切开复位内固定矫正畸形和一期踝关节融合对患者更有利。患者取俯卧位，后外侧入路。放置外固定架作为复位工具。然后将处理重点转向胫骨后方，复位后用 T 形支撑板固定，腓骨通过同一切口固定（图 6.3c）。将患者仰卧，前路直切口进入关节。对干骺端和关节进行初步复位，用 4.0 mm 直径螺钉和克氏针临时固定。清理粉碎的胫骨碎片及距骨穹顶部关节软骨。跨关节放置前路“勺状”接骨板，4.0 mm 直径皮质螺钉置入胫骨和距骨（图 6.3d）。

术后 10 周，患者维持非负重状态，然后改为普通鞋。之后患者失访，直到术后 8 个月再次获得随访。X 线片显示融合获得牢固愈合（图 6.3 e）。患者自诉症状轻微，已恢复工作。

病例 6.4　畸形愈合

➢ 病史

25 岁女性，因“车祸致左踝部损伤 10 周”到门诊就诊（图 6.4a）。已在其他医院通过内侧切口进行了切开复位内固定治疗。术后一直维持非负重预防措施，最近开始穿着骨折靴负重。目前的 X 线片显示距骨前移伴关节复位不良（图 6.4b）。CT 用于评估畸形和固定情况（图 6.4c）。

➢ 失败原因

- 对骨折类型了解不够。

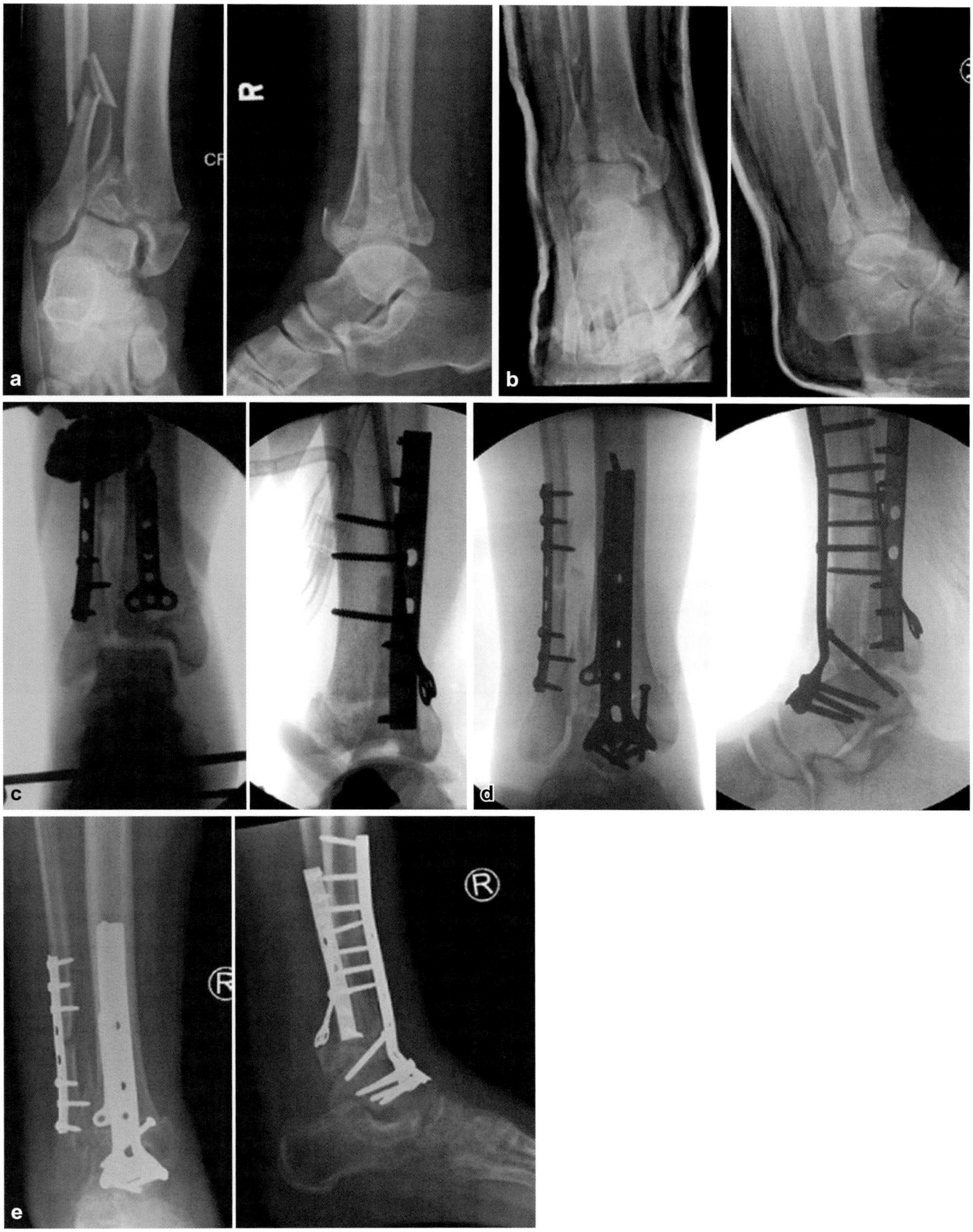

图 6.3 （a）43 岁男性，腿部受伤：正位（右）和侧位（左）X 线片。（b）伤后 5 周夹板固定。正位（左）和侧位（右）X 线片显示关节持续移位和严重的关节粉碎性骨折。（c）首先俯卧，通过后外侧入路固定腓骨和胫骨后方，如正位（左）和侧位（右）透视图像所示。（d）随后仰卧，前路直切口一期融合。正位（左）和侧位（右）透视图像显示长度和力线恢复情况。（e）术后 8 个月正位（右）和侧位（左）X 线片显示踝关节融合获得牢固愈合

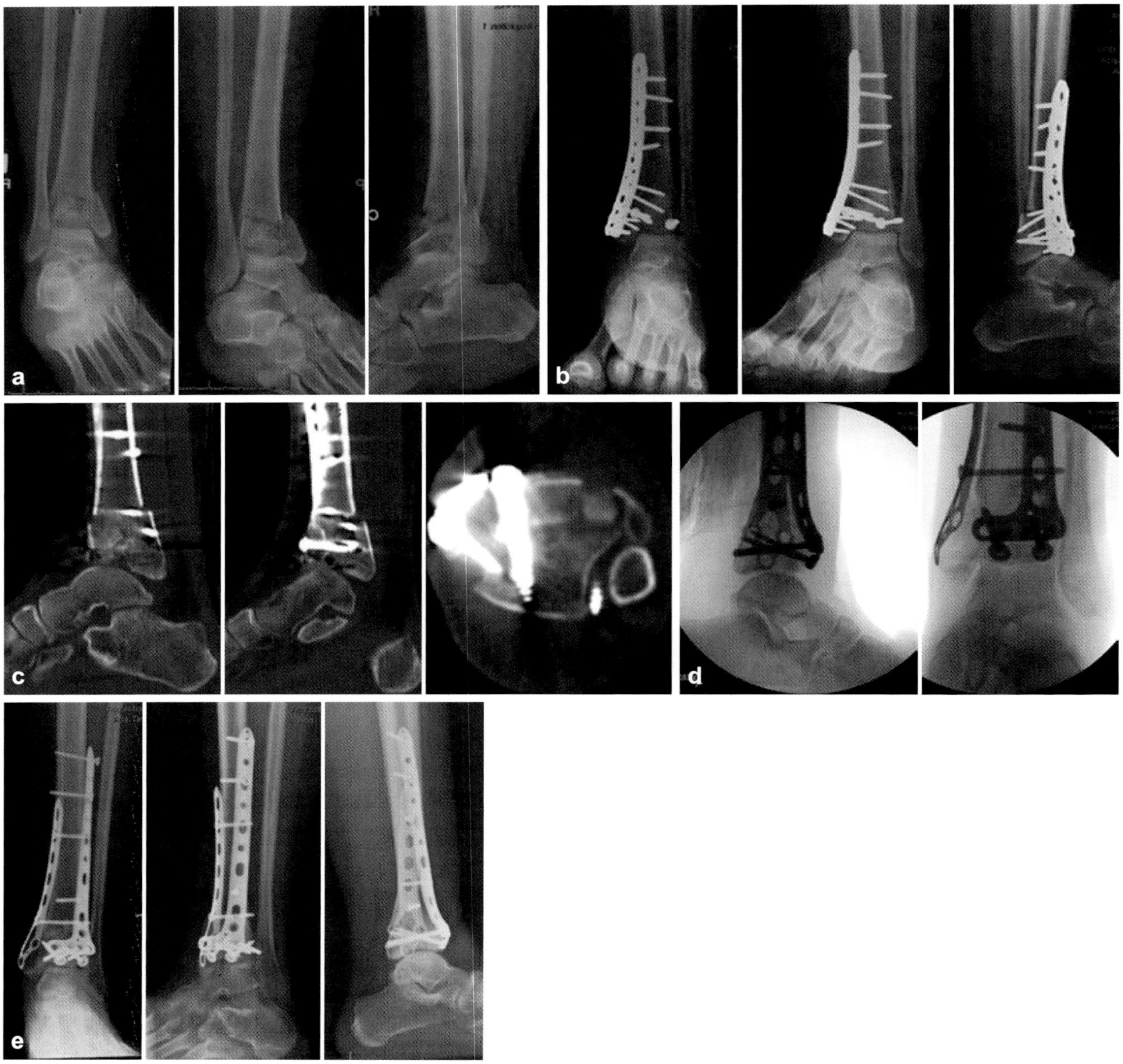

图 6.4 （a）25 岁女性，车祸致粉碎性 Pilon 骨折：正位（左）、踝穴位（中）及侧位（右）X 线片。（b）在外院通过内侧入路行 ORIF 治疗。正位（左）、踝穴位（中）和侧位（右）X 线片显示距骨前移伴关节复位不良，距骨前移在侧位片上显示最佳。（c）矢状位 CT 图像（左、中）显示距骨前移，关节碎片嵌顿，近端移位。轴位图像（右）显示关节前外侧节段不稳定，经皮前外侧螺钉进入下胫腓联合间隙。（d）患者重回手术室进行切开复位内固定翻修，给予截骨和关节重建。侧位（左）和正位（右）透视图像显示关节复位改善，距骨复位。（e）术后 2 年随访时 X 线检查提示轻微的关节炎进展：正位（左）、踝穴位（中）和侧方（右）X 线片

- 用于复位、固定的切口不正确。
- 关节复位不良。

➢ 手术计划

- 去除先前的植入物。
- 胫骨截骨寻找移位的关节碎片。
- 采用前外侧入路和接骨板进行切开复位内固定翻修手术。
- 内侧桥接接骨板。

➢ 手术入路

- 前外侧入路。
- 经皮内侧切口（先前内侧入路的延长）。

➢ 植入物

- 预弯的胫骨前外侧锁定接骨板。
- 薄型胫骨内侧板。
- 小型螺钉固定系统。
- 可用的断钉取出套件。

➢ 经验和教训

- 需计划前外侧切口，使之与先前内侧切口间的皮桥尽可能宽。
- 仔细截骨，以免影响和损坏移位的关节碎片。
- 需要解决距骨前移位问题。

➢ 手术方法

考虑到受伤时间、患者年龄及活动水平，向患者交代行切开复位内固定翻修，以及转为关节融合等方案。患者选择进行 ORIF 翻修术。患者送手术室后，植入物通过延长先前的内侧切口后取出。前外侧切口解剖分离至关节水平。打开胫骨前方皮质。然后对大的前外侧骨块进行松解和复位。骨折块的复位有助于减少距骨前移。用克氏针临时固定骨折块，放置一块长的前外侧接骨板。用经皮技术将其固定在胫骨上。通过先前的内侧切口放置另一块内侧接骨板经皮固定（图 6.4d）。

术后 10 周维持非负重状态，2 周开始进行关节活动度锻炼。在术后 26 个月随访时，患者仍然感觉关节僵硬，并因活动受限而存在不适感。关节间隙保留，患者没有要求进一步融合（图 6.4e）。

病例 6.5 骨不连

➢ 病史

47 岁女性，既往大量吸烟史。从约 5 米高的梯子上坠落，导致左踝关节闭合性损伤（图 6.5a）。初始治疗采用俯卧位，通过后外侧入路行胫骨后方和腓骨的切开复位内固定治疗（图 6.5b）。外固定架用于保持胫骨前方力线。伤后 2 周，顺利进行了切开复位内固定（图 6.5c）。其后门诊随访，16 个月复诊时诉疼痛逐步加重。X 线片显示植入物失效，考虑骨不连（图 6.5d）。随访 CT 显示关节面愈合，伴轻微关节炎变化，仅干骺端骨不连（图 6.5e）。

➢ 失败原因

- 吸烟。
- 前后联合入路。
- 内在愈合能力差。

➢ 手术计划

- 取出植入物。
- 骨不连部位清理。
- 用前外侧接骨板行切开复位内固定翻修。

➢ 手术入路

- 踝关节前入路（同先前入路）。
- 髂嵴切口取骨。

➢ 植入物

- 预弯的前外侧 Pilon 锁定接骨板。
- 小型螺钉内固定系统。
- 可用的断钉取出套件。

➢ 经验和教训

- 遇到残余深部感染可能
  - 需术中培养。
- 无法取出植入物。
- 需充分清理骨不连部位
  - 钻入骨不连处，以恢复髓内血流。
- 骨移植治疗萎缩性骨不连。

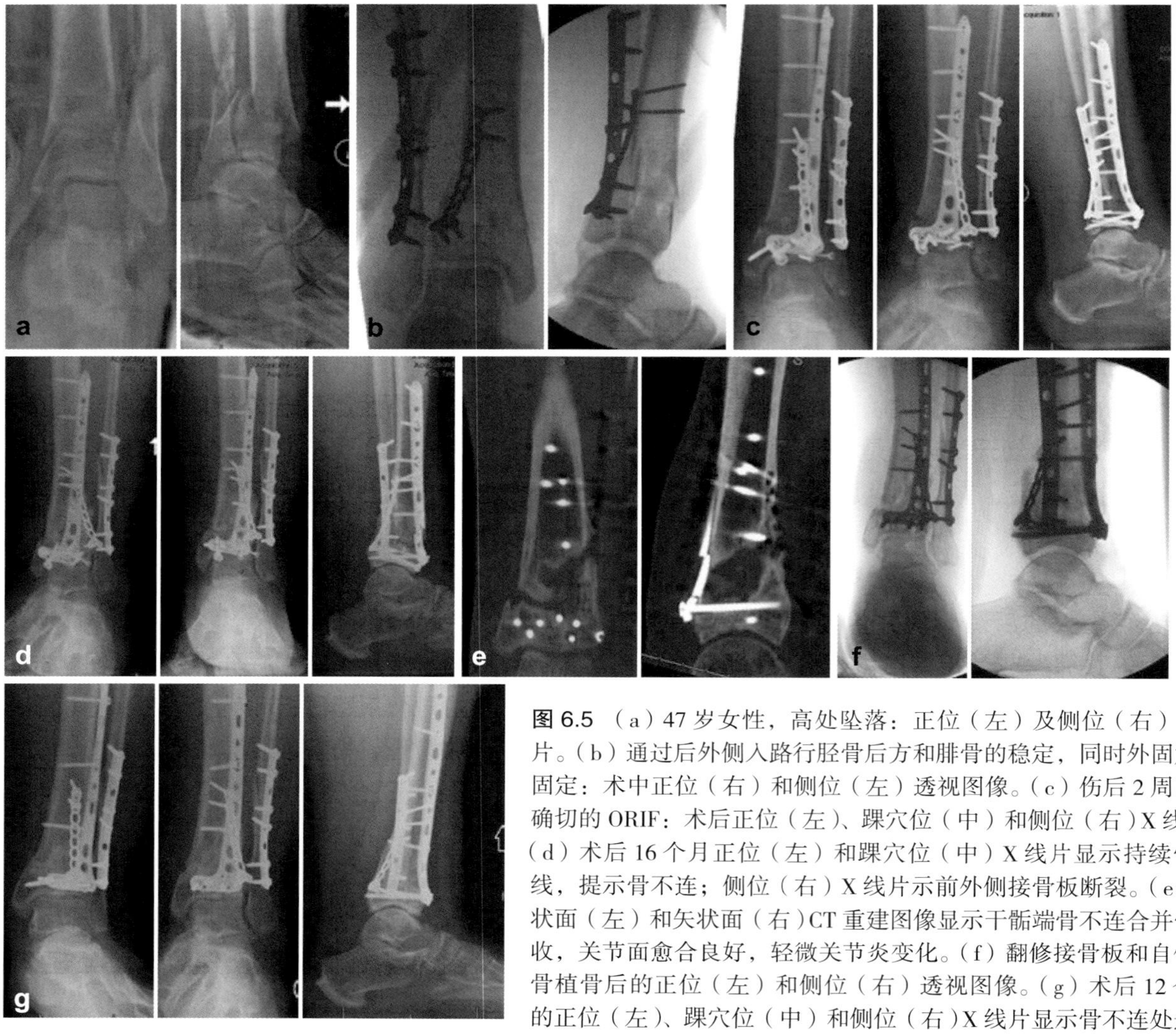

图 6.5 （a）47 岁女性，高处坠落：正位（左）及侧位（右）X 线片。（b）通过后外侧入路行胫骨后方和腓骨的稳定，同时外固定架固定：术中正位（右）和侧位（左）透视图像。（c）伤后 2 周，行确切的 ORIF：术后正位（左）、踝穴位（中）和侧位（右）X 线片。（d）术后 16 个月正位（左）和踝穴位（中）X 线片显示持续骨折线，提示骨不连；侧位（右）X 线片示前外侧接骨板断裂。（e）冠状面（左）和矢状面（右）CT 重建图像显示干骺端骨不连合并骨吸收，关节面愈合良好，轻微关节炎变化。（f）翻修接骨板和自体髂骨植骨后的正位（左）和侧位（右）透视图像。（g）术后 12 个月的正位（左）、踝穴位（中）和侧位（右）X 线片显示骨不连处连接

➢ 手术方法

考虑患者萎缩性骨不连合并骨吸收，进行切开复位内固定翻修对其有利，术中取出植入物并给予自体植骨。术前实验室检查显示炎症指标在正常范围内。进入手术室后，采用先前的前入路手术。首先取出植入物并行术中骨组织培养。关节干骺端清创直至有渗血的健康骨。然后将自体髂骨植入骨不连部位。最后跨骨不连处放置一块长的前外侧接骨板，用 3.5 mm 直径的锁定和非锁定螺钉将其固定（图 6.5f）。

术后 8 周采用非负重预防措施，其后恢复正常穿鞋和活动。随访 12 个月，骨不连处愈合良好，无活动受限（图 6.5g）。

病例 6.6　干骺端骨不连与关节骨坏死

➢ 病史

43 岁男性，从梯子上摔下，腿卡在梯蹬上，导致开放性 Pilon 骨折。查体见内侧有一长 8 cm 的伤口，骨质外露。当日，送手术室行正规清创同时放置跨踝外固定架，并通过后外侧切口复位腓骨（图 6.6a）。4 天后，患者通过后外侧入路反复冲洗、清创并固定腓骨（图 6.6b）。3 周后，在软组织完全恢复后，进行了骨折的最终固定。考虑到内侧伤口，切开复位内固定采用前外侧入路（图 6.6c）。术后顺利。7 个月时，自诉疼痛加剧。门诊随访的复查 X 线片显示植入物完整，胫距关节对线良好，有少量骨愈合及关节炎变化。CT 扫描显示干骺端和关节面

骨不连，关节面硬化伴塌陷，并存在广泛的创伤后关节炎（图 6.6d）。炎症指标检查未发现感染迹象。

➢ 失败原因

- 开放性骨折，软组织损伤。
- 自身愈合能力差。

➢ 手术计划

- 取出植入物。
- 自体髂骨移植。
- 踝关节和干骺端骨不连部位清理。
- 跨越踝关节和骨不连部位的翻修接骨板。

➢ 手术入路

- 踝前外侧入路（同先前入路）。
- 用于经皮置入拉力螺钉的内外侧切口。
- 用于经皮取出螺钉的内侧切口。

➢ 植入物

- 7.3 mm 直径空心螺钉。
- 小型螺钉“勺”状接骨板。
- 小型螺钉内固定系统。
- 4.0 mm 直径皮质螺钉。
- 可用的断钉取出套件。

➢ 经验和教训

- 遇到残余深部感染可能。
  - 需术中培养。
- 考虑骨不连和踝关节部位的骨丢失再吸收问题。
- 取出植入物的潜在困难。

➢ 手术方法

患者存在干骺端骨不连及早期踝关节创伤性关节炎。基于此，行踝关节融合术，同时切开修复骨不连并自体骨移植对患者更有益。采用先前的前外侧切口，取出包括内踝螺钉在内的植入物，以便于关节清理。暴露踝关节，见前方骨不连骨块已无活性，发生坏死。术中送培养，结果提示阴性。清除关节软骨，软骨下骨钻孔。骨不连部位的组织还进行了术中革兰氏染色，发现感染呈阴性。踝关节及干骺端骨不连部位准备好后，取自体髂骨植骨。经皮从内、外侧各拧入一枚直径 7.3 mm 的空心螺钉，将接骨板塑形并跨越骨不连及踝关节固定（图 6.6 e）。

术后顺利，骨折及融合部位愈合良好，症状轻微（图 6.6 f）。

病例 6.7 干骺端畸形愈合

➢ 病史

46 岁男性，车祸导致 Pilon 骨折，采用前外侧入路行切开复位内固定治疗。患者的病程并不复杂，骨折顺利愈合。患者诉不断进展的持续疼痛、不稳定和足外侧过度负荷。植入物已由初诊医师取出。患者因持续疼痛转诊。临床评估显示高弓足（图 6.7a）。患者最初的 X 线片显示 Pilon 骨折伴内翻畸形愈合（图 6.7b）。术前 CT 扫描显示骨折愈合，有轻微关节炎改变；术前感染检查阴性。

➢ 失败原因

- 手术计划不充分。
- 初始复位不良（内翻）。

➢ 手术计划

- 前外侧入路暴露胫腓骨远端。
- 胫骨远端撑开楔形截骨。
- 可能需要腓骨截骨。
- 自体三皮质骨移植。
- 胫骨远端和（或）腓骨手术固定。

➢ 手术入路

- 踝前外侧入路（同先前入路）。

➢ 植入物

- 小型螺钉干骺端锁定板。
- 小型螺钉内固定系统。

（译者注：本病例描述有矛盾，术前为内翻，手术矫正应采用内侧撑开截骨或外侧闭合截骨，而不是外侧撑开截骨。）

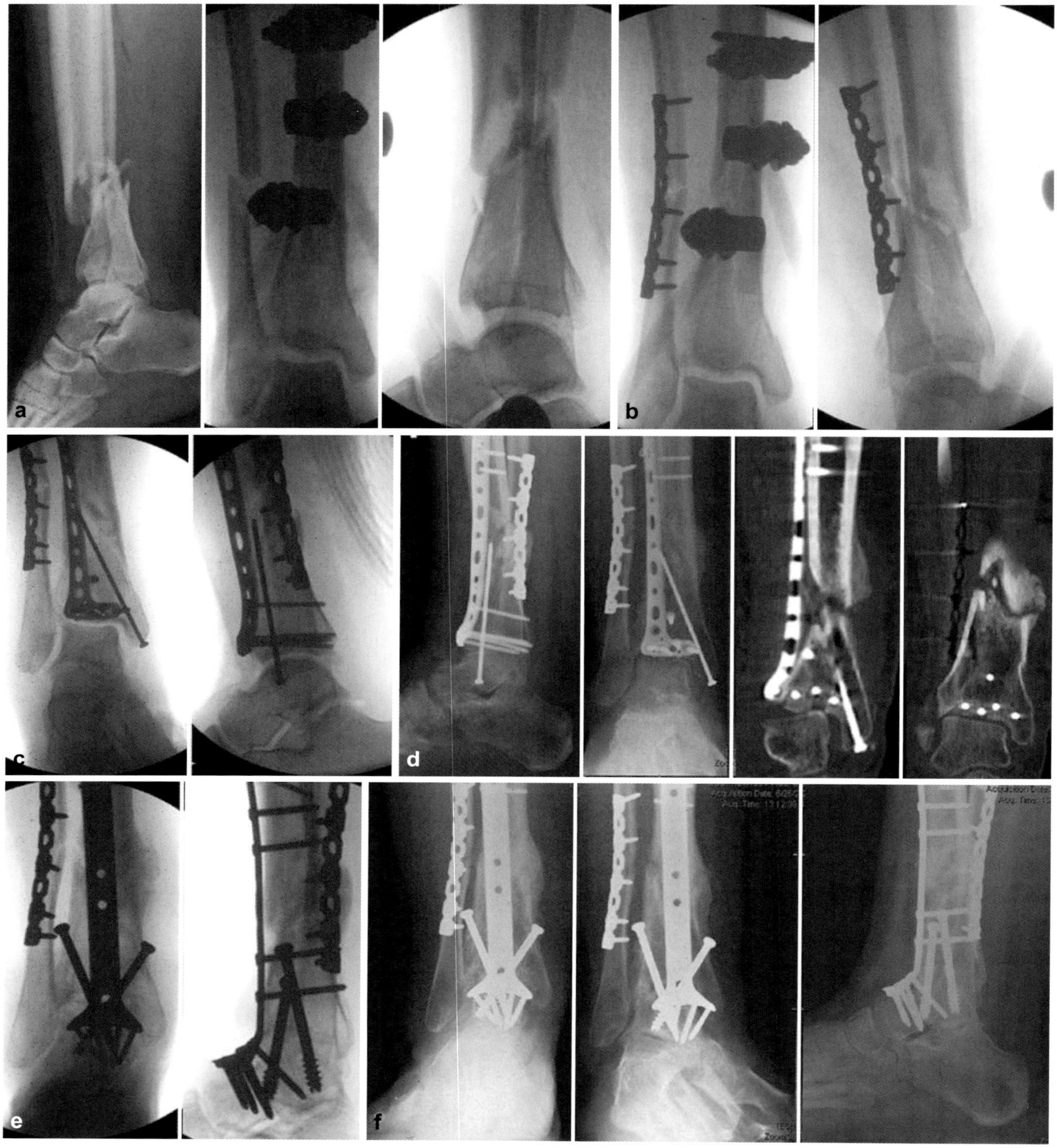

图 6.6 （a）43 岁男性，从梯子上摔下，侧位（左）X 线片。冲洗、清创并放置跨踝外固定架后的正位（中间）和侧位（右）透视图像。（b）2 天内，患者再次进行冲洗、清创并行腓骨后外侧接骨板固定：正位（左）和侧位（右）透视图像。（c）伤后 3 周，前外侧小切口行 ORIF 后的正位（左）和侧位（右）透视图像。（d）7 个月时，患者疼痛加重，在侧位（左）和正位（左中）X 线片上可见骨折线持续存在和胫距关节炎改变。冠状位 CT 图像提示关节塌陷（右中）和持续性干骺端骨不连（右）细节。（e）取出植入物、髂骨移植后，应用跨踝关节和骨不连部位的"勺"状接骨板固定：正位（左）和侧位（右）透视图像。（f）术后 12 个月的正位（左）、踝穴位（中）和侧位（右）X 线片显示踝关节融合处和干骺端骨不连处连续

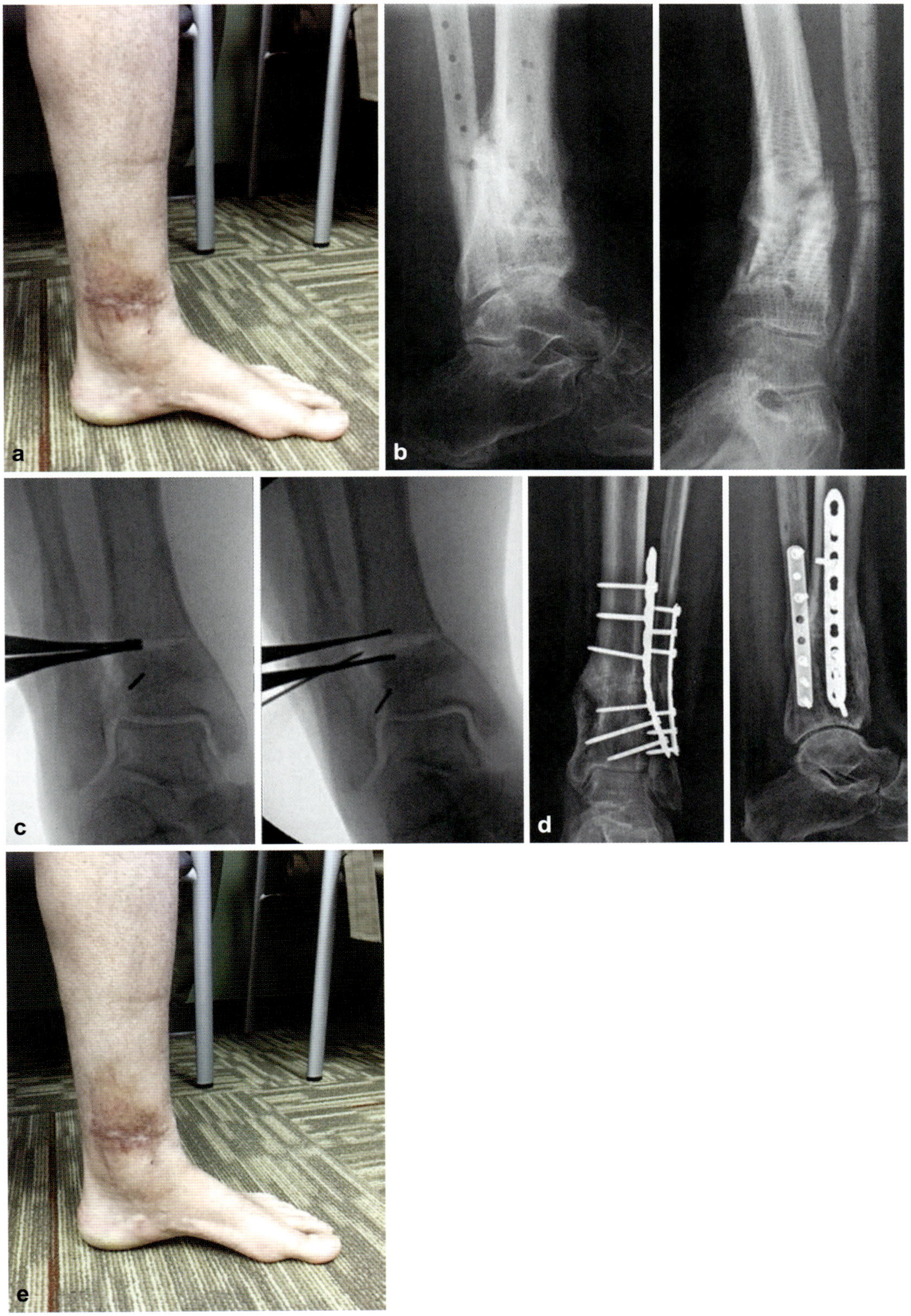

图 6.7　（a）46 岁男性，开放性 Pilon 骨折伴高弓足畸形的站立位内侧临床图像。（b）负重侧位（左）和正位（右）X 线片显示 Pilon 骨折愈合良好伴干骺端内翻畸形愈合。踝关节保持相对完好。（c）术中透视图像显示胫骨外侧撑开楔形截骨（左）。然后使用椎板撑开器矫正畸形，使关节面垂直于胫骨长轴。（d）8 个月时，正位（左）和侧位（右）X 线片显示畸形得到矫正，关节间隙得到保留。（e）站立位内侧临床图像显示高弓足畸形改善。（本病例图片由 Michael Swords 提供）

➢ 经验和教训

- 需截骨以精确恢复关节力线
  - 克氏针既可用于截骨标记，也可用于判断矫正程度。
- 需做好腓骨截骨的准备，以免单独胫骨截骨无法矫正畸形。
- 考虑到撑开楔形截骨对结构性植骨的要求
  - 等到关节矫正后，再测量三皮质移植骨的大小。

➢ 手术方法

患者送手术室行踝上截骨术。采用先前的前外侧入路。术中用克氏针标记截骨线，钻孔后完成截骨。为使胫骨截骨后方便撑开，还在同一切口内相同水平上将腓骨截断。然后，用椎板撑开器撑开胫骨截骨部位以矫正内外翻畸形（图 6.7c）。截骨部位填充取自自体髂骨嵴处三皮质骨块。将干骺端接骨板塑形后贴服于胫骨前外侧，并在截骨部位上下固定。胫骨固定后，腓骨用 1/3 管状接骨板加压固定。

术后 8 周维持非负重状态。患者逐步痊愈，没有出现并发症。术后 12 个月终末随访显示截骨处愈合，接近解剖力线，轻微关节炎改变（图 6.7d）。患者临床力线也有所改善（图 6.7e）。

总结

Pilon 骨折的翻修手术复杂，在制订手术计划之前必须考虑多重因素。其中，患者因素和期望值起重要作用。有严重内科合并症的患者应了解潜在的并发症和伤口问题。与任何翻修手术一样，术前应进行感染检查，以便应对潜在持续感染的可能性。必须了解当前关节软骨的情况，以确定是否有可能保留关节。合理的术前计划一旦确定，手术医生必须专注于手术技术，并做好应对重建过程中的潜在问题的计划。制订植入物取出和畸形矫正计划至关重要。是否植骨或应用生物性骨材料应根据需要进行个性化的评估。术后，应对患者进行密切随访并评估并发症。

（Sophia Davis，John Ketz 著　刘金伟 译　张增方 校）

参考文献

1. Cierny G, Cook WG, Mader JT. Ankle arthrodesis in the presence of ongoing sepsis. Indications, methods, and results. Orthop Clin North Am. 1989;20(4):709–21.
2. Gaulke R, Krettek C. Tibial pilon fractures: avoidance and therapy of complications. Unfallchirurg. 2017;120(8):658–66.
3. Herscovici D Jr, Sanders RW, Infante A, DiPasquale T. Bohler incision: an extensile anterolateral approach to the foot and ankle. J Orthop Trauma. 2000;14(6):429–32.
4. Macnab I, De Haas WG. The role of periosteal blood supply in the healing of fractures of the tibia. Clin Orthop Relat Res. 1974;105:27-33.
5. Marsh JL, Weigel DP, Dirschl DR. Tibial plafond fractures. How do these ankles function over time? J Bone Joint Surg Am. 2003;85(2):287–95.
6. Mast J, Jakob R, Ganz R. Planning and reduction technique in fracture surgery. Berlin: Springer; 1989.
7. McFerran MA, Smith SW, Boulas HJ, Schwartz HS. Complications encountered in the treatment of pilon fractures. J Orthop Trauma. 1992;6(2):195–200.
8. Olszewski D, Streubel PN, Stucken C, Ricci WM, Hoffmann MF, Jones CB, et al. Fate of patients with a "surprise" positive culture after nonunion surgery. J Orthop Trauma. 2016 Jan;30(1):e19–23.
9. Patterson MJ, Cole JD. Two-staged delayed open reduction and internal fixation of severe pilon fractures. J Orthop Trauma. 1999;13(2):85–91.
10. Rosen H. Compression treatment of long bone pseudarthroses. Clin Orthop Relat Res. 1979;138:154–66.
11. Sanders R, Pappas J, Mast J, Helfet D. The salvage of open grade IIIB ankle and talus fractures. J Orthop Trauma. 1992;6(2):201–8.
12. Sarrafian SK. Anatomy of the foot and ankle. Philadelphia: JB Lippincott; 1983.
13. Schatzker J, Tile M. The rationale for operative fracture care. 1st ed. New York: Springer; 1987.
14. Sirkin M, Sanders R, DiPasquale T, Herscovici D Jr. A staged protocol for soft tissue management in the treatment of complex pilon fractures. J Orthop Trauma. 1999 Feb;13(2):78–84.
15. Teeny SM, Wiss DA. Open reduction and internal fixation of tibial plafond fractures. Variables contributing to poor results and complications. Clin Orthop Relat Res. 1993;292:108–17.
16. Tornetta P III, Gorup J. Axial computed tomography of pilon fractures. Clin Orthop Relat Res. 1996;323:273–6.

第七章

踝关节复位不良和畸形愈合翻修术

要点

- 胫足轴（tibial-foot axis，TFA）是一个评估患侧踝部、足部力线，并与健侧肢体对比有无旋转畸形的有效临床测量指标。
- 踝关节骨折畸形愈合一般应通过先前的骨折部位，用骨刀慢慢重新凿开原始骨折线。
- 腓骨长度和旋转的恢复对踝穴稳定性和对称性至关重要，这可以通过椎板撑开器间接完成。
- 当损伤涉及下胫腓联合时，应行开放复位。小的点状复位钳可以用来矫正腓骨的旋转移位，在最终植入内固定物之前，用克氏针沿下胫腓关节走向临时固定。
- 同时显露关节内侧间隙，对评估距骨旋转移位非常有价值。

引言

虽然旋转性踝关节骨折看似基础且简单，但某些不稳定的骨折类型具有特殊性，如果诊断处理不当，可能存在潜在风险。长期以来，人们已证实踝关节自身耐受力非常有限，对踝穴内即使轻微的不对称也不能耐受[1]。如果不加以处理，踝穴不对称往往导致关节迅速退变和创伤后关节炎，这可能是由于踝关节接触面积变化所致[2]。

踝关节不稳定骨折治疗的首要目标是恢复踝穴的解剖位置和稳定性，以使踝关节的功能和寿命最大化。基于与基本骨折治疗相关的 AO 原则，已开发出某些技术用于解决踝关节和下胫腓联合畸形愈合，作为保留关节的一种手段。既往研究均表明，即使在中度踝关节炎的情况下恢复踝穴的解剖也可以改善疼痛、恢复功能并维持踝关节寿命[3-5]。

正常踝关节力线和 X 线检查

透彻理解正常解剖力线对于识别和处理异常非解剖力线至关重要。踝足部的旋转力线很难在 X 线片上进行评估。胫足轴（TFA）是从胫骨结节中心沿胫骨干延伸至足部的一条假想直线，常同足的第二跖列一致（图 7.1）。TFA 作为正常变异经过第二跖列内侧的情况（如胫骨外扭转）很少见。因此，TFA 可作为踝关节骨折畸形愈合的临床评估工具，以对侧肢体正常的旋转力线来对照，判断受累肢体是否有旋转错位[6]。

在正常踝穴位平片中，踝穴的关节间隙在内侧、外侧和中央是完全等宽的。距骨体外侧通常与腓骨切迹对齐。所谓的踝关节 Shenton 线沿腓骨关节面向近端延伸，以曲线方式柔和过渡，并与胫骨穹隆外侧关节面相融合。腓骨远端的凹陷与距骨体外侧壁的下缘对齐，看起来像一个小圆球，即所谓的“硬币征”（图 7.2）。

病理解剖和失败原因

旋后外旋（S-ER）、旋前外旋（P-ER）和旋前外展（P-AB）型骨折畸形愈合

在这些类型骨折的畸形愈合中，腓骨几乎总是在缩短和外旋位置愈合。同时合并内侧损伤时，距骨跟随腓骨向外侧半脱位，并处于外旋位置，导致踝穴持续不对称。恢复正常的腓骨长度及旋转对恢复踝关节的对称性和稳定性至关重要。

随着腓骨近端损伤类型（旋前外旋）的增多，可能存在下胫腓联合畸形。旋前外展型还可能包括胫骨穹

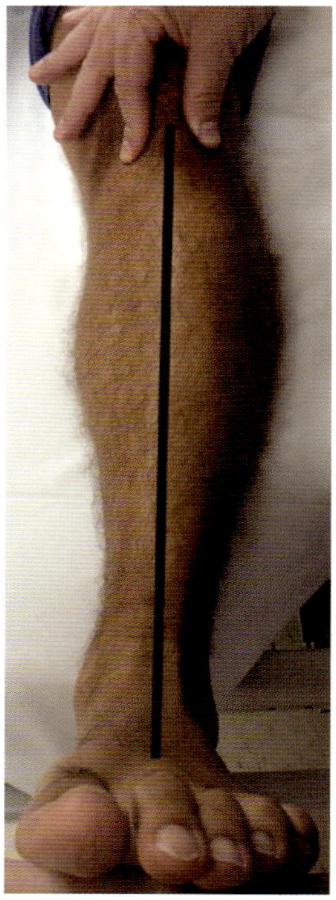

图 7.1 正常胫足轴。从胫骨结节中心沿胫骨干延伸至足部的一条假想直线，常与足的第二跖列一致（黑线）

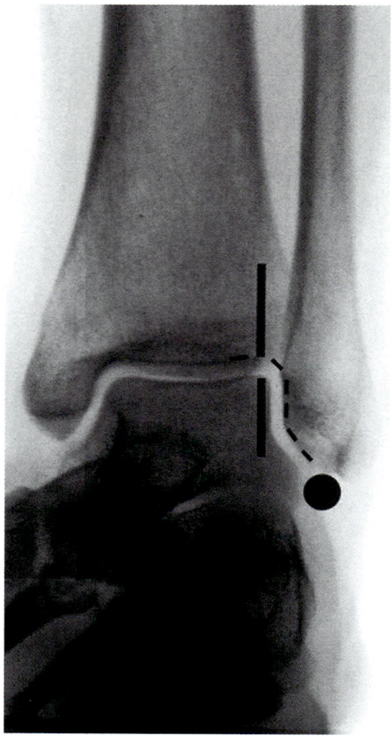

图 7.2 正常踝穴位 X 线片。注意踝穴的关节间隙在内侧、外侧和中央是完全等宽的。距骨体外侧与腓骨切迹（黑线）对齐。Shenton 线沿腓骨关节面延伸，并柔和过渡到与胫骨外侧板关节面融合（虚线）。"硬币征"：腓骨远端与距骨体外侧壁的下缘对齐，看开起来像一个小圆球（黑色圆圈）

隆外侧缘压缩。当累及后踝时，随着腓骨缩短的程度，骨折块也会在相应上移的位置愈合。当存在较大后踝骨块时，距骨可能向后半脱位，进而导致关节不匹配。

旋后内收（S-AD）型骨折畸形愈合

这类畸形愈合包括大小不一的横断腓骨骨块，使腓骨在向内侧移位的位置愈合。同时垂直剪切力作用于内踝，使其常常缩短愈合。内侧骨块还可能包括胫骨穹隆内侧缘的骨质压缩，导致距骨体内翻倾斜，进而继发内侧关节面退变。

评估

临床评估从站立位力线开始，将受累肢体与对侧肢体进行比较。评估受累肢体在冠状面、矢状面和轴向平面是否存在不对称。此外，还应评估受累肢体相对于对侧肢体的旋转力线（TFA）。检查软组织覆盖情况，记录先前切口或创伤裂口的位置以及该区域的整体组织质量。评估踝关节的运动范围，与对侧比较评估关节僵硬程度。此外，还应检查被动活动时是否伴有骨擦音。

放射学评估应包括患侧踝和足的负重位 X 线片。仔细评估踝穴位和侧位片，以确定不对称和不匹配的程度，而其他 X 线片则可能显示与踝关节畸形愈合有关的继发畸形。应确定原始骨折类型，这对术前规划和手术决策至关重要。应特别注意以下几点：①腓骨缩短和（或）外旋的程度；②是否存在内踝畸形愈合或残留内侧间隙增宽；③是否存在后踝骨折及其移位的程度。

还应评估是否存在创伤后关节炎，必须确定踝关节是否还可以保留挽救。严重的终末期创伤后关节炎是保留关节的截骨和重建的禁忌证。大多数情况下，虽然可能存在某种程度的关节炎变化，但关节本身仍然是可以挽救的。与对侧踝足部负重 X 线片对比，可作为确定患者力线是否正常的一种非常有价值的方法。

计算机断层扫描（CT）是一种非常有用的成像

工具，能够提供关于畸形程度、边缘骨质压缩和关节炎程度（当存在时）的基本信息。CT 扫描对判断后踝累及程度尤其有用。正常对侧也应行 CT 检查，这样可提供一个直接比较，特别有助于下胫腓联合轻微不对称的检出。

手术计划及注意事项

术前计划对于手术细节、规范手术流程以及正确保留关节的重建手术非常必要。应考虑如下因素：骨折的原始类型、体内植入物、患者体位、手术入路、关节的切开清理、是否需要截骨矫形、复位策略及最终固定。

患者体位

除存在大的后踝骨块并伴慢性踝关节后脱位外，大多数踝关节骨折畸形愈合可在仰卧位处理。在同侧髋下放置合适的垫子，直到胫骨结节完全垂直于地板，并与天花板平行。这样，胫骨结节保持恒定，踝足相对于胫骨结节的旋转减小。将对侧肢体固定在可透视台上，以便手术床在必要时倾斜。

手术入路

腓骨通过先前的切口暴露，若之前无切口，建议采用后外侧入路，近端跨过腓骨肌腱腱鞘，并与腓骨远端的后外侧缘平行。为避免腓骨肌腱不稳定，应保留腓骨上支持带。继续向前骨膜下剥离至距腓关节前缘。取出先前所有植入物，清理骨 - 植入物界面。更靠近端的腓骨损伤类型，下胫腓联合也应暴露并给予清理。

内踝同样通过先前的切口暴露，取出先前植入物。在没有先前切口或骨折时，前内侧切口更有利于前内侧关节的切开和内侧间隙的清理。应评估距骨旋转移位和关节软骨的损伤程度。在大多数情况下，若腓骨缩短或外旋，距骨相对于内踝也会发生同样的外旋。

病例分析

病例 7.1

➢ 病史

- 19 岁男性，大学棒球运动员。
- 扭伤，进入二垒时受伤。
- 在外院行切开复位内固定治疗。
- 4 个月后出现踝关节外翻伴内侧疼痛。
- 踝关节活动度正常，胫足力线位于第一跖列内侧（图 7.3a）。
- 双侧踝部负重位 X 线片和 CT 扫描图像如图 7.3b~i。

➢ 失败原因

- 诊断：下胫腓联合外旋畸形愈合（旋前外旋型，P-ER）。
- 腓骨长度已恢复，下胫腓联合未切开复位。
- 下胫腓联合固定在相对外旋位。

➢ 手术计划

- 取出腓骨及下胫腓联合植入物（图 7.3j）。
- 前内侧入路切开关节和内侧间隙清理（图 7.3k）。
- 开放清理、松解下胫腓联合。
- 下胫腓联合采用切开复位内固定翻修（图 7.3l~q）。

➢ 手术入路

- 外侧入路处理腓骨，先前入路处理下胫腓联合。
- 前内侧入路切开关节。

➢ 植入物

- 通过 1/3 管型接骨板（作为垫圈使用）拧入 2 枚直径 3.5 mm 的四皮质下胫腓螺钉。

➢ 经验和教训

- 采用小型点对点复位钳，使腓骨相对于切迹内旋（图 7.3l）。
- 用直径 2.0 mm 的克氏针平行于下胫腓联合临时固定（自后外向前内 30°），以防止腓骨在切迹内前后滑移（图 7.3l）。
- 骨盆复位钳用于挤压下胫腓联合间隙（沿克氏针平行滑移）（图 7.3l）。
- 四皮质螺钉同样平行于下胫腓联合置入（图 7.3m,n）。

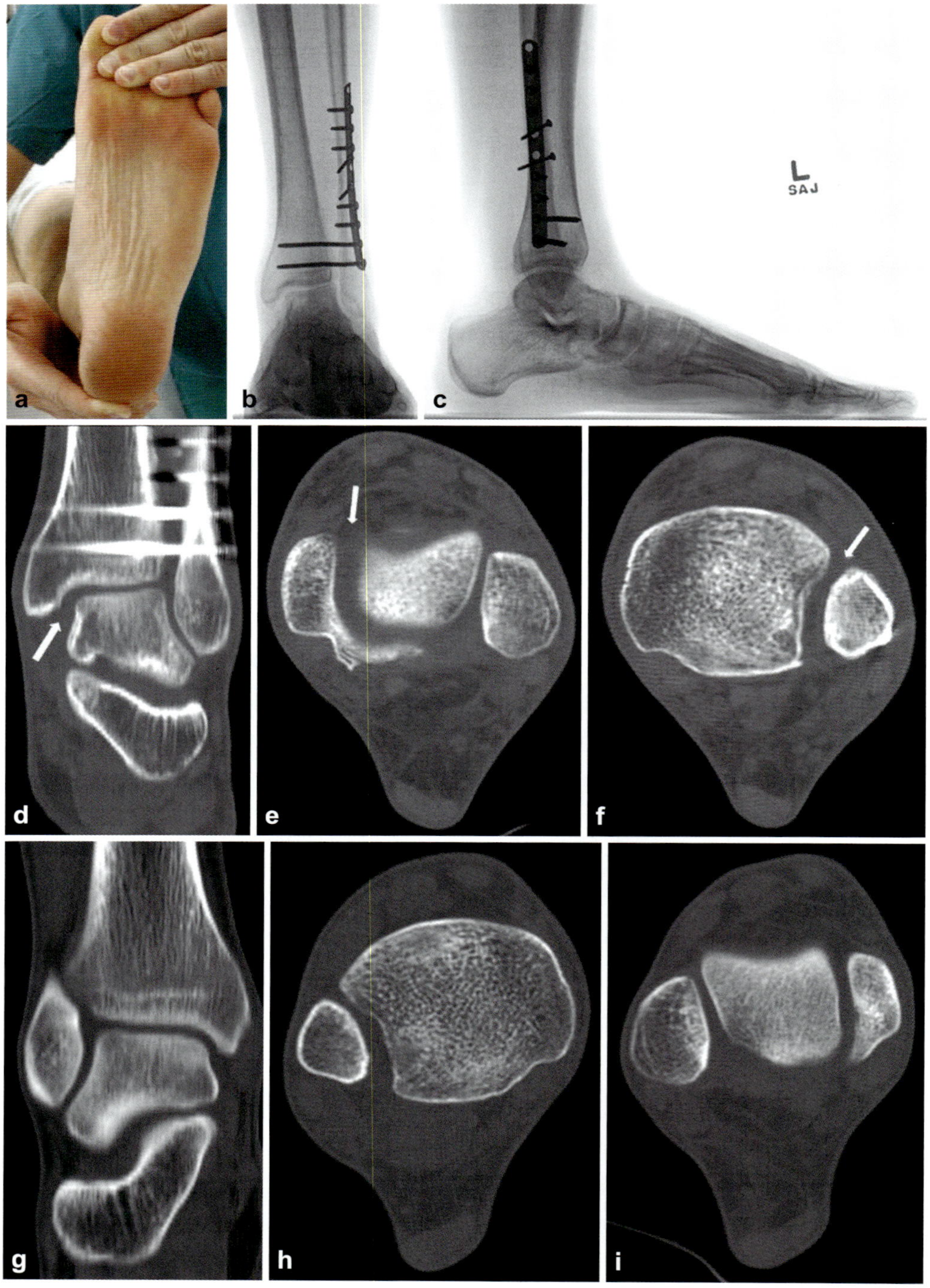

图 7.3 （a）术前胫足力线位于第一跖列内侧，说明下胫腓联合外旋畸形。（b,c）踝关节负重位 X 线片：踝穴位（b）和侧位（c）。腓骨长度恢复。距骨体外侧与腓骨切迹未对齐、内侧间隙存在轻微增宽。（d~f）患侧踝关节 CT 扫描：冠状面（d）和横断面（e,f）。注意内侧间隙轻微增宽（白色箭头）；（f）注意腓骨相对于切迹外旋（白色箭头）。（g~i）正常对侧踝关节 CT 扫描：冠状面（g）和横断面（h,i）。（j）取出腓骨和下胫腓联合处植入物。注意下胫腓联合内可见下胫腓螺钉（白色箭头），表明腓骨相对于切迹外旋。（k）前内侧入路切开关节。距骨体相对于内踝向外旋。（l）下胫腓联合复位：点式复位钳，使腓骨在切迹内旋（白色箭头）。骨盆复位钳钳夹同时，用直径 2.0 mm 的克氏针平行于下胫腓联合临时固定，防止腓骨在切迹内前后移动。（m,n）下胫腓联合切开复位内固定翻修：踝穴位（m）和侧位（n）X 线片。踝穴的对称性已恢复。距骨体外侧与切迹对齐。（o）术中胫足轴与足的第二跖列一致。（p,q）翻修术后 2 年末次负重 X 线片：踝穴位（p）和侧位（q）

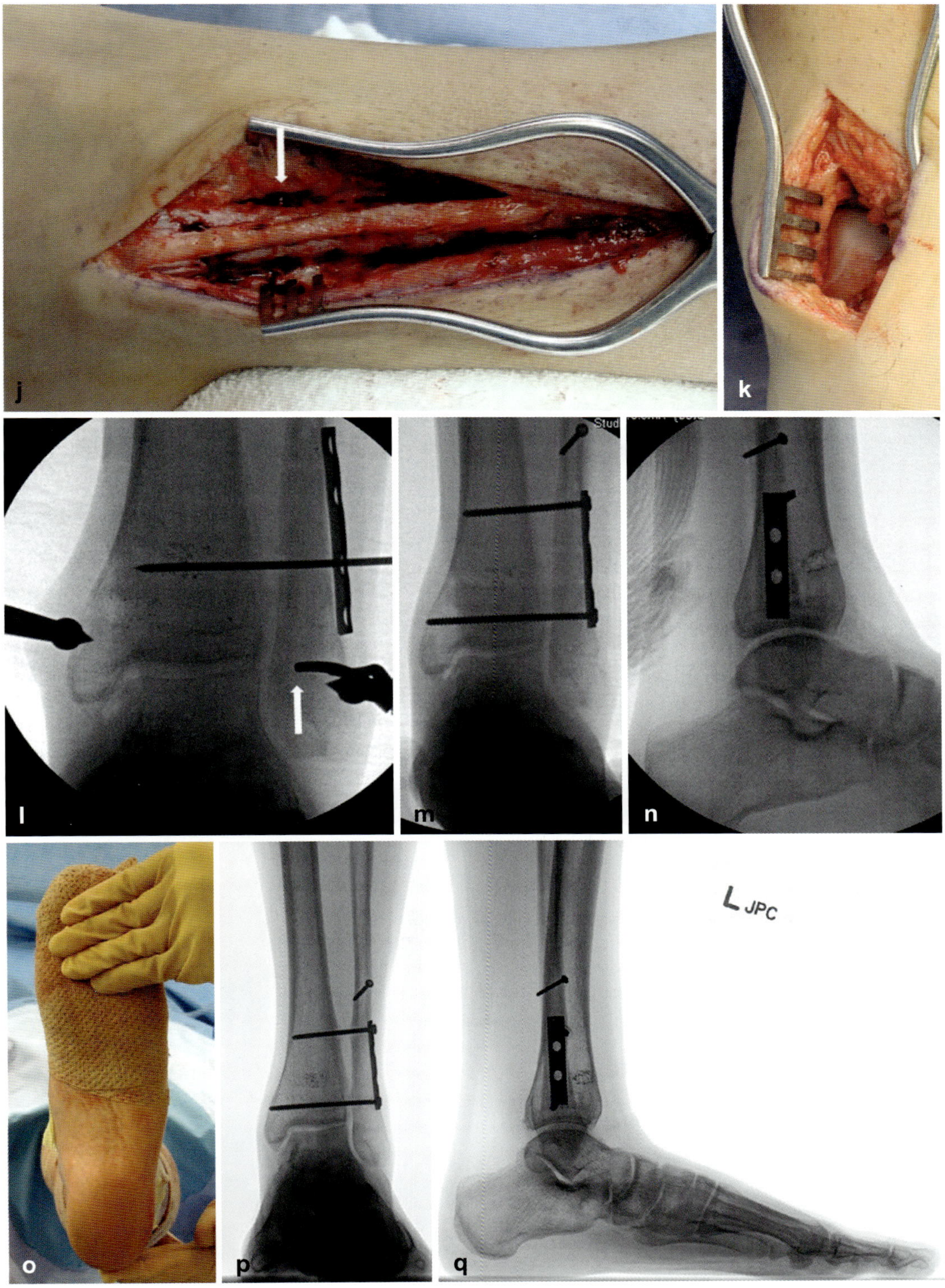

图 7.3 （续）

病例 7.2

➢ 病史

- 67 岁女性，肥胖。
- 平地上跌倒，扭伤。
- 在外院行切开复位内固定及翻修手术。
- 伤后 3 个月持续存在畸形，负重时疼痛。
- 损伤时、切开复位内固定及翻修手术的 X 线片如图 7.4 a~f。

➢ 失败原因

- 诊断：腓骨短缩外旋畸形愈合和下胫腓联合畸形愈合（旋前外旋型，P-ER）。
- 腓骨短缩严重，踝穴明显不匹配。
- 侧方接骨板的有效固定长度不足。

➢ 手术计划

- 取出腓骨植入物，清理腓骨骨不连部位（图 7.4g）。
- 前内侧入路切开关节，内侧间隙清理。
- 间接恢复腓骨长度和旋转（图 7.4h,i）。
- 切开复位内固定翻修腓骨和下胫腓联合（图 7.4 j~m）。

➢ 手术入路

- 外侧入路处理腓骨，先前入路处理下胫腓联合。
- 前内侧入路切开关节。

➢ 植入物

- 腓骨远端解剖型锁定接骨板和多枚锁定螺钉。
- 2 枚直径 3.5 mm 四皮质下胫腓螺钉。

➢ 经验和教训

- 前内侧入路切开关节对评估腓骨长度和旋转的矫正程度至关重要。
- 间接恢复腓骨长度和旋转[4]（图 7.4 h,i）。
  - 接骨板固定到骨折远断端：接骨板必须置于骨折远断端后外侧缘的前方，以便在恢复长度的同时矫正旋转。
  - 在接骨板近端腓骨拧入 1 枚皮质螺钉（比测量值长 4 mm）作为撑开延长腓骨用
  - 在皮质螺钉和接骨板近端之间放置椎板撑开器撑开延长腓骨
  - 用血管钳和 2.0 mm 克氏针临时固定近端的骨块

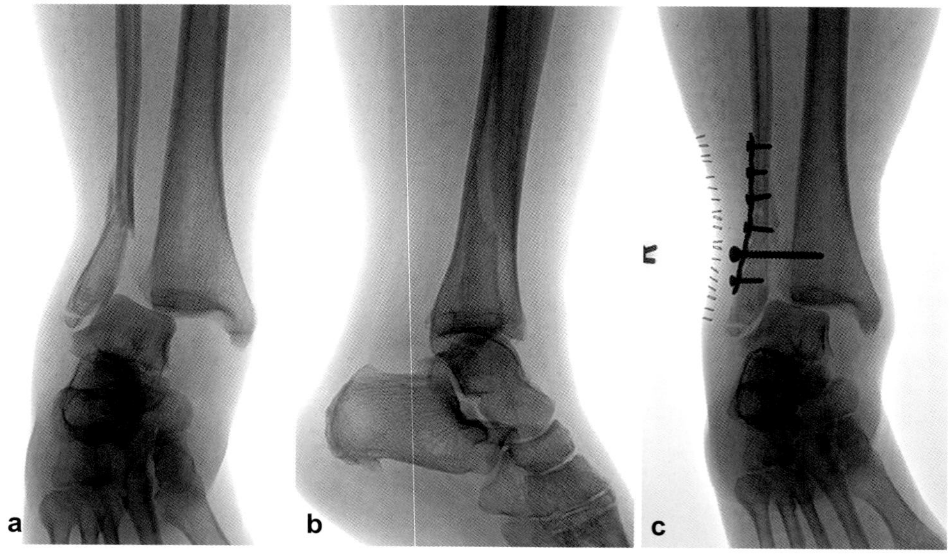

图 7.4 （a,b）损伤后踝穴位（a）和侧位（b）X 线片显示旋前外旋型三踝骨折脱位。（c,d）外院原始切开复位内固定：踝穴位（c）和侧位（d）X 线片。腓骨长度未恢复；内侧间隙明显加宽；踝穴严重不对称；外侧接骨板有效固定长度不足。（e,f）外院 ORIF 翻修：踝穴位（e）和侧位（f）X 线片。腓骨长度仍未恢复；内侧间隙仍明显增宽；踝穴仍明显不匹配；外侧接骨板有效固定长度依旧不足。（g）清理腓骨骨不连处。（h,i）间接恢复腓骨长度和旋转（不同患者）：踝穴位（h）和侧位（i）X 线片。（j,k）第二次切开复位内固定翻修踝关节及下胫腓联合：踝穴位（j）和侧位（k）X 线片。腓骨长度已恢复；踝穴已稳定并恢复对称性。（l,m）术后 1 年的末次负重踝穴位（l）和侧位（m）X 线片

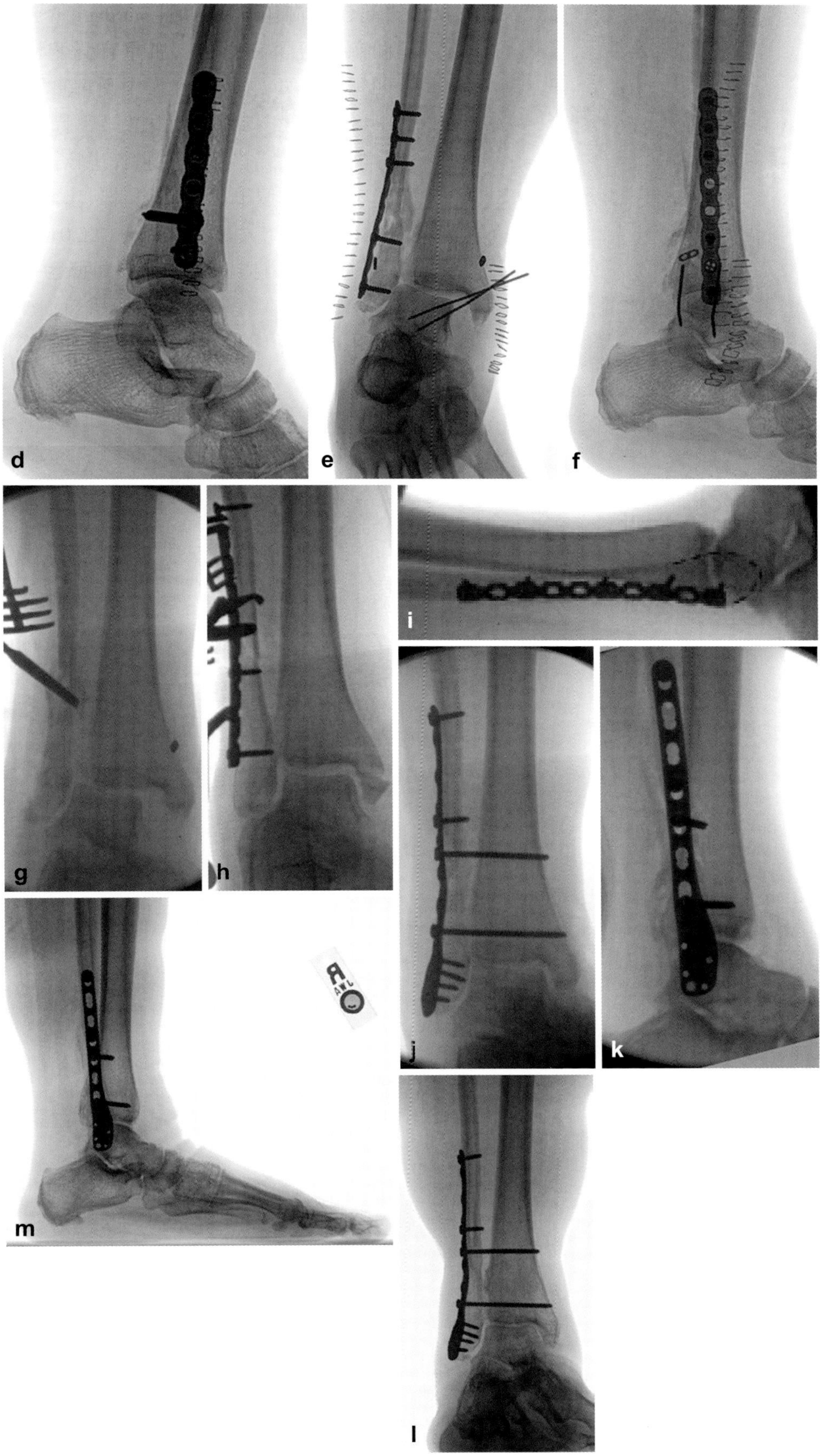

图 7.4 （续）

病例 7.3

➢ 病史

- 78 岁女性，健康爱活动。
- 平地上跌倒，扭伤。
- 非手术治疗踝关节骨折。
- 伤后 7 个月出现平衡力差和负重疼痛。
- 轻度踝关节僵硬，沿踝关节间隙压痛。
- 与对侧肢体相比，胫足力线位于第一跖列内侧（图 7.5a,b）。
- 负重位 X 线片如图 7.5c,d。

➢ 失败原因

- 对骨折的不稳定性认识不足。
- 患者的年龄不是过于保守治疗的指征。

➢ 手术计划

- 诊断：腓骨短缩外旋畸形愈合，内踝移位畸形愈合（旋后外旋型，S-ER）。
- 切断内踝、腓骨畸形愈合处（图 7.5e,f）。
- 间接恢复腓骨长度和旋转（图 7.5g）。
- 切开复位内固定踝关节翻修（图 7.5h~l）。

➢ 手术入路

- 后外侧入路处理腓骨。
- 内侧入路 / 前内侧切开关节：清理内侧间隙。

➢ 经验和教训

- 在透视下用骨刀切开内踝畸形愈合（图 7.5e）。
- 切开腓骨畸形愈合：在透视下用骨刀再现原始骨折线（图 7.5f）。
  - 操作技巧：用骨刀仔细找到原始骨折线的踪迹。
  - 有利于长度和旋转更好地恢复。
  - 骨折面越大越利于骨愈合。

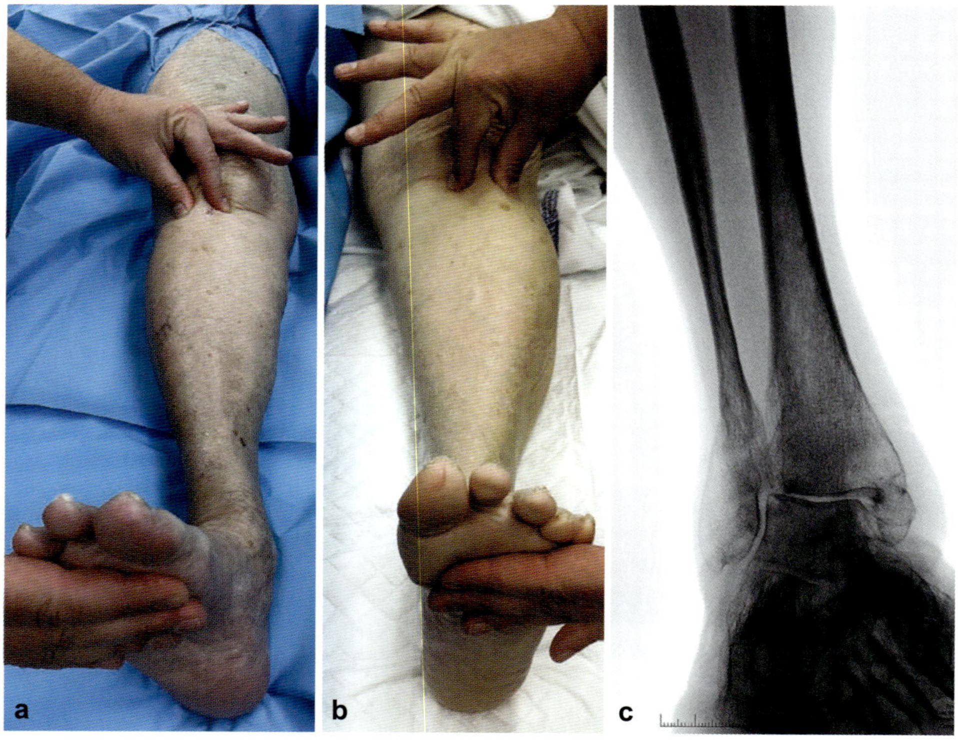

图 7.5 （a,b）患肢术前胫足轴（a）与第一跖列内侧一致；（b）对侧肢体与第二跖列一致。（c,d）负重踝穴位（c）和侧位（d）X 线片。注意腓骨缩短、距骨侧移和踝穴整体不对称。距骨体外侧与胫骨的腓骨切迹未对齐，提示旋转移位。（e,f）对内踝畸形愈合（e）和腓骨畸形愈合（f）进行截骨。用骨刀轻轻凿开原始骨折线（虚线）。（g）间接恢复腓骨长度和旋转。（h,i）切开复位内固定翻修：踝穴位（h）和侧位（i）X 线片。腓骨的长度和踝穴的对称性已恢复。距骨体外侧与腓骨切迹对齐。（j）术中胫足轴与第二跖列一致。（k,l）翻修术后 6 个月的末次负重踝穴位（k）和侧位（l）X 线片

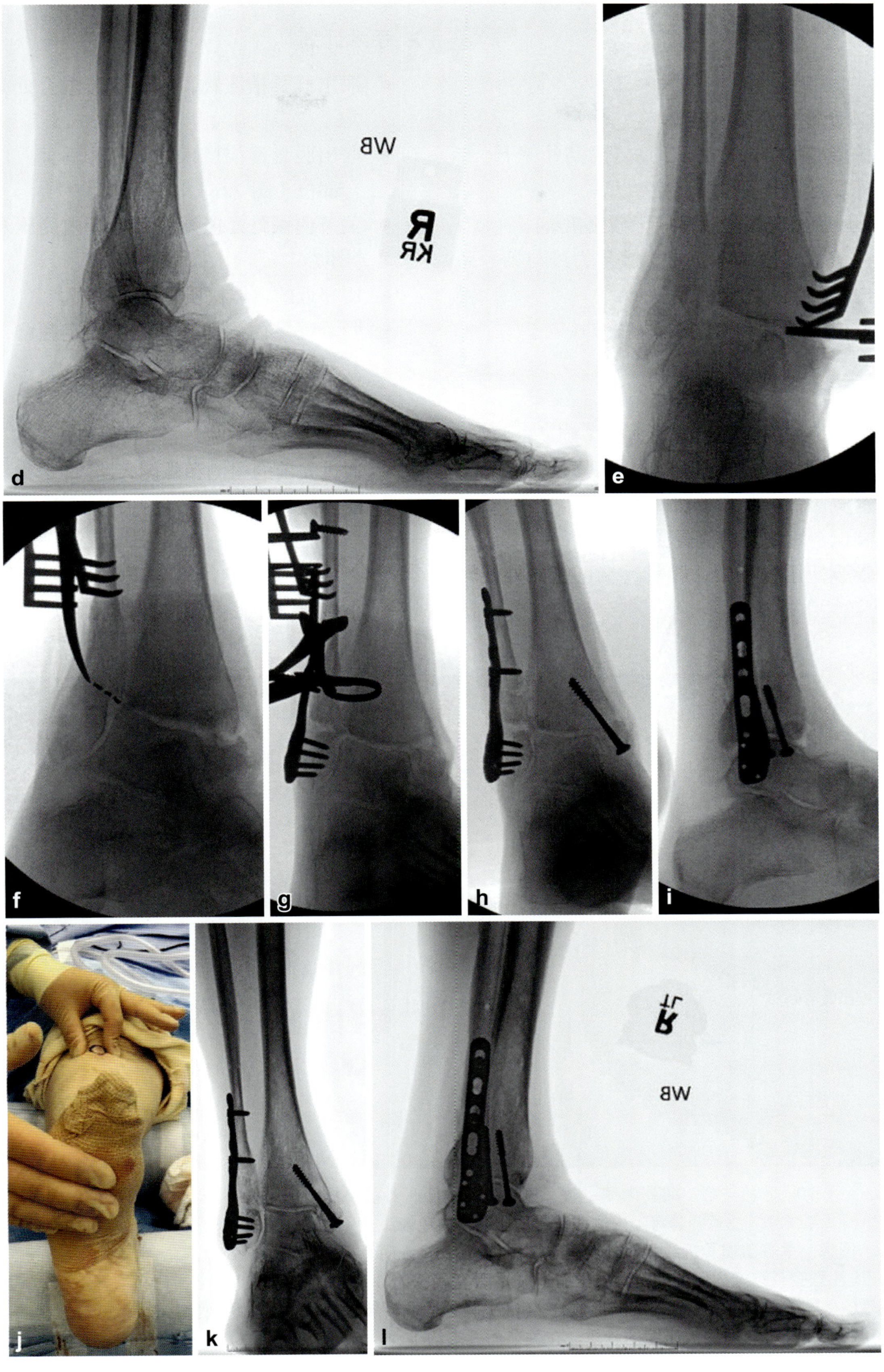

图 7.5（续）

病例 7.4

➢ 病史

- 25 岁女性，西装模特。
- 在拍摄期间爬围栏时从约 1.5 米高处摔下。
- 在外院行切开复位内固定治疗。
- 6 个月后出现踝内侧疼痛，频繁扭脚。
- 踝关节活动度基本正常，胫足力线与第一跖列内侧一致（图 7.6a,b）。
- 负重位 X 线片和 CT 扫描如图 7.6c~h。

➢ 失败原因

- 诊断：短缩内翻压缩畸形愈合（旋后内收型，S-AD）；腓骨外旋畸形愈合。
- 垂直剪切骨折线未予切开。
- 没有识别短缩及内侧骨质压缩。
- 接骨板使用过程中，腓骨远端可能向外旋转（医源性）。

➢ 手术计划

- 取出腓骨植入物，腓骨畸形愈合处截骨（图 7.6 i）。
- 取出胫骨远端植入物，打开垂直剪切畸形愈合部位（图 7.6j,k）。
- 关节内截骨，恢复胫骨穹隆内侧压缩的骨质（图 7.6l~n）。
- 用邻近的自体松质骨填充缺损。
- 胫骨远端内侧切开复位内固定翻修，腓骨切开复位内固定翻修（图 7.6o~v）。

➢ 手术入路

- 通过先前的内侧和外侧入路。
- 前内侧切开关节，暴露关节面及原始骨折线。

➢ 植入物

- 小型螺钉 T 形内侧接骨板。

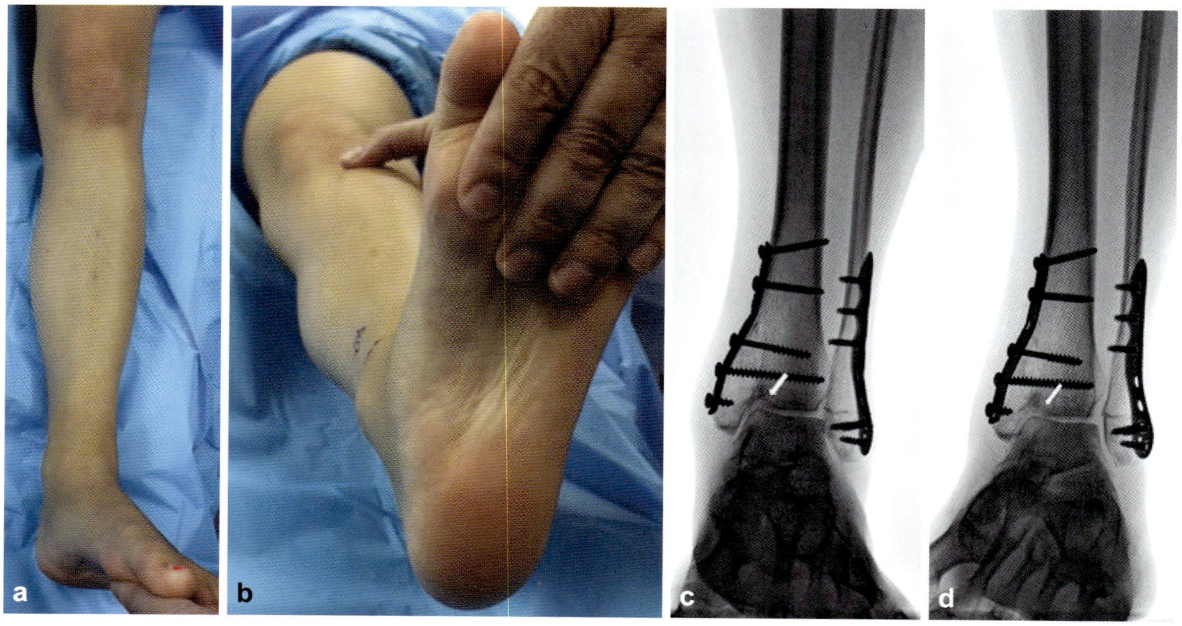

图 7.6 （a,b）术前胫足轴与第一跖列内侧一致，显示先前的腓骨骨折外旋畸形愈合。（c~e）患肢负重正位（c）、踝穴位（d）和侧位（e）X 线片。注意胫骨穹隆内侧残留骨质压缩（白色箭头）。（f~h）患肢 CT 扫描：横断面（f）、矢状位（g）和冠状位（h）图像。垂直剪切骨折线相对外旋固定（白色箭头），说明骨折部位未予切开显露。螺钉固定方向与骨折线平面不垂直。还应注意胫骨穹隆内侧的残留骨质压缩【（g）：黑色箭头 /（h）：白色箭头】。（i）腓骨畸形愈合截骨。注意远端骨块相对外旋（白色箭头）造成腓骨外旋畸形愈合。（j,k）胫骨远端畸形愈合截骨。注意胫骨穹隆内侧骨质的压缩（白色箭头）。（l~n）处理胫骨穹隆内侧被压缩的骨质。在关节面近端约 1 cm 处截骨，以保护与关节面相连的骨质（l）。缺损处用邻近的自体松质骨填充缺损。用直径 2.0 mm 的克氏针置于解除压缩骨质的上方作为支撑（m,n）。（o~q）复位和切开复位内固定翻修。 踝穴位 X 线片显示临时复位（o）；ORIF 翻修后踝穴位（p）和侧位（q）X 线片：关节匹配性已恢复。（r,s）术中胫足轴与第二跖列一致。（t~v）翻修术后 1 年末次负重正位（t）、踝穴位（u）和侧位（v）X 线片

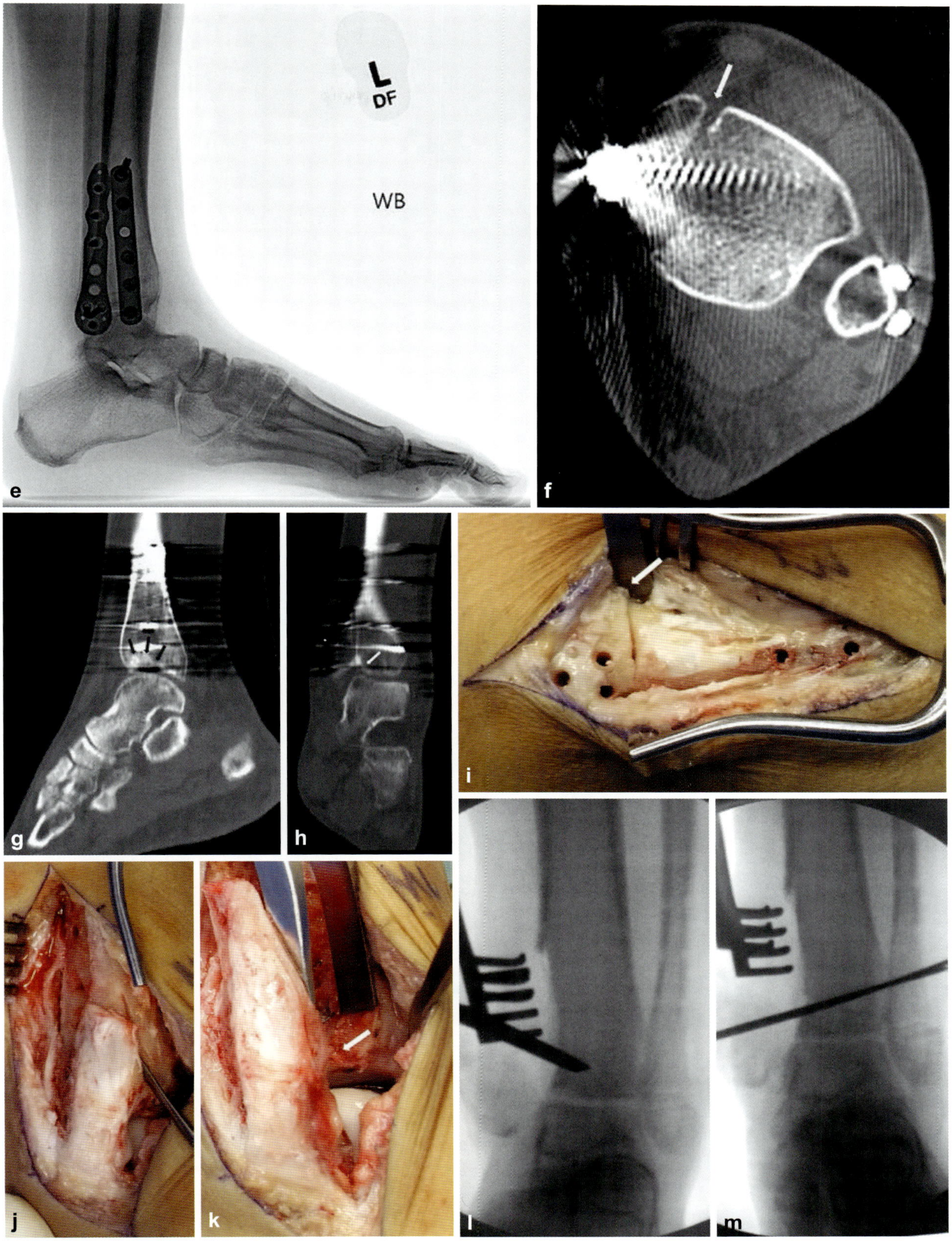

图 7.6 （续）

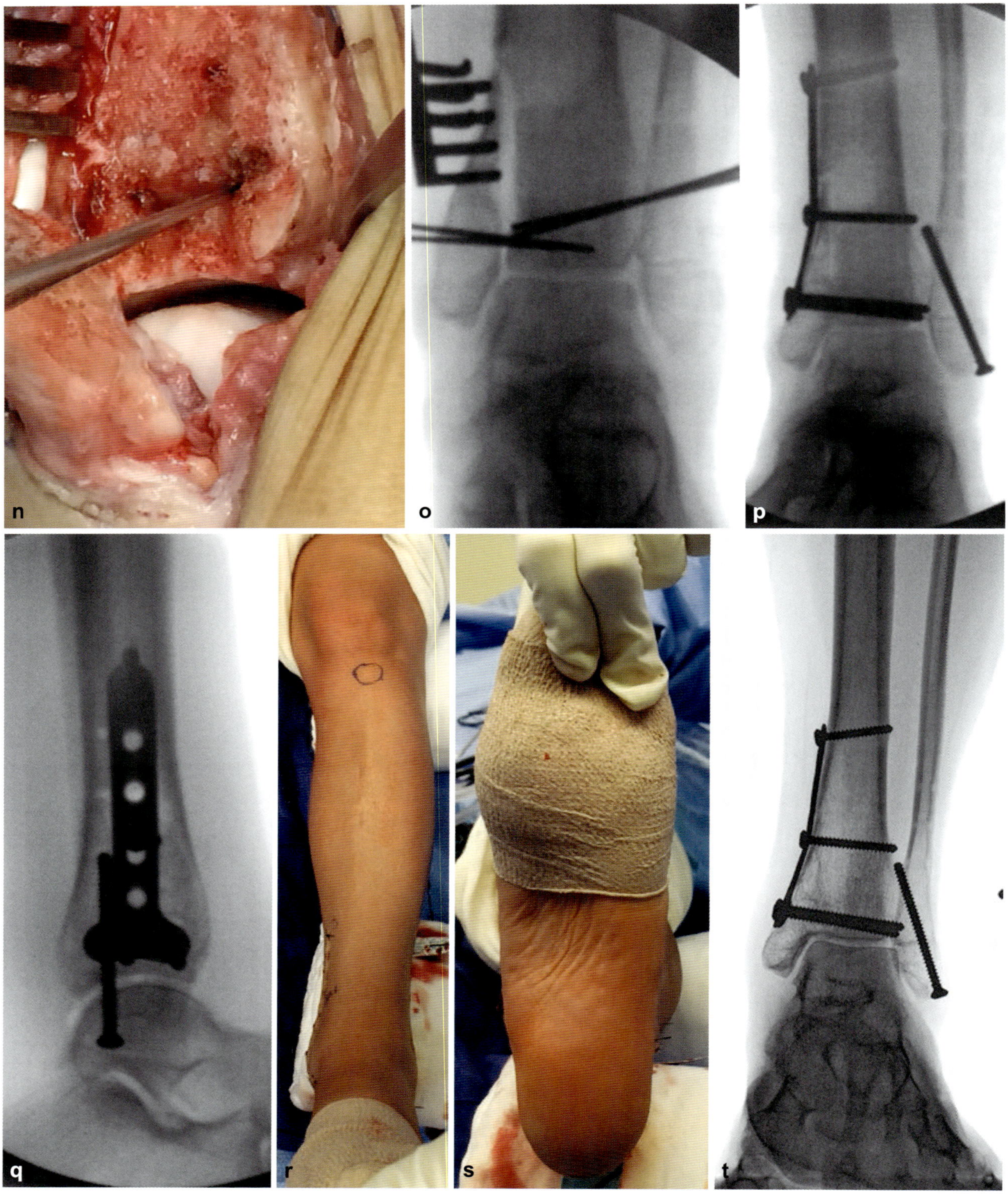

图 7.6 （续）

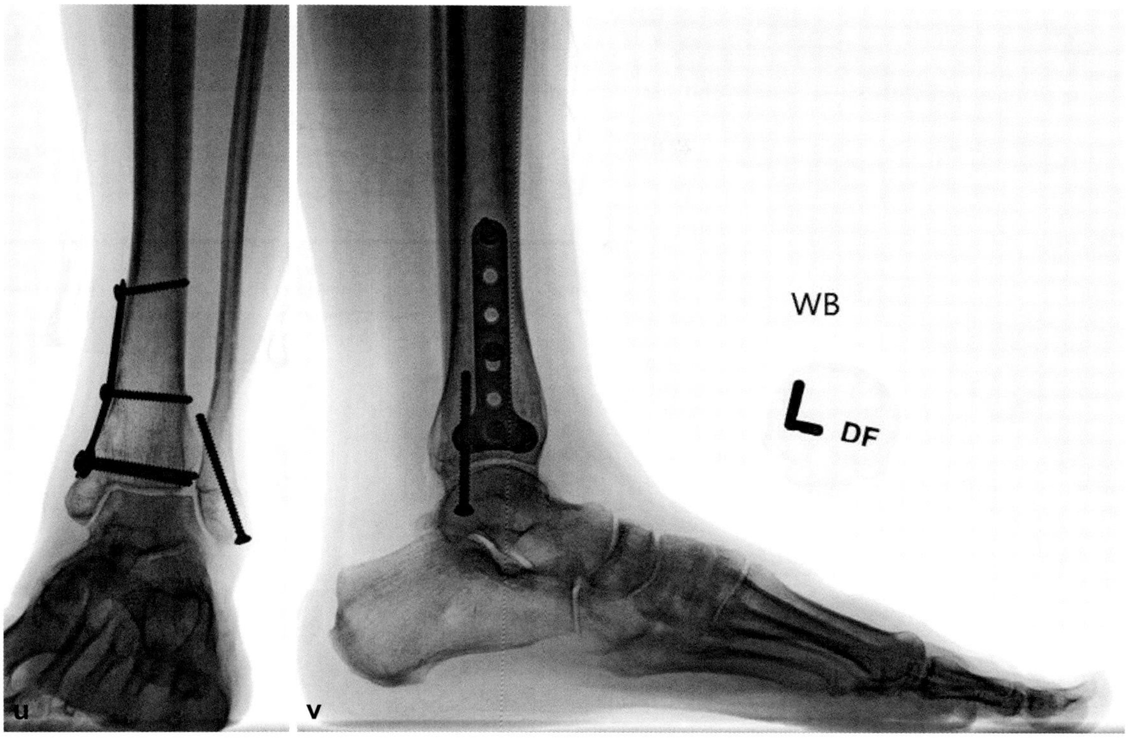

图 7.6 （续）

- 远端皮质拉力螺钉作为支撑防止骨质再次压缩。
- 外侧 1 枚皮质骨螺钉（斜向、足够长度达到稳定）。

➢ 经验和教训

- 前内侧切开关节对显露关节面至关重要。
- 在透视下显示并确认原始骨折线。
- 沿原始骨折线截骨时，暴露并保护胫后肌腱；在关节面近侧约 1 cm 处处理被压缩的骨质，以保护与关节面相连的骨质。用骨刀轻轻向下撬动，并用邻近的松质骨填充缺损，最后用克氏针临时支撑撬开的压缩区（图 7.6 l~n）。

（Michael P. Clare 著　刘金伟 译　张增方 校）

参考文献

1. Ramsey PL, Hamilton W. Changes in tibiotalar area of contact caused by lateral talar shift. J Bone Joint Surg Am. 1976;58(3):356–7.
2. Thordarson DB, Motamed S, Hedman T, Ebramzadeh E, Bakshian S. The effect of fibular malreduction on contact pressures in an ankle fracture malunion model. J Bone Joint Surg Am. 1997;79(12):1809–15.
3. Reidsma II, Nolte PA, Marti RK, Raaymakers EL. Treatment of malunited fractures of the ankle: a long-term follow-up of reconstructive surgery. J Bone Joint Surg Br. 2010;92(1):66–70.
4. Weber BG, Simpson LA. Corrective lengthening osteotomy of the fibula. Clin Orthop Relat Res. 1985;(199):61–7.
5. Weber BG. Trauma of the ankle joint and of its neighborhood. In: Weber BG, editor. AO masters' cases: minimax fracture fixation. New York, NY: Thieme; 2004. p. 101–37.
6. Clare MP. unpublished data.

第八章

跟骨骨折切开复位内固定术后翻修术

要点

- 如果处理得当，切开复位内固定（ORIF）是最好的治疗选择。
- 一些跟骨骨折畸形愈合，特别是骨折移位不明显和后关节面累及较局限的病例，可以通过原始骨折线进行截骨和重建，从而保留距下关节的活动。
- 对于大多数跟骨骨折畸形愈合，距下关节难以保留，在翻修手术时需要融合。

引言

移位的跟骨关节内骨折是骨科医生最具挑战性的骨折之一。这些骨折通常是由于高处坠落或机动车碰撞造成的。跟骨骨折形态通常是三维复杂的，但相对可预测。虽然跟骨本身血供丰富，但因有限的周围软组织覆盖，因此最有可能出问题。

治疗移位的跟骨关节内骨折的首要目标是恢复后关节面平整以及跟骨的高度、长度和整体形态，最大程度地恢复距下关节的功能和延长使用寿命。如果由经验丰富的外科医生正确施治，切开复位内固定仍然有可能获得长期满意的疗效，即使在晚期出现创伤后关节炎需要距下关节融合术的病例也是如此[1-4]。

在切开复位内固定失败的病例中，某些畸形愈合可通过截骨重建保留距下关节。在很多病例中，由于严重的创伤性关节炎，只能行牺牲距下关节的补救手术。

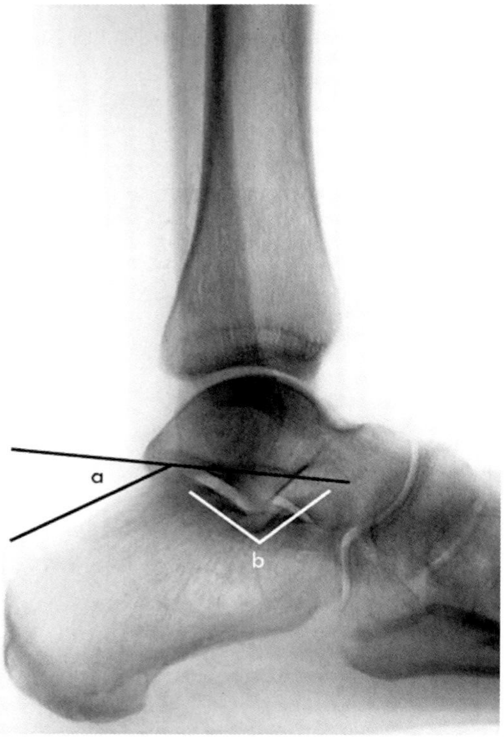

图 8.1 正常跟骨侧位 X 线片。Böhler 角（a）：结节上缘与后关节面最上缘的连线和后关节面最上缘与跟骨前突上缘连线的交角（黑线）。Gissane 角（b）：由与后关节面平行线和与前突平行线（白线）交角。

跟骨的标准投照

透彻理解正常的解剖结构力线对于识别和处理异常的非解剖结构力线至关重要。在正常的跟骨侧位 X 线片中，后关节面位于跟骨结节上方，后者标志着正常的跟骨高度，并参与组成了被称为 Böhler 角的跟骨结节角（图 8.1）。后关节面轻度向下倾斜，并与跟骨前突会合，在此处形成的角被定义为 Gissane 角。这个会合点位于跗骨管和跟骨中关节面下方，容纳距骨外侧突，有利于距下关节活动。

病理解剖学和失败原因

在大多数情况下，跟骨畸形愈合是由于外科医生对骨折三维形态缺乏了解的结果。大多数移位的跟骨关节内骨折可分为关节塌陷型、舌型或骨折 - 脱位型。每一种骨折类型都需要不同的操作来正确复位，因此，如果治疗的外科医生不能完全理解骨折类型、骨折线的走向，就会出现糟糕的结果。

几乎所有的跟骨畸形愈合中，都存在跟骨高度和长度的丢失，跟骨外侧壁膨隆、跟骨增宽，可能会撞击腓骨远端或影响腓骨肌腱的功能。由此产生的畸形导致距骨在纵向相对变平，继发踝关节背伸活动减小。后关节面残留的台阶常导致后足僵硬、疼痛，关节面迅速退变出现创伤后关节炎[5]。

在某些病例中，尤其是外侧壁骨折类型（Sanders 2A 关节塌陷型或劈裂舌型，或骨折 - 脱位型），关节内受累程度有限，常能保留距下关节。然而，同样类型的骨折也可能伴有腓骨上支持带的撕裂和腓骨肌腱脱位。

评估

临床评估需患肢与对侧肢体的站立位对比。患肢在冠状面、矢状面和轴位是否存在不对称。检查软组织覆盖的情况，记录先前切口的位置和状态以及该区域的整体软组织质量，评估踝关节和后足的活动度，与健侧比较关节的僵硬程度。

放射学评估应包括患侧踝关节和足的负重 X 线片，以及轴位和 Brodén 位平片。侧位片可仔细评估跟骨高度损失的程度和继发的距骨扁平程度，以及 Gissane 角是否形态完整。侧位片也可区分关节塌陷型和舌型骨折两种类型。轴位片通过原始骨折线评估跟骨体的短缩，以及跟骨结节（典型的内翻）的任何残留的冠状面畸形。通过踝关节的踝穴位和 Brodén 位片，评估关节面存在台阶的程度、保留距下关节的可行性，并可以分辨出骨折 - 脱位的不同类型。其余的足部影像可评估外侧壁膨隆的程度，是否累及跟骰关节，以及与跟骨畸形愈合长期相关的任何继发性畸形。确定骨折的原始类型，这在术前规划和手术决策中是必不可少的。

是否存在创伤后关节炎也应评估，以决定是否保留距下关节。保留关节截骨术对严重的晚期创伤性关节炎患者是禁忌的；在这种情况下，常采用后足重建联合距下关节融合术治疗。与对侧踝关节和足部负重位片对比以确定患肢“正常”的力线。

计算机断层扫描（CT）对评估和治疗跟骨畸形愈合非常重要，可以显示原始骨折类型，跟骨高度和长度的丢失程度、整体三维畸形，以及创伤后关节炎的程度。

手术计划及注意事项

术前计划十分必要，需涵盖保留关节重建手术的细节和详细步骤。应考虑以下因素：原始骨折类型、留置的植入物、患者体位、手术入路、关节切开和清理术、是否需要截骨矫形、复位策略和最终固定。

患者体位

跟骨畸形愈合通常最好采用侧卧位，置于体位沙袋之上。下肢呈剪刀样放置：非手术肢体膝关节伸展，远离手术区域；患肢膝关节屈曲，靠近手术床一角。手术床可透视。把毯子垫于患肢下方，便于操作，并固定在可透视手术床上，使手术肢体与地面平行（图 8.2）。

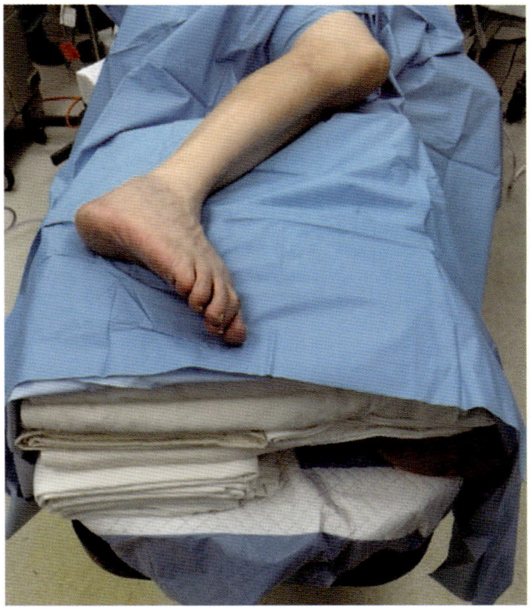

图 8.2 侧卧位

手术入路

➢ 外侧延长切口

由于跟骨畸形愈合病理解剖复杂，最常用的是外侧延长切口。跟骨骨折术后软组织并发症仍然是术后并发症的主要来源，因此仔细留意切口位置相关细节和对软组织的轻柔操作至关重要。

如果此前采用了外侧延长切口，则使用相同的手术切口。外侧延长切口也可用于先前的跗骨窦入路。如果软组织有瘢痕贴骨不能移动，或跟骨高度明显下降，原外侧延长切口可用来进行内固定取出（和 / 或外侧壁骨突切除术），分期重建时仅使用垂直肢体的切口（Gallie 入路）即可[6]。

外侧延长切口起于外踝尖近端约 2 cm 处，紧靠跟腱外侧缘，位于腓肠神经和跟外侧动脉后方，垂直向足底延伸，至足外侧皮肤与足跟部皮肤交界处，平缓地弧向前方延伸至第 5 跖骨基底部（图 8.3）。在跟骨结节近端切开时，采用直接到骨方式，

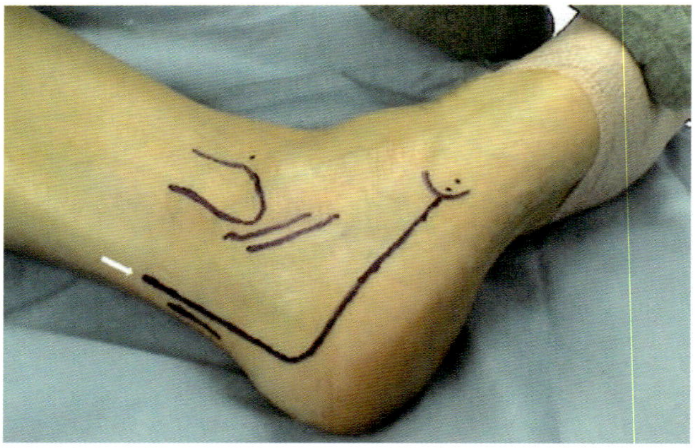

图 8.3　外侧延长切口。注意切口垂直部分紧邻跟腱，位于跟骨外侧动脉和腓肠神经后方（白色箭头）

避免倾斜削薄皮肤，延伸至水平切口的中部。

从切口的尖端开始掀起一个全层的骨膜下皮瓣。在形成大的骨膜下皮瓣前，避免使用拉钩，以防止皮肤与皮下组织分离。腓骨肌腱仅在腓骨肌腱滑车处显露，使用骨膜剥离器轻柔地将皮瓣向远端剥离至跟骰关节。这样，腓骨肌腱、腓肠神经和跟外侧动脉完全包含在皮瓣内，对外侧皮肤血供造成的影响最小。

继续向深部剥离至跗骨窦背侧、跟骨前突和跟骰关节远端，以及向后方显露跟骨结节的后上部分，以便从“背面”进入后关节面。应用“无接触”技术，3 枚 1.6 mm 直径克氏针牵开皮瓣：第 1 枚打入腓骨，使腓骨肌腱在外踝前面轻度半脱位；第 2 枚打入距骨颈；用骨膜剥离器将腓骨肌腱从跟骨前外侧撬出后，将第 3 枚克氏针打入骰骨。第 4 枚克氏针可打入距骨体后方，以进一步显露后关节面。

手术完成后，深层放置引流管，全层闭合皮瓣，用 0 号可吸收缝线以间断方式，分别从近端和远端开始，逐渐向切口尖端缝合。手工依次打结，以消除切口尖端的张力。采用改良的 Allgöwer-Donati 垂直褥式缝合技术，用 3-0 单丝线缝合皮肤。

➢ 腓骨后外侧入路重建腓骨肌上支持带

如果腓骨肌腱脱位，在外侧切口闭合后，沿外踝的后外侧缘做一小于 3 cm 的小切口，此切口与外侧延长切口垂直部分之间要有足够宽的皮桥。切开腓骨肌腱鞘，保留足够的支持带以便以后闭合，以免造成医源性腓骨肌腱脱位（图 8.4）[7]。

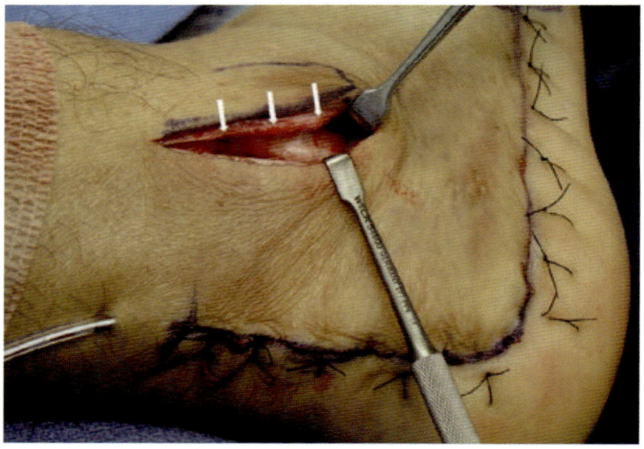

图 8.4　腓骨后外侧入路重建腓骨肌上支持带，保留足够的支持带以便以后闭合（白色箭头）

病例分析

病例 8.1

➢ 病史

- 21 岁女性，健康，不吸烟。4 个月前从 3 米高处跌落。
- 诊断为跟骨骨折。在外院进行闭合复位石膏

外固定治疗。
- 表现为距下关节绞锁，因疼痛仍无法负重。
- X 线片和 CT 扫描如图 8.5a~f。

➢ 失败原因

- 诊断：未识别跟骨骨折 – 脱位型的畸形愈合。
- 跟骨结节骨块与上外侧关节骨块撞击，突入距腓关节：锁定了距下关节。
- 伴有腓骨撕脱骨折和腓骨肌腱脱位。

➢ 手术计划

- 患者年轻，大部分后关节面完好。
- 畸形愈合的处理：改良的 Romash 截骨术。
- 保留关节 / 跟骨切开复位内固定（图 8.5g~k）。

➢ 手术入路

- 延长的外侧切口。

➢ 植入物

- 跟骨解剖锁定接骨板，3.5 mm 直径皮质和锁定螺钉。

➢ 经验和教训

- Romash 截骨术最初描述是通过原始骨折线从前向后截骨，以处理关节塌陷型畸形愈合，可以联合距下关节融合术[8]。
- 改良的 Romash 截骨术：沿着原始骨折线从后向前截骨。
  - 直视下截骨。
  - 用骨刀沿原始骨折线找到其踪迹（图 8.5l,m）。
  - 通过轴位透视确认（图 8.5n~p）。
  - 跟骨结节处打入 Schanz 螺钉有助于操控结节骨块。

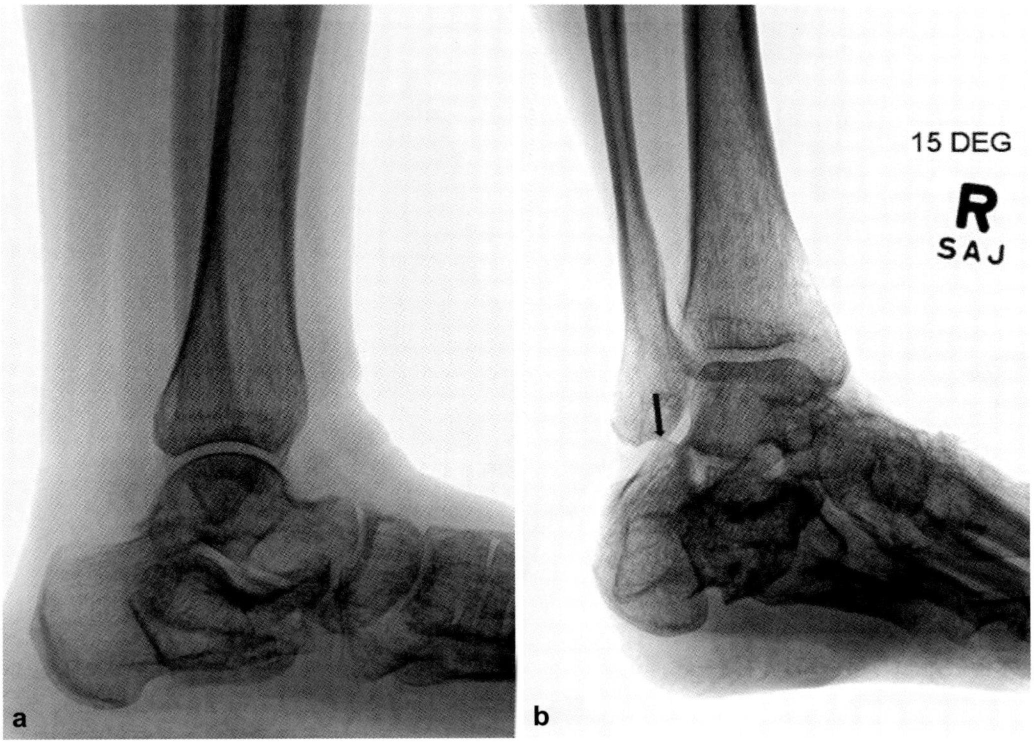

图 8.5　(a~c) 踝关节负重侧位片（a），足的 Brcdén 位（b）和跟骨轴位 X 线片（c）。注意慢性脱位的结节骨块与上外侧关节骨块撞击（黑色箭头）。(d~f) 包括后足的计算机断层扫描：(d) 矢状位，(e,f) 冠状位。(g,h) 术中临时复位：(g) Brodén 位透视：注意后关节面复位（白色箭头），(h) 跟骨轴位透视：注意跟骨高度和长度已恢复（黑色箭头）。(i~k) 最后负重位侧位（i）、(j) Brodén 位以及（k）术后 9 个月轴位的 X 线片。注意后关节面已复位（白色箭头）；跟骨高度和长度已恢复（黑色箭头）。(l,m) 改良 Romash 截骨术的术中像。(n~p) 改良 Romash 截骨术的术中透视

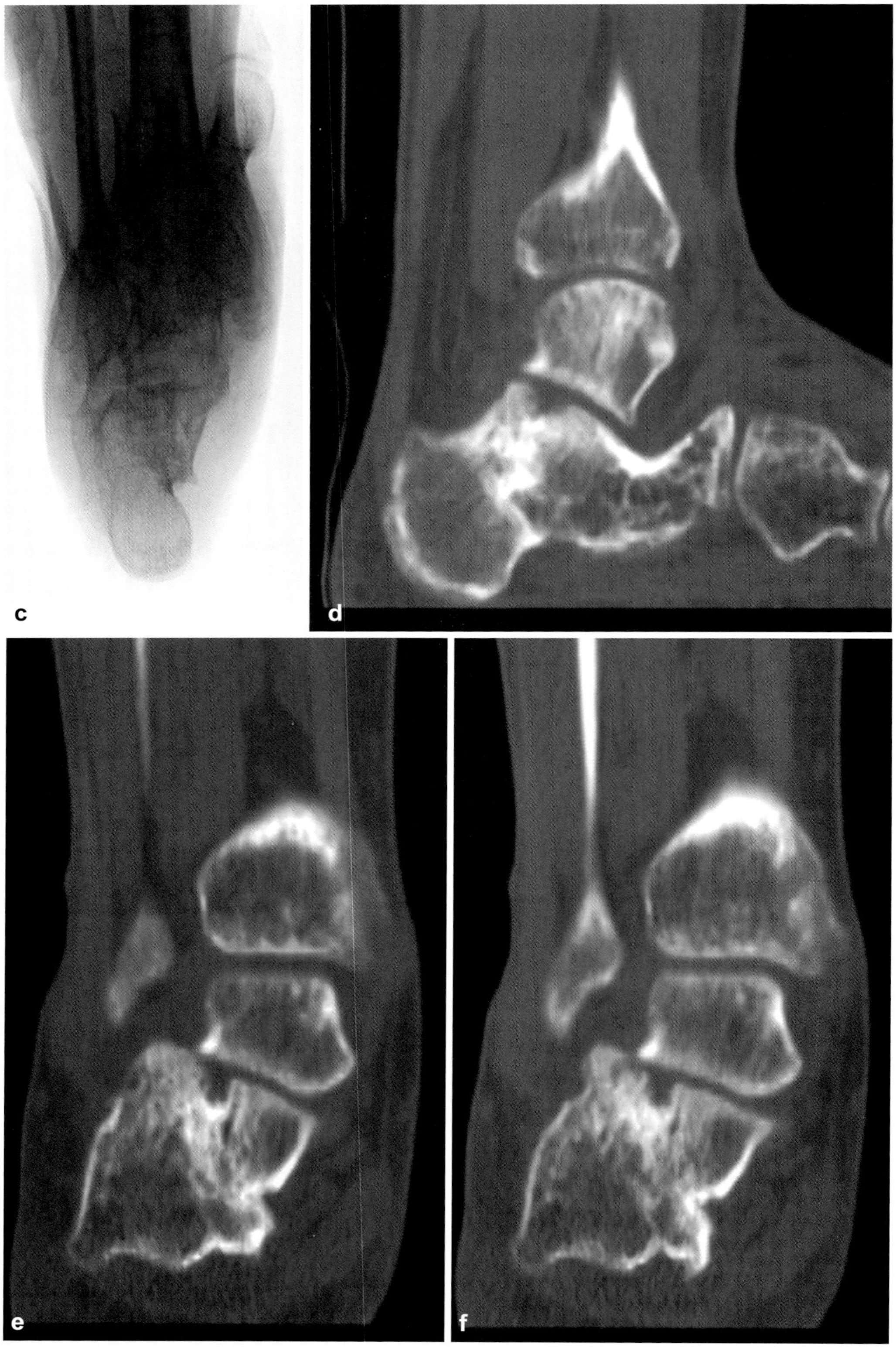

图 8.5 （续）

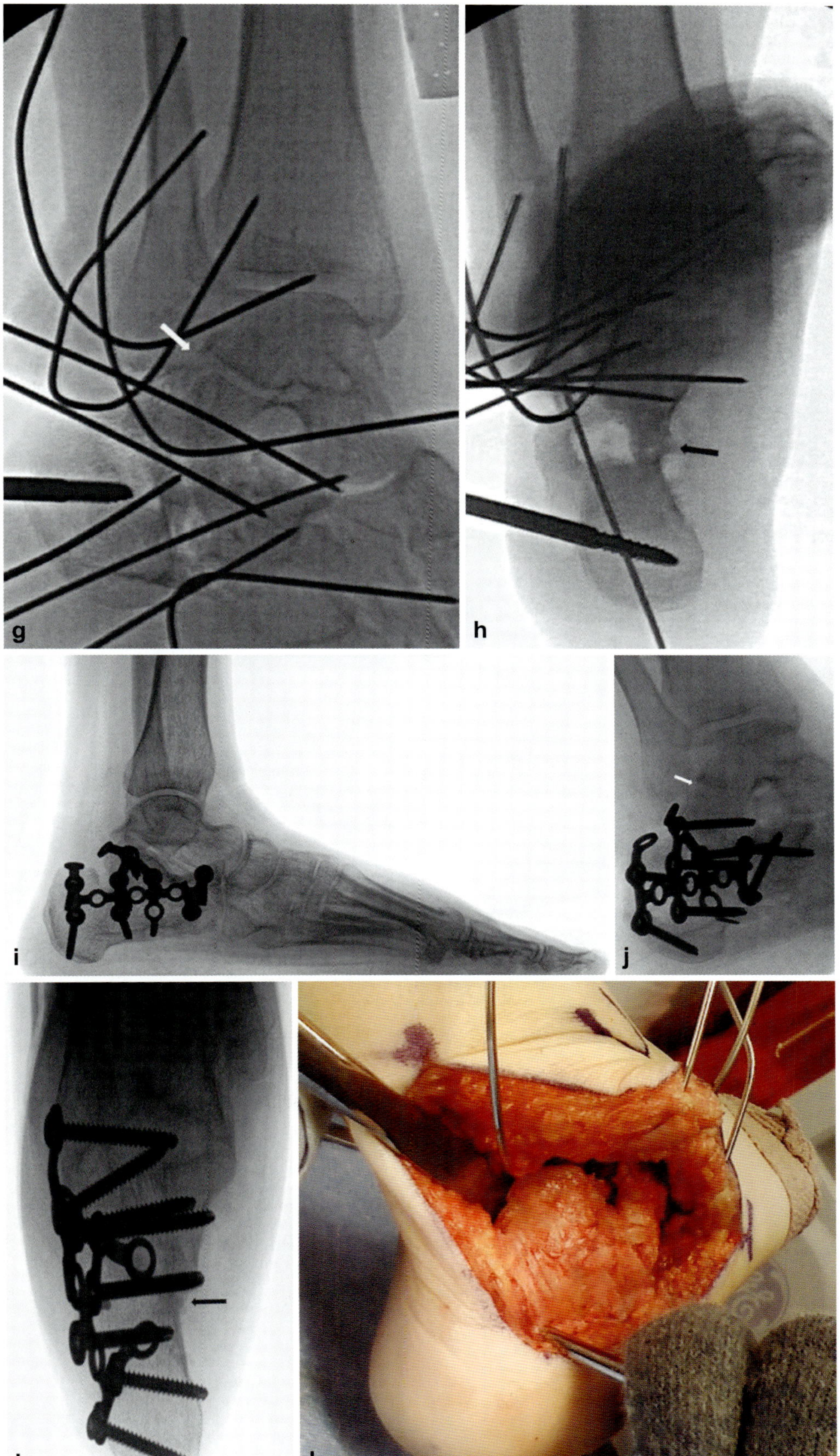

图 8.5 （续）

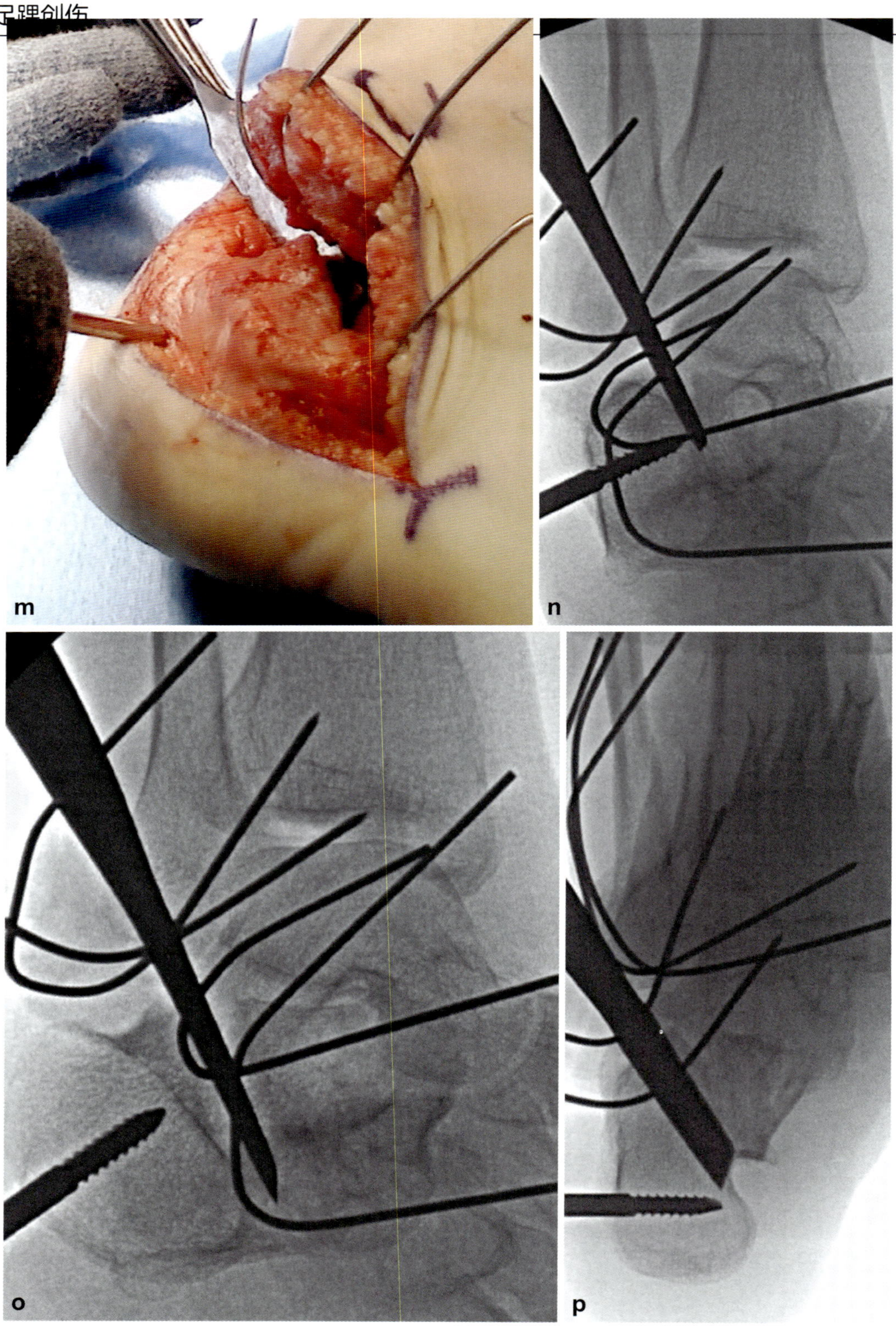

图 8.5 （续）

病例 8.2

➢ 病史

- 51 岁男性，6 个月前高处坠落。
- 工伤，外院行非手术治疗。
- 表现为持续的后足外侧疼痛，无法恢复工作。
- 腓骨下外侧区域压痛，腓骨肌腱慢性脱位。

- 负重位 X 线片如图 8.6a~c。
- CT 扫描如图 8.6d~g。

➢ 失败原因

- 诊断：Sanders I 型跟骨骨折畸形愈合、腓骨肌腱脱位。
- 未识别腓骨肌腱脱位。
- 后关节面较少受累，跟骨高度轻度丢失。
- 外侧腓骨下撞击征（+）。

➢ 手术计划

- AO 截骨摆锯行跟骨外侧壁切除术。
- 腓骨肌上支持带重建（图 8.6h~j）。

➢ 手术入路

- 延长的外侧切口（跟骨外侧壁切除术）。
- 腓骨后外侧入路（腓骨肌上支持带重建）。

➢ 植入物

- 锚钉。

➢ 经验和教训

- 跟骨外侧壁切除术（图 8.6k,l）
  - Gissane 角处放置牵开器，以保护距骨外侧突。
  - 外侧壁切除时切除受累的关节面应尽可能少，倾斜锯片以保留更多的跖侧骨质。
  - 大骨刀彻底切除跟骰关节外侧壁。
- 腓骨肌上支持带重建（图 8.6m,n）
  - 识别腓骨缘前方的假性腱鞘，松解腓骨肌上支持带。
  - 处理紧靠后外侧缘前方的腓骨外侧骨面。
  - 评估腓骨肌腱有无撕裂或是否存在周围腱鞘炎。
  - 将 2 个锚钉置于腓骨边缘内。
  - 缝合尽可能向前靠近腓骨肌上支持带，水平褥式缝合，以消除假囊。
  - 保持腓骨肌腱复位，缝线系紧固定于腓骨后外侧缘。
  - 闭合腓骨肌腱鞘，必要时叠瓦状重叠缝合。

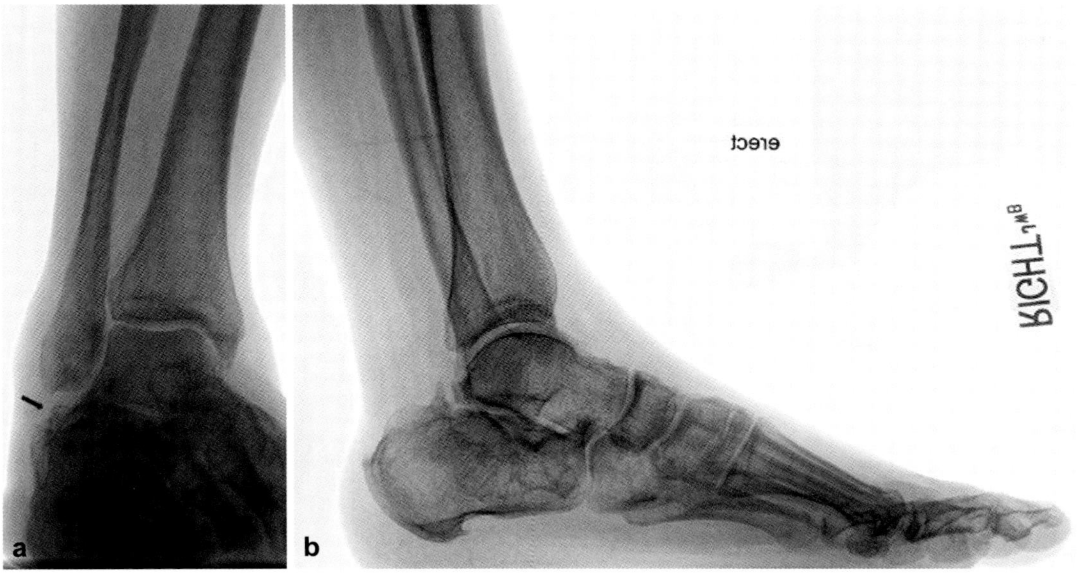

图 8.6　（a~c）踝关节负重（a）踝穴位、（b）侧位和（c）足部正位 X 线片，显示 Sanders Ⅰ型跟骨骨折畸形愈合。注意跟骨高度损失很小，关节受累很少，存在外侧壁骨突产生腓骨下撞击（黑色箭头）。（d~g）Sanders Ⅰ型跟骨骨折畸形愈合的 CT 扫描：（d,e），轴位；（f），冠状位；（g），矢状位。注意跟骨高度的丢失很小，很少的关节受累以及存在的外侧壁骨突产生腓骨下的撞击（白色箭头）。（h~j）术后 6 个月负重（h）侧位、（i）Brodén 位和（j）轴位 X 线片。注意外侧腓骨下减压区域（黑色箭头）。（k,l）外侧壁切除。注意在切除术前（k）和术后（l）外侧壁突出的变化（不同患者）。（m,n）腓骨肌上支持带重建。（m）锚钉的缝合线水平褥式紧缩缝合，使假囊紧贴骨面以消除假囊；（n）系紧缝线，恢复腓骨后外侧缘对腓骨肌腱的约束

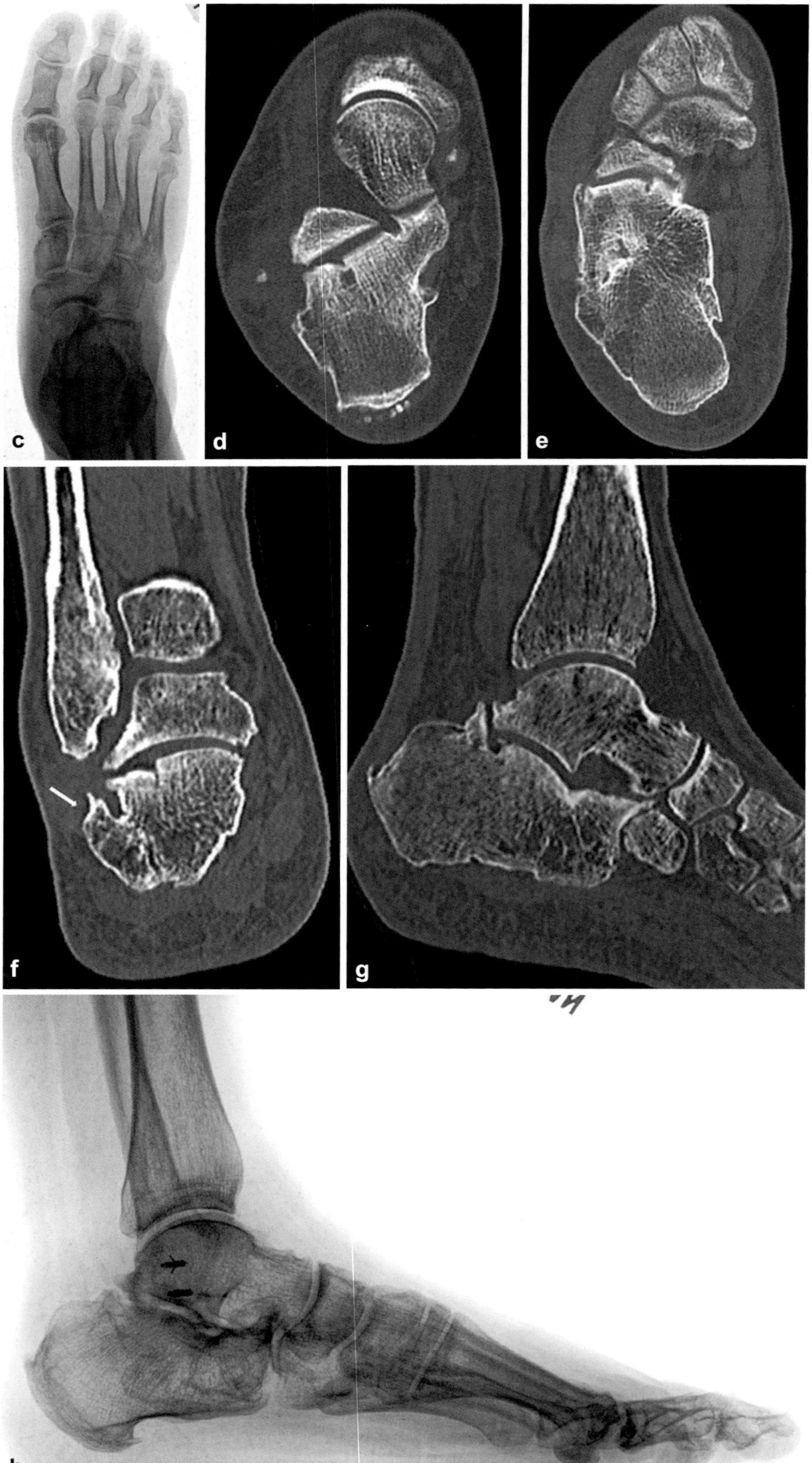

图 8.6 （续）

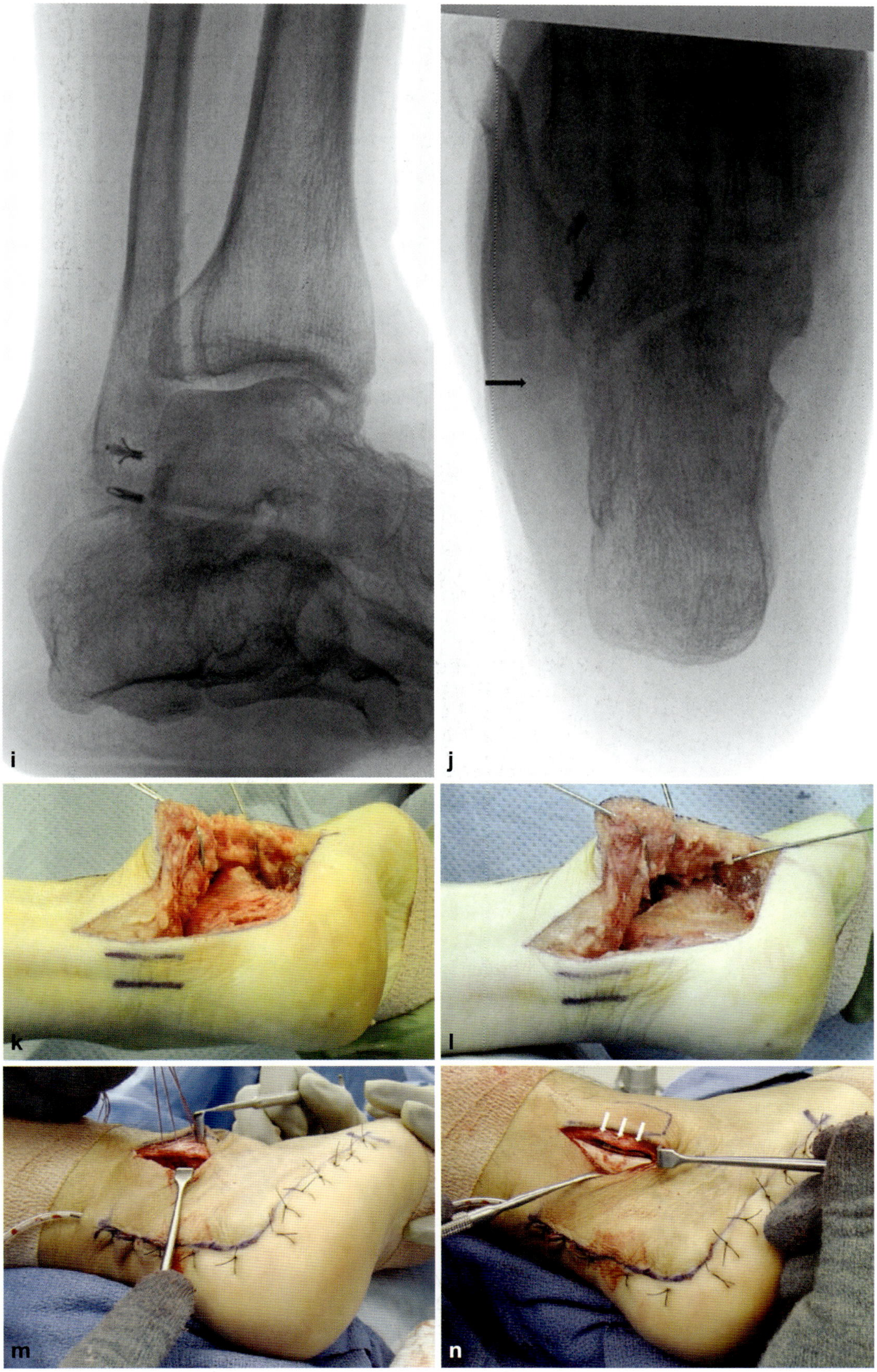

图 8.6 （续）

病例 8.3

➢ 病史

- 28 岁女性，前名模，吸烟。
- 车祸伤，予以切开复位内固定治疗。
  - 身体多处粉碎骨折 / 骨骼质量差。
- 失访：5 年后出现负重疼痛。
- 后足僵硬，距下关节活动度很小，跗骨窦及腓骨下方压痛。
- 负重位 X 线片如图 8.7a~c。

➢ 失败原因

- 高能量损伤，广泛粉碎性骨折，骨质不良。
- 缺少合适的解剖锁定板（在愈合过程中保持跟骨高度）。

➢ 手术方案

- 诊断：Sanders Ⅱ型跟骨骨折畸形愈合，创伤性距下关节炎。
- 植入物取出，外侧壁清理。
- 距下关节清理，处理关节面。
- 同种异体三皮质骨块植骨距下关节融合术（图 8.7d~f）。

➢ 入路

- 延长的外侧切口。

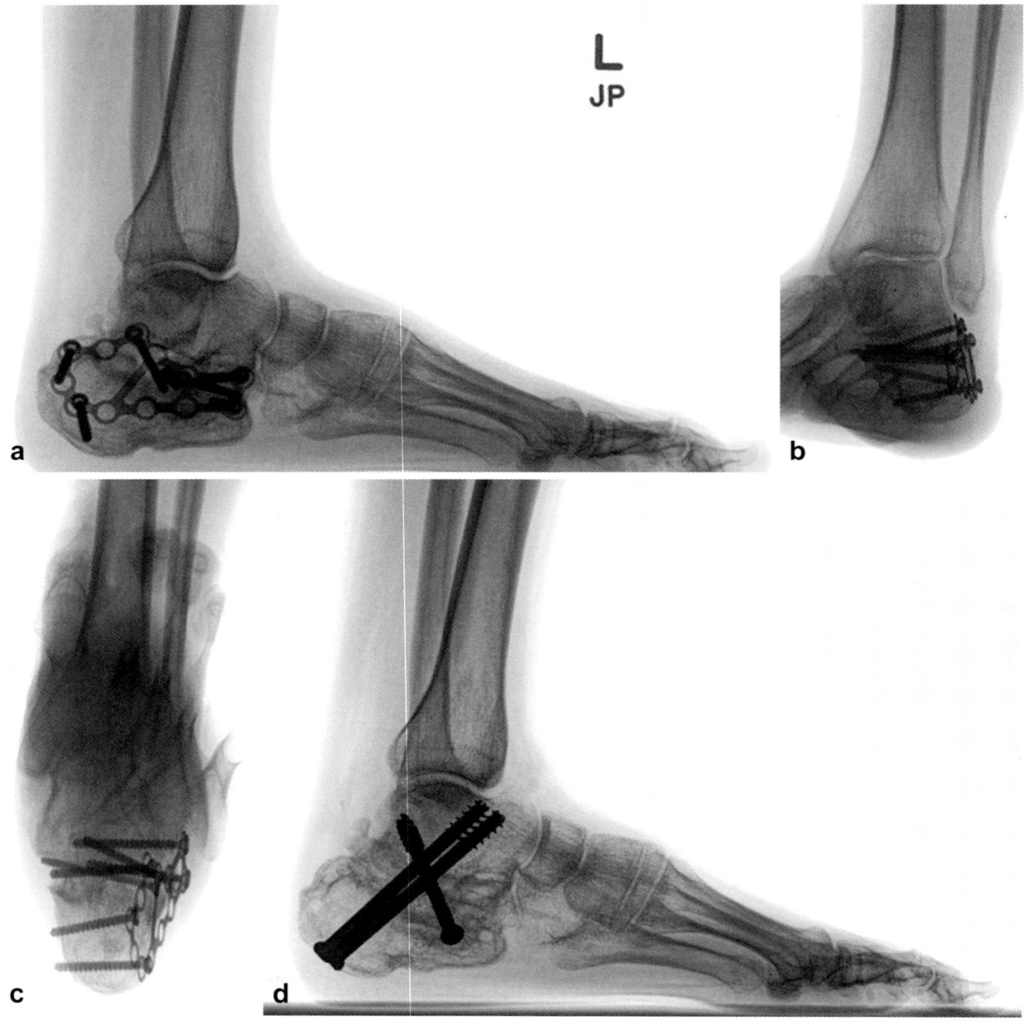

图 8.7　（a~c）负重（a）侧位、（b）Brodén 位以及（c）轴位显示 Sanders Ⅱ型跟骨骨折伴有严重的跟骨高度丢失，畸形愈合，但无冠状面畸形。手术后 9 个月的（d~f）负重（d）侧位、（e）踝穴位以及（f）足正位片。（g）距下关节清理、撑开。椎板撑开器放置在后关节面的后部，尽可能向内侧以对称撑开关节。（h）术中侧位透视显示应用同种异体三皮质骨块植骨融合的距下关节（黑色箭头）

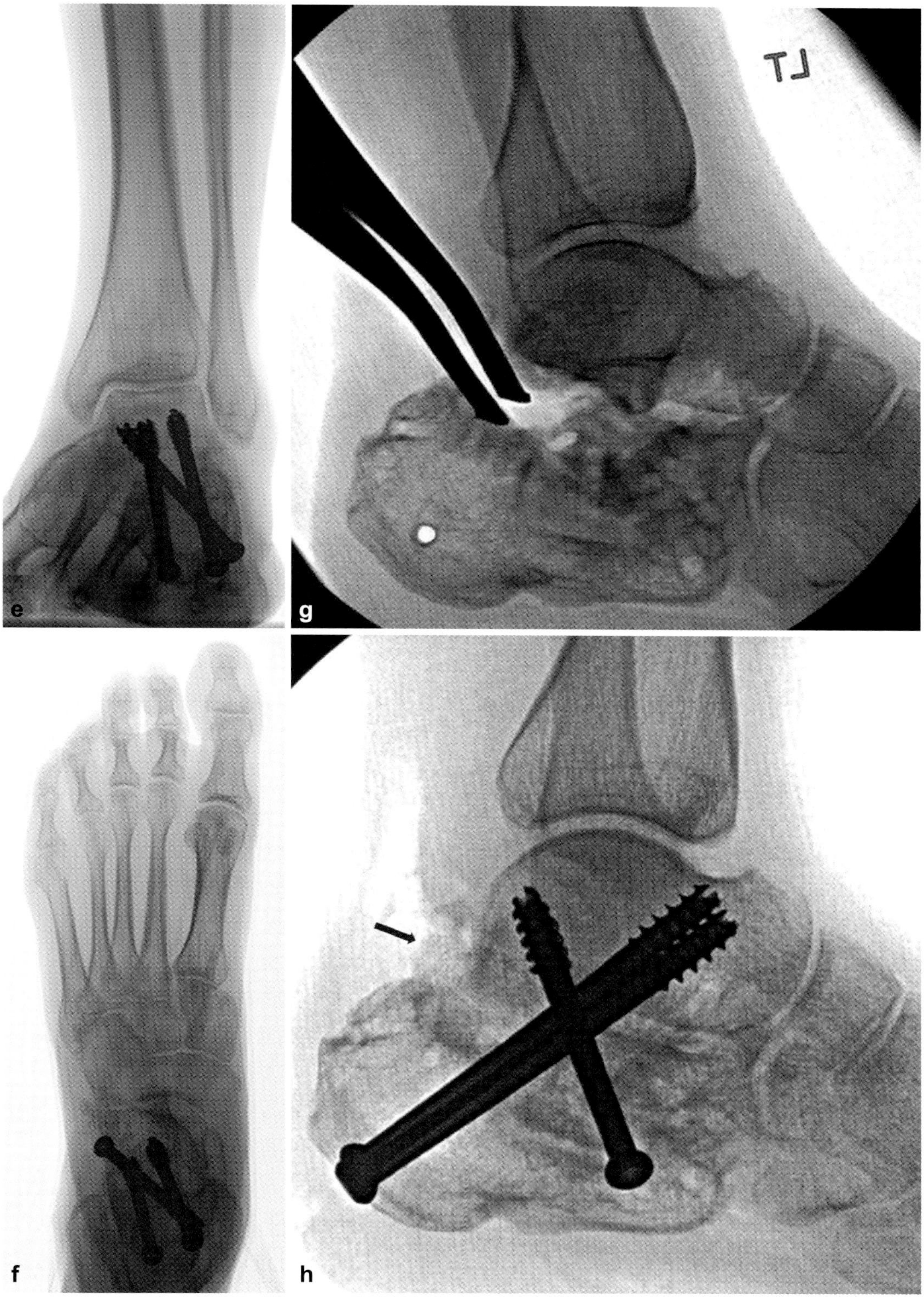

图 8.7 （续）

➢ 植入物

- 7.3 mm 直径空心螺钉。

➢ 经验和教训

- 距下关节炎和关节僵硬的处理
  - 15 号刀片沿关节的后缘和外侧缘切开。
  - 用小骨刀（用作骨膜起子）来确定关节的方向。
  - 将椎板撑开器从后关节面后方插入，尽可能向内侧以对称地撑开关节（图 8.7g）。
  - 测量关节撑开的距离，切取相应大小的骨块（图 8.7h）。

病例 8.4

➢ 病史

- 68 岁男性，患有多种疾病。
- 2 型糖尿病，慢性阻塞性肺疾病，50 年吸烟史，现已戒烟。
- 1 年前由约 2.5 米高梯子上坠落，诊断为跟骨骨折。
- 在外院行切开复位内固定治疗，出现切口裂开和显性感染。
- 术后 3 个月：切开引流，内固定取出，距下关节融合术。
- 持续引流：5 个月后，再次切开引流，取出内固定。
- 出现持续的间歇性渗出，负重时疼痛。
- 后足严重外翻 - 外旋畸形。
- 后足僵硬，活动度很小，踝关节活动良好。
- 外侧针尖样伤口，伤口下骨性突起。
- 外侧软组织瘢痕粘连严重。
- 最近没有发热、寒战或感染征象。血糖水平稳定。
- 轻触觉正常。
- 初次切开复位内固定（图 8.8a,b）和距下关节固定术（图 8.8c）的术中透视。
- 负重位 X 线片如图 8.8d~h。
- CT 扫描图像如图 8.8i~n。

➢ 失败原因

- 诊断
  - 跟骨骨折脱位畸形愈合。
  - 创伤后距下关节炎，关节（原位）融合术后骨不连。
  - 慢性伤口感染，骨赘形成。
- 骨折脱位类型认识不足，骨折复位不良。
- 延长的外侧切口操作不当导致伤口裂开。
- 原位距下关节融合操作不当。

➢ 手术计划

- 切开引流，外侧壁切除术
  - 制动，口服抗生素直到外侧伤口完全愈合。
- 分期开放式跟腱延长，腓骨肌腱部分延长，改良 Romash 截骨术，距下关节翻修融合术（图 8.8o~r）。

➢ 手术入路

- Gallie 入路（延长的外侧切口垂直部分）。

➢ 植入物

- 4.0 mm 直径松质骨拉力螺钉用于截骨术。
- 6.5 mm 直径无头加压螺钉用于关节翻修融合术。

➢ 经验和教训

- 外侧软组织瘢痕粘连，从而使用 Gallie 入路。
- 由于严重的慢性畸形而使用跟腱延长术、腓骨肌腱部分延长术，以消除畸形力量和促进软组织平衡。
- 后关节面准备
  - 用锋利骨膜剥离器去除残留的软骨，保留软骨下骨。
  - 2.5 mm 直径钻头在软骨下骨钻孔，以刺激血管向内生长。
- 改良的 Romash 截骨术：沿着原始骨折线从后向前截骨。
  - 直视下截骨。
  - 用骨刀沿原始骨折线找到其踪迹。
  - 通过轴位透视确认截骨部位（图 8.8s,t）。
  - 椎板撑开器用于辅助恢复跟骨的高度。
  - 2.0 mm 直径克氏针用于截骨术中临时固定（图 8.8u,v）。

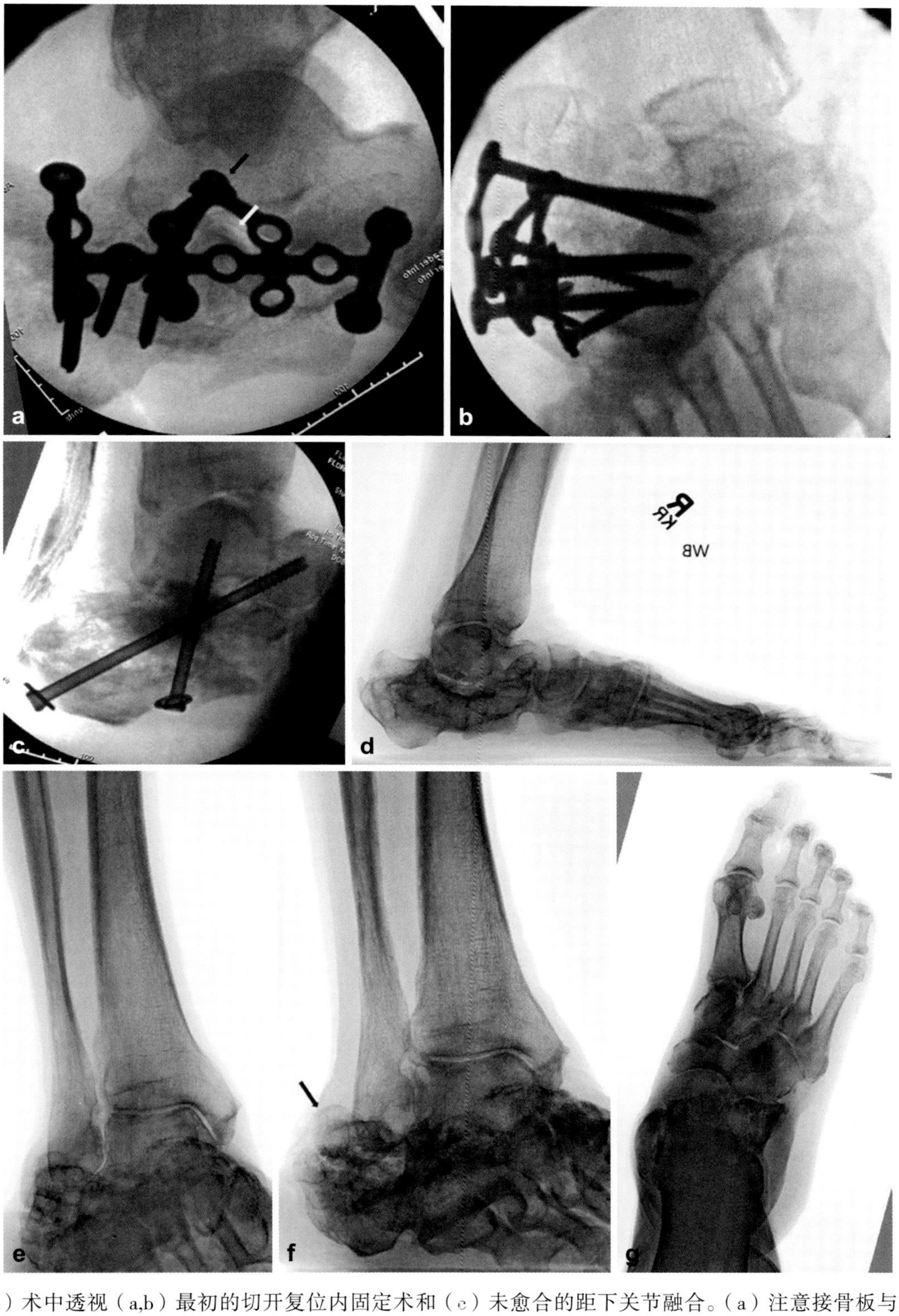

图 8.8　（a~c）术中透视（a,b）最初的切开复位内固定术和（c）未愈合的距下关节融合。（a）注意接骨板与后关节表面重叠（黑白箭头）。（b）注意无明显的骨性标志，提示骨折复位不良。（d~h）负重（d）侧位、（e）踝穴位、（f）Brodén位，（g）足正位片以及（h）轴位。注意存在跟骨结节的脱位（黑色箭头），并由此导致严重的外翻、外旋畸形。（i~n）CT扫描：（i,j）冠状位，（k）轴位，（l,m）矢状位和（n）3D重建。（i）注意向内凹陷粘连的外侧软组织（白色箭头）。（k~n）注意移位的跟骨结节已靠近腓骨远端（黑色箭头）。（o~r）术后1年的末次随访时负重（o）侧位、（p）踝穴位、（q）足正位和（r）轴位X线片。其中一颗松质骨内固定螺钉于术后8个月取出。（s,t）术中透视检查：（s）Brodén位和（t）轴位显示改良的Romash截骨术。用骨刀沿着原始骨折线“找到其踪迹”。椎板撑开器用于辅助恢复跟骨的高度。（u,v）术中透视：（u）侧位和（v）轴位显示改良Romash截骨术中临时固定。跟骨结节脱位已复位，跟骨高度和长度恢复。（w,x）改良Romash截骨术固定后的术中（w）侧位和（x）轴位透视。已放置末端带螺纹的导针（用于大号无头加压螺钉的固定）

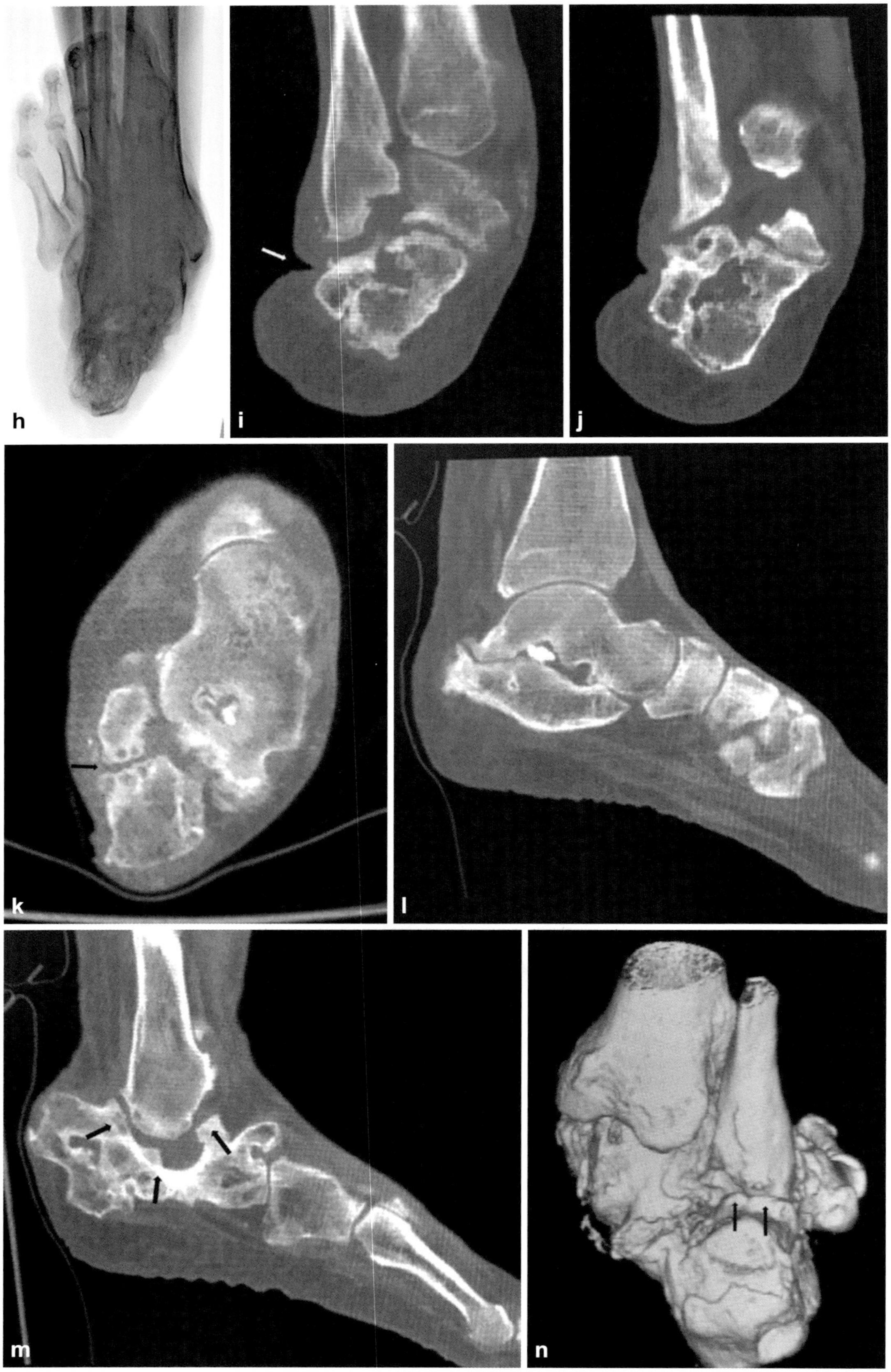

图 8.8 （续）

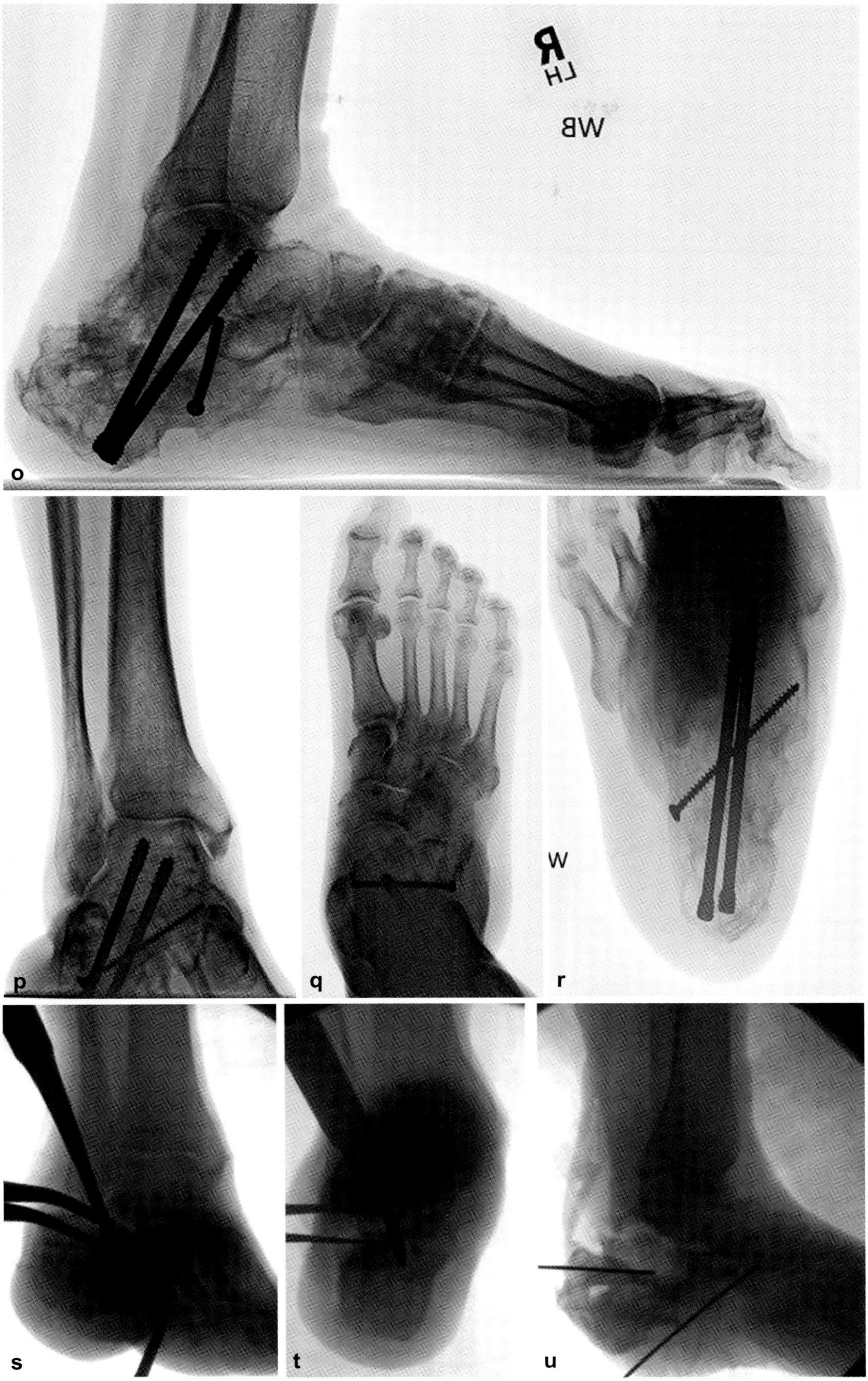

图 8.8 （续）

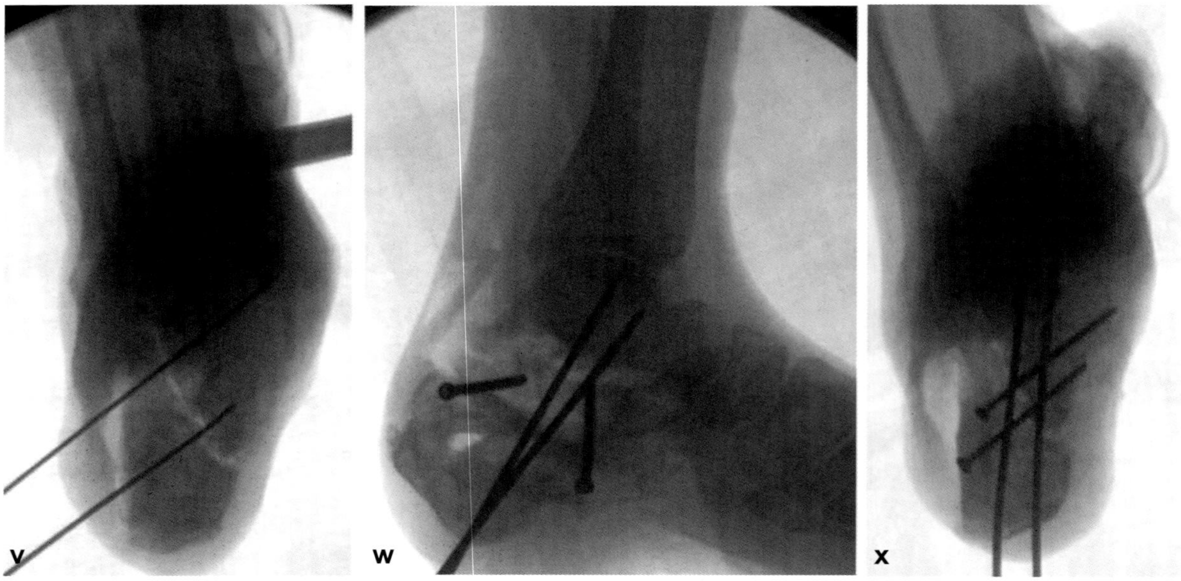

图 8.8 （续）

  - 用 4.0 mm 直径松质骨拉力螺钉最终固定（图 8.8w,x）。
- 距下关节复位至中立位（冠状面 / 轴面）
  - 矫正先前严重的外翻 - 外旋畸形。
- 6.5 mm 直径无头加压螺钉用于距下关节融合的最终固定。

（Michael P. Clare 著　杨　斌 译，张增方 校）

参考文献

1. Sanders R, Fortin P, DiPasquale T, Walling A. Operative treatment in 120 displaced intraarticular calcaneal fractures: results using a prognostic computed to-mography scan classification. Clin Orthop Relat Res. 1993;(290):87-95.
2. Sanders R. Displaced intra-articular fractures of the calcaneus. J Bone Joint Surg Am. 2000;82(2): 225–50.
3. Barei DP, Bellabarba C, Sangeorzan BJ, Benirschke SK. Fractures of the calcaneus. Orthop Clin North Am. 2002;33(1):263–85.
4. Radnay CS, Clare MP, Sanders RW. Subtalar fusion after displaced intra-articular calcaneal fractures: does initial operative treatment matter? J Bone Joint Surg Am. 2009;91(3):541–6.
5. Clare MP, Lee WE III, Sanders RW. Intermediate to long-term results of a treatment protocol for calcaneal fracture malunions. J Bone Joint Surg Am. 2005;87(5):963–73.
6. Carr JB, Hansen ST, Benirschke SK. Subtalar distraction bone block fusion for late complications of os calcis fractures. Foot Ankle. 1988;9(2):81–6.
7. Clare MP. Acute and chronic peroneal tendon dislocations. Tech Foot Ankle Surg. 2009;8:112–8.
8. Romash MM. Reconstructive osteotomy of the calcaneus with subtalar arthrodesis for malunited calcaneal fractures. Clin Orthop Relat Res. 1993;(290):157–67.

第九章

距骨颈骨折畸形愈合截骨术

要点

- 距骨及其关节的完整性对于足的整体功能至关重要。
- 距骨颈畸形导致足部三维畸形和关节负荷的不对称。
- 距骨颈截骨术旨在恢复踝关节、后足和中足的三维排列。
- 具有足够骨量和软骨保存较好的患者可以进行保留关节的截骨术。
- 距骨体无塌陷的部分缺血坏死可行保关节矫正手术。

引言

距骨及其关节对于足部功能至关重要。它的表面几乎 60% 被软骨覆盖，且没有肌肉附着。距骨在小腿和足之间起所谓的骨性半月板的作用，连接踝关节、距下关节和距舟关节。每个关节不仅需要匹配一致，而且每个关节与其他关节的三维关系正常才能保证踝关节和后足的正常功能。距骨颈部的畸形愈合破坏了三维排列，从而导致整个足的功能障碍和复杂的畸形。

失败原因

距骨颈的畸形愈合和不愈合通常是由于不恰当的复位和固定，或有移位的距骨颈骨折采取非手术治疗导致的，其结果总是很差[1-7]。

在距骨颈骨折中，经常看到内侧部分粉碎骨折，这可能是由于载距突施加的冲击力造成的，载距突在受伤时起到了杠杆作用。内侧缩短及随后出现内翻畸形的原因包括：

- 非手术治疗。
- 有限的手术暴露导致复位不充分。
- 不恰当地使用克氏针或内侧拉力螺钉。
- 使用空心螺钉固定时，过度钻孔致使固定失效，复位丢失。

畸形愈合的后果

即使畸形的顶点位于关节外，距骨颈的畸形也直接影响关节功能。在一项体外尸体试验性研究中发现，距骨颈内翻畸形可以导致距下关节运动明显减少，引起足不能外翻、后足内旋和前足内收畸形[8]。内翻畸形的程度与距下关节运动和足部位置的变化有直接的相关性。此外，后足内翻畸形降低了中跗关节的灵活性，影响了后足和前足之间的生理关系[8]。

距骨颈骨折的非解剖复位也常常导致距骨颈和距骨体间出现错位，导致踝关节背伸受限[2,8]。即使骨折没有累及胫距关节，继发于距下关节脱位的距骨体倾斜也会导致踝关节不对称，丧失背伸功能。

距骨颈骨折后骨不连的发生率据报道在 0~10% 之间[3-5]。Sanders 等报道，24% 的患者在距骨颈骨折畸形愈合 1 年后需要二次重建手术，2 年后为 32%，5 年后为 38%，10 年后为 48%[9,10]。

距骨颈骨折可能伴有距骨周围骨折。因此，距骨外侧突或后侧突畸形愈合或不愈合可能同时存在，但这些骨折往往在急诊时被漏诊。它们经常导致痛性骨不连，并迅速进展为距下关节炎[11-15]。Mills 和 Horne 指出，非手术治疗的外侧突骨折的不愈合率为 60%[16]。外侧突的骨不连必须与有症状的副小骨（距骨三角骨）区分开。后侧突畸形愈合可能导致踝关节和距下关节的损伤[11,15,17]，必须将后侧突的骨不连与距骨三角骨或罕见的解剖变异（例如两分距骨）加以鉴别[18]。

畸形愈合骨折块的凸起或骨赘可能导致胫后肌腱的撞击、跗管或跗骨窦综合征[19]。

创伤后关节炎

应用压力敏感性胶片对尸体标本进行的生物力学研究显示，距骨颈处仅 2 mm 的模拟移位就会导致距下关节后、中、前关节间的显著的负荷重新分布[8]。除了关节不匹配外，在初始损伤过程中产生的软骨细胞死亡和关节表面的破碎也会导致创伤后关节炎。文献报道的距骨中部骨折后创伤性关节炎的发生率从 16% 到 100% 不等，并且似乎随着时间的推移而增加。在 Vallier 等的报告中，在 26 例患者中有 38% 发生了缺血性坏死[20]。在这些患者中，有 65% 的患者在胫距关节出现创伤性关节炎，34% 发生了距下关节创伤性关节炎[20,21]。但是，出现关节炎放射学表现的患者只有约 1/3 最终出现临床症状，需要二次进行关节融合术[7]。

缺血性坏死

由于距骨体的大部分血液供应通过跗骨窦和跗骨前动脉进入距骨颈，距骨的缺血性坏死是距骨颈骨折后的一种特有并发症。初始关节脱位程度影响缺血坏死是否发生，距骨颈、体骨折分型与骨折后缺血性坏死的发生率有相关性，但文献报道的发生率有较大差异[7,22]。缺血性坏死通常在受伤后 4~6 个月通过 X 线平片上的距骨密度增高而诊断，MRI 对距骨坏死诊断最敏感。

虽然确切的固定时间似乎不影响缺血性坏死的发生率[20,22,23]，但急诊复位可保护距骨和软组织的血液供应[7,10,20,24]。当对所有移位的距骨颈和体部骨折进行 MRI 检查时，几乎所有病例都会发现一些血液供应减少的区域[25]。

对于距骨骨折及其并发症的处理，重要的是要对小于 1/3 的距骨部分缺血性坏死和往往导致距骨塌陷的距骨体完全坏死区别对待[19]。只有距骨体的完全缺血性坏死伴有最终的距骨穹隆的塌陷才有临床意义[6,20,26]。距骨体部分缺血性坏死病例，经过 2~3 年的时间，距骨体内坏死区域逐渐被爬行替代骨重建所取代。Schuind 等（1983）的最大样本的回顾性分析报道，距骨骨折后 2 年内，21% 的距骨发生完全血管重建，42% 的病例为无症状缺血性坏死，在 37% 的病例中发生距骨穹隆顶塌陷[5]。从最近的研究来看，采用更积极的早期、坚强内固定和康复治疗，可以显著降低这些并发症的发生率[7]。总体而言，文献中距骨颈骨折后缺血性坏死的发生率在 Hawkins Ⅰ 型骨折后为 0~24%，Hawkins Ⅱ 型骨折后为 0~50%，Hawkins Ⅲ型和Ⅳ型[7]骨折后为 33%~100%[7]。开放的距骨颈和体部骨折似乎有增加缺血性坏死的风险[20,23]，后者也可能导致距骨骨折后最可怕的并发症，即距骨体的感染性坏死。

评估

对于距骨畸形愈合和不愈合的患者，必须对疼痛、大体畸形、软组织状况、胼胝体、神经血管状况及踝关节、距下关节和距舟关节的活动度和稳定性进行临床评估。在行走和站立时检查整个肢体，并与健侧做对照。患者经常穿的鞋和鞋垫的磨损可提供有关足部慢性非均匀负重的信息。也要考虑与患者自身相关的一些重要因素，包括活动程度、职业需求、并存疾病（尤其是骨质疏松症、糖尿病和任何神经血管疾病）、药物滥用以及术后依从性。

整体力线和稳定性的放射学评估包括双侧足部和踝关节负重正位片、背伸位和侧位片（图 9.1），以及后足力线位片。CT 对于制订矫正计划是必不可少的（图 9.2），它可以显示骨折畸形愈合和关节不匹配的精确的三维轮廓，以及关节炎和骨愈合的程度。MRI 用于确定是否存在缺血性坏死及范围、骨软骨缺损以及相关的软组织病变（如肌腱撞击）（图 9.3）。应通过常规白细胞计数和 C 反应蛋白血清水平排除存在的感染。

由于距骨骨折及其关节的畸形愈合总是导致踝关节和后足疼痛，因此很难评估创伤性关节炎的影像学证据是否与临床相关，用麻醉剂进行诊断性注射或锝骨扫描对诊断可能会有帮助。然而，最终决定是否需要重建或融合距骨周围一个或多个关节，通常是在术中所见和直接探查软骨质量后才能决定。手术前必须与患者讨论融合和关节重建这两种治疗方案。

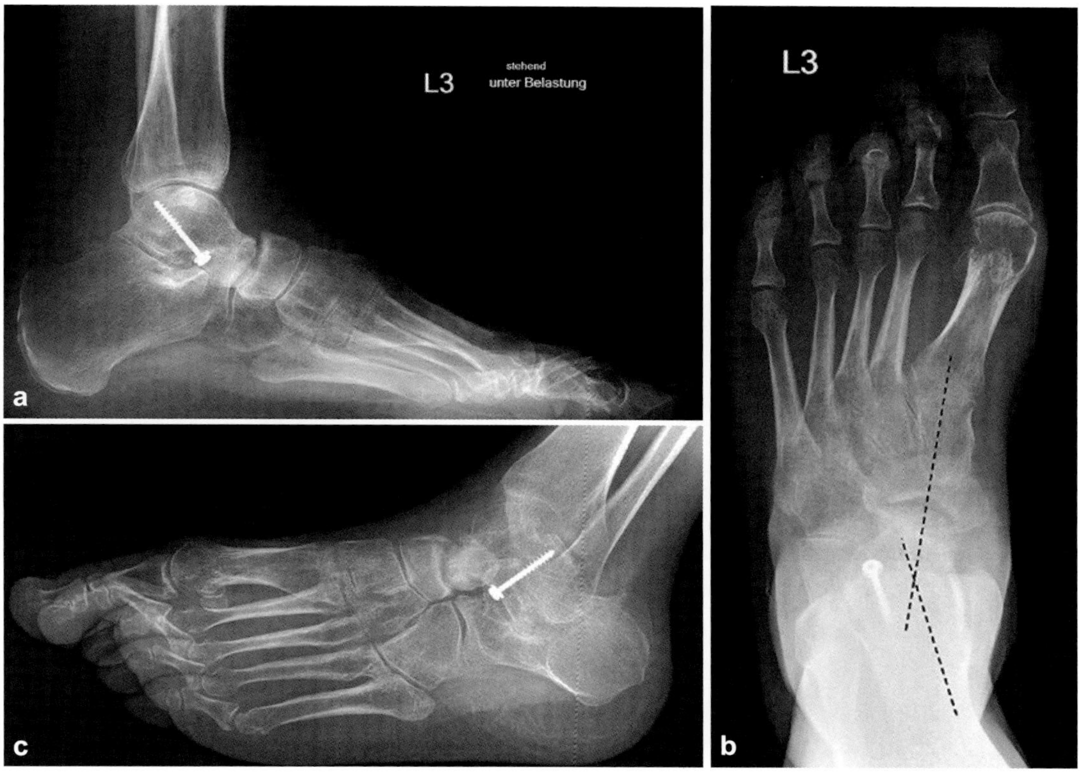

图 9.1 （a）32 岁男性患者，距骨颈骨折切开复位及内固定术后 9 个月的站立侧位 X 线片，其中外侧 1 枚螺钉，内侧 2 枚螺钉，手术后 6 个月因距舟关节刺激而取出。总的来说，后足有内翻畸形，距舟关节和距下关节的中关节面不匹配，而距下关节的后关节面是匹配的，但内翻时是倾斜的。（b）站立的足部正位 X 线片（球管向脚趾倾斜 30°）显示距骨颈的内翻畸形，导致前足内收（"C 形足"）。（c）45°斜位视图显示距骨头骨折端向下倾斜，其球状关节面直接与距下关节的前、中关节面对应

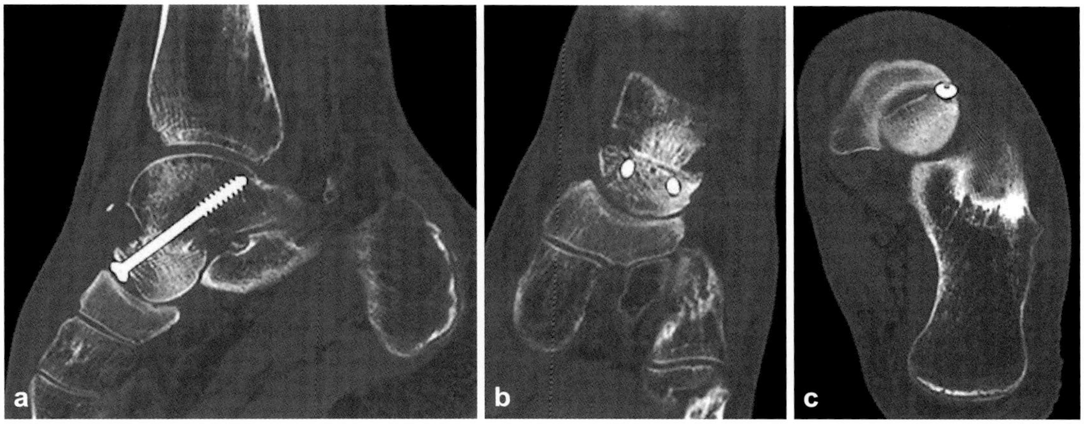

图 9.2 与图 9.1 同一患者的（a）矢状位、（b）冠状位和（c）轴位 CT 扫描，伤后 6 个月，2 个内侧螺钉仍在原位，显示出由于距骨颈部处畸形愈合，距骨头部旋转约 50°

术前计划

当一个距骨颈骨折畸形愈合的患者被确诊时，应尽早手术，因为关节炎通常会很快发展。距骨体畸形愈合和骨不连重建方案的建立取决于是否存在创伤后关节炎和缺血性坏死的程度。该方案还受到其他重要因素的影响，例如骨骼质量和患者依从性。表 9.1 所示分类[6,19]容易掌握，并有助于指导治疗。

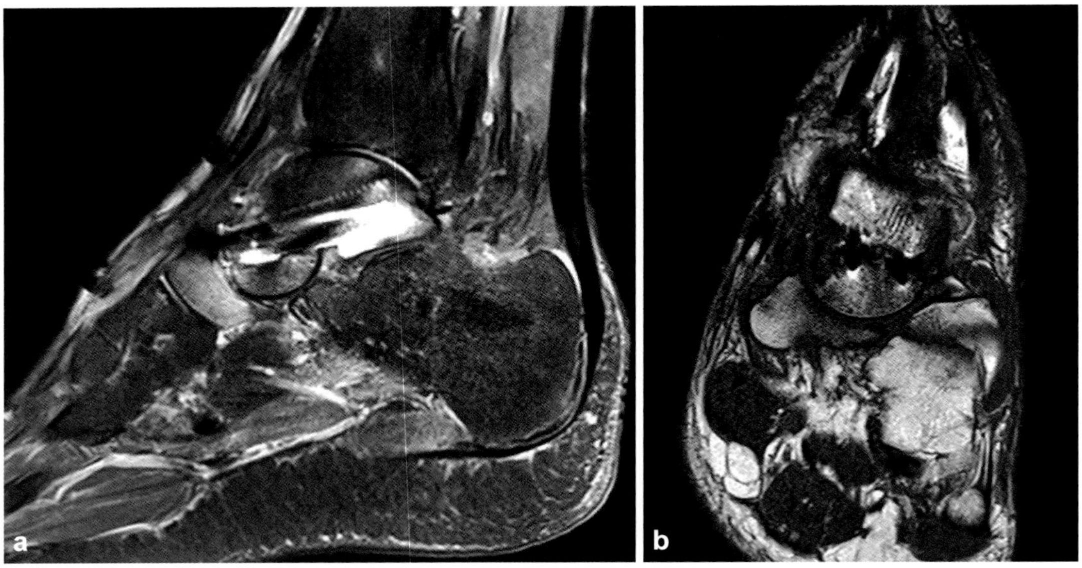

图 9.3 （a,b）与图 9.1 和图 9.2 同一患者的 MRI，受伤 6 个月后，畸形愈合的距骨头弧形关节面软骨完整，无缺血性坏死征象，即适合保留关节截骨术的 I 型畸形

表 9.1 距骨骨折后创伤后畸形的分类（由 Zwipp & Rammelt 修订[19]）

类型	特征	治疗方案	
		主动性、依从性好的患者，无症状性关节炎	不依从的患者，并存症，关节炎
Ⅰ	畸形愈合和（或）关节移位	截骨术，二次重建，保留关节的内固定术	融合受影响的关节
Ⅱ	移位的骨不连		
Ⅲ	Ⅰ/Ⅱ 型部分缺血性坏死		
Ⅳ	Ⅰ/Ⅱ 型完全缺血性坏死	坏死组织清除、（带血管蒂）骨移植，矫正融合术	
Ⅴ	Ⅰ/Ⅱ 型感染性坏死	彻底清创，植骨，矫正融合术	

缺血性坏死范围如果累及距骨的 ⅓ 以下为“部分性”；如果累及的距骨的 ⅓ 以上为“完全性”，其可导致距骨塌陷。

保留关节的手术旨在在矫正畸形和减轻疼痛的同时最大程度地恢复功能。对于意愿强烈、依从性好、没有明显关节炎且距骨体无或仅有部分缺血性坏死（Ⅰ~Ⅲ 型畸形）的患者，可考虑此种手术。

- 通常，治疗完全性骨坏死和距骨体塌陷（Ⅳ 型畸形）的患者，采用坏死骨切除、自体骨移植、矫正力线、融合受累关节或多个关节融合术。
- 对于存在骨髓炎（Ⅴ 型畸形）的患者，感染和坏死骨的反复清理，往往导致距骨次全切除，可分期进行胫跟或胫距跟融合。距骨头和距舟关节应尽可能保留。

外侧突或后侧突畸形愈合和不愈合可以通过早期完全切除畸形愈合骨块和关节翻修来修复[17,27]。如果距下关节已经存在严重关节炎，则选择原位关节融合术治疗[15]。

对于因背侧移位而导致踝关节背屈受限的患者，切除踝部的背侧距骨喙或距舟关节处的骨赘可能会改善其功能。

有关并存症，如控制不佳的糖尿病，Ⅱb 期末期血管疾病或系统性免疫缺陷被视为禁忌证。对于不依从的患者，尤其是那些滥用药物的患者，更是如此。

手术技术

手术入路和患者体位

距骨颈骨折畸形的解剖矫正通常是通过与治疗急性骨折相同的手术入路进行的[7,20,23]，仅在认为合适时，才使用先前的瘢痕入路，而在畸形愈合中这种情况很少。

- 为了获得距骨颈部、踝关节和距下关节的充分暴露，双入路在大多数情况下是必要的。从内踝到舟骨结节，采用内侧入路显露距骨颈和头部的内侧[6,28]。前外侧入路用来从外侧显露距下关节及外侧突[7]。患者取仰卧位，同侧髋关节垫高，使足部处于中立位。小腿自由下垂，以便足可以内、外旋转。

- 如果畸形延伸至距骨体，则在胫骨和跟骨放置 Schanz 针，应用股骨牵张器牵开有助于对踝关节和距下关节面获得充分的显露。对于后侧突和距骨体后部的畸形愈合或不愈合，需取俯卧位，采用后外侧或后内侧入路[7,17]。采用这些入路时，患者置于俯卧位。

手术步骤

切口起自内踝至舟骨结节，于胫后肌腱上方切开关节囊显露距骨颈的内侧，距骨颈外侧和距下关节通过前外侧（跗骨窦）或斜行（Ducroquet-Ollier）入路进入。

对所显露部位彻底探查，评估踝关节、距下关节和距舟关节关节软骨的质量和损伤的程度（图 9.4）。根据探查结果，最终决定是否行保留关节的截骨术。较小的软骨病变可用刮除术和钻孔或微骨折治疗，切除松散的、失活的碎片。如果在负重区域存在全层软骨缺损，则在矫正畸形后行关节融合术。松解关节内、外及距骨周围纤维性粘连，必要时进行腓骨肌腱的松解。使用克氏针撑开器协助显露距舟关节最有用（图 9.5）。

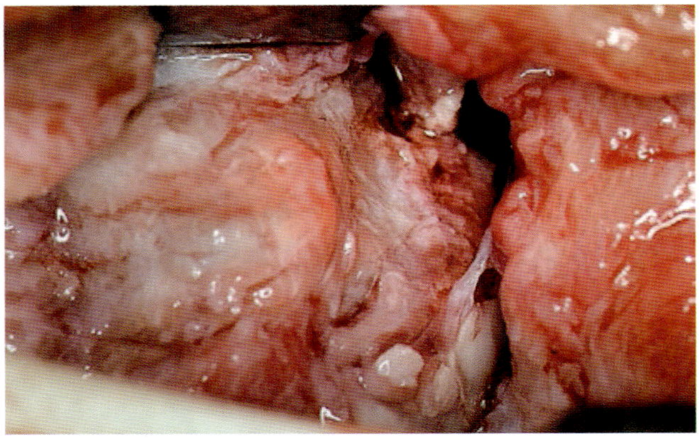

图 9.4 距骨颈部和头部的内侧入路，显示距骨头倾斜面向距下关节而不是朝向距舟关节，但显示有完整的软骨覆盖（与图 9.1~图 9.3 同一患者，原始损伤后 10 个月）

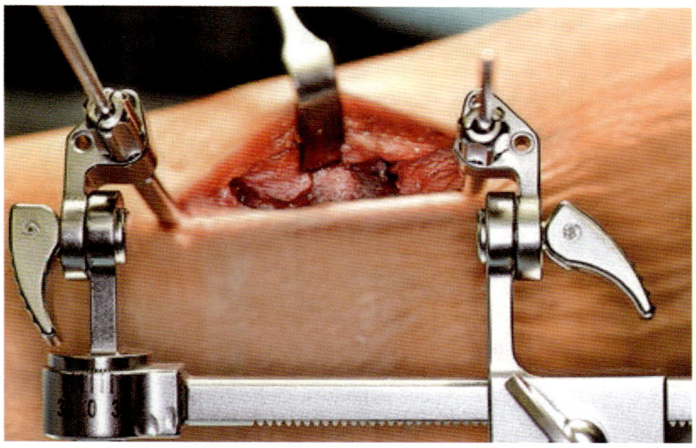

图 9.5 从内侧应用克氏针撑开器，将 Steinmann 针置入距骨体和舟骨中，撑开可以显露距舟关节的全部（与图 9.1~图 9.4 同一患者）

根据术前 CT 成像评估的原始骨折线，从内侧和外侧暴露，注意不要破坏距骨的血液供应，内侧的手术操作不要超过载距突，以免损伤胫后动脉的三角韧带分支，外侧手术操作应严格局限于距骨颈的外侧和距骨的外侧突，应避免损伤跗骨窦和跗骨管内组织结构。

如果畸形愈合很坚强，则沿原骨折面用小骨刀仔细地一点一点进行截骨（图 9.6a），截骨完成后，放松止血带检查距骨有无渗血，距骨的缺血性坏死区域可进行刮除术和软骨下钻孔以促进骨再生。如果骨折尚未完全愈合，则使用锋利的骨刀将骨折端撬开或截骨。对明显的骨不连（Ⅱ型畸形），需将纤维性假关节和下面的硬化骨完全切除，直至看到有活力的松质骨，由此产生的缺损进行植骨，以免缩短或成角。

典型的距骨颈内翻畸形是通过关节外截骨，从内侧插入皮、松质骨块来矫正，骨折端可以打入克氏针作为操纵杆复位骨块，而不是直接钳夹以避免损伤关节表面或使骨块进一步破碎，通过双侧入路目测评估距骨颈、踝关节和距下关节的解剖对位情况（图 9.7）。用克氏针临时固定后，术中透视确保轴向复位（图 9.6b）。

在获得解剖复位后，通常使用 3.5 mm 直径的螺钉固定骨块。或者，应用内侧或双侧微型接骨板固定（图 9.8），以桥接先前的骨折粉碎区或稳定相对较小的距骨头骨块[6]。

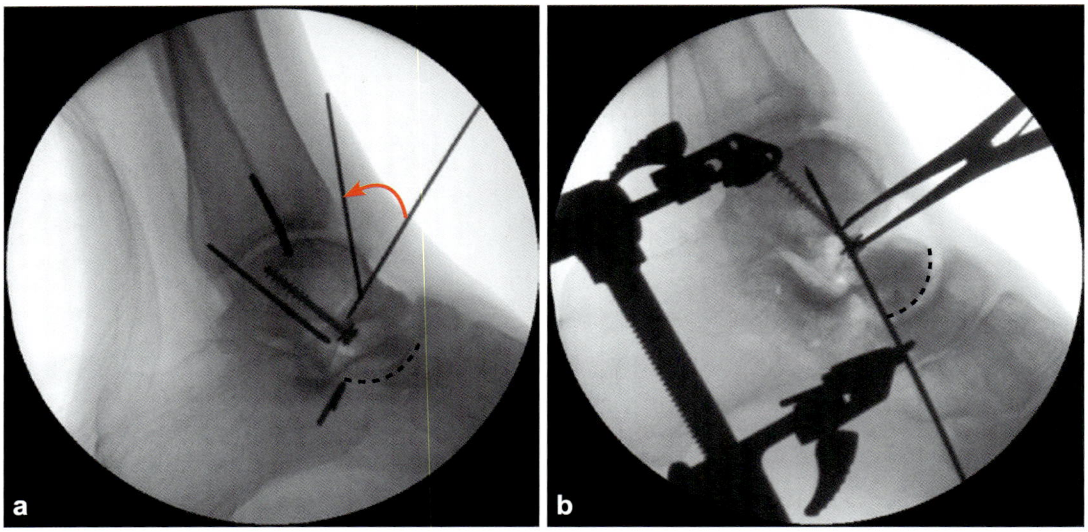

图 9.6 （a）术前和（b）术后侧位透视：距骨颈截骨并反向旋转距骨头，内侧植入三皮质骨髂骨，以矫正内翻畸形，虚线描绘了距骨头的关节面。（a）中的克氏针标记了先前的骨折部位，并在距骨颈处进行了截骨（与图 9.1~ 图 9.5 同一患者）

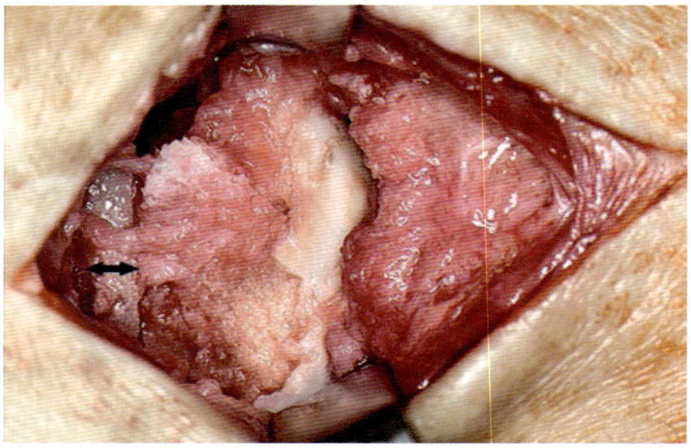

图 9.7 术中从内侧看，矫正后的距骨头关节面对应舟骨，对位正确。双箭头表示带皮质、松质的髂骨移植骨块（与图 9.1~ 图 9.6 同一患者）

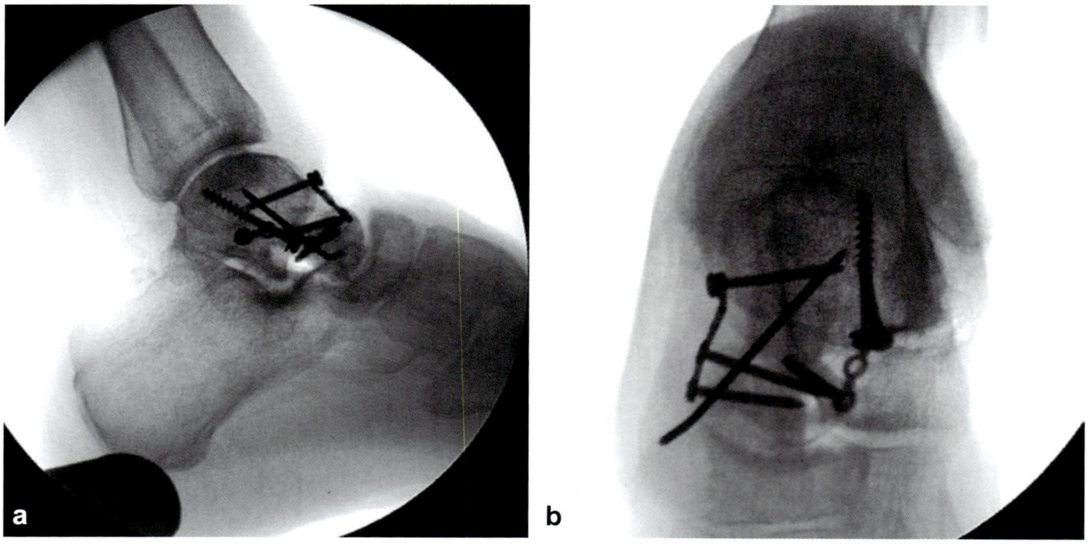

图 9.8 术后透视图像显示距骨头、颈部的解剖对位以及双侧微型锁定接骨板（2.4 mm）的固定情况。外侧螺钉留在原处。轴向附加 1 枚逆行克氏针，保留 6 周（与图 9.1~ 图 9.7 同一患者）

经验

- 仔细的患者选择。
- 细致的术前计划。
- 采取双入路方法以充分显露及复位。
- 沿先前骨折线仔细进行逐步截骨。
- 假关节或坏死骨切除后的植骨。
- 制订个性化的术后管理方案，可尽早活动。

教训

- 无足够关节软骨覆盖的患者可改为关节融合术。
- 避免解剖三角韧带和跗骨窦的上部，以保持距骨的血液供应。
- 部分缺血坏死无需长时间不负重。

术后即时护理、康复和恢复

术后处理旨在使踝关节、距下关节和中跗关节早期活动，仅在极少数情况下对于相对较小的近关节骨折用克氏针临时关节固定 6 周。

术后即刻用短腿夹板固定足和踝关节并抬高，保持不负重。踝关节和后足关节主动和被动活动的物理治疗通常在术后第 2 天开始，以保持活动并防止粘连复发。4~7 天时可佩戴行走石膏、专用靴子或助行器，通常需要 6 周的时间。术后 10~12 周，患者可扶双拐部分负重 15~20 kg。经负重 X 线片证实骨愈合后（图 9.9），在 1~2 周内逐渐增加负重，直到达到完全负重为止。

先前存在部分缺血性坏死不需要延长部分负重的时间，并且不会影响矫正手术的功能结果[6]。一组 22 例距骨畸形愈合和骨不连的保留关节的矫正手术报告，其中 12 例距骨颈畸形愈合，没有病例发生缺血性坏死或缺血性坏死进一步恶化[29]。在平均随访 5 年的 20 名患者中，有 12 名（60%）出现了关节炎。但是，仅有 3 例患者在矫正术后 1.5~8 年之间需要踝关节、距下关节或距舟关节的后期融合[29]。最近其他作者也得到了同样的结果[30-33]，我们后续一组长达 21 年的随访病例也显示了同样的结果[34]。

总之，距骨颈骨折畸形愈合或骨不连的截骨矫正术，适用于有足够骨量、无症状关节炎和无距骨完全缺血性坏死塌陷的患者，疗效可靠，可显著改善功能。此外，患者需具有良好依从性，没有感染，并且术中探查显示关节软骨有活力。晚期的关节炎，在距骨对线良好的情况下，原位融合仍然是一个挽救性的选择。

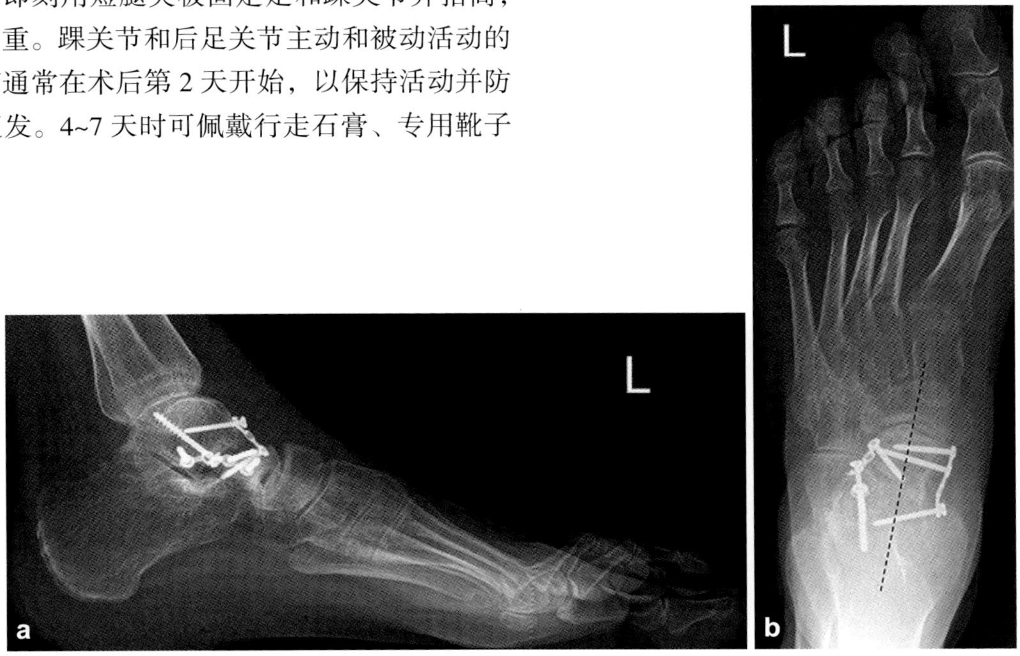

图 9.9　站立的（a）侧位和（b）足正位 X 线片显示距骨颈的解剖复位和截骨、植骨处的骨性愈合（术后 6 个月，与图 9.1~ 图 9.8 同一患者）

（Stefan Rammelt，Elisabeth Manke 著　刘得恒 译，张增方 审校）

参考文献

1. Hawkins LG. Fractures of the neck of the talus. J Bone Joint Surg Am. 1970;52:991–1002.
2. Canale ST, Kelly FB Jr. Fractures of the neck of the talus. J Bone Joint Surg Am. 1978;60:143–56.
3. Lorentzen JE, Christensen SB, Krogsoe O, Sneppen O. Fractures of the neck of the talus. Acta Orthop Scand. 1977;48:115–20.
4. Peterson L, Goldie IF, Irstam L. Fracture of the neck of the talus. A clinical study. Acta Orthop Scand. 1977;48:696–706.
5. Schuind F, Andrianne Y, Burny F, Donkerwolcke M, Saric O. Fractures et luxations de l'astragale. Revue de 359 cas. Acta Orthop Belg. 1983;49(6):652–89.
6. Rammelt S, Winkler J, Heineck J, Zwipp H. Anatomical reconstruction of malunited talus fractures: a prospective study of 10 patients followed for 4 years. Acta Orthop. 2005;76(4):588–96.
7. Rammelt S, Zwipp H. Talar neck and body fractures. Injury. 2009;40(2):120–35.
8. Daniels TR, Smith JW, Ross TI. Varus malalignment of the talar neck. Its effect on the position of the foot and on subtalar motion. J Bone Joint Surg Am. 1996;78:1559–67.
9. Sanders DW, Busam M, Hattwick E, et al. Functional outcomes following displaced talar neck fractures. J Orthop Trauma. 2004;18(5):265–70.
10. Jordan RK, Bafna KR, Liu J, Ebraheim NA. Complications of talar neck fractures by Hawkins classification: a systematic review. J Foot Ankle Surg. 2017;56(4):817–21.
11. Sneppen O, Christensen SB, Krogsoe O, Lorentzen J. Fracture of the body of the talus. Acta Orthop Scand. 1977;48:317–24.
12. Heckman JD, McLean MR. Fractures of the lateral process of the talus. Clin Orthop. 1985;199:108–13.
13. Nyska M, Howard CB, Matan Y, Cohen D, Peyser A, Garti A, et al. Fracture of the posterior body of the talus--the hidden fracture. Arch Orthop Trauma Surg. 1998;117(1–2):114–7.
14. Bibbo C, Anderson RB, Davis WH. Injury characteristics and the clinical outcome of subtalar dislocations: a clinical and radiographic analysis of 25 cases. Foot Ankle Int. 2003;24(2):158–63.
15. Rammelt S, Winkler J, Grass R, Zwipp H. Reconstruction after talar fractures. Foot Ankle Clin. 2006;11(1):61–84, viii.
16. Mills HJ, Horne G. Fractures of the lateral process of the talus. Aust N Z J Surg. 1987;57(9):643–6.
17. Giuffrida AY, Lin SS, Abidi N, Berberian W, Berkman A, Behrens FF. Pseudo os trigonum sign: missed posteromedial talar facet fracture. Foot Ankle Int. 2003;24(8):642–9.
18. Rammelt S, Zwipp H, Prescher A. Talus bipartitus: a rare skeletal variation. J Bone Joint Surg Am. 2011;93(e21):1–9.
19. Zwipp H, Rammelt S. Posttraumatic deformity correction at the foot [in German]. Zbl Chir. 2003;128:218–26.
20. Vallier HA, Nork SE, Benirschke SK, Sangeorzan BJ. Surgical treatment of talar body fractures. J Bone Joint Surg Am. 2003;85-A(9):1716–24.
21. Yeganeh A, Alaee A, Bodduhi B, Behkam-rad A, Shahoseini G. Results of surgically treated talar fractures. Chin J Traumatol. 2013;16:361–4.
22. Rammelt S, Zwipp H. Corrective arthrodeses and osteotomies for post-traumatic hindfoot malalignment: indications, techniques, results. Int Orthop. 2013;37(9):1707–17.
23. Lindvall E, Haidukewych G, DiPasquale T, Herscovici D Jr, Sanders R. Open reduction and stable fixation of isolated, displaced talar neck and body fractures. J Bone Joint Surg Am. 2004;86-A(10):2229–34.
24. Stake IK, Madsen JE, Hvaal K, Johnsen E, Husebye EE. Surgically treated talar fractures. A retrospective study of 50 patients. Foot Ankle Surg. 2016;22(2):85–90. https://doi.org/10.1016/j.fas.2015.05.005. Epub 2015 May 16.
25. Schwarz N, Eschberger J, Kramer J, Posch E. Radiologic and histologic observations in central talus fractures [in German]. Unfallchirurg. 1997;100:449–56.
26. Adelaar RS, Madrian JR. Avascular necrosis of the talus. Orthop Clin North Am. 2004;35(3):383–95, xi.
27. Langer P, Nickisch F, Spenciner D, Fleming B, DiGiovanni CW. In vitro evaluation of the effect lateral process talar excision on ankle and subtalar joint stability. Foot Ankle Int. 2007;28(1):78–83.
28. Cronier P, Talha A, Massin P. Central talar fractures-therapeutic considerations. Injury. 2004;35 Suppl 2:SB10–22.
29. Rammelt S, Zwipp H. Secondary correction of talar fractures: asking for trouble? Foot Ankle Int. 2012;33(4):359–62.
30. Huang PJ, Cheng YM. Delayed surgical treatment for neglected or mal-reduced talar fractures. Int Orthop. 2005;29(5):326–9.
31. Yu GR, Li B, Yang YF, Zhou JQ, Zhu XZ, Huang YG, et al. Surgical treatment of malunited or nonunited talus fractures [in Chinese]. Zhonghua Wai Ke Za Zhi. 2010;48(9):658–61.
32. Suter T, Barg A, Knupp M, Henninger H, Hintermann B. Surgical technique: talar neck osteotomy to lengthen the medial column after a malunited talar neck fracture. Clin Orthop Relat Res. 2013;471:1356–64.
33. Chen G, Hu M, Xu Y, Zhen YH, Hong Y, Xu XY. Joint-preserving surgery for talar malunions or nonuions. Orthop Surg. 2017;9(1):34.
34. Zwipp H, Gavlik M, Rammelt S. Secondary anatomical reconstruction of malunited central talus fractures [in German]. Unfallchirurg. 2014;117(9):767–75.

第十章

Lisfranc 损伤切开复位内固定术后翻修术

引言

典型的 Lisfranc 损伤是跖跗关节复合体的损伤，特指在内侧楔骨和第二跖骨基底之间的损伤，这种损伤有多种变化类型，包括跖骨基底骨折、楔骨间韧带断裂、楔骨骨折等。广义的“ Lisfranc 损伤”被认为是从舟楔关节到跗间关节和跖跗关节延伸至跖骨基底部的任何骨性或韧带损伤。累及近端的舟骨、距舟关节以及骰骨、跟骰关节的损伤称为 Chopart 关节损伤。Lisfranc 损伤的严重程度不一，可以是单纯的韧带损伤，也可能是骨折和（或）关节脱位。

Lisfranc 损伤可能由直接高能量损伤导致，有时伴有血管损伤，或者由于前足跖屈轴向暴力损伤导致。

这种损伤初诊时常被漏诊，往往被诊断为“足扭伤”。

即使初诊时就得到确诊，预后也并不一定更好；而延期诊断的预后也不一定更差。全面细致地查体，结合对 Lisfranc 损伤有较高的警惕以及影像学检查，可以精确诊断 Lisfranc 损伤。大多数情况下，可以通过简单的方法取得确诊，大多数的 Lisfranc 损伤患者的检查并不依赖费用高昂的检查项目。

我们将回顾我们的治疗方法，讨论治疗失败的原因和补救措施。

诊断

准确理解 Lisfranc 关节及其损伤机制对正确诊断 Lisfranc 损伤非常重要，初次到急诊室就诊时，无经验的医师可能会将这些损伤误诊为“足扭伤”。

初次检查时，足底瘀斑是 Lisfranc 损伤的明确征象，要对足部软组织肿胀情况进行评估，以排除可能存在的足部筋膜间室综合征（图 10.1）。

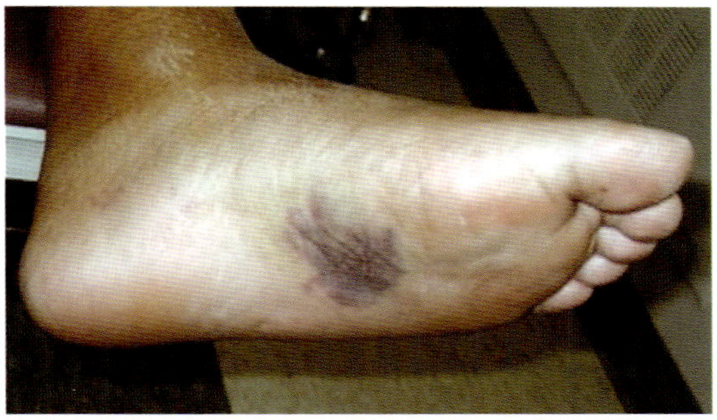

图 10.1 足底瘀斑的临床照片

患者可能表现极度疼痛，往往超出了常见“扭伤”的程度，他们主诉疼痛剧烈、伴恶心和不能负重。

因为疼痛原因可能难以进行全面查体，可以进行轻柔的检查，但如果疼痛剧烈，还可以用以下其他评估方式。

虽然负重位 X 线片对诊断具有特异性，但是可能因疼痛很难进行。应尽一切努力使患者站立在 X 射线板上进行拍摄，因为完全负重位片通常是诊断所必需的。任何程度的负重都比非负重的效果好，健侧 X 线片可以作为对照。如果受伤时最初没有拍负重位 X 线片，或者受伤时存在疑问的患者，应在伤后 1~2 周内再次拍摄负重位 X 线片（图 10.2、图 10.3 和图 10.4）。

受伤时，患者应用夹板固定，肢体不负重，直至下次随访。

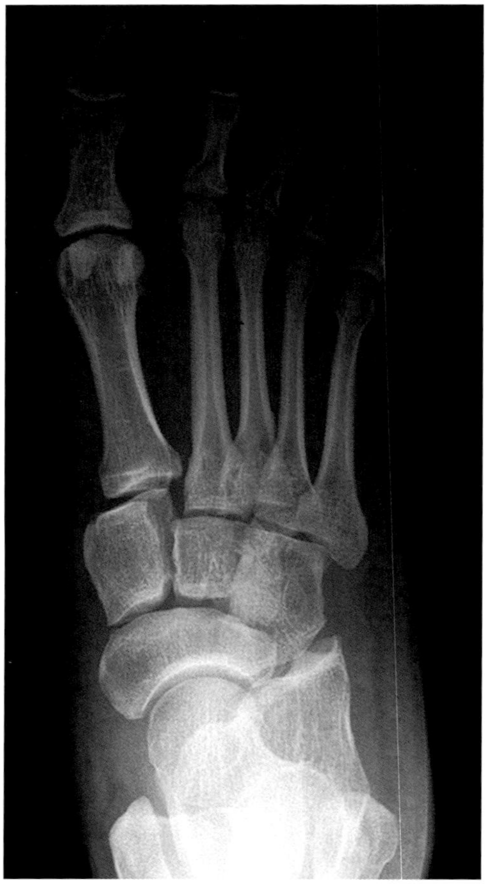

图 10.2　足的负重正位片，显示第一、二跖楔关节向外侧移位

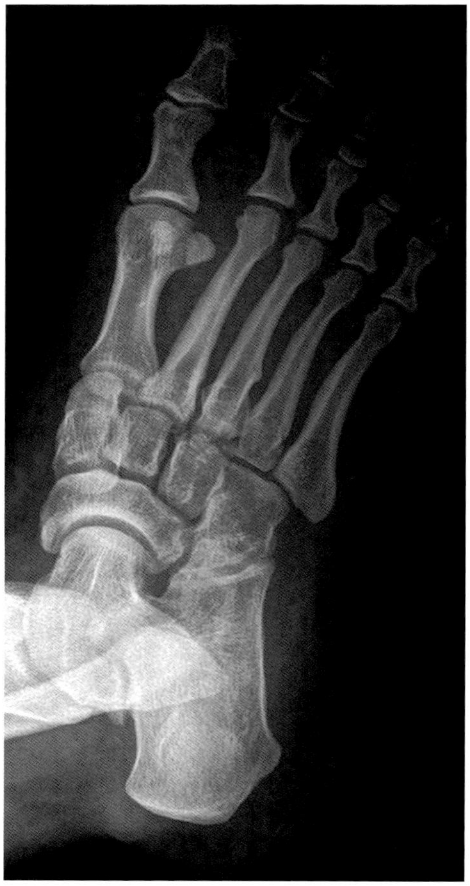

图 10.3　足部 30° 斜位片，显示第三跖骨相对外侧楔骨向外侧移位

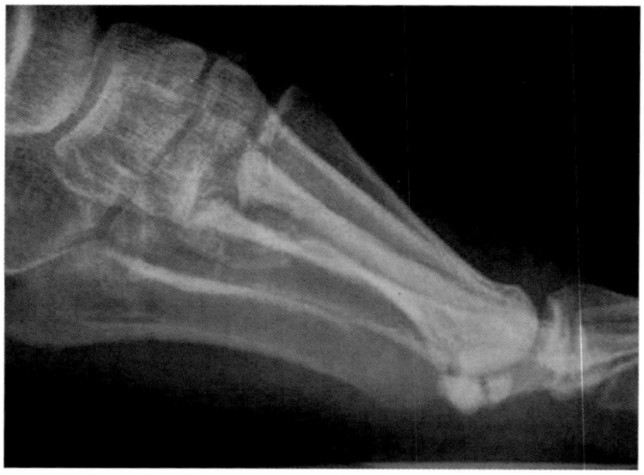

图 10.4　足的侧位片，显示跖骨背侧移位

体格检查

体格检查首先要对足部整体进行望诊和触诊。这种损伤常伴有足底瘀斑，病历中要记录可见的骨性畸形，开放性伤口少见，但很重要。通常会有足背肿胀和跖跗关节触痛。

可以行 Lisfranc 关节不稳定试验，通过一手抓住跖骨头并施加应力，另一只手触摸跖跗关节进行，也可以一只手紧握足跟，另一只手进行内翻和外翻操作，诱发出疼痛和出现不稳定为阳性。如果疼痛剧烈，则可能无法检查出中足不稳。为避免查体太痛苦，可使用踝关节神经阻滞或在急诊室使用丙泊酚麻醉后检查，应用 X 线照相或微型透视机检查可显示大体的不稳定（图 10.5）。

其他不易发现的问题可通过 CT 扫描检查，包括撕脱性骨折等，这一点很重要，因为正确治疗方法的选择由骨折病理类型决定（图 10.6）。

检查并触诊下肢肌肉组织，排除骨筋膜间室综合征。

进行 Silverskiold 试验以排除马蹄足挛缩，如果有挛缩，必须处理。这将在治疗部分进一步讨论。

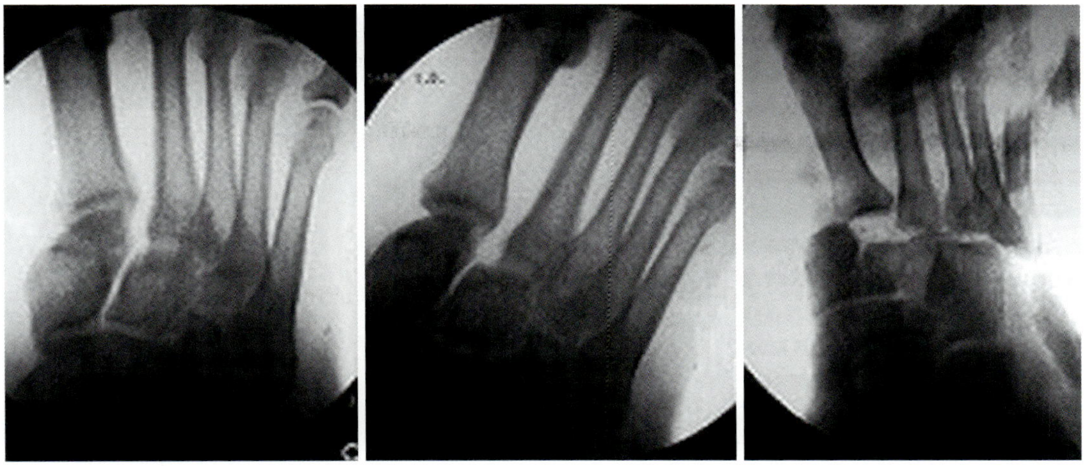

图 10.5　不稳定试验表明 Lisfranc 关节的移位

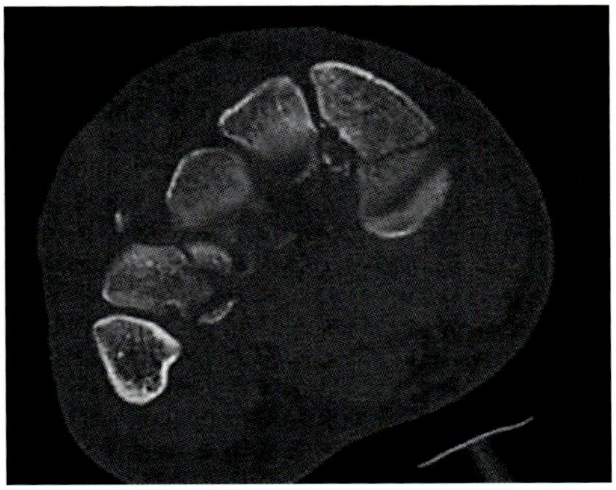

图 10.6　足部的轴向 CT 扫描显示多处跖骨骨折

固定技术

手术入路

重建手术的目的是恢复解剖结构和功能。术前计划对手术方法、植入物和复位顺序非常重要。我们选择背侧双平行切口和内侧小切口。足背内侧切口显露第一跖跗关节和第二跖跗关节内侧，足背外侧切口显露第二跖跗关节外侧和第三跖跗关节。两个背侧切口之间可以来回操作，如图 10.7a,b 所示，但不要破坏中间皮瓣，避免背侧皮瓣损伤、坏死。

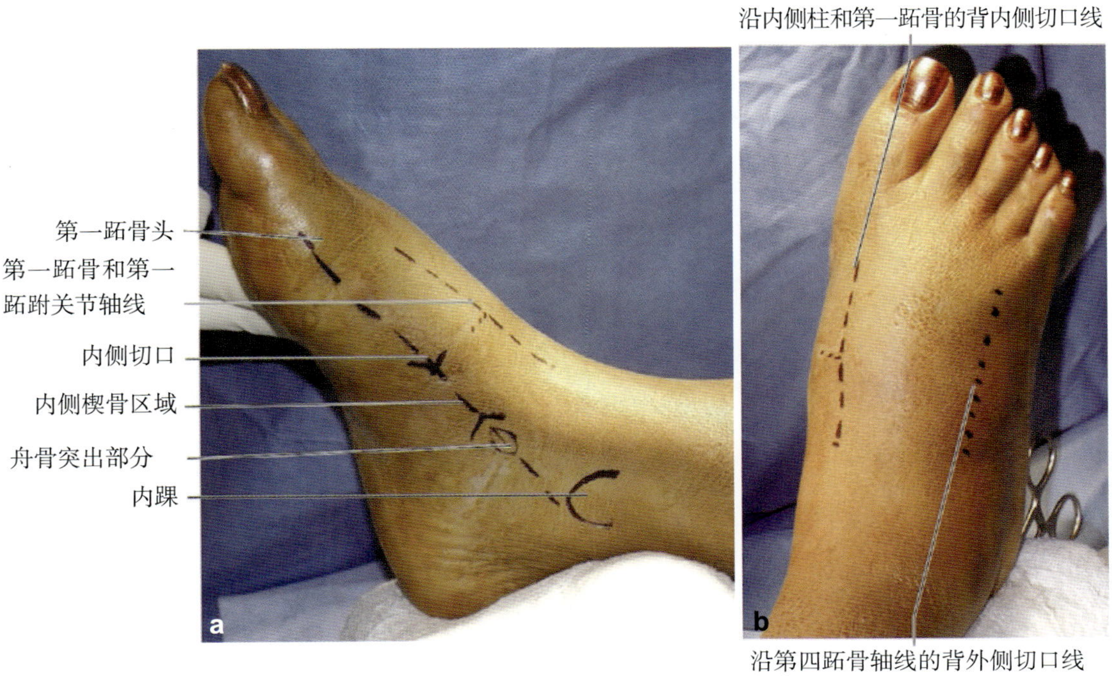

图 10.7　（a,b）右足的临床图片，显示了解剖标志和手术切口（经 Elsevier 许可，转载自 Sands and Swords，© 2018）

手术器械和植入物

备齐所有复位器械和植入物非常重要，不要因器械原因而延误手术时间。复位钳是重要的工具，在手术一开始用来稳定复位骨结构（图 10.8）。

准备多种型号钻头也很重要，尺寸包括 2.0 mm、2.5 mm、2.7 mm、3.5 mm 和 4.0 mm 直径，以及光滑的 1.6mm 和 2.0 mm 直径克氏针。长钻头更好用，使得钻夹远离操作部位，避免了用短钻头时钻夹在旋转时损伤足背皮肤和足趾。一些手部器械，包括各种骨撬、骨凿，可用来清理复位骨折并维持力线（图 10.9）。

有各种各样的植入物可用于固定，但我们更喜欢使用 4.0 mm 直径全螺纹实心螺钉，该螺钉尾帽小，比 2.7 mm 和 3.5 mm 螺钉粗，螺距 1.25 mm 并有自攻头（图 10.10）。

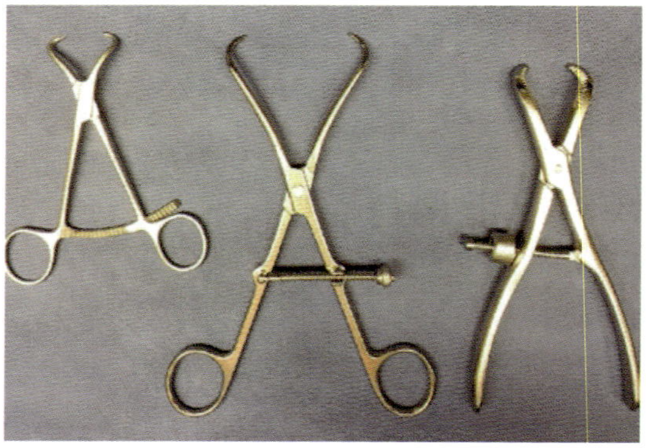

图 10.8　在足背双平行入路时使用的 Synthes 点状复位钳

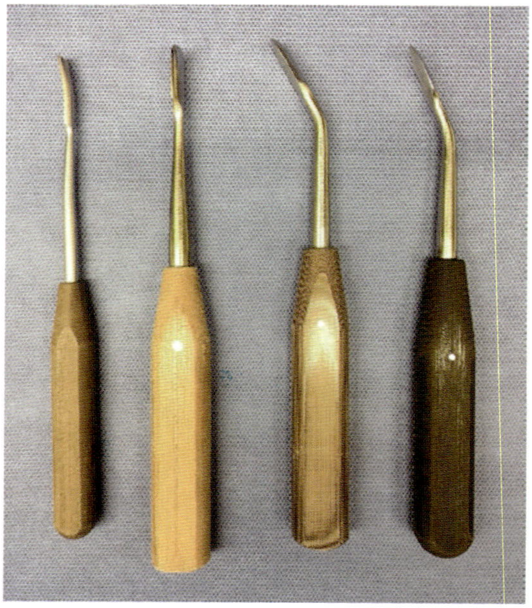

图 10.9　Synthes 手部手术器械

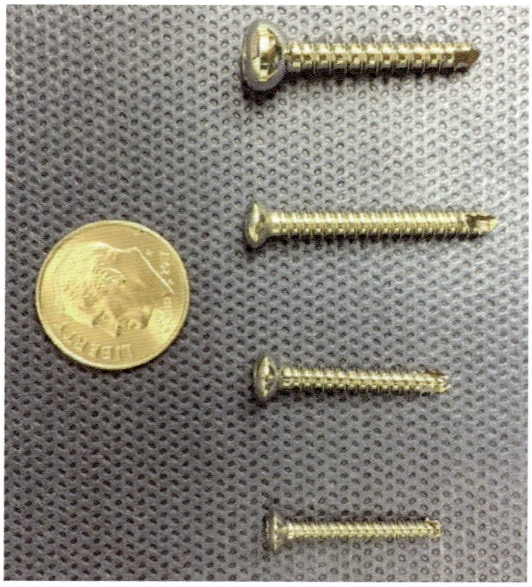

图 10.10　Synthes 螺钉：尺寸从上到下分别为直径 4.5 mm、4.0 mm、3.5 mm、2.7 mm

手术技巧

仅仅采用恰当的入路和手术植入物是不够的，正确的固定技术对手术成功至关重要。螺钉头与骨接触时，埋头技术可防止螺钉拧入时背侧皮质劈裂。操作时的重点包括距关节至少 2 cm 处钻入螺钉，以形成较长固定力臂（图 10.11）。

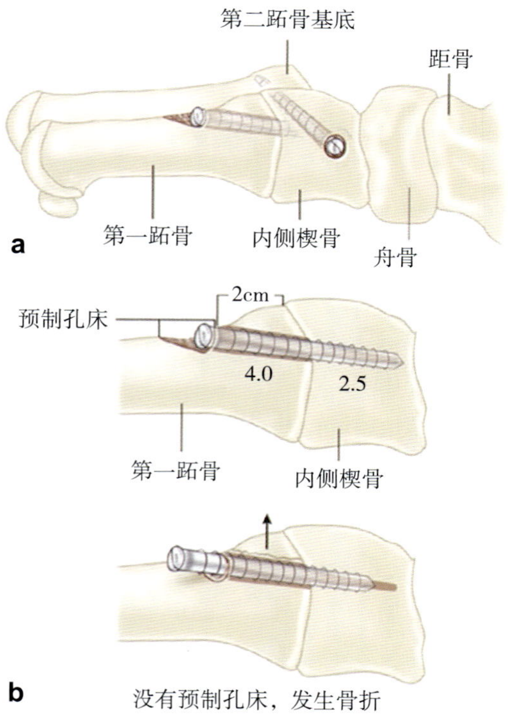

图 10.11　埋头技术（经 Elsevier 许可，转载自 Sands and Swords，© 2018）

在不同的骨折类型中钻孔技术也不同，这也很重要，滑动孔的拉力技术应用于跖跗关节加压固定。如果不想加压固定关节，直接穿过关节固定不用拉力螺钉技术。如上所述，使用长螺钉可产生更好的杠杆作用。对于单纯韧带损伤行关节融合时，正确的关节准备可提高融合率，如彻底去除软骨，软骨下骨钻孔，形成对称的关节间隙。而低应力的植骨对于取得良好的融合效果至关重要。对于开放复位内固定，解剖复位是最重要的。

手术操作顺序也很重要。这将在本章的后面部分进一步描述，但跗骨间损伤应首先处理。

切开复位内固定

对于 Lisfranc 关节骨折脱位，我们更喜欢采用背侧双平行切口和内侧小切口。中间切口向内偏一点，在踇长伸肌腱和踇短伸肌腱之间进入。肌腱用自动拉钩牵开，并用蓝色笔标记出关节囊和骨膜以方便闭合切口。但是，这些结构经常受损。

➢ 第 1 步

如果没有跗骨间损伤，如本例，我们首先要固定的是第二跖跗关节。使用背内侧切口，仔细检查第二跖骨基底，清理夹杂的软组织或骨碎片，小心不要破坏容纳第二跖骨基底的凹形结构，使其维持拱石形态。然后，用点对点的复位钳通过小内侧切口和背外侧切口之间将第二跖骨基底复位。通过内侧切口，在透视引导下在内侧楔骨钻一个 4.0 mm 直径的孔，然后在第二跖骨基底钻一个 2.5 mm 直径的孔，将第二跖骨基底复位至最佳位置后拧入 4.0 mm 直径拉力螺钉。也可将拉力螺钉由背外侧切口从第二跖骨基底部拧入内侧楔骨（图 10.12）。

➢ 第 2 步

接下来处理第一跖跗关节。通过背内侧切口显露关节，直视下复位并用光滑的克氏针临时固定。然后，用长的 2.5 mm 直径钻头从远侧至近端通过第一跖跗关节钻孔，然后拧入 4.0 mm 直径皮质骨螺钉（图 10.13a,b）。

➢ 第 3 步

通过背外侧切口处理第三跖骨基底，将点式复位钳尖端放在中间切口和背外侧切口中。注意，第二跖骨基底和第三跖骨基底的外侧是通过背外侧切口进入的，而不是过度牵拉背内侧切口软组织，否则可能会损伤软组织及皮瓣内的血管束。再次使用 4.0/2.5 mm 直径钻头结合埋头技术，在第三跖骨基底钻孔，将拉力螺钉从第三跖骨基底拧入外侧或中间楔骨中（图 10.14）。

➢ 第 4 步

第四和第五跖跗关节通常在内侧结构复位时自动复位。这样，可以在透视引导下用克氏针将第

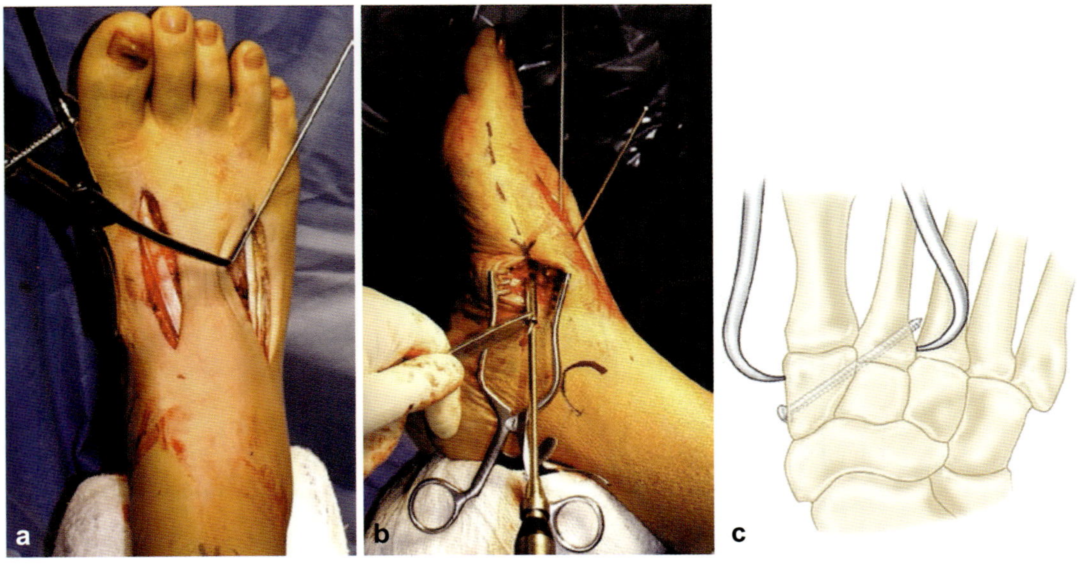

图 10.12　复位第二跖跗关节（经 Elsevier 许可，转载自 Sands and Swords，© 2018）

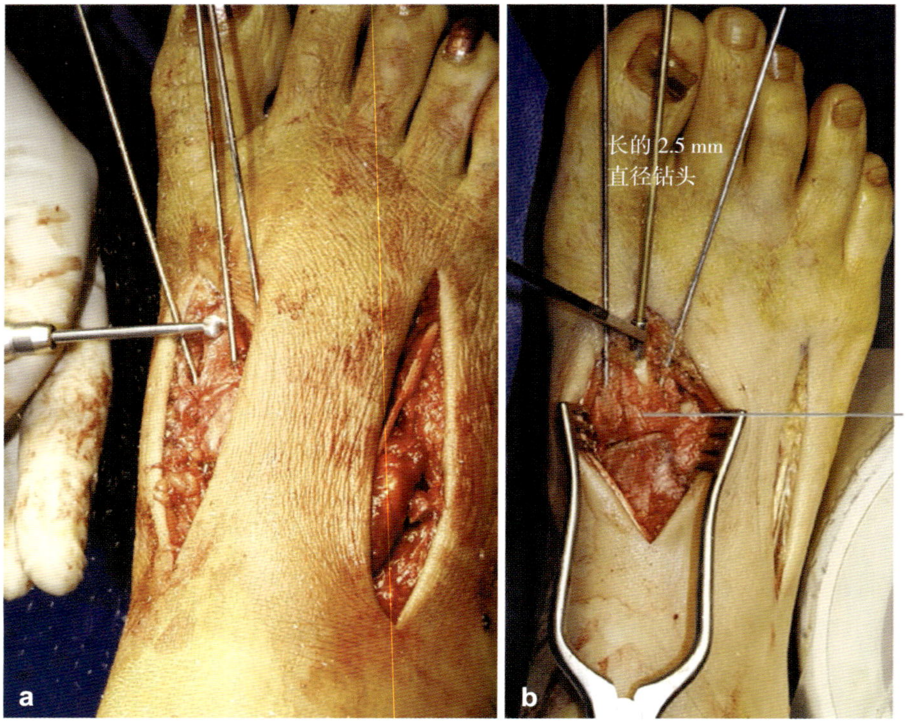

图 10.13　（a,b）固定第一跖跗关节（经 Elsevier 许可，转载自 Sands and Swords，© 2018）

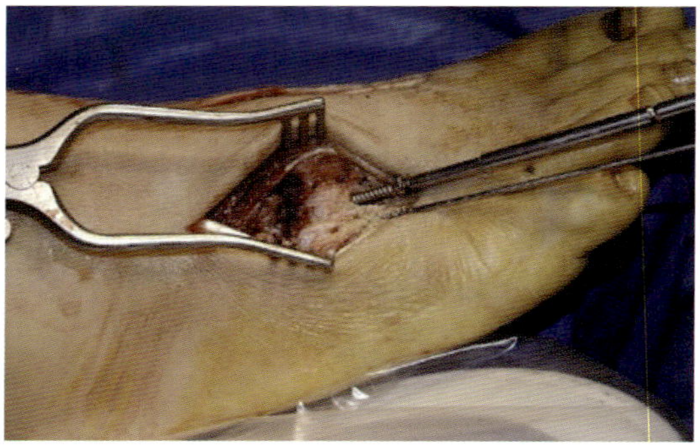

图 10.14　固定第三跖骨基底（经 Elsevier 许可，转载自 Sands and Swords，© 2018）

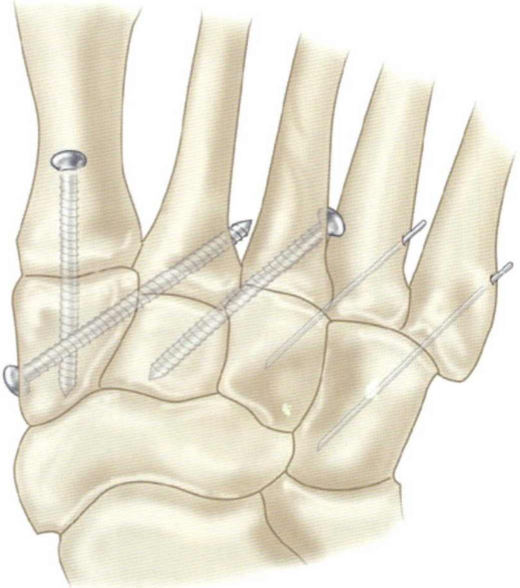

图 10.15　固定第四和第五跖跗关节（经 Elsevier 许可，转载自 Sands and Swords，© 2018）

四、五跖骨基底固定在骰骨上（图 10.15）。采用坚强内固定可能会失败并导致不良后果 。

跗骨间不稳定

Lisfranc 损伤可同时出现跗骨间不稳。在这种情况下，首先处理跗骨间的不稳定，可先用光滑的克氏针（1.6~2.0 mm 直径）由内向外固定不稳定的关节。通常，在透视下进行间接复位。如果损伤严重需要直视下复位，则可以向近端延长内侧和背内侧切口。拉力钉技术可用于这些不重要的微动关节，坚强固定不会导致功能丧失。由于跗骨间螺钉是先植入跖跗关节螺钉后再进行操作的，通常需要较细的螺钉。当与跖跗关节螺钉十字交叉固定困难时，可以横向拧入 2.7 mm 或 3.5 mm 直径螺钉。

跖骨基底骨折

Lisfranc 损伤常常伴有恒定的第二跖骨基底部损伤，骨折用垂直于跖骨干的小克氏针复位并临时固定。接着，所有跖跗关节进行切开复位螺钉内固定手术。通常 Lisfranc 韧带附着在第二跖骨基底跖侧，形成三角形的跖侧撕脱骨片。在复位过程中，第二跖骨基底可以稍微向外侧移动，去除骨折区域的碎屑和软组织。由于该骨折片与韧带结合牢固，是韧带撕脱导致的移位骨折，因此骨折复位即可使跖侧韧带完整复位。第二跖骨基底固定在内侧楔骨上可使跖侧骨折复位进而达到骨性愈合。不必对跖侧骨块进行直接切开复位内固定。

如果在第二跖骨和（或）第三跖骨骨基底存在更复杂的骨折，则可以使用跨关节接骨板固定跖骨与楔骨。

马蹄足挛缩

作为最初体格检查的一部分，所有患者应检查是否存在马蹄足挛缩。通过与健侧的对照，可确定患肢是否存在挛缩，这对单纯的韧带损伤尤为重要。如不处理，则可能导致修复失败。手术的第一步是腓肠肌腱膜松解，通过在腱腹结合处中间小切口，插入窥镜由内至外探查整个肌腹腱膜。这样可以轻松实现可视化操作，并松解腓肠肌腱膜。

为什么会失败?

Lisfranc 损伤治疗失败是多因素的，包括漏诊、术中失误、特殊类型损伤和术后护理不当。非手术治疗也是失败原因之一。

术中缺陷和植入物不当

使用合适的植入物和恰当的手术技术对于成功治疗 Lisfranc 损伤至关重要。最经济的方法可能并不一定是最好的选择，有时可能需要在关节处通过一种以上的方式进行固定。前足有长骨扭转力矩而中足为弯由力矩，对解剖的深刻了解才能正确使用植入物。

在下面的例子中，我们不仅看到使用了不必要且昂贵器械的病例，也有由于螺钉放置不当和骨折复位不良而导致固定失败的情况。

病例 10.1

55 岁男性，足部扭伤。在当地的急诊室就诊，送往当地连锁医院接受手术治疗。应力试验表明为单纯 Lisfranc 韧带损伤，该医院先用外固定架固定，然后进行第二次手术，植入了 2 枚空心螺钉。因为最初的技术和融合植入物不恰当，患者在手术后 3 个月因持续疼痛来到我院就诊。我们在手术室为患者进行了中足关节融合及跟腱延长术（图 10.16a,b；图 10.17a,b；图 10.18）。

误诊

Lisfranc 损伤在急诊室常被误诊为“足扭伤”，漏诊 Lisfranc 损伤可能会导致持续的疼痛和活动受限。同样，Lisfranc 损伤闭合复位可能是不恰当的治疗方法。

不认识损伤类型可能导致治疗不当。例如，单纯韧带损伤首选关节融合治疗比切开复位内固定治疗更好。更先进的影像学检查可能有助于识别在初步评估中遗漏的损伤，包括跖侧撕脱性骨折。

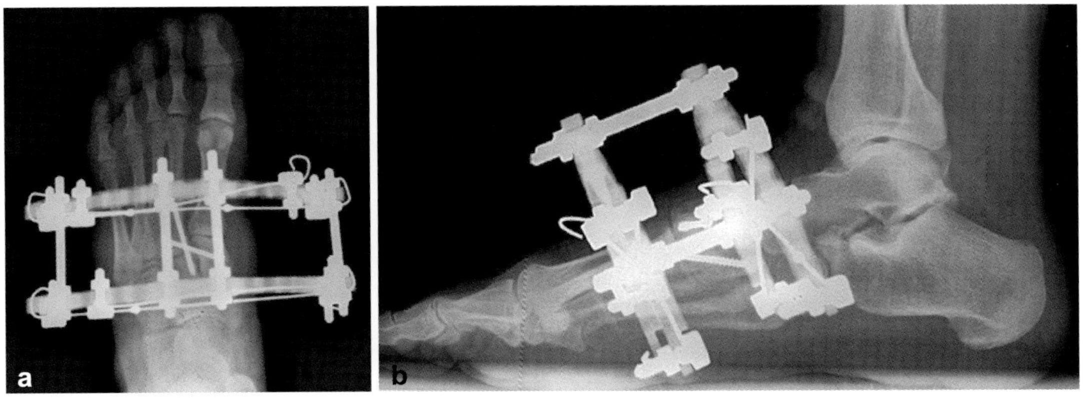

图 10.16　左足（a）正位和（b）侧位 X 线片显示外固定架固定

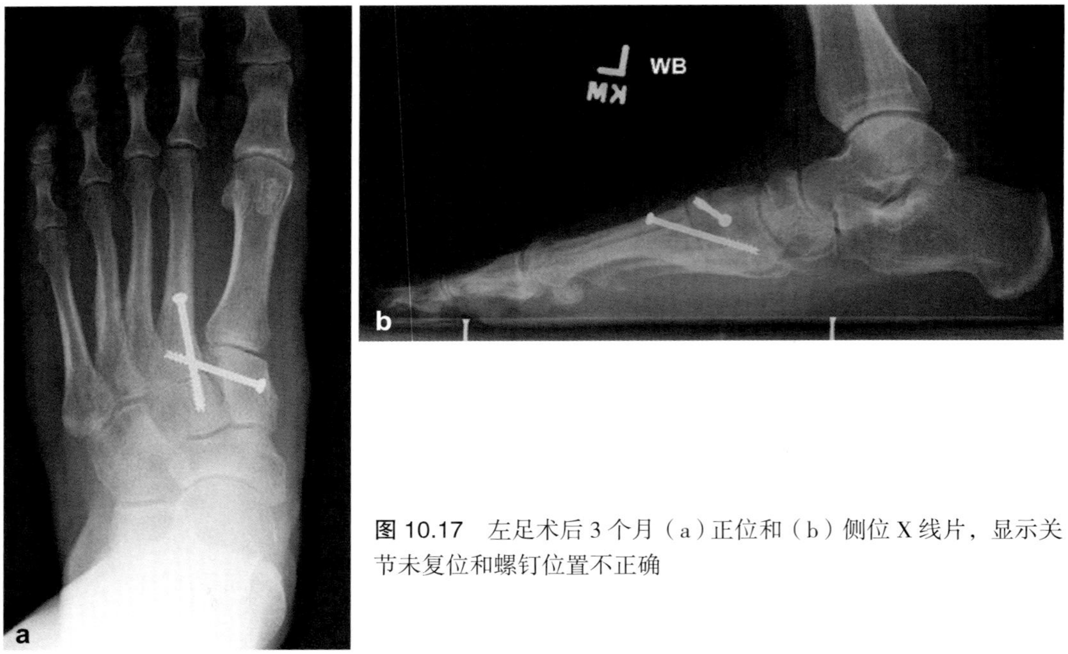

图 10.17　左足术后 3 个月（a）正位和（b）侧位 X 线片，显示关节未复位和螺钉位置不正确

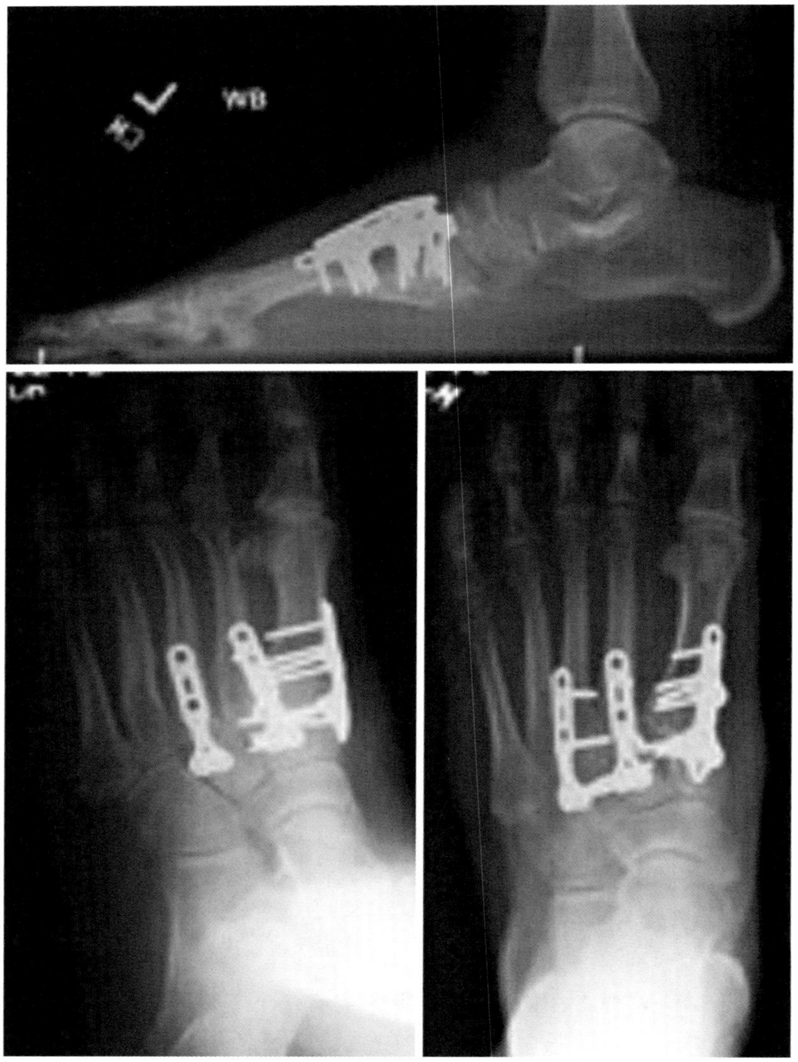

图 10.18　左足取出内固定后行中足关节融合及腓肠肌松解术后 6 个月的正、侧、斜位片

然而，有时虽会对 Lisfranc 损伤做出正确的诊断，但是对其严重程度没有重视，也没有得到正确的治疗。在接下来的病例中，有一个严重不稳定的 Lisfranc 损伤的患者。最初由于术者未能意识到相关的跗骨间损伤而对患者进行了不当治疗。我们通过内侧入路并用锁定接骨板进行切开复位内固定治疗（图 10.19~ 图 10.22）

在高水平的运动员中，轻微的损伤常被忽视，他们的足部损伤应该得到足够重视。漏诊和不恰当的治疗，会断送他们的职业生涯（图 10.23a,b 和图 10.24）。

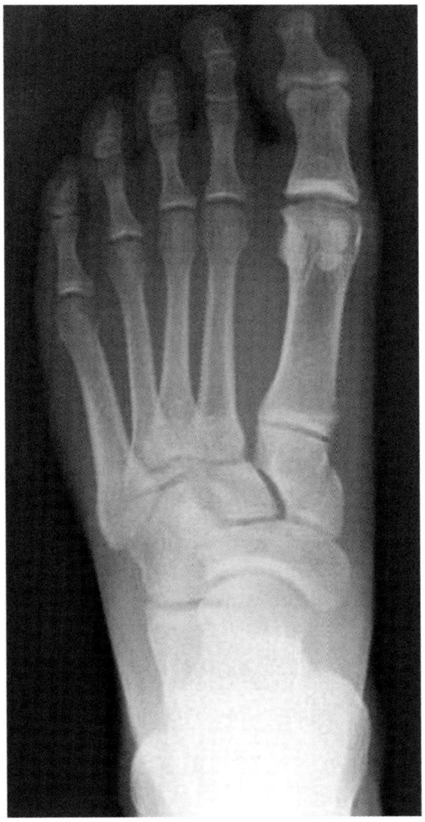

图 10.19　左足术前受伤的 X 线片显示第一、二跗骨间隙增宽，内侧楔骨不正常

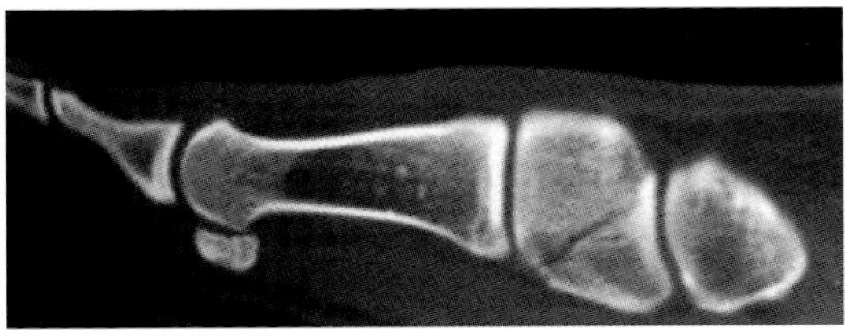

图 10.20　左足 CT 扫描显示内侧楔骨底部轻微移位的骨折

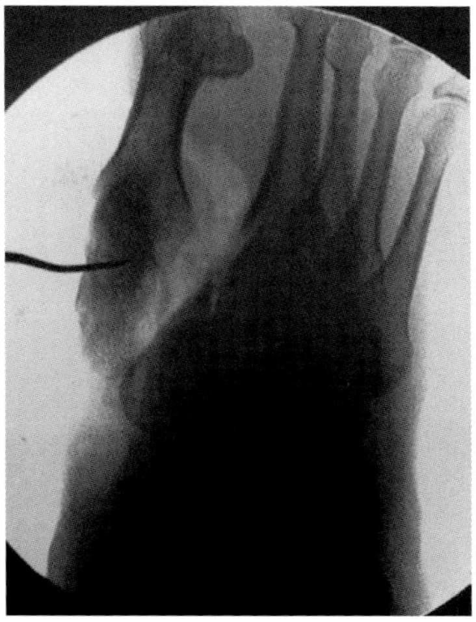

图 10.21　术中透视显示跗骨间不稳定

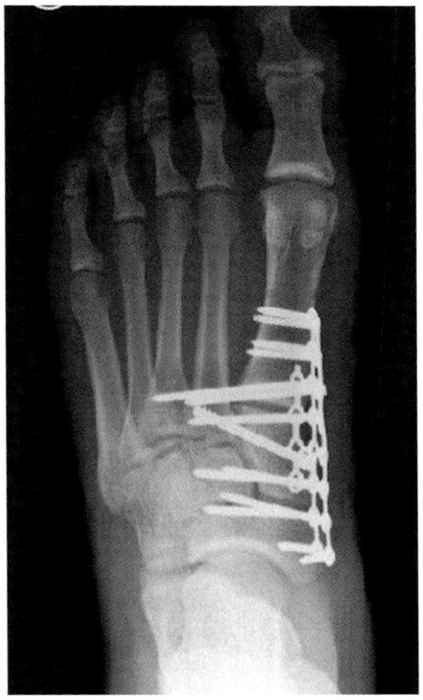

图 10.22　左足正位片显示接骨板的位置

费用

多种植入物可用于治疗 Lisfranc 损伤，了解它们之间的相关费用差异是很重要的。不应该总是选择最便宜的固定材料。例如，对强壮的患者应使用螺钉加接骨板而不是仅用螺钉固定。

并存疾病

隐匿的糖尿病和 Charcot 关节病。Charcot 中足病变通常表现为急性损伤，但实际上是一个渐进过程，如果没认识到这一点，可能导致采取不恰当的切开复位内固定治疗而不是广泛关节融合。重要的是要认识

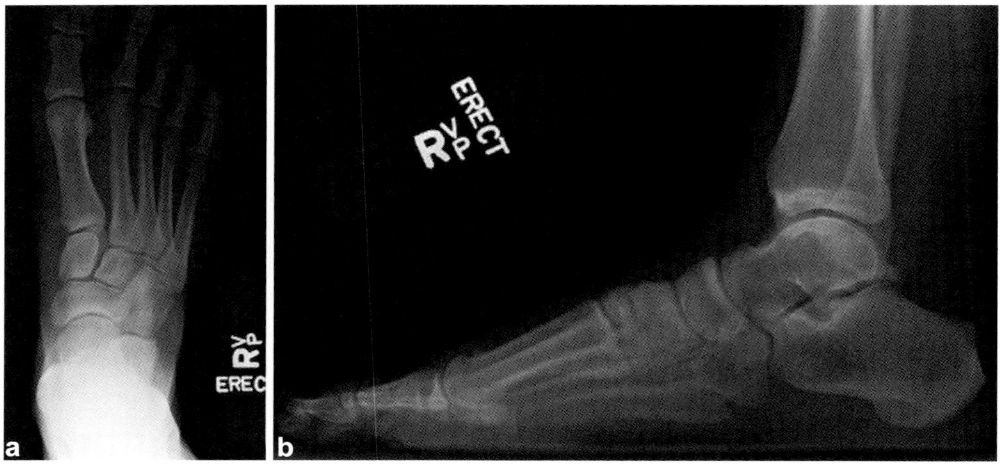

图 10.23　赛场上右足受伤的运动员的负重（a）正位和（b）侧位 X 线片，在最初的影像上没有发现明显的损伤

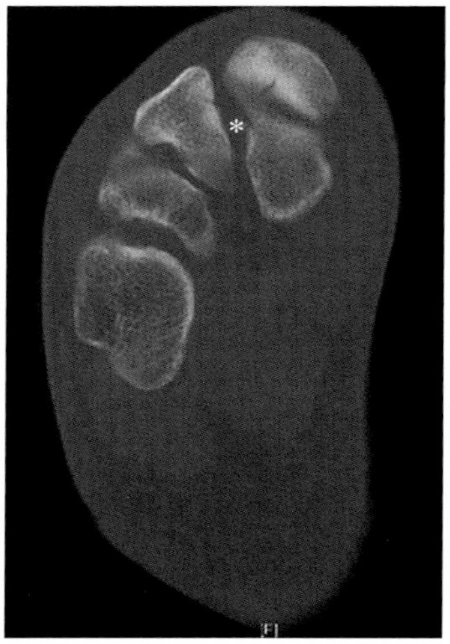

图 10.24　右足 CT 扫描显示在 Lisfranc 关节处的斑点征

到，与没有这种并存疾病的患者相比，这些患者需要更长时间的免负重。还有代谢性骨病（肾衰竭）患者最恰当的治疗是非手术治疗而不是手术治疗。

术后护理

术后护理开始于术中，应用三面覆盖有松软内衬的夹板固定患肢。患者 2 周后复诊，进行伤口检查及软组织肿胀的评估。6 周内扶拐免负重活动，然后过渡到扶手杖，应用行走靴或短腿石膏 6 周。行走靴的优点是便于伤口护理和踝关节的轻微主动活动。由于每种损伤都有自己特点，有证据表明，骨折的愈合速度比单纯的韧带损伤快，而且能更早负重。在术后 3 个月时，过渡到缓冲鞋或定制鞋垫并开始物理治疗，重点是步态训练、活动度训练和下肢康复。对于患有 Charcot 关节病或代谢性骨病的患者，推迟到术后 3 个月负重。

（Brandon Levy，Andrew K. Sands 著
刘得恒 译，张增方 审校）

推荐阅读

1. Aronow MS. Treatment of the missed Lisfranc injury. Foot Ankle Clin. 2006;11(1):127–42.
2. Crates JM, Barber FA, Sanders EJ. Subtle Lisfranc subluxation: results of operative and nonoperative treatment. J Foot Ankle Surg. 2015;54(3):350–5.
3. Kuo RS, Tejwani NC, DiGiovanni CW, Benirschke SK, Hansen ST, Sangeorzan BJ. Outcome after open reduction and internal fixation of Lisfranc joint injuries. J Bone Joint Surg. 2000;82(11):1609–18.
4. Ly TV, Coetzee JC. Treatment of primarily ligamentous Lisfranc joint injuries: primary arthrodesis compared with open reduction and internal fixation. J Bone Joint Surg. 2006;88(3):514–20.
5. Sands AK, Swords MP. Procedure 22: Open reduction and internal fixation of Lisfranc/tarsometatarsal injuries. In: Operative techniques: Foot and Ankle surgery: Elsevier Health Sciences; 2017. p. 172–9.
6. Sangeorzan BJ, Veith RG, Hansen ST Jr. Salvage of Lisfranc's tarsometatarsal joint by arthrodesis. J Foot Ankle Surg. 1990;10:193–200.
7. Teng AL, Pinzur MS, Lomasney L, Mahoney L, Havey R. Functional outcome following anatomic restoration of tarsal-metatarsal fracture dislocation. Foot Ankle Int. 2002;23:922–6.

第三篇 运动损伤

第十一章

第五跖骨基底骨折翻修术

要点

- 由于在运动时承受较大的应力，位于第五跖骨近端干骺端的骨折治疗比较困难。
- 再骨折的常见原因可能是过早恢复活动，或是初次手术选择螺钉长度或放置位置不合适。
- 为了达到持久的骨折修复效果，防止再次骨折，还必须处理如马蹄内翻足这一类的并存疾病。
- 由于第五跖骨解剖形态弯曲，而固定时使用直螺钉，因此在选择螺钉尺寸时应谨慎。通常情况下，使用较短的螺钉，以防止跖骨弯曲，造成骨折处跖侧和外侧的分离。

引言

第五跖骨近端干骺端的骨折最早由 Robert Jones 爵士在 1902 年报道，通常将其称为 Jones 骨折[1,2]。骨折一般发生在近端干骺端和骨干的交界处，大约位于第五跖骨基底粗隆远端 2 cm 处[1]。Jones 骨折是治疗的一个难题，此骨折位于血供丰富与缺乏血供的交界区域，骨折愈合比较困难，而且愈合时间常常会明显延长[3]。手术治疗后，骨愈合通常在大约 3 个月后[4]。非手术治疗的愈合率取决于骨折部位愈合延迟时间或不愈合的严重程度[5]。不幸发生急性再骨折的患者，平均在螺钉固定术后 5~6 个月发生再骨折，大约在翻修手术后 3 个月达到愈合[6]。

有多种易发因素和 Jones 骨折有关，不过在现有的文献中没有一致意见。一些作者认为，高弓内翻足的人更容易发生 Jones 骨折，而其他作者认为这是一个不重要的因素[3,7]。研究还发现，内收足的人更容易发生 Jones 骨折[8]。

Jones 骨折可以手术治疗也可以非手术治疗。一般来说，手术治疗可以使患者更快地恢复，并降低再骨折的发生率，建议在运动人群中行手术治疗[8]。手术技术有多种，包括髓内钉固定、自体嵌入植骨、微型接骨板以及张力带固定[4,8,9]。虽然很多外科医生使用螺钉的长度和直径不同，但髓内钉固定是最常采用的方法[2,10]。DeLee 等、Mindrebo 等以及 Kavenaugh 等都推荐使用直径 4.5 mm 的踝骨折螺钉，而其他作者则主张使用更大直径的螺钉，如 Nunley 建议使用直径 6.5 mm 的螺钉[2,8,11,12,13]。此外，长螺钉在历史上曾与“高位偏内”置入技术一起使用，但最近提倡使用较短的螺钉，因为骨的弯曲形态，使用长螺钉不易达到第五跖骨髓内满意固定[14]。

手术治疗后，大部分的 Jones 骨折愈合没有并发症。然而，据报道 4%~12% 的运动员可能会发生再骨折[9]。发生再骨折的因素包括：螺钉的长度或直径不合适、螺钉位置放置不正确以及在放射学和临床骨愈合之前过早地恢复活动[6]。发生这种情况，需要翻修手术的内容通常包括取出内固定、骨折区进行清理。必要时，使用更合适的螺钉进行髓内翻修固定，并施加生物学辅助材料，如骨髓抽吸物或是植骨块，以促进骨愈合[15]。

当怀疑患者有第五跖骨再骨折时，第一步是获得标准的正位、侧位和斜位足 X 线片并评估骨折。如果发现骨折，必须决定是手术治疗还是非手术治疗。如果需要进一步的评估，可行 CT 检查评估慢性损伤和骨质硬化区域的范围。如果是再骨折的患者，建议进行手术干预。

病例分析

病例 11.1

➢ 病史

- 25 岁男性，右足持续疼痛，外院行 Jones 骨折切开复位内固定术后 9 个月。
  - 打篮球时，足部弯曲推进动作时受伤，出现疼痛，因此行第一次切开复位内固定术。
- X 线片提示可能存在骨不连（图 11.1）
- CT 检查进一步评估骨愈合情况，显示骨折延迟愈合（图 11.2）。
- 2 个月后随访，患者持续疼痛，并再次感觉到碎裂声。
- 患者再次就诊，X 线片和 CT 检查显示第五跖骨再次骨折，符合骨不连。
- 决定行翻修手术，具有手术指征。手术取出原来的螺钉，放入更合适的螺钉。

➢ 手术体位

- 将患者置于仰卧位。

➢ 髂骨抽取骨髓

- 显露髋部，将 Jamshidi 针插入髂上嵴（在髂前上棘后方 2~3 cm 处）。
- 抽取 60 ml 骨髓。
- 取出穿刺针，然后取三皮质髂骨植骨块。将抽取的骨髓液离心至 3 ml。

➢ 第五跖骨手术

- 找到第五跖骨近端，切开 2 cm 切口（图 11.3）。
- 分离至第五跖骨，注意保护腓肠神经前支和腓骨短肌腱。
- 取出旧的螺钉（图 11.4）。
- 在该区域使用了一根导针，并在骨折部位用 3.2 mm 直径的钻头扩髓。

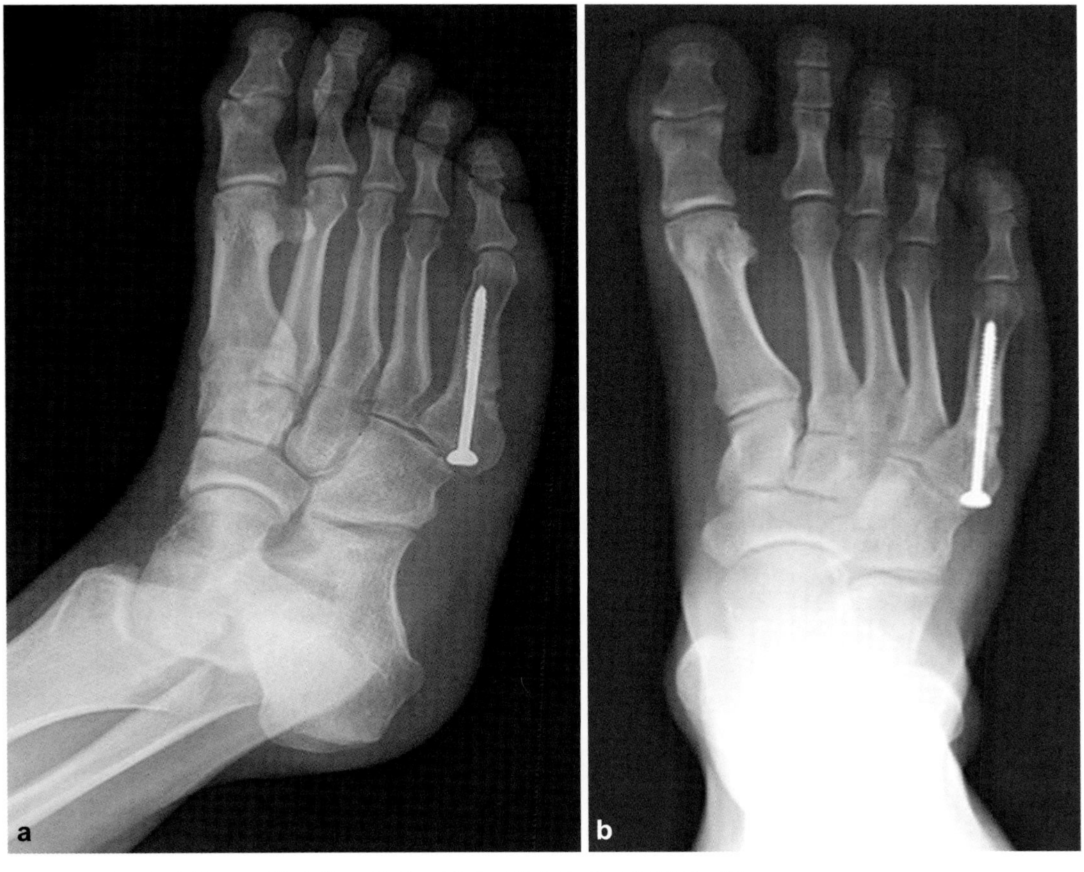

图 11.1　（a,b）病例 11.1 的术前 X 线片，提示可能存在第五跖骨骨不连

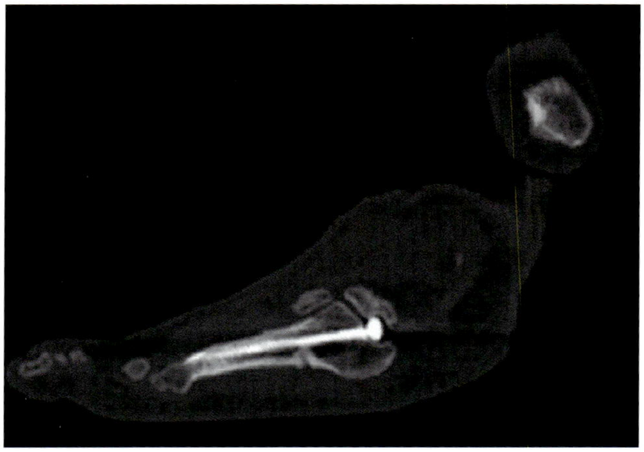

图 11.2　病例 11.1 翻修术前 CT 影像可见骨折区持续透亮区

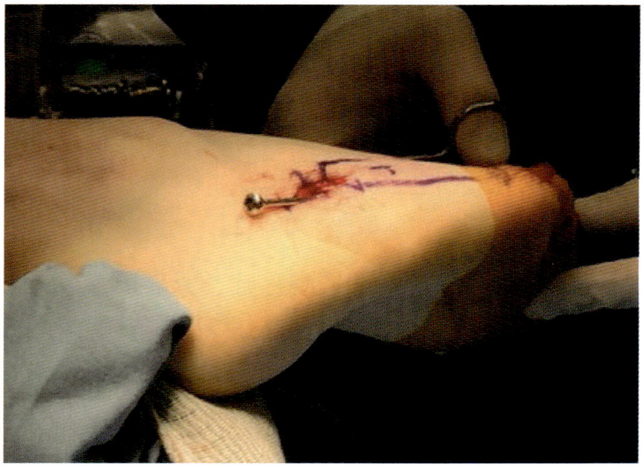

图 11.4　从原骨折区取出螺钉

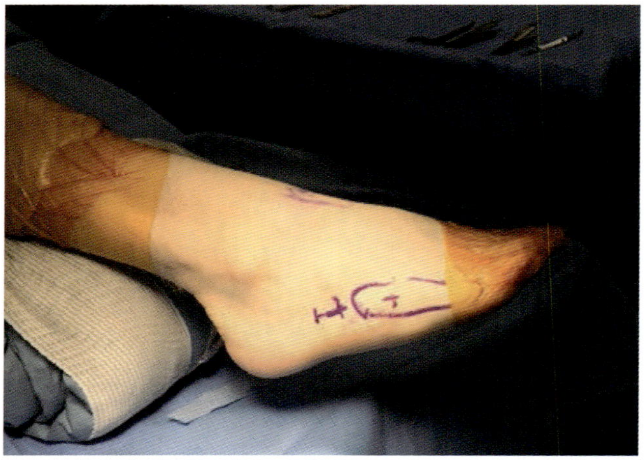

图 11.3　找到第五跖骨近端，标记一个大约 2 cm 的切口位置

- 分别用丝锥扩髓至 4.5 mm、5.5 mm 和 6.5 mm 直径（图 11.5）。
- 通过第二个切口显露骨折部位。
- 清除所有的硬化纤维组织，显露跖侧的骨折间隙。
- 髂骨皮质取骨用于此处植骨（图 11.6）。
- 以直径 6.5 mm、长 40 mm 的螺钉经髓内固定第五跖骨（图 11.7）。

➢ 关闭切口

- 患肢夹板固定 2 周，禁负重。

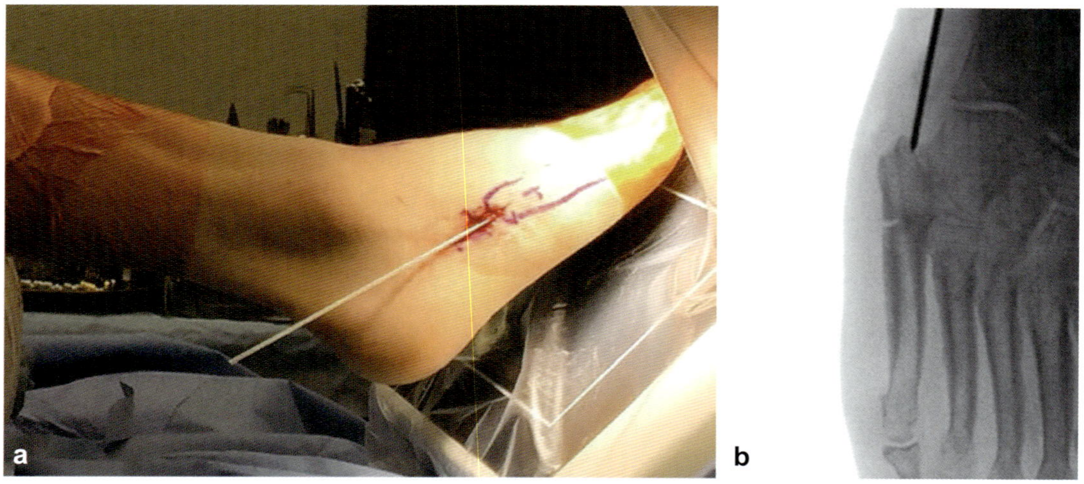

图 11.5　用一根导针沿着骨折部位向前伸，小心地瞄准第五跖骨管腔的中部（a）。术中使用透视检查确定导针（b）的位置以及骨折部位的情况。骨折部位钻孔（c）并扩髓（d）以利于骨愈合和放置螺钉。测量螺钉尺寸，通过透视确认（e）

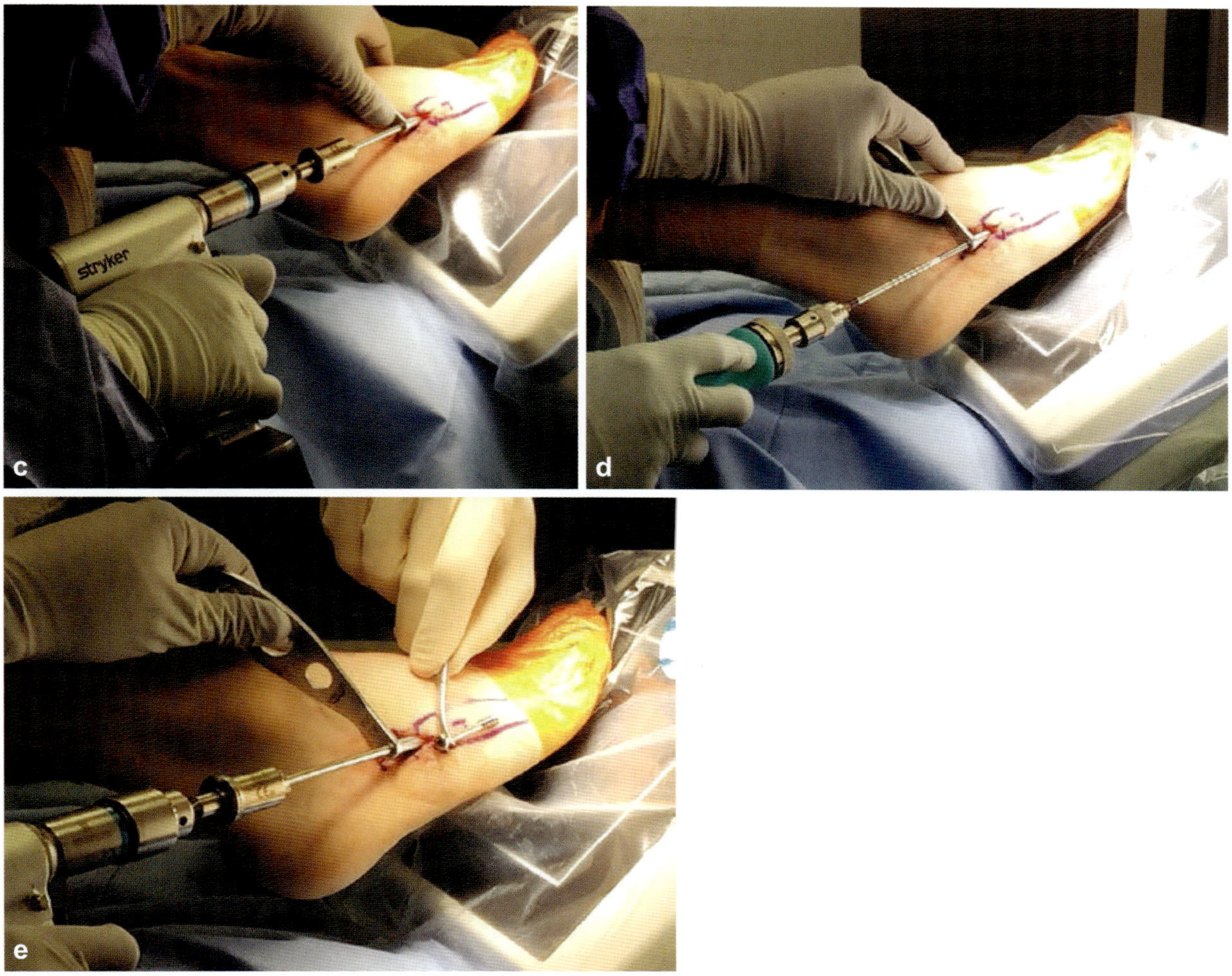

图 11.5 （续）

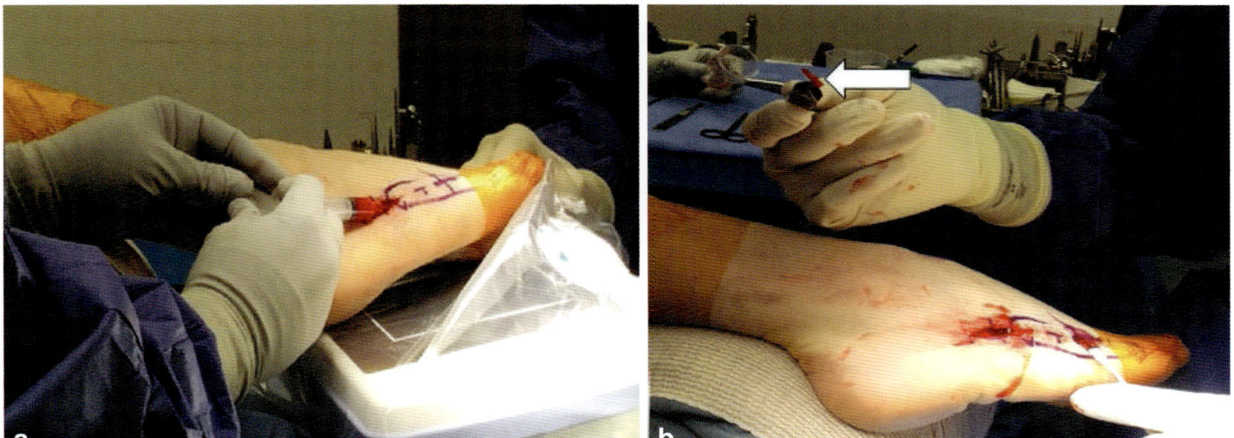

图 11.6 （a,b）从髂骨获取的骨髓抽吸物和植骨块（箭头所指），放置于骨折部位

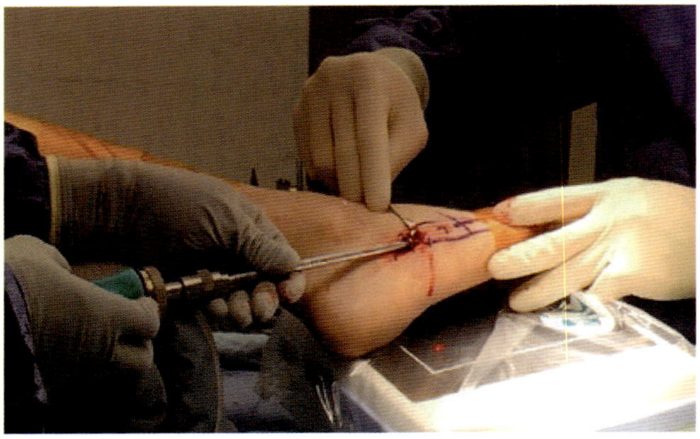

图 11.7 沿骨折部位放置第五跖骨髓内螺钉

➢ 术后处理

- 去除夹板后，用一个踝关节运动控制步行靴固定，嘱患者不可负重。
- 在穿踝关节限制步行靴 4 周后，允许患者逐步开始部分负重。在理疗师的指导下，允许从 22.68 kg（50 镑）负重开始，每周逐渐增加 11.34~22.68 kg（25~50 镑）。随访期间拍摄 X 线片以评估愈合情况（图 11.8）。
- 术后 3 个月，指导患者开始穿运动鞋，并在物理治疗中继续加强力量和拉伸训练。拍摄 X 线片以评估愈合情况。
- 术后 5 个月的 X 线片显示骨折间出现骨质连接（图 11.9）。

➢ 植入物

- 40 mm × 6.5 mm 螺钉。

➢ 经验和教训

- 第一次手术使用的螺钉太长，固定后将正常弯曲的跖骨变成直的跖骨，结果造成了骨折处跖侧与外侧出现分离，增加了不愈合的概率，最终导致需要进行翻修手术。

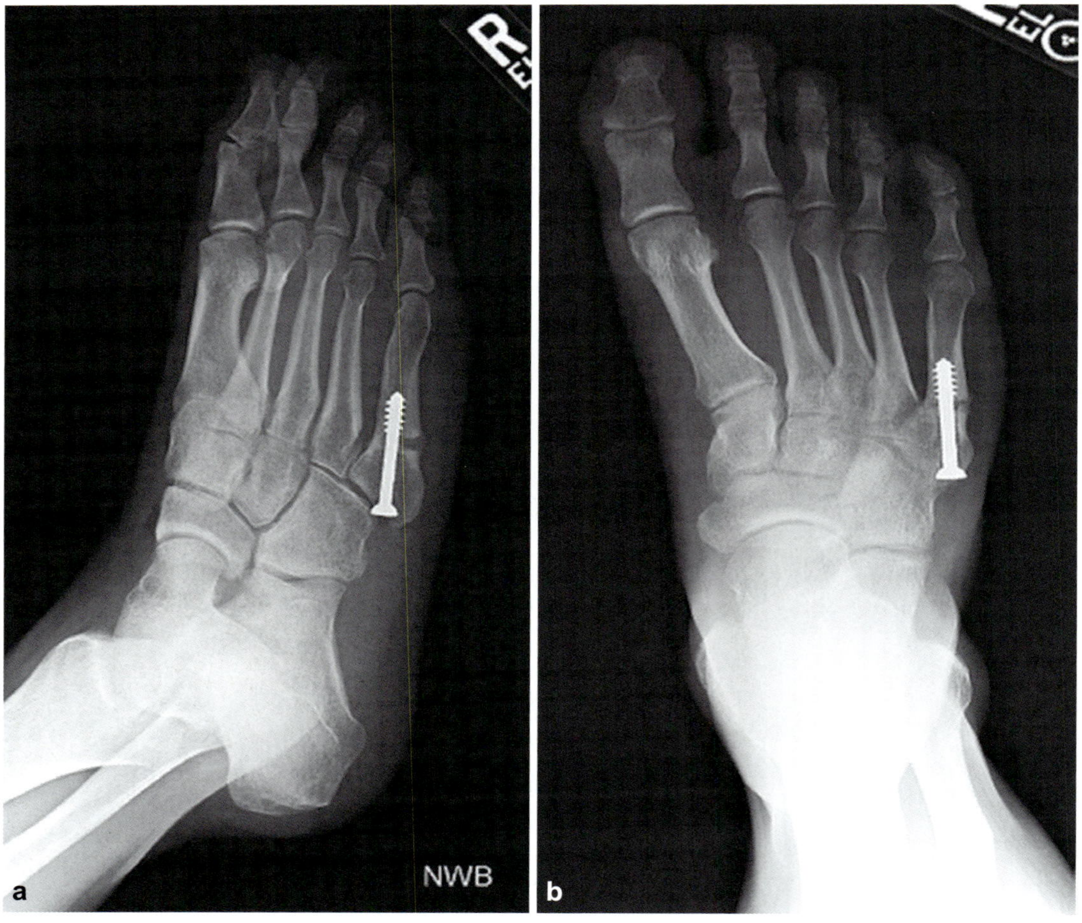

图 11.8 （a,b）病例 11.1 术后 6 周常规随访 X 线片显示愈合进展情况

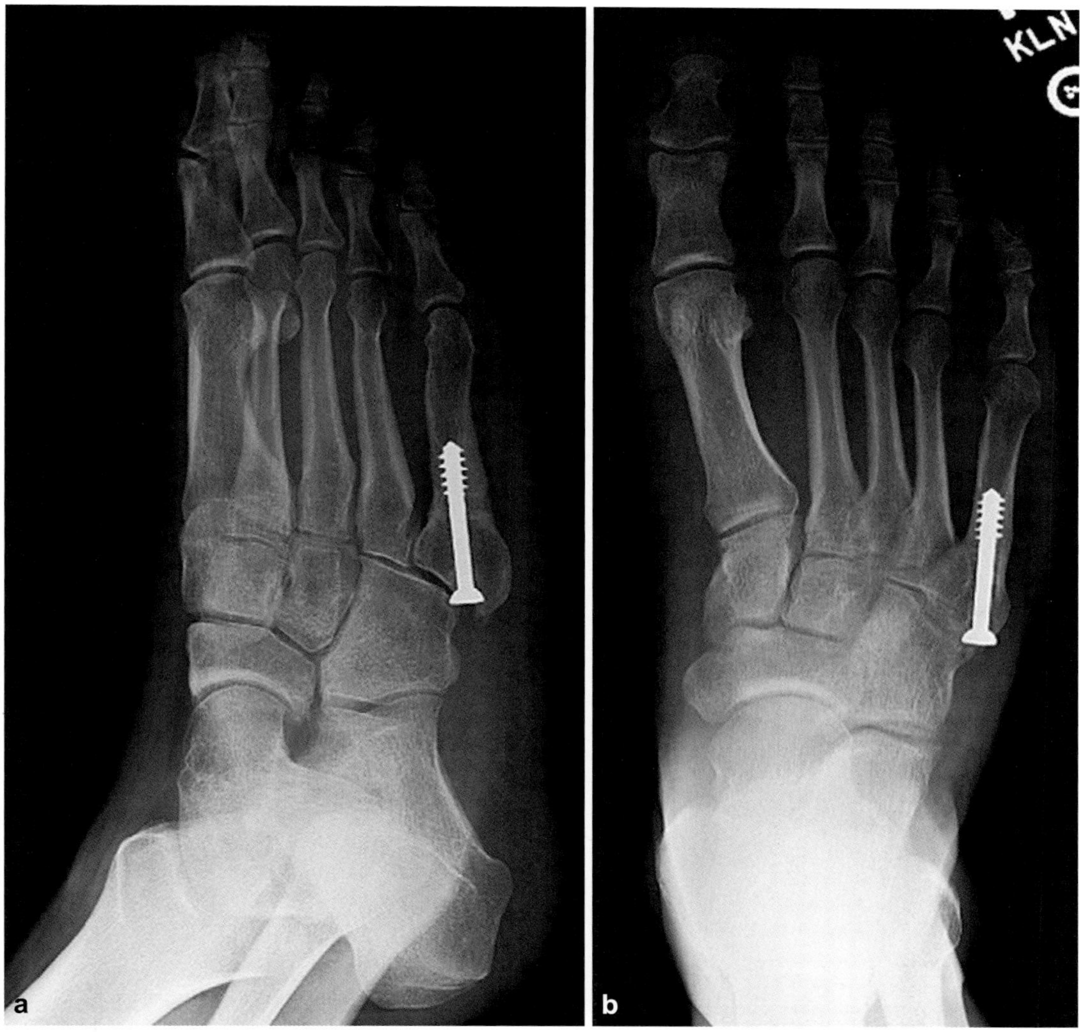

图 11.9 （a,b）病例 11.1 患者术后 5 个月的 X 线片显示螺钉位置正确，愈合良好

病例 11.2

➢ 病史

- 71 岁女性，右脚疼痛 6 个月。曾因跌倒扭伤了脚，诊断为 Jones 骨折，在外院行切开复位内固定术。术后持续存在足部疼痛。
  - X 线片示骨折（图 11.10）。
  - CT 显示第五跖骨处仍有骨折，内固定放置位置不当（图 11.11）。
- 患者具有翻修手术指征，需要取出原有的内固定，并植入尺寸更合适的螺钉。

➢ 手术体位

- 患者置于仰卧位。

➢ 从髂骨抽取骨髓

- 显露髋部，将 Jamshidi 针插入髂上嵴（在髂前上棘后方 2~3 cm 处）。
- 抽取 60 ml 骨髓。
- 取出穿刺针，然后取三皮质髂骨植骨块，将抽取的骨髓液离心分离至 3 ml。

➢ 第五跖骨手术

- 确定第五跖骨的近端位置，并在第五跖骨原切口处行 1 cm 的切口。
- 分离组织到第五跖骨找到原手术螺钉。
- 发现原螺钉对腓骨短肌腱有刺激。
- 取出原螺钉。

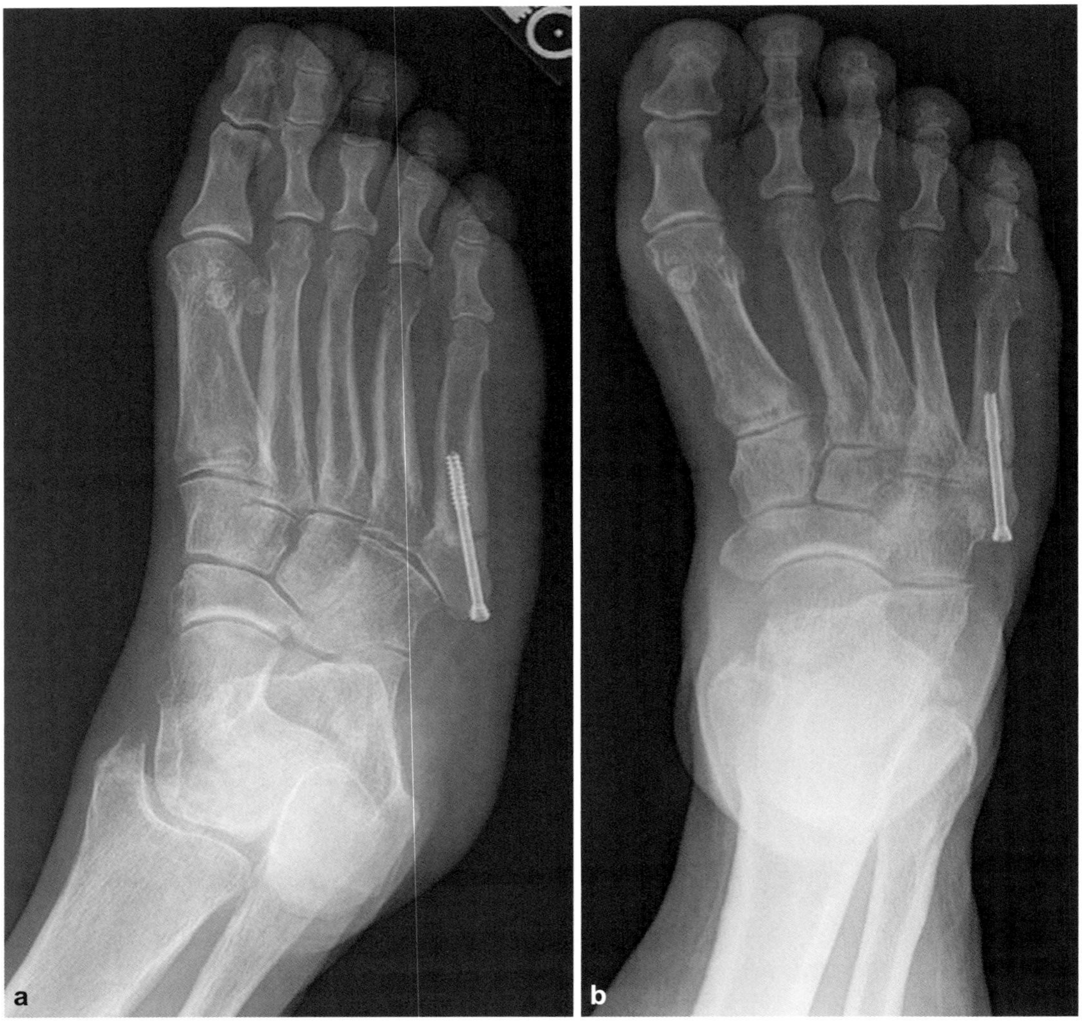

图 11.10 （a,b）病例 11.2 患者术前 X 线片可见存在明显的骨折

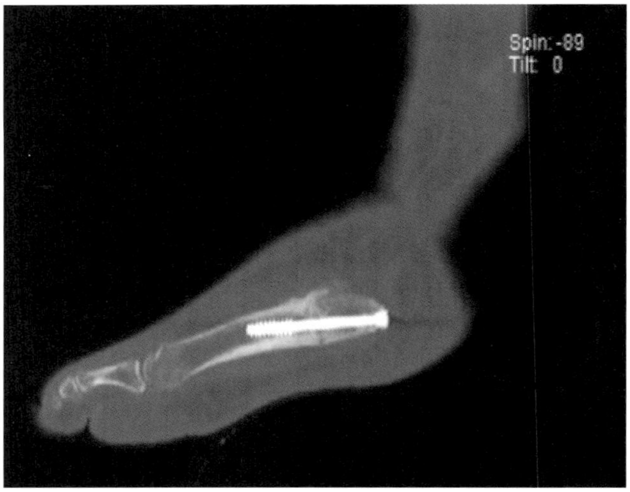

图 11.11 病例 11.2 术前 CT 表现为骨折未愈合，螺钉内固定位置不当。注意螺钉与骨折线不垂直

- 在第五跖骨基底近端 1 cm 处行另一切口，切开、分离到第五跖骨基底部。
- 在骨干中心打入一枚导针，然后用直径 3.2 mm 钻头开孔。使用反向旋转进行开髓，再退出第五跖骨。
- 用直径 4.5 mm、5.5 mm 和 6.5 mm 钻头扩髓。
- 测量后选择使用直径 6.5 mm、长 40 mm 螺钉。
- 在骨折处行第三个切口，切开分离至骨折区。
- 对骨折边缘进行清理刮除，可见一个小的骨缺损区。
- 取髂骨植骨植入骨缺损区。
- 植入直径 6.5 mm、长 40 mm 螺钉 1 枚。

➢ **关闭切口**

- 患者使用非负重石膏固定 2 周。

➢ **术后处理**

- 去除夹板后，继续石膏固定 4 周，禁负重。
- 4 周后去除石膏，穿踝关节制动行走靴，允许逐步开始部分负重。在理疗师的指导下，允许从 22.68 kg（50 镑）负重开始，每周逐渐增加 11.34~22.68 kg（25~50 镑）。随访期间拍摄 X 线片以评估愈合情况（图 11.12）。
- 术后 3 个月，指导患者开始穿运动鞋，并在物理治疗中继续加强力量和拉伸训练。

➢ **植入物**

- 40 mm × 6.5 mm 螺钉。

➢ **经验和教训**

- 初次手术使用的螺钉直径太小，并且位置不理想。为了获得更好的复位，螺钉没有垂直骨折面，而是顶在两侧皮质上。

病例 11.3

➢ **病史**

- 57 岁男性，右足持续疼痛 2 年。2 年前，他的脚被卡住而受伤。
  - 最初是在外院行足部重建手术（来我院就诊前 16 个月）。
  - X 线片显示急性第五跖骨疲劳骨折，同时存在马蹄内翻足（图 11.13）。
  - MRI 显示腓骨长肌腱转腓骨短肌腱术后，肌腱完整。
- 患者具有手术指征，考虑行切开复位内固定术。患者被告知，为了避免再次行跟骨截骨术，他必须在术后佩戴矫形器。
  - 完成切开复位内固定术——使用接骨板代替螺钉进行固定，因为骨折区骨块明显分离（用直径 4.5 mm 钻头扩髓时引发）（图 11.14）。
  - 2 周石膏固定。
  - 8 周支具靴固定。
  - 3 个月后开始穿运动鞋。
  - 术后 1 年恢复好。
  - 术后 1 年患者出现再次骨折，仍存在马蹄内翻足畸形（图 11.15）。
  - 翻修手术，行切开复位、马蹄内翻足重建、跟骨外移截骨、第一跖列背伸截骨、第五跖骨骨不连切开复位内固定。

➢ **手术体位**

- 患者取仰卧位。

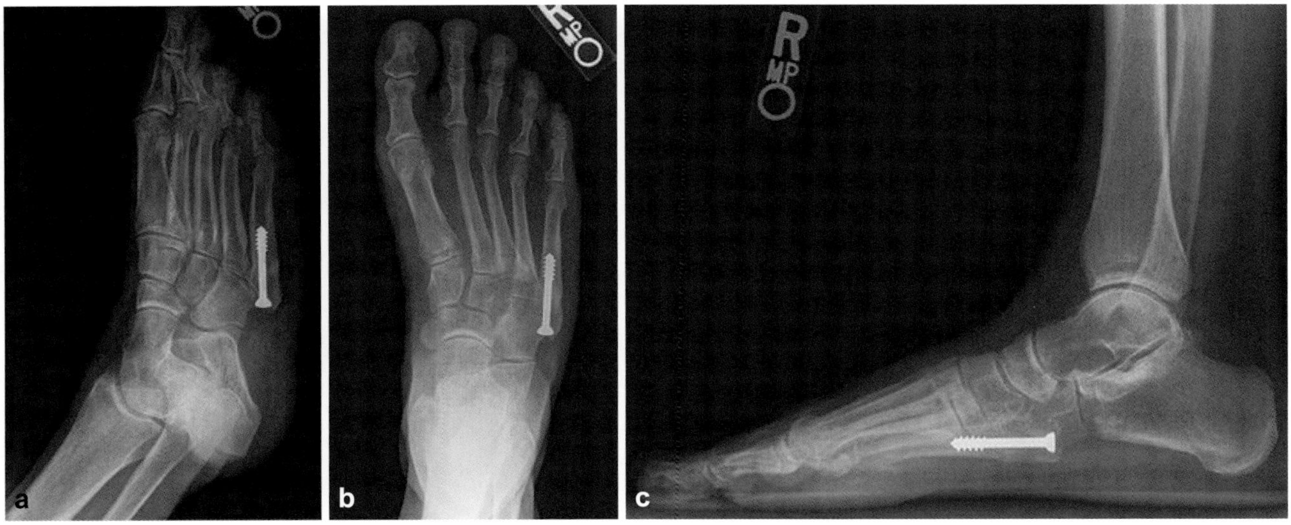

图 11.12　（a~c）病例 11.2 术后 9 个月 X 线片显示愈合情况

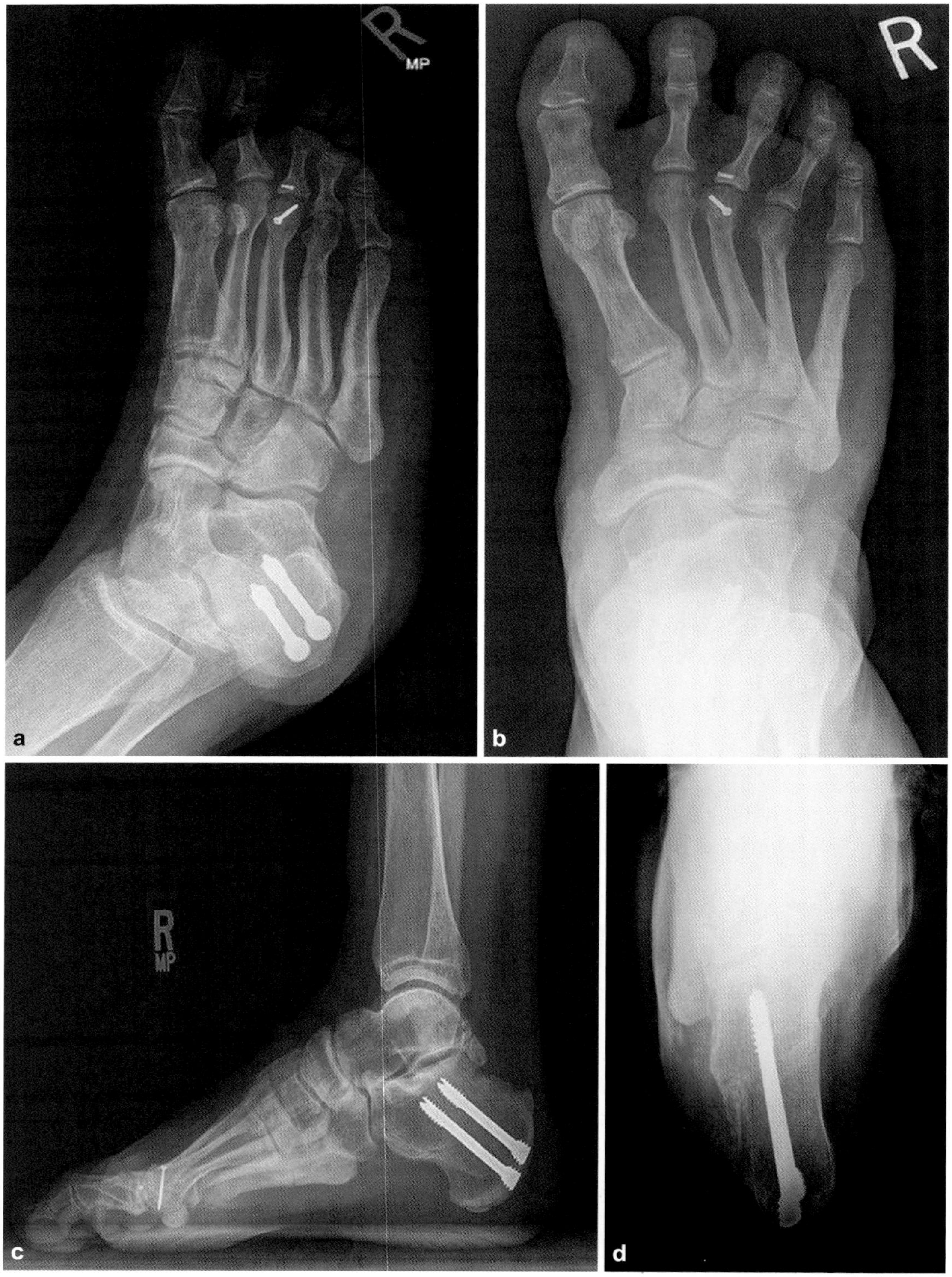

图 11.13 （a~d）病例 11.3 术前 X 线片显示马蹄内翻足，患者有第五跖骨骨折

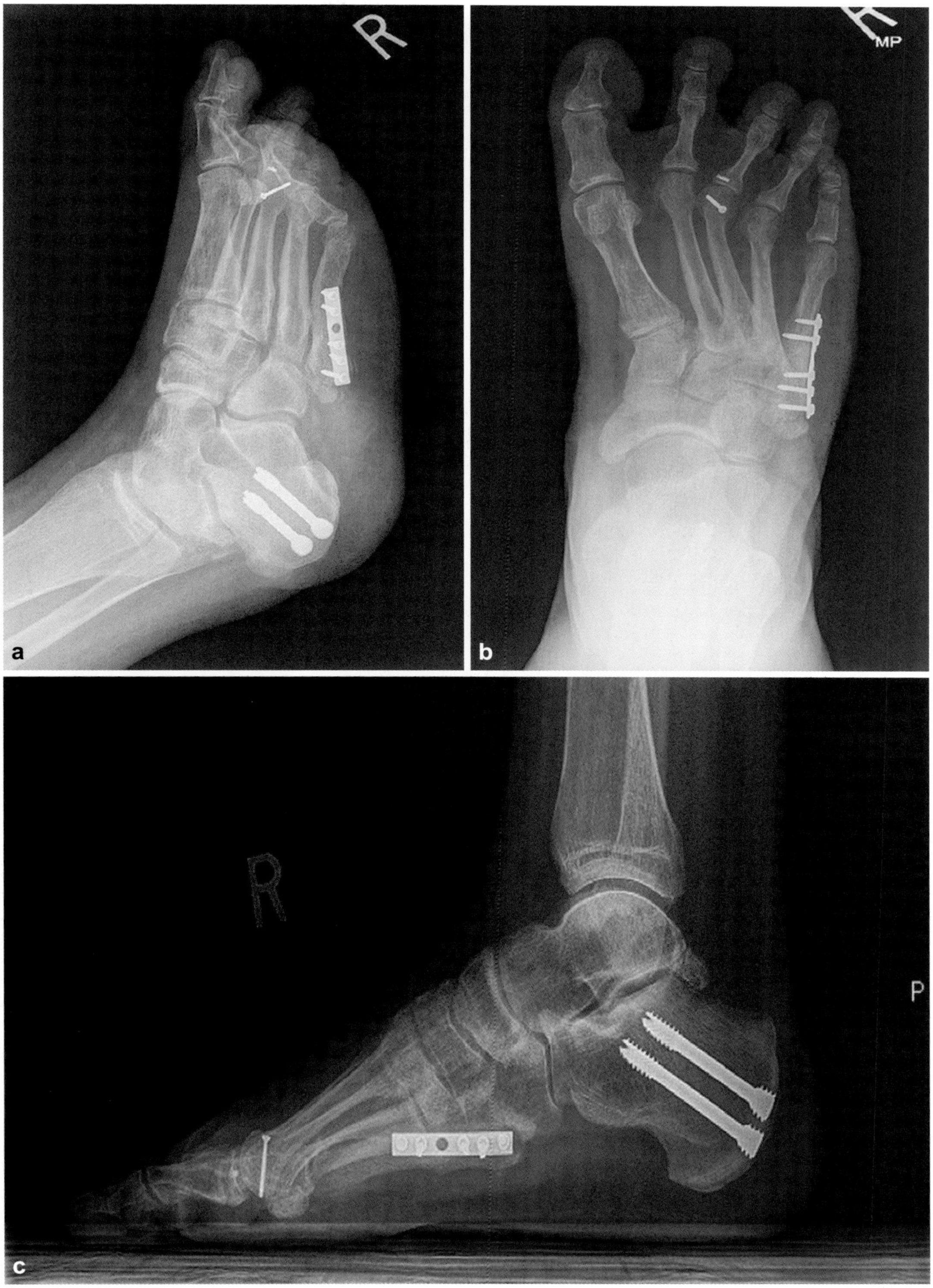

图 11.14 （a~c）病例 11.3 患者在第一次行第五跖骨骨折复位固定术后像

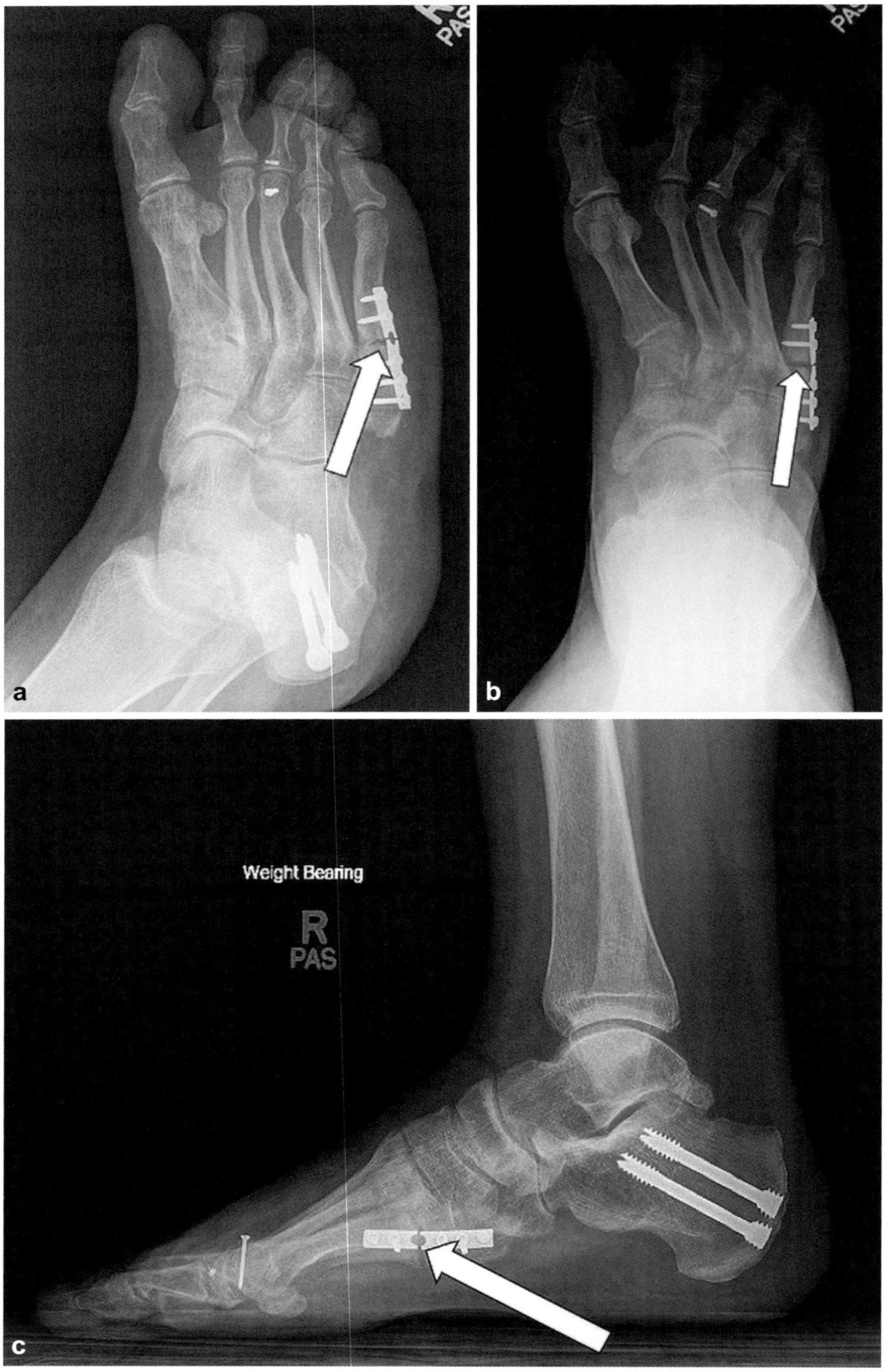

图 11.15 （a~c）病例 11.3 患者 X 线片显示在初次术后第五跖骨再次骨折。在每个视图中，再骨折位置用箭头指出

➢ 从髂骨抽取骨髓

- 显露髋部，将 Jamshidi 针插入髂上嵴（在髂前上棘后方 2~3 cm 处）。
- 抽取 50 ml 骨髓。
- 取出穿刺针。
- 将骨髓抽吸液送去分离浓缩。

➢ 取出内固定物

- 在患者跟部做了两个小的经皮切口，将导针插入空心钉，然后取出螺钉。

➢ 跟骨截骨术

- 在跟骨外侧做一个 5 cm 的切口。
- 用牵开器放置在切口的背侧和跖侧，牵开切口。
- 行向外侧移位的 Malerba 截骨术。
- 足跟向外侧移位 7~8 mm。
- 通过足跟打入 2 枚直径 6.5 mm 螺钉，对截骨部位充分加压。
- 从跟骨取骨用于第五跖骨植骨。

➢ 第五跖骨手术

- 找到第五跖骨近端，在之前的切口上做一个 1 cm 的切口。
- 切开分离至第五跖骨，显露断裂的接骨板。
- 接骨板和螺钉全部拆除。
- 骨不连部位有反常活动。
- 将导针放置在跖骨的中心位置。
- 将骨折线闭合，对其进行钻孔和扩孔。
- 然后分别以直径 4.5 mm 和 5.5 mm 的钻头扩髓。测量需要固定的螺钉为 5.5 mm × 55 mm。
- 骨不连部位刮除准备，将跟骨所取的骨移植物放置于骨不连部位。
- 骨折区处理完成，最后打入 5.5 mm × 55 mm 的螺钉。

➢ 第一跖列背伸截骨术

- 在第一跖骨处行一个 3 cm 的切口。
- 背部闭合楔形截骨术，并去除 2 mm 宽的楔形骨块。
- 完成楔形截骨，抬高第一跖列 10°。
- 用一枚 9 mm × 11 mm 的骑缝钉固定截骨面。

➢ 闭合伤口

- 非负重夹板制动 2 周。

➢ 术后处理

- 去除夹板后，以石膏固定 4 周，仍然禁负重。
- 4 周后去除石膏，患者穿踝制动行走靴，并允许逐步过渡到部分负重。在理疗师的指导下，从每周 22.68 kg（50 磅）开始负重，每周增加 11.34~22.68 kg（25~50 磅）。随访过程拍摄 X 线片以评估愈合情况（图 11.16）。
- 术后 3 个月，指导患者开始穿运动鞋，并在物理治疗中继续加强力量和拉伸训练。

➢ 植入物

- 55 mm × 5.5 mm 螺丝 1 枚。
- 2 枚 6.5 mm 直径螺丝。
- 1 枚 10 mm × 11 mm 骑缝钉。

➢ 经验和教训

- 需要行跟骨截骨术和第一跖列背伸截骨以矫正足的畸形。
- 由于足部畸形，第一次手术时使用接骨板固定是不够的。

总结

关于 Jones 骨折的理想治疗方法存在很多争议。但有一个普遍的共识，希望尽快恢复运动的年轻运动员是手术的指征。对于切开复位内固定术中理想螺钉的长度和直径仍没有一致的意见。此外，很少有报道特别说明置入螺钉在髓腔内的位置。这一操作很困难，因为髓腔是弯曲的，而使用的螺钉是直的[14]。根据我们的经验，再骨折是螺钉尺寸不当或定位不当的结果。此外，再骨折可能发生的另一原因是由于足部存在畸形，需要矫正足畸形以减少再骨折的风险。对于再次骨折的病例，我们已经有翻修手术成功的经验，首先是取出原螺钉，然后选择一个合适大小的螺钉固定。根据情况需要，从髂骨抽吸骨髓并进行植骨。由于患者可能存在维生素 D 缺乏、血运不佳、马蹄内翻足畸形等因素的影响，同时又从事高强度的运动，如打篮球等。因此，第五跖骨骨折翻修手术在技术上非常具有挑战性。

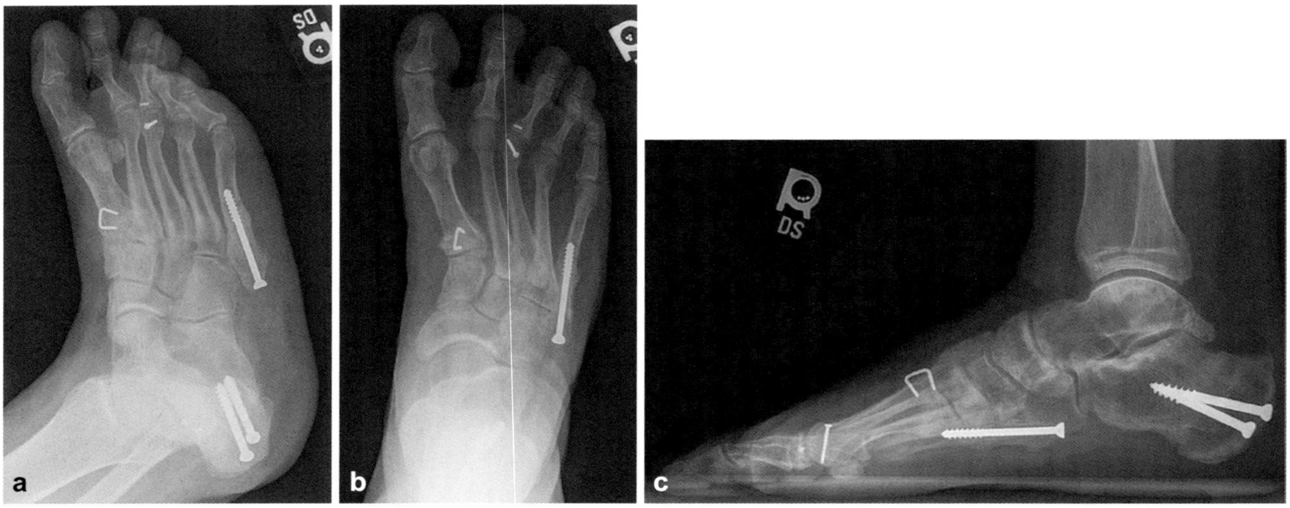

图 11.16 （a~c）病例 11.3 患者翻修手术后 5 个月的 X 线片，行第五跖骨复位固定和马蹄内翻足重建术

（Taylor N. Cabe，Sydney C. Karnovsky，Mark C. Drakos 著　王书亮 译，王　智　张建中 审校）

参考文献

1. Low K, Noblin JD, Browne JE, Barnthouse CD, Scott AR. Jones fractures in the elite football player. J Surg Orthop Adv. 2004;13:156–60.
2. Nunley JA. Jones Fracture Technique: Tech. Foot Ankle Surg. 2002;1:131–7.
3. Hetsroni I, Nyska M, Ben-Sira D, Mann G, Segal O, Maoz G, et al. Analysis of foot structure in athletes sustaining proximal fifth metatarsal stress fracture. Foot Ankle Int. 2010;31:203–11.
4. Hulkko A, Orava S, Nikula P. Stress fracture of the fifth metatarsal in athletes. Ann Chir Gynaecol. 1985;74:233–8.
5. Torg JS, Balduini FC, Zelko RR, Pavlov H, Peff TC, Das M. Fractures of the base of the fifth metatarsal distal to the tuberosity. Classification and guidelines for non-surgical and surgical management. J Bone Joint Surg Am. 1984;66:209–14.
6. Larson CM, Almekinders LC, Taft TN, Garrett WE. Intramedullary screw fixation of Jones fractures. Analysis of failure. Am J Sports Med. 2002;30:55–60.
7. Lee KT, Kim KC, Park YU, Kim TW, Lee YK. Radiographic evaluation of foot structure following fifth metatarsal stress fracture. Foot Ankle Int. 2011;32:796–801.
8. Kavanaugh JH, Brower TD, Mann RV. The Jones fracture revisited. J Bone Joint Surg Am. 1978;60:776–82.
9. Lareau CR, Hsu AR, Anderson RB. Return to play in National Football league players after operative Jones fracture treatment. Foot Ankle Int. 2016;37:8–16.
10. Furia JP, Juliano PJ, Wade AM, Schaden W, Mittermayr R. Shock wave therapy compared with intramedullary screw fixation for nonunion of proximal fifth metatarsal metaphyseal-diaphyseal fractures. J Bone Joint Surg Am. 2010;92:846–54.
11. Wright RW, Fischer DA, Shively RA, Heidt RS, Nuber GW. Refracture of proximal fifth metatarsal (Jones) fracture after intramedullary screw fixation in athletes. Am J Sports Med. 2000;28:732–6.
12. DeLee JC, Evans JP, Julian J. Stress fracture of the fifth metatarsal. Am J Sports Med. 1983;11:349–53.
13. Mindrebo N, Shelbourne KD, Van Meter CD, Rettig AC. Outpatient percutaneous screw fixation of the acute Jones fracture. Am J Sports Med. 1993;21:720–3.
14. Watson GI, Karnovsky SC, Konin G, Drakos MC. Optimal starting point for fifth metatarsal zone II fractures: a cadaveric study. Foot Ankle Int. 2017;38:802. https://doi.org/10.1177/1071100717702688.
15. Hunt KJ, Anderson RB. Treatment of Jones fracture nonunions and refractures in the elite athlete. Am J Sports Med. 2011;39:1948–54.

第十二章

距骨骨软骨损伤翻修术

要点

- 必须确定先前治疗失败的原因，并矫正可能导致治疗失败的任何潜在畸形。
- 任何翻修手术的充分准备必须包括全面的影像学检查。
- 必须确定病变的范围大小，因为这会影响手术的选择。
- 在进行进一步的处理之前，必须将所有松动或不稳定的软骨清除，直至其稳定的边缘。

引言

距骨骨软骨损伤（osteochondral lesions of the talus，OLT）占人体软骨损伤的4%[1]。这类疾患一般需要多次手术以改善患者的生活质量。OLT的病因仍在深入研究当中，已知原因包括急性创伤、踝关节扭伤或骨折、重复性应力[2,3]、局部缺血[4,5]，甚至是在双胞胎中发现的相同病变的遗传因素[6]。发病机制则涉及距骨关节软骨直接损伤导致的软骨下水肿并最终发生囊性变。而在非创伤性OLT中可能存在另一种机制，包括软骨下骨损伤或缺血性改变加剧了表层软骨软化并最终使其分离碎裂[7]。这些问题一直是试图治疗这种疾病的外科医生所面临的挑战。骨软骨病变的短期疗效满意，而长期来看仍存在令人失望的复发率。即便如此，许多患者也接受了手术，希望能重返运动。不过很多基于SF-36或AOFAS评分的结果其实并不能体现"重返运动"的情况[8,9]。当对患者的体育活动情况进行了专门研究后发现，他们重返体育运动水平实际上较低[10,11]。有一项研究提出了一个改进的评分系统，它显示只有72%的人能重返他们受伤前的运动[12]；但这项研究目前只有短期的随访（48个月）。

本病的治疗方式因病变部位和类型而异。Zengerink[3]的系统综述显示，骨髓刺激术（bone marrow stimulation，BMS）成功率为85%，骨关节移植系统（osteoarticular transfer system，OATS）成功率为87%，自体软骨细胞移植（autologous chondrocyte implantation，ACI）成功率为76%，逆向充填术成功率为88%。OLT外科手术的挑战在于需要提高手术后重返运动的比率并降低失败率。失败的原因可能是多方面的，包括生物学因素、患者依从性、手术技术不佳以及手术计划和执行不当等。初期治疗方法主要是骨髓刺激术（微骨折术），但其长期持续的疗效从未得到证实。在一项针对OLT的长期研究中，19例患者接受了超过5年的随访，其中32%恶化，47%保持不变，仅18%改善。这样的结果让人们对微骨折术能否长期持续有效产生了质疑[13]。

尽管如此，骨髓刺激术仍然是小于1.5 cm²病变的治疗选择，最近的研究表明，在1.5 cm²或更小的病变中使用同种异体软骨细胞外基质（cartilage extracellular matrix，ECM）移植也可以改善预后[14]。骨髓刺激术后形成的软骨为纤维软骨。纤维软骨起着稳定软骨下骨的作用，但随着I型胶原的增加，它也从II型胶原逐渐退化[15,16]。如果不使用辅助剂，BMS本身可能就是一个需要翻修的原因。许多作者已经证实使用富血小板血浆（platelet-rich plasma，PRP）或骨髓抽吸浓缩物（bone marrow aspirate concentrate，BMAC）作为辅助剂对BMS发挥作用有利[17-20]。Kruger等发现PRP会促进成软骨、II型胶原沉积以及抑制IL-1 β、TNF α[21]。它也能导致关节积血，从而增加滑膜细胞产生基质金属蛋白酶 MMP-2 和 MMP-9 的量[17]。炎症过程和 BMS 源的间充质细胞共同促进纤维软骨形成。

手术失败的另一个原因可能与开放式 OLT 手术中的内踝截骨有关。Kim 等研究了 52 例曾行 OATS 二次探查术的足踝手术病例[18]。在术后 1 年时，他们发现导致 OCL 失败的一个原因是复位不良造成的内侧截骨问题。如果胫骨侧软骨表面不能解剖对位，则患者预后不佳。52 例踝关节手术中 13 例存在截骨部位复位不良，随访时 VAS 和 AOFAS 评分显示临床效果不佳。另外，15 例踝关节手术存在前缘撞击，而在关节镜二次探查中也常常发现滑膜炎。

有研究显示，未确诊的对吻损伤占 104 例病例失败原因中的 5%[19]。这类损伤往往由于发现距骨病变后没有很好地进行系统性踝关节镜检查而漏诊。另一项研究发现，在关节镜检查后有 16/146 的踝关节病例出现了相对应的骨病变，而在最初的影像学检查中这种骨病变并未出现[22]。

不稳定性是 OLT 手术失败的另一个原因。Lee 等进行了一项研究，将存在不稳定 OLT 和稳定 OLT 的患者进行比较：与那些 OLT 稳定的患者相比，存在不稳定 OLT 的患者更多伴有胫骨面的病变，且预后较差，重返运动的概率较低[14]。针对这些问题，学者们已经开发出各种改良的手术方法。一般而言，除非实际情况确实需要开放手术治疗，关节镜手术以其较少的侵入性创伤而作为首选。

自体骨软骨移植或同种异体移植手术目前主要关注于如何利用缺损处的支架或生物制剂来刺激骨或软骨的愈合。这些研究目前多集中在软骨再生、骨再生或两者的结合上。然而迄今为止，虽然其费用昂贵，但很少有研究证明这些治疗的有效性。

病变的范围大小往往关系着这种初始治疗的失败与否。Buda 等对大于 1.5 cm^2 的病灶进行了研究：研究对象为 40 例患者，包括 20 例 ACI 和 20 例 BMDCT（bone marrow-derived cell transplantation，骨髓源性细胞移植），在 48 个月内 69% 的患者恢复运动，所有专业运动员均恢复运动，其中 11% 接受 ACI 的患者所能恢复的运动水平较低，而这种情况在接受 BMDCT 的患者中占 27%。ACI 组有 3 个手术失败病例，BMDCT 组有 1 个。所有失败病例均采用 BMDCT 手术再次处理。这样处理是本组研究的需要。随访时 85% 的 BMDCT 术患者和 75% 的 ACI 术患者行 MRI 检查时发现患者踝关节可见透明样组织[21]。另一项研究表明 OLT 病灶大于 1.5 cm^2 手术后有 80% 的失败率，而小于 1.5 cm^2 的失败率只有 10%[23]。Cuttica 研究了 130 名接受骨髓刺激术（BMS）的患者，其中包括 2 例病灶大于 1.5 cm^2 的患者以及 110 例病灶小于 1.5 cm^2 的患者：他发现对于大于 1.5 cm^2 的 OCD（剥脱性骨软骨炎），微骨折术疗效不佳。这些病例中有 113 个属于包含性损伤，17 个属于非包含性损伤（译者注：包含性损伤指损伤的软骨周围有软骨，如在距骨顶的软骨损伤；而非包含性损伤指在损伤的软骨一边没有软骨，如距骨肩部损伤）。当研究人员将这些病例合并在一起进行研究时发现，出现较差结果的概率增加 1.42[24]。所以非包含性损伤被认为是清理术的不良预后指标，也可能是失败的另一个原因[24]。20 例中有 9 例患者在微骨折术后接受了二次关节镜探查，这几例的病变均小于 1.5 cm^2；它们表现为不完全愈合，有 40% 的 ICRS（International Cartilage Repair System，国际软骨修复系统）修复等级为 Ⅲ 级。但是不论有没有进行二次探查，90% 的患者的 AOFAS 评分均高于 80。不过这个结果的随访时间不长，仅为术后 12 个月[25]。

评估

X 线片始终是我们需要了解的最基础的影像学资料。标准的负重位片可能不能显示后侧的病变，而踝关节极度跖屈位片则可以帮助显示此处的病变。一些作者还建议使用增高 4 cm 的提踵位摄片[19]。X 线片是基础资料，但是大多数病变还需要进行 MRI 检查以进一步了解病情。曾有一项研究显示普通 X 线片漏诊了 41% 的病变[19]。

CT 可用于发现囊性变或用于更仔细地检查骨性结构。不过它不应单独使用，而且也不是检查距骨软骨损伤的最佳方法。有研究表明，螺旋 CT 扫描漏诊了 22 例 OLT 中的 5 例。在这些漏诊病例中，2 例为 1 期病变，2 例为 Anderson 2A 期病变，1 例为关节炎[19]。

MRI 是 OLT 首选的影像学诊断方法。在一项 MRI、CT 和诊断性关节镜探查的比较研究中，MRI 发现了 26 例 OLT 中的 25 例[19]。MRI 除了可显示软骨病变外，还能显示出骨髓水肿。MRI 也可用于评估先前手术后软骨的修复情况。膝关节的相关研究曾表明，使用高分辨率质子密度和 STIR 成像，在冠状位和矢状位上可以对软骨病变及修复进行高质量的评估[26]。当需要评估 OLT 可能进行的翻修手术时，建议同时行 CT 和 MRI 检查，以全面评估病变区域骨和软骨的情况。

诊断性关节镜探查是翻修前评估的另一种选择，同时也可以作为分期翻修手术的一部分，以清理关节腔继而全面评估导致患者疼痛的 OLT 的当前情况。在与前文所述同一个比较研究中，关节镜探查发现了 29 例病变（实际上应当只有 27 例），这是因为存在两个假阳性的距骨病变。但是，关节镜探查却漏诊了该项研究中 8 例胫骨病变的 4 例[26]。

治疗选择

清理术

清理术的目的是通过清理分离翘起的软骨和松动的软骨下骨使干细胞迁移到缺损中以刺激软骨和骨的修复。可通过清理术解决的导致关节内潜在疼痛症状的因素包括：游离体，不稳定的软骨，以及骨性不稳定导致的骨内压增加；pH 值的变化可能刺激骨中的疼痛纤维，清理术对缓解这类症状也有一定作用。Van Dijk 提出，疼痛可能来源于软骨下骨，机械性和伤害性因素则可能来源于关节液[27]。关节镜清理术可在短期内减轻疼痛，并提高活动水平。从长期来看，可以防止退行性改变，并可能保持活动水平。

通过清理术，可以去除游离碎片，直到仅保留周围稳定的软骨。由于有限的临床数据证明将骨、软骨移植于缺损处对治疗有好处，所以清理术仍然作为许多外科医生的首选治疗。清理术可用于较小的缺损（直径 2~4 mm），其最终的结果是纤维软骨覆盖缺损，这也使医生希望通过在 OLT 上初期进行清理术并结合一系列后期手术来改善疗效。

由于软骨厚度不同（踝关节为 1.2 mm，膝关节为 2.2 mm），膝关节清理术的相关文献并不能完全适用于踝关节。踝关节更讲究匹配程度，其关节和关节液的压力更大，载荷分布在很宽的区域，软骨结构变形很小。如果软骨下骨完好无损，则可使用微骨折术（穿透软骨下骨，恢复血液供应）来治疗。微骨折术要使用尖锥以 3~4 mm 的间隔穿透软骨下骨。这样间充质干细胞就能渗透到关节面并产生Ⅱ型胶原。Ⅰ型胶原可能会很快替代Ⅱ型胶原，并完成纤维软骨修复。

Zengerink 等的系统综述回顾了 1966 年至 2006 年之间的 52 项研究[3]。其中包括 7 个非手术研究，35 篇清理术研究，9 篇 OATS 研究，4 篇 ACI 研究，3 篇逆行钻孔研究和 2 篇经踝钻孔研究。需要注意的是，这些研究可能并非在所有病理学上都是相同的。在主要治疗组中，OATS 的成功率为 87%，BMS 的成功率为 85%，ACI 的成功率为 76%。他们由此得出结论，所有这些治疗都是有效的。

Choi 等（2009）提出了病变大小是一个很好的预测结局的指标：在进行清理术的 120 个踝中，病变范围小于 1.5 cm^2 的踝关节病例，只有 10.5% 失败（转行 OATS 即视为失败），超过 1.5 cm^2 的踝关节病例则失败率高达 80%[23]。此外，Scranton 等（2006）指出，大的囊性变也是清理术预后不良的因素[28]。

软骨和软骨替代品

自体骨软骨移植（autologous osteochondral transplantation，AOT）、同种异体软骨细胞外基质和同种异体幼年软骨移植都是治疗距骨 OCL 的方法。它们通常用于不适合单纯微骨折或清理的病变。在 2017 年的一篇关于幼年软骨移植的系统综述中，4 项研究中只有 33 名患者符合结果判定标准。在平均为 14.3 个月的随访时间中，只有一位患者最后做了翻修手术。作者建议进行更大规模、更长时间的随访研究，继而得出更合理的结论[29]。另一项前瞻性研究则随访了幼年软骨植入后的患者。他们病变的大小在 10~15 mm 之间，因此研究中不存在大面积移植的情况。这项研究的结果显示移植与单纯的清理术疗效相当[30]。如本章前面所述，最近的研究表明，使用同种异体软骨细胞外基质（ECM）可以改善 1.5 cm^2 或更小的病变[14]。幼年软骨和 ECM 对中等大小的缺损可能都有一定的作用，而且它们的使用目前来看是安全的，但是尚需更多的随访来确定它与单纯清理术相比到底如何，又是否具有成本效益。

骨软骨自体移植和同种异体移植在治疗中的应用也得到了发展。自体骨软骨移植（AOT）是通过将圆柱形的骨软骨移植物（通常从同侧膝关节的非负重部分切取）植入经过事先准备的距骨缺损部位的骨软骨移植技术。该手术的目的是用与自身透明关节软骨具备相似的机械力学、结构和生化特性的移植物来替代已经缺损的软骨。传统上认为较大范围的病变（面积 >150 mm^2 或直径 >15 mm）或已行骨髓刺激术（BMS）但疗效不佳的病例，可适用于AOT[23,31,32]。近来也有一些学者认为其适应证选择中病变范围指标应当有所改变，其认为 10.4 mm 或 107.4 mm^2 或更大的尺寸更适用于 AOT 移植物[33]。当病变范围更大时，可能需要 2 个或多个移植物用于填充缺损[32]。

富血小板血浆（PRP）或骨髓抽吸浓缩物（BMAC）等生物辅助剂，可以用来辅助促进软骨修复。2010 年一篇系统综述中曾显示，在 243 例使用此技术的患者中，有 87% 获得了良好至优秀的结果[3]。最近的一项平均 24.8 个月随访的研究也表明，85 例患者的平均足踝结果评分（FAQS）从 50 改善为 81，而在术后平均 47.2 个月随访时，其术后平均 MOCART 评分也提升到 85.8[34]。在运动人群中，Fraser 等报告，在术后 24 个月的终末随访中，AOFAS 评分可以提高到 89.4，90% 的专业运动员和 87% 的运动爱好者已重返损伤前的体育活动[35]。其他研究表明，使用这种技术，63%~95% 的运动员可以完全恢复运动[11,32,36]。当然，尽管短期和中期结果不错，但尚无研究报告 AOT 的长期结果。

尽管报告中没有看到临床结果随时间推移而出现明显恶化的现象，但机械学和生物学因素还是存在一些问题。在机械学研究中，Fansa 等[37]发现移植时哪怕 1.0 mm 的突出也会使移植表面的接触压力提高近 7 倍，但是下沉 1 mm 至 0.4 mm 是可以接受的，这样可以部分恢复踝关节的接触力学，由此强调了准确放置移植物的必要性。膝关节和踝关节的软骨在剪切耐久性、摩擦力和能量耗散等特性方面存在显著差异[38]。此外，截骨术的使用可能会导致截骨部位的骨不连或畸形愈合。Lamb 等[39]报告，94% 的患者在内踝截骨术处无症状，MRI 检查显示，几乎所有患者都有满意的愈合和纤维软骨组织固定。而另据报道，高达 75% 的患者术后形成了囊性变[40,41]。只不过在平均 15 个月的随访中，虽然发现年龄增长与囊肿的出现正相关，但并未发现移植物周围囊性变会对临床结果产生显著影响[41]。另一方面，先前骨髓刺激术的失败会对随后进行的 AOT 临床结果产生负面影响。与初次 AOT 相比，在失败的微骨折术之后进行的 AOT 显示出较差的功能预后[42]。最后，MMP-8（中性粒细胞胶原酶）存在于膝关节软骨中，而在踝关节软骨并不多见[43]。该细胞因子是骨关节炎发病机制中的关键酶之一，产生分解代谢反应，并可能导致移植失败。

供体部位的病损也是一个问题。几项研究表明，AOT 后有 2%~50% 的患者有膝关节症状[32,40,44,45]。但是，最近的研究报道显示发生率并不高，且功能预后良好。在 39 例患者的回顾性病例调查中，有 5% 的患者存在供体部位症状，但平均 42 个月后随访时膝关节 Lysholm 评分已高达 99.4[46]。

AOT 在短期和中期随访中显示了良好的功能结果。如果我们可以将移植物正确地放置在最合适的位置，治疗效果似乎不会随时间而明显恶化。截骨和供体部位（膝关节）疼痛的问题诚然存在，但发病率其实很低。

骨髓抽吸浓缩物（BMAC）的作用

一项研究评估了在缺损中添加 PRP 的可能性。在这项研究中，患者一部分单纯进行清理术，另一部分进行清理术并添加 PRP。平均 16 个月随访发现接受清理术加 PRP 治疗的患者预后较好[47]。Gormeli[48]比较清理后使用 PRP 与 HA 透明质酸，显示 PRP 更优。同时提倡在踝关节内注射 PRP。而对比 PRP 与 HA 和生理盐水，PRP 注射比其他对照组效果更佳[49]。

骨髓血也已用于一期清理术[50]。在这项有 64 位患者参与的研究中，患者先接受了清理术而后使用复合了骨髓血的胶原蛋白支架填充病灶。随访 54 个月后 AOFAS 评分有所改善，但没有显示出相对于单纯清理术的明显优势。一项概括了迄今开展的 4 项研究的系统综述也表明，与单纯清理术相比，加入 BMAC 并未表现出明显的优势[51]。而一项小规模研究（22 例患者）显示与 BMAC 相比，MACI 有潜在的益处[52]。一项对 140 名运动员的最新研究确认了关节镜清理术和骨髓源性细胞移植后的效果。所有患者均从髂嵴取细胞，浓缩并复合于支架上然后植入患处。术后 48 个月，72% 的患者能够参加运动，只有 1 例失败并再次手术[12]。

总的来说，该技术在初步研究中受到欢迎，将来可能更适用于缺损的翻修。但是需要进一步的研究来验证长期的效果。

踝关节不稳

踝关节不稳可能会对治愈骨软骨缺损产生负面影响。反复不稳定可能会进一步损伤受伤的软骨。Lee 等研究了同时治疗伴有踝关节不稳的骨软骨缺损的疗效：16 例患者术后 AOFAS 评分最终提高到 91。在他们的研究中将 OLT 伴有慢性踝关节外侧不稳定和不伴有不稳定的患者进行比较，发现伴有不稳定组失败率更高，重返运动率更低[8,20]。

骨髓病变

对于软骨受累较小的损伤，最近的推荐是使用磷酸钙骨水泥治疗骨髓病变。在该手术中关节软骨形态完整或几乎完整，液态磷酸钙注入骨骼的治疗目的是使用磷酸钙置换骨骼内的骨髓水肿液并稳定骨髓病变。随着时间的流逝，骨移植替代物将被常规骨组织替代。迄今为止，在踝关节尚无相关文献支持此技术，而膝关节方面的文献包括病例报告[53]和一个病例系列[54]，它们初步显示了该技术的应用前景。

病例分析

病例 12.1

➢ 病史

17 岁女性，诊所就诊，曾于 13 岁时左踝内翻位扭伤，当时即出现严重的疼痛和肿胀，肿胀虽逐渐消退，但疼痛并未减轻。患者始终未获痊愈，虽然没有再次受伤或不稳定的症状，但在进行篮球、排球等活动时会偶尔肿胀。患者曾行微骨折术，而且早期效果良好。但是渐渐地，疼痛和功能障碍又恢复到术前的水平，她形容自己的疼痛是深在的和持续的隐痛。活动时疼痛评分大约为 8/10。冰敷和抬高患肢可间歇地缓解症状。患者以前曾两次行踝关节镜手术，包括进行微骨折术。患者除了轻微的积液和内侧距骨颈部触痛外，其他临床检查基本正常。进一步的影像学检查提示可能存在不稳定的软骨片，并伴有软骨下骨的骨水肿。

➢ 失败的原因

此患者微骨折术失败缘于出现了不稳定的纤维软骨片。表现为 12 mm × 8 mm 大小的 4 级病变。

➢ 手术计划

该患者非手术治疗及微骨折术无效，且年轻而活跃，因此计划行关节镜下同种幼年异体软骨移植。

➢ 手术方法

患者仰卧位，固定下肢以便于踝关节镜检查。重新建立了先前曾使用的内侧和外侧入路，行关节腔探查，清除所有瘢痕组织。探查中发现骨软骨损伤，随即将所有不稳定的纤维软骨刮除直至稳定的边缘。对软骨下骨再行微骨折。观察到骨面活动性出血后，将踝关节腔内的液体尽量抽吸干净以准备同种异体软骨移植，此时要施加轻微的牵引力。然后将同种异体幼年软骨碎块植入 OCD 病灶内。然后将同种异体软骨碎块展平以覆盖整个病灶，一定注意移植物不要高于本身软骨的边缘。继而使用纤维蛋白胶将同种异体移植物固定在缺损内。要小心清除关节内的游离体。等待纤维蛋白胶固化后，最后再对关节内做一次探查。使用 3-0 尼龙缝线水平褥式缝合手术切口。

➢ 植入物

- 同种异体幼年软骨——DeNovo（Zimmer-Biomet; Warsaw,IN）。
- 纤维蛋白胶——Tisseel（Abbott Laboratories; Baxter Healthcare Corporation）。

➢ 经验与教训

- 在同种异体幼年软骨 DeNovo 植入之前，清理先前手术后形成的纤维软骨直到稳定的软骨边缘。这是手术成功的关键。
- 不要让 DeNovo 超出本身软骨边缘的高度是很重要的。
- 纤维蛋白胶黏附之后，再允许踝关节活动。

- 如果缺损尺寸超过 1.5 cm^2，建议使用 2 袋 DeNovo（图 12.1~ 图 12.10）。

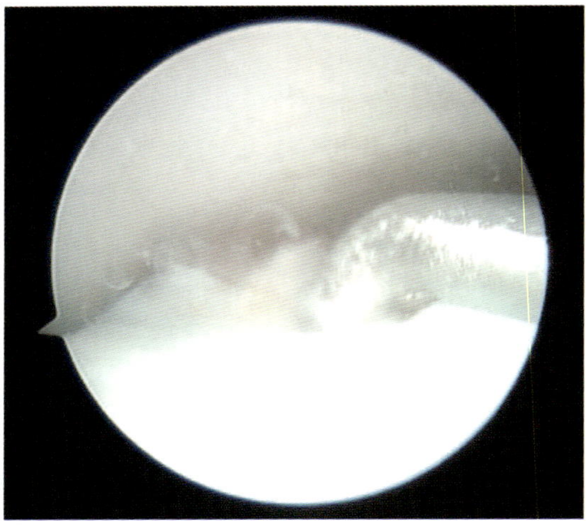

图 12.1　手术开始先用探勾探查 OCD 病变

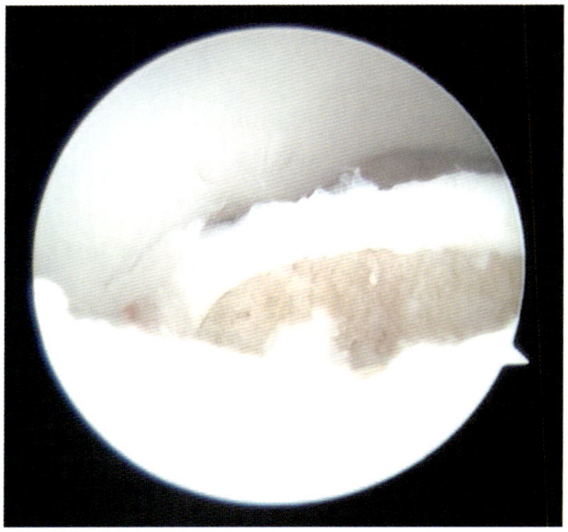

图 12.2　刮除缺损部位，显露出软骨下骨

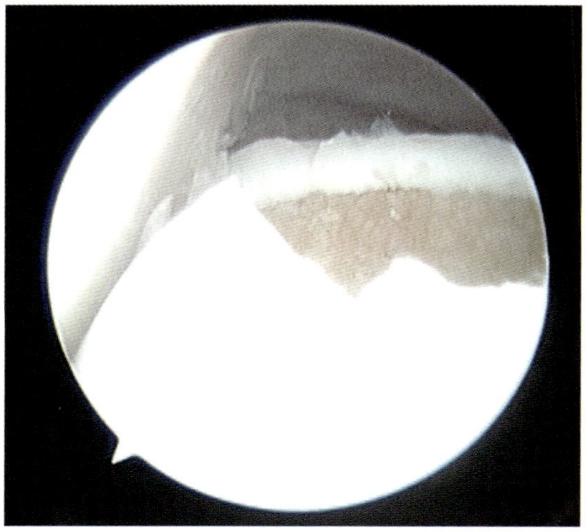

图 12.3　刮除缺损部位，显示缺损区稳定的软骨边缘

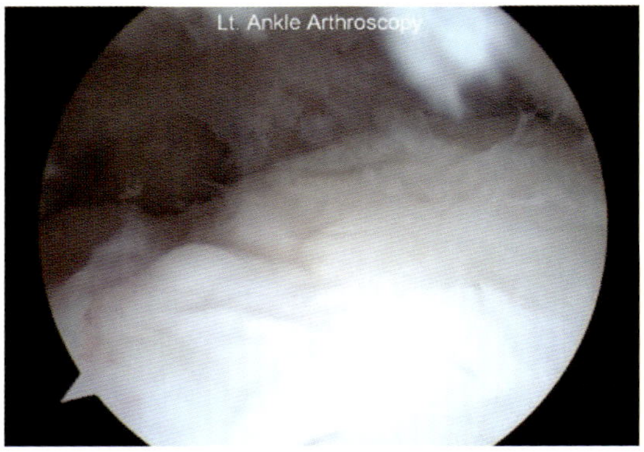

图 12.4　对微骨折后形成的不成形的纤维软骨的关节镜下评估

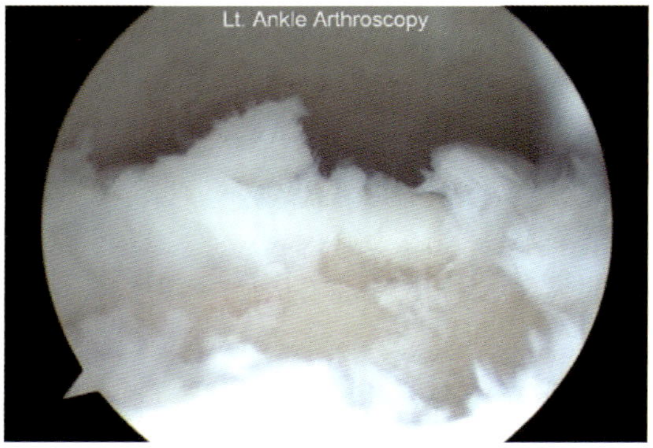

图 12.5　刮除纤维软骨直达软骨下骨

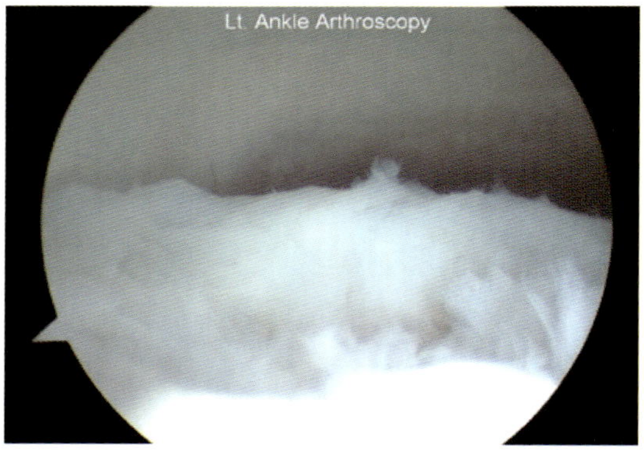

图 12.6　清理不稳定纤维软骨的另一个图像

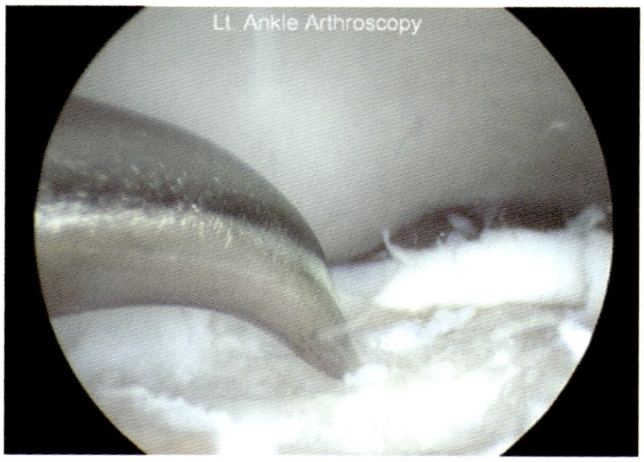

图 12.7　软骨下骨微骨折

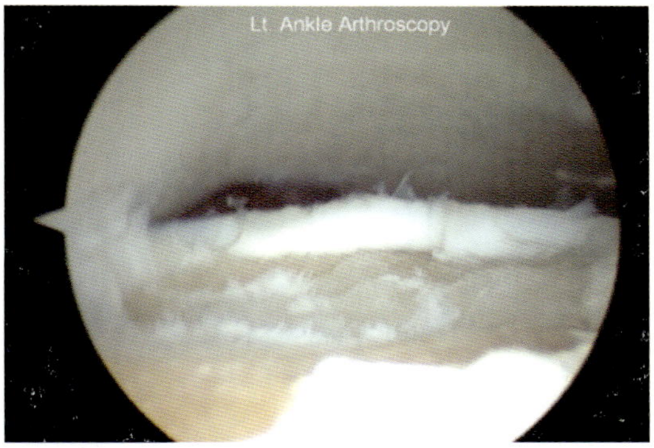

图 12.8 完成微骨折，刮除软骨到稳定的边缘

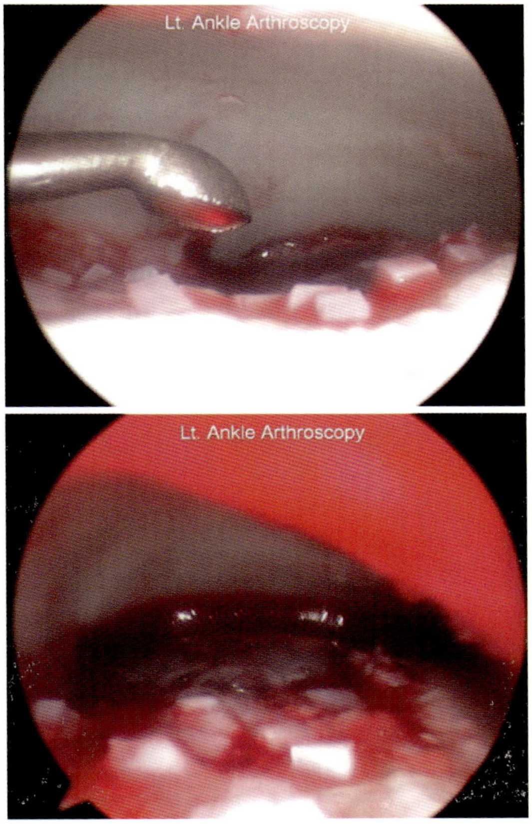

图 12.9 和图 12.10 放置 DeNovo 异体软骨碎块，并将纤维蛋白胶注入软骨碎块中

病例 12.2

➢ 病史

39 岁男性，篮球运动后发现踝关节距骨缺损。伤后 4 个月，患者曾行关节镜探查、OLT 清理、微骨折术。术后疼痛未见明显缓解，6 个月后接受了由左膝移植的 OATS 手术。二次手术后患者疼痛仍然存在并自诉有所加重。目前患者无法进行跑步等运动，行走约三个城市街区后踝关节即开始抽动和疼痛。他将每天的疼痛评分定为 6/10，随着活动增加，其疼痛加剧。尽管经过了非手术和手术治疗，患者仍无法维持活动水平。除内侧距骨颈部压痛、轻度积液外，其余检查正常。在进一步影像学检查（包括 X 线、CT、MRI）后，发现关节面下 OATS 骨软骨移植块出现不规则和分离。

➢ 失败原因

OATS 骨软骨移植块未与骨床愈合。

➢ 手术计划

经与患者讨论制订手术计划，包括再次行关节镜下清理，评估骨软骨移植块情况，清除移植块的不稳定部分以及根据需要植入同种异体幼年软骨。

➢ 手术方法

患者仰卧位，固定下肢以便于踝关节镜检查。重新建立了先前曾使用的内侧和外侧入路，行关节腔探查，清除所有瘢痕组织。探查先前进行 OATS 的区域发现，骨软骨移植块不稳定并伴有骨软骨边缘分离。随即将不稳定的病变组织刮除直至稳定的边缘。清理后遗留面积为 18 mm × 10 mm、深度约 6 mm 的缺损，需要自体跟骨移植。探查清理残留的游离体；而后将踝关节腔内的液体尽量抽吸干净，将同种异体幼年软骨碎块植入缺损处直至充满，但不要超过缺损边缘的高度。使用纤维蛋白胶将同种异体移植物固定在适当的位置。

➢ 植入物

- 同种异体幼年软骨——DeNovo（Zimmer-Biomet; Warsaw,IN）。
- 纤维蛋白胶——Tisseel（Abbott Laboratories; Baxter Healthcare Corporation）。
- 跟骨自体移植。

➢ 经验与教训

- 在同种异体幼年软骨 DeNovo 植入之前，清理先前手术后形成的纤维软骨直到稳定的软骨边缘。这是手术成功的关键。

- 不要让 DeNovo 超出本身软骨边缘的高度是很重要的。
- 纤维蛋白胶黏附之后，再允许踝关节活动。
- 如果缺损尺寸超过 1.5 cm^2，建议使用 2 袋 DeNovo（图 12.11~ 图 12.21）。

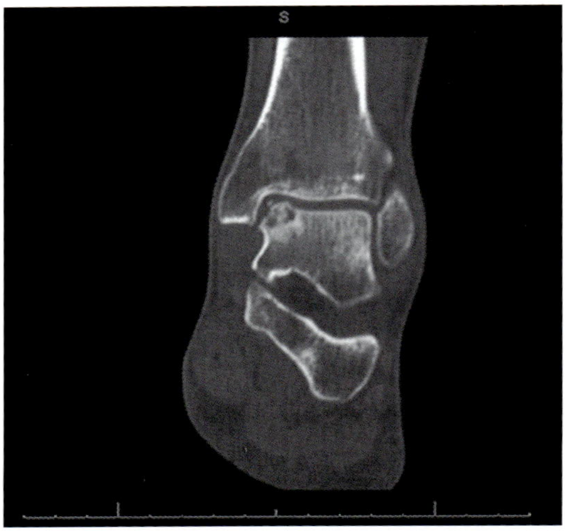

图 12.11　距骨缺损的冠状面 CT 影像

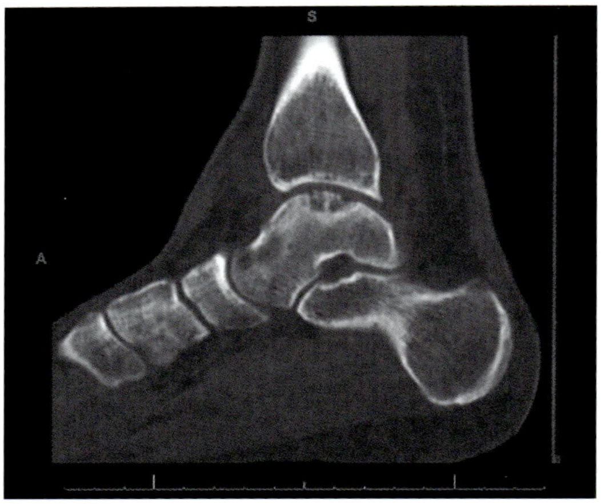

图 12.12　距骨缺损的矢状面 CT 影像

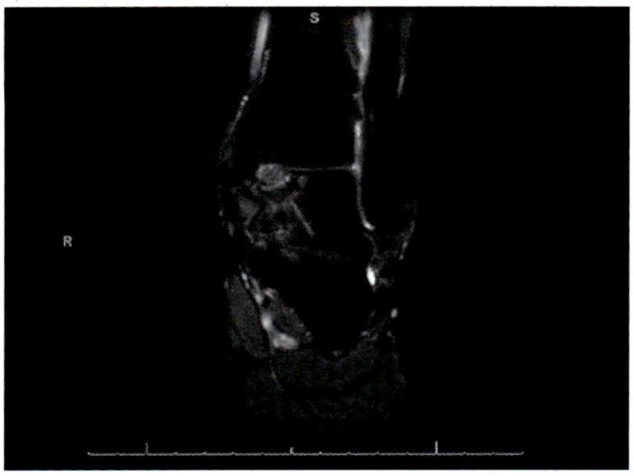

图 12.13　距骨缺损 T2 冠状面 MRI 影像

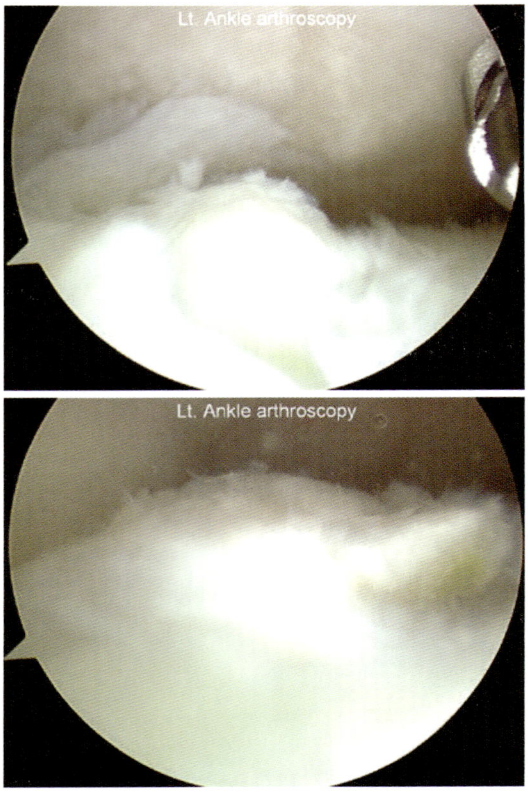

图 12.14 和图 12.15　处理前的 OCD 病变评估和纤维软骨覆盖

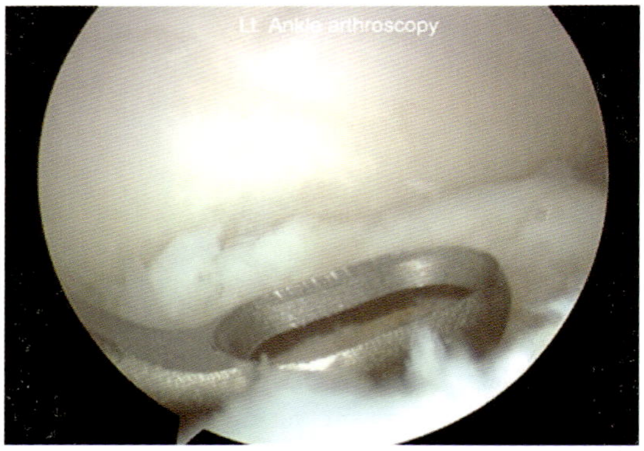

图 12.16　刮除后缺损区域

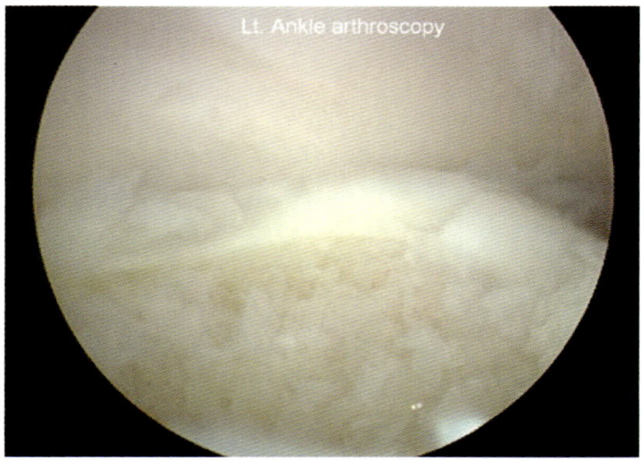

图 12.17　刮除病变组织直到软骨下骨

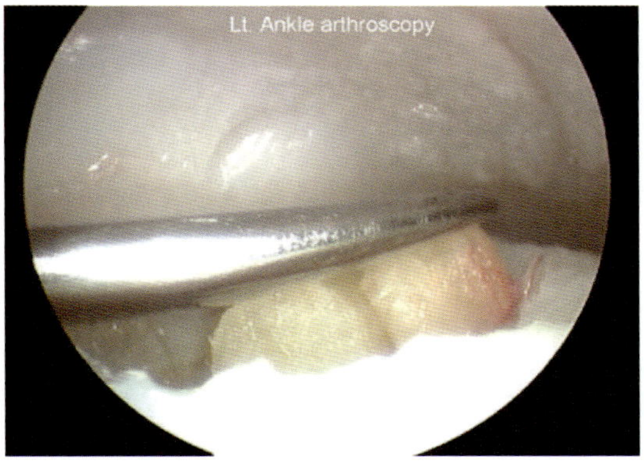

图 12.18　用压板抚平移植的软骨碎块

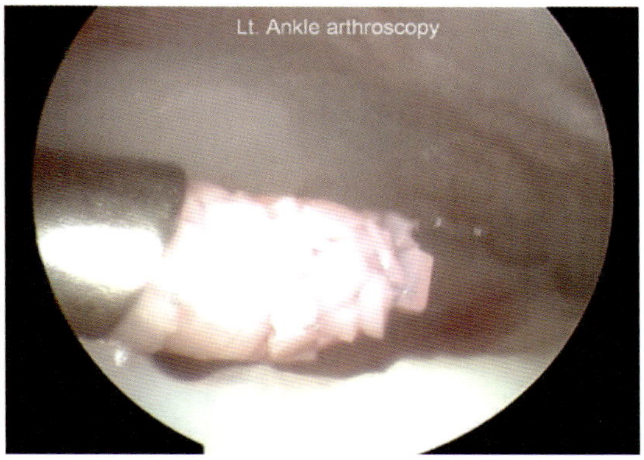

图 12.19　将 DeNovo 异体软骨碎块放置于缺损区

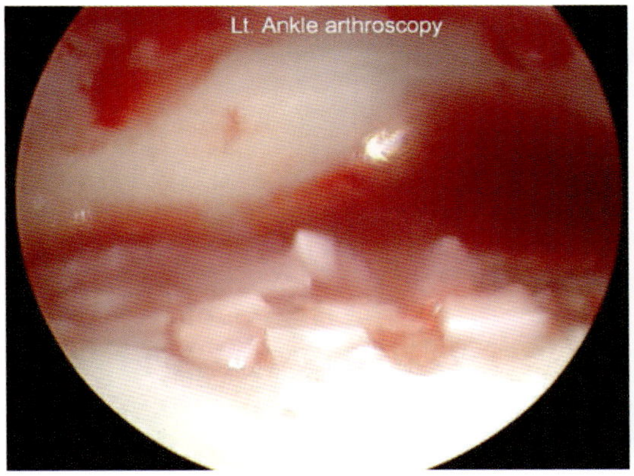

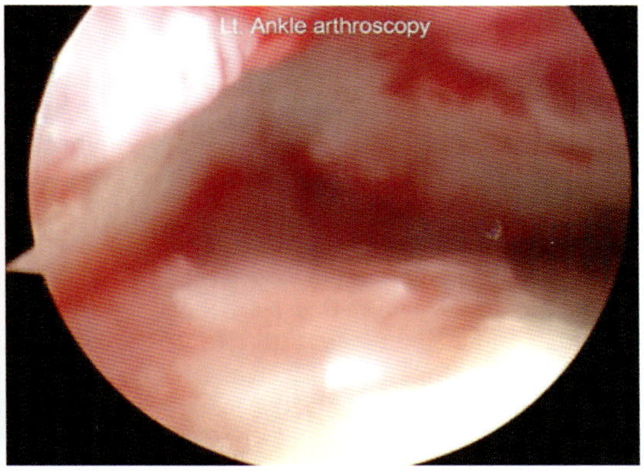

图 12.20 和图 12.21　置于缺损区的 DeNovo 异体软骨碎块用纤维蛋白胶固定

（Karim Boukhemis，Eric Giza，Christopher D.Kreulen 著　曲　峰 译　张建中 审校）

参考文献

1. Alexander A, Lichtman D. Surgical treatment of transchondral talar-dome fractures (osteochondritis dissecans). Long-term follow-up. J Bone Joint Surg Am. 1980;62(4):646–52.
2. O'loughlin PF, Heyworth BE, Kennedy JG. Current concepts in the diagnosis and treatment of osteochondral lesions of the ankle. Am J Sports Med. 2010;38(2):392–404.
3. Zengerink M, Struijs PA, Tol JL, van Dijk CN. Treatment of osteochondral lesions of the talus: a systematic review. Knee Surg Sports Traumatol Arthrosc. 2010;18:238–46.
4. Tol JL, Struijs PAA, Bossuyt PMM, Verhagen RAW, Van Dijk CN. Treatment strategies in osteochondral defects of the talar dome: a systematic review. Foot Ankle Int. 2000;21(2):119–26.
5. VanNini F, CaVallO M, BalDaSSarrI M, CaStagnini F, Olivieri A, Ferranti E, et al. Treatment of juvenile osteochondritis dissecans of the talus: current concepts review. Joints. 2014;2(4):188.
6. Hammett RB, Saxby TS. Osteochondral lesion of the talus in homozygous twins—the question of heredity. Foot Ankle Surg. 2010;16(3):e55–6.
7. Berndt AL, Harty M. Transchondral fractures (osteochondritis dissecans) of the talus. J Bone Joint Surg Am. 1959;41(6):988–1020.
8. van Eekeren IC, Reilingh ML, van Dijk CN. Rehabilitation and return-to-sports activity after debridement and bone marrow stimulation of osteochondral talar defects. Sports Med. 2012;42:857–70.
9. Pinsker E, Inrig T, Daniels TR, Warmington K, Beaton DE. Symptom resolution and patient-perceived recovery following ankle arthroplasty and arthrodesis. Foot Ankle Int. 2016;37:1269–76.
10. van Eekeren IC, van Bergen CJ, Sierevelt IN, Reilingh ML, van Dijk CN. Return to sports after arthroscopic debridement and bone marrow stimulation of osteochondral talar defects: a 5- to 24-year follow-up study. Knee Surg Sports Traumatol Arthrosc. 2016;24:1311–5.
11. Paul J, Sagstetter M, Lammle L, et al. Sports activity after osteochondral transplantation of the talus. Am J Sports Med. 2012;40:870–4.
12. Vannini F, Cavallo M, Ramponi L, et al. Return to sports after bone marrow-derived cell transplanta-

tion for osteochondral lesions of the talus. Cartilage. 2017;8:80–7.
13. Ferkel RD, Zanotti RM, Komenda GA, Sgaglione NA, Cheng MS, Applegate GR, et al. Arthroscopic treatment of chronic osteochondral lesions of the talus: long-term results. Am J Sports Med. 2008;36(9):1750–62.
14. Ahmad J, Maltenfort M. Arthroscopic treatment of osteochondral lesions of the talus with allograft cartilage matrix. Foot Ankle Int. 2017;38(8):855–62.
15. Murawski CD, Foo LF, Kennedy JG. A review of arthroscopic bone marrow stimulation techniques of the talus: the good, the bad, and the causes for concern. Cole BJ, Kercher JS, editors. Cartilage. 2010;1(2):137–44.
16. Tang QO, Shakib K, Heliotis M, Tsiridis E, Mantalaris A, Ripamonti U, et al. TGF-β3: a potential biological therapy for enhancing chondrogenesis. Expert Opin Biol Ther. 2009;9(6):689–701.
17. Smyth NA. Establishing proof of concept: platelet-rich plasma and bone marrow aspirate concentrate may improve cartilage repair following surgical treatment for osteochondral lesions of the talus. World J Orthop. 2012;3(7):101.
18. Kim YS, Park EH, Kim YC, Koh YG, Lee JW. Factors associated with the clinical outcomes of the osteochondral autograft transfer system in osteochondral lesions of the talus. Am J Sports Med. 2012;40(12):2709–19.
19. Verhagen RAW, Maas M, Dijkgraaf MGW, Tol JL, Krips R, van Dijk CN. Prospective study on diagnostic strategies in osteochondral lesions of the talus. J Bone Joint Surg Br. 2005;87(1):41–6.
20. Lee M, Kwon JW, Choi WJ, Lee JW. Comparison of outcomes for osteochondral lesions of the talus with and without chronic lateral ankle instability. Foot Ankle Int. 2015;36(9):1050–7.
21. Buda R, Vannini F, Castagnini F, Cavallo M, Ruffilli A, Ramponi L, et al. Regenerative treatment in osteochondral lesions of the talus: autologous chondrocyte implantation versus one-step bone marrow derived cells transplantation. Int Orthop. 2015;39(5):893–900.
22. Sijbrandij ES, van Gils AP, Louwerens JW, de Lange EE. Posttraumatic subchondral bone contusions and fractures of the talotibial joint: occurrence of "kissing" lesions. AJR Am J Roentgenol. 2000;175(6):1707–10.
23. Choi WJ, Park KK, Kim BS, Lee JW. Osteochondral lesion of the talus: is there a critical defect size for poor outcome? Am J Sports Med. 2009;37:1974–80.
24. Cuttica DJ, Smith WB, Hyer CF, Philbin TM, Berlet GC. Osteochondral lesions of the talus: predictors of clinical outcome. Foot Ankle Int. 2011;32:1045–51.
25. Lee K-B, Bai L-B, Yoon T-R, Jung S-T, Seon J-K. Second-look arthroscopic findings and clinical outcomes after microfracture for osteochondral lesions of the talus. Am J Sports Med. 2009;37(1_suppl):63S–70S.
26. Brown WE, Potter HG, Marx RG, Wickiewicz TL, Warren RF. Magnetic resonance imaging appearance of cartilage repair in the knee. Clin Orthop. 2004;422:214–23.
27. van Dijk CN, Reilingh ML, Zengerink M, van Bergen CJ. Osteochondral defects in the ankle: why painful? Knee Surg Sports Traumatol Arthrosc. 2010;18:570–80.
28. Scranton PEJ, Frey CC, Feder KS. Outcome of osteochondral autograft transplantation for type-V cystic osteochondral lesions of the talus. J Bone Joint Surg Br. 2006;88:614–9.
29. Saltzman BM, Lin J, Lee S. Particulated juvenile articular cartilage allograft transplantation for osteochondral talar lesions. Cartilage. 2017;8:61–72.
30. Coetzee JC, Giza E, Schon LC, et al. Treatment of osteochondral lesions of the talus with particulated juvenile cartilage. Foot Ankle Int. 2013;34:1205–11.
31. Chuckpaiwong B, Berkson EM, Theodore GH. Microfracture for osteochondral lesions of the ankle: outcome analysis and outcome predictors of 105 cases. Arthroscopy. 2008;24:106–12.
32. Kennedy JG, Murawski CD. The treatment of osteochondral lesions of the talus with autologous osteochondral transplantation and bone marrow aspirate concentrate: surgical technique. Cartilage. 2011;2:327–36.
33. Ramponi L, Yasui Y, Murawski CD, et al. Lesion size is a predictor of clinical outcomes after bone marrow stimulation for osteochondral lesions of the talus: a systematic review. Am J Sports Med. 2017;45(7):1698–705.
34. Flynn S, Ross KA, Hannon CP, et al. Autologous osteochondral transplantation for osteochondral lesions of the talus. Foot Ankle Int. 2016;37:363–72.
35. Fraser EJ, Harris MC, Prado MP, Kennedy JG. Autologous osteochondral transplantation for osteochondral lesions of the talus in an athletic population. Knee Surg Sports Traumatol Arthrosc. 2016;24:1272–9.
36. Hangody L, Dobos J, Balo E, Panics G, Hangody LR, Berkes I. Clinical experiences with autologous osteochondral mosaicplasty in an athletic population: a 17-year prospective multicenter study. Am J Sports Med. 2010;38:1125–33.
37. Fansa AM, Murawski CD, Imhauser CW, Nguyen JT, Kennedy JG. Autologous osteochondral transplantation of the talus partially restores contact mechanics of the ankle joint. Am J Sports Med. 2011;39:2457–65.
38. Henak CR, Ross KA, Bonnevie ED, et al. Human talar and femoral cartilage have distinct mechanical properties near the articular surface. J Biomech. 2016;49:3320–7.
39. Lamb J, Murawski CD, Deyer TW, Kennedy JG. Chevron-type medial malleolar osteotomy: a functional, radiographic and quantitative T2-mapping MRI analysis. Knee Surg Sports Traumatol Arthrosc. 2013;21:1283–8.
40. Valderrabano V, Leumann A, Rasch H, Egelhof T, Hintermann B, Pagenstert G. Knee-to-ankle mosaicplasty for the treatment of osteochondral lesions of the ankle joint. Am J Sports Med. 2009;37:105S–11S.
41. Savage-Elliott I, Smyth NA, Deyer TW, et al. Magnetic resonance imaging evidence of postoperative cyst formation does not appear to affect clinical outcomes after autologous osteochondral transplantation of the talus. Arthroscopy. 2016;32:1846–54.
42. Ross AW, Murawski CD, Fraser EJ, et al. Autologous

osteochondral transplantation for osteochondral lesions of the talus: does previous bone marrow stimulation negatively affect clinical outcome? Arthroscopy. 2016;32:1377–83.
43. Chubinskaya S, Huch K, Mikecz K, et al. Chondrocyte matrix metalloproteinase-8: up-regulation of neutrophil collagenase by interleukin-1 beta in human cartilage from knee and ankle joints. Lab Investig. 1996;74:232–40.
44. Reddy S, Pedowitz DI, Parekh SG, Sennett BJ, Okereke E. The morbidity associated with osteochondral harvest from asymptomatic knees for the treatment of osteochondral lesions of the talus. Am J Sports Med. 2007;35:80–5.
45. LaPrade RF, Botker JC. Donor-site morbidity after osteochondral autograft transfer procedures. Arthroscopy. 2004;20:e69–73.
46. Fraser EJ, Savage-Elliott I, Yasui Y, et al. Clinical and MRI donor site outcomes following autologous osteochondral transplantation for talar osteochondral lesions. Foot Ankle Int. 2016;37:968–76.
47. Guney A, Akar M, Karaman I, Oner M, Guney B. Clinical outcomes of platelet rich plasma (PRP) as an adjunct to microfracture surgery in osteochondral lesions of the talus. Knee Surg Sports Traumatol Arthrosc. 2015;23:2384–9.
48. Gormeli G, Karakaplan M, Gormeli CA, Sarikaya B, Elmali N, Ersoy Y. Clinical effects of platelet-rich plasma and hyaluronic acid as an additional therapy for talar osteochondral lesions treated with microfracture surgery: a prospective randomized clinical trial. Foot Ankle Int. 2015;36:891–900.
49. Jazzo SF, Scribner D, Shay S, Kim KM. Patient-reported outcomes following platelet-rich plasma injections in treating osteochondral lesions of the talus: a critically appraised topic. J Sport Rehabil. 2018;27(2):177–84.
50. Buda R, Vannini F, Cavallo M, et al. One-step bone marrow-derived cell transplantation in talarosteochondral lesions: mid-term results. Joints. 2013;1:102–7.
51. Chahla J, Cinque ME, Shon JM, et al. Bone marrow aspirate concentrate for the treatment of osteochondral lesions of the talus: a systematic review of outcomes. J Exp Orthop. 2016;3:33.
52. Desando G, Bartolotti I, Vannini F, et al. Repair potential of matrix-induced bone marrow aspirate concentrate and matrix-induced autologous chondrocyte implantation for talar osteochondral repair: patterns of some catabolic, inflammatory, and pain mediators. Cartilage. 2017;8:50–60.
53. Abrams GD, Alentorn-Geli E, Harris JD, Cole BJ. Treatment of a lateral tibial plateau osteochondritis dissecans lesion with subchondral injection of calcium phosphate. Arthrosc Tech. 2013;2:e271–4.
54. Cohen SB, Sharkey PF. Subchondroplasty for treating bone marrow lesions. J Knee Surg. 2016;29:555–63.

第十三章

踝关节外侧不稳定翻修术

要点

- 传统的 Brostrom-Gould 修复术可能并不适用于所有慢性踝关节外侧不稳。特别是一些特殊的患者，比如有更高的身体需求、广泛的韧带松弛、基础畸形或先前手术失败，他们可能更适合于我们所推荐的自体腘绳肌腱移植重建术。
- X 线应力试验阳性（距骨倾斜度≥ 10°，前抽屉试验位移≥ 10 mm，或患侧和对侧之间相差 5°或 5 mm）可作为手术的主要指标。
- 为了确保重建术成功，还必须注意其他合并症，包括 OCLs、腓骨肌腱损伤或足部力线不正。应采取适当的措施矫正所有其他合并症。
- 当重建术中将螺钉固定在腓骨和距骨隧道中时，必须最大程度地保持踝关节的后移和外翻。
- 在翻修病例以及距骨倾斜度> 20°的严重原发病例或全身性韧带松弛患者中，应考虑对外侧结构予以加强。

引言

踝关节扭伤是下肢最常见的损伤之一，在美国大约每年有 200 万例[1]。踝关节扭伤常累及踝关节外侧韧带[2]。虽然大多数人的第一次扭伤都会愈合，而不会留下并发症，但据报道，高达 34% 的人会在初次扭伤后的 3 年内再次扭伤踝关节。此外，研究显示 20%~40% 的患者会演变为慢性踝关节不稳[1,3]。慢性踝关节不稳可由于韧带拉伸超过其生理活动范围或本体感觉缺失引起[1]。慢性踝关节不稳在影像学上一般定义为：在应力 X 线片上距骨倾斜≥ 10°，前抽屉试验移位≥ 10 mm，或者与对侧相比，距骨倾斜度相差 5°和（或）前抽屉试验相差 5 mm[4]。

如果存在慢性不稳定，且非手术治疗（例如物理疗法和支具）无效，则需进行手术治疗。修复踝关节不稳的手术很多，包括 Chrisman-Snook 手术和改良的 Brostrom 手术[4]。目前，改良的 Brostrom 手术是金标准，总体上它有不错的结果[1,4,5]。但是，尽管总体上这类手术是成功的，但无论改良 Brostrom 手术还是其他修复术都存在失败的可能，因此“一刀切”的措施并非最佳。

踝关节稳定手术后失败表现在 X 线片应力试验阳性，以及患者持续的踝关节疼痛和（或）“失去控制的感觉”。失败的原因多种多样，包括许多患者有很高的运动要求、全身韧带松弛（Ehlers-Danlos 综合征）、潜在的畸形如高弓内翻足，或移植物问题等[1,3,6-10]。如果初次治疗失败，一般需要进行翻修手术。成功的翻修手术常要用到同种异体移植物或自体移植物的韧带重建[1]。不同的移植物，包括自体和同种异体半腱肌、骨膜瓣、趾长伸肌、跖肌、股薄肌和腓骨长肌，这些均被认为是可供选择的移植物[1-3,5,8,11,12]。而我们建议在翻修术中使用自体腘绳肌腱移植物。该术需于胫骨、腓骨和距骨上钻取 3 个隧道，将编织缝合的自体股薄肌腱、半腱肌腱或两个肌腱（取决于大小）在踝关节外翻和后移位使用界面螺钉固定在每个隧道中[13]。1 年以上的随访结果显示，行该手术的 33 位患者，其影像学和临床疗效显著改善。

病例分析

病例 13.1

➢ 病史

- 30 岁女性，左踝关节疼痛 11 年。患者自述初次就诊时感到钝痛以及活动时疼痛。
  - 患者报告过去曾发生 3 次严重的踝关节扭伤。
  - 于 10 年前在外院接受初次的 Brostrom 手术治疗。
  - 初次手术后她自觉病情好转，但踝关节不稳定仍持续存在。
  - 体格检查显示前抽屉试验（++）。
  - X 线片和应力位片显示内翻成角 14°（图 13.1a,b）。
  - MRI 检查未显示 OCL。
  - 曾尝试保守治疗，包括使用 ASO 绑带式踝关节支具以及 6 个月的物理疗法。
- 患者接受了另外 3 个月的物理治疗，自觉疗效不佳。
- 翻修手术包括踝关节镜探查、自体腘绳肌腱重建外侧韧带和 Brostrom-Gould 手术稳定踝关节。

➢ 手术体位

- 患者仰卧位。
- 非无菌止血带置于术侧大腿。

➢ 踝关节镜

- 患踝关节置于无创踝关节牵引架。
- 建立标准的前内侧和前外侧入路，并进行诊断性关节镜探查。
- 在前内侧和前外侧沟均发现了撞击损伤。
  - 使用 2.9mm 刨削刀清理这些损伤。
- 未发现全层软骨缺损。对于发现的一些 2 级病变，进行清理。

➢ 自体腘绳肌腱移植

- 在胫骨近端的内侧开一长约 3 cm 的切口，并将其分离至肌筋膜层。
- 肌筋膜顺其纤维分离。
- 暴露股薄肌。
- 使用 Linvatec 肌腱剥离器（ConMed;Utica,NY）取股薄肌。

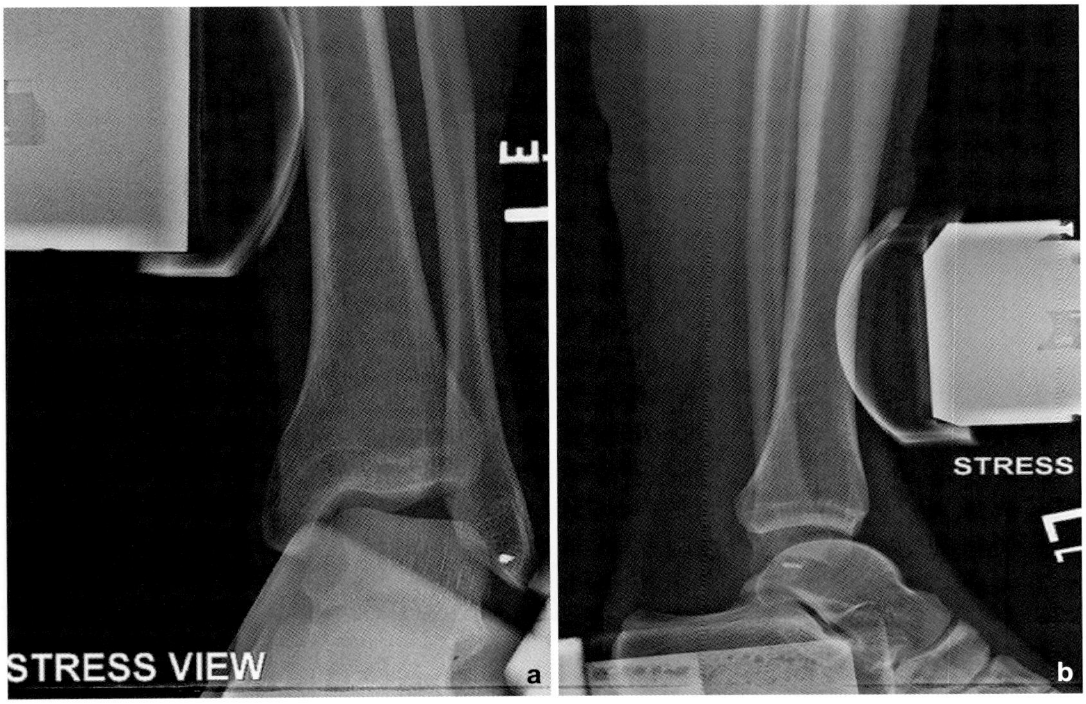

图 13.1　病例 13.1 术前正位（a）和侧位（b）应力 X 线片显示距骨倾斜角度和前抽屉试验位移均增大

- 去除股薄肌的肌肉，然后用 0 号薇乔缝线将其缝合成管状。
- 移植物大小为 4 mm × 26 cm。

➢ 踝关节重建

- 在患者原切口上做一个 5 cm 的切口，并分离至腓骨的层面。
- 将前距腓韧带、跟腓韧带和关节囊从腓骨上分离。
- 取出残留的爱惜邦缝线线结和一个包埋于骨内的锚钉。
- 用刮匙准备好腓骨。
- 然后在腓骨肌腱正下方跟腓韧带止点位置做另一个切口。分离软组织至跟骨层面（图 13.2）。
- 在跟骨上用 4.5 mm 直径的钻头钻孔。
- 将缝线从腓骨肌腱下方穿过。
- 在前距腓韧带的起点处（从腓骨前向腓骨后）钻取直径 4 mm 的骨道。
- 于距骨（距骨外侧突的前部）钻取第 3 条骨道（图 13.3a,b）。
- 通过 X 线检查确认骨道位置。
- 然后将移植物置于跟骨骨道中，并使用 4.75 mm × 15 mm 生物腱固定螺钉固定于合适位置（图 13.4）。
- 移植物越过腓骨下方从腓骨骨道的后部穿到前部，然后在软组织下穿过距骨骨道（图 13.5）。

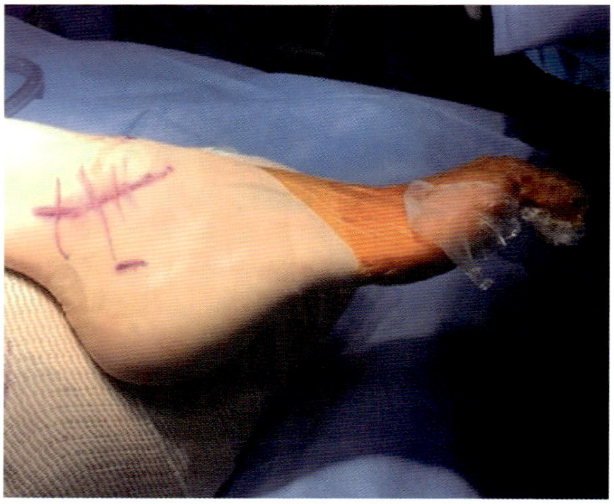

图 13.2　腓骨远端切口位置标记（上方标记，约 5 cm）和外侧腓骨肌腱下跟骨切口（下方标记，约 1 cm）

- 踝关节维持于极度后移和外翻位。
- 距骨骨道使用 4 mm × 10 mm 生物腱固定螺钉固定移植物，腓骨骨道使用 4 mm × 10 mm 生物腱固定螺钉固定移植物（图 13.6a~c）。

➢ 踝关节稳定

- 将 4 根 2-0 爱惜邦缝线以褥式缝合方式穿入腓骨骨膜及前距腓韧带、跟腓韧带和关节囊。
- 将踝关节置于最大后移以及外翻位，拉紧全部缝线并打结。

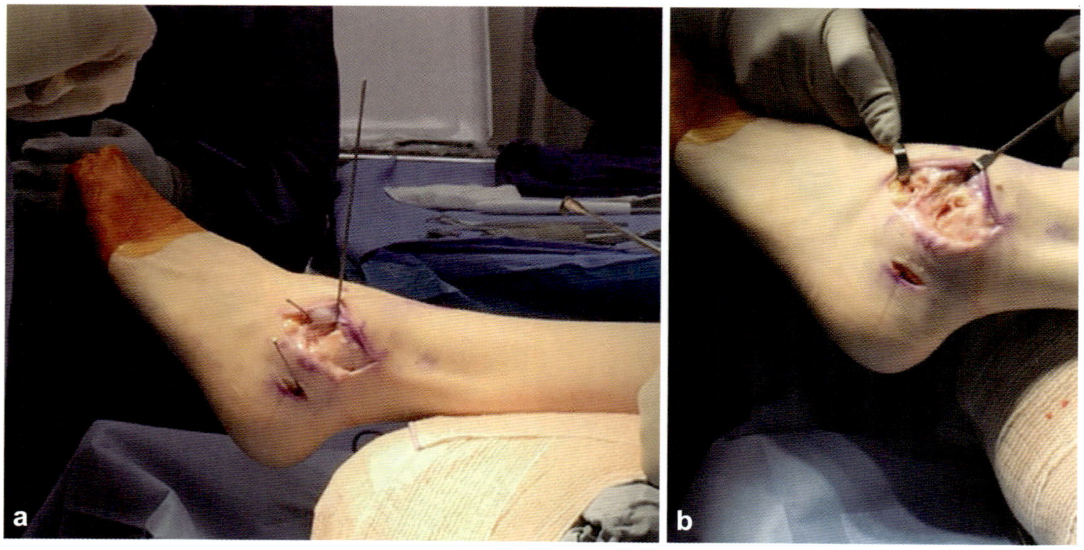

图 13.3　钻取 3 个骨道：第 1 个骨道在跟骨（25 mm 深），然后是腓骨（完全穿透），最后是距骨（完全穿透）。导丝标记了 3 个位置（a），并且显示了 3 个骨道均已完成（b）

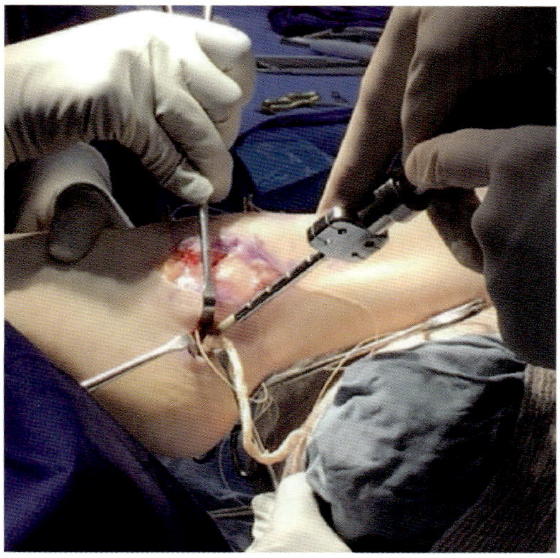

图 13.4　自体胭绳肌移植物使用生物腱固定螺钉固定于骨道

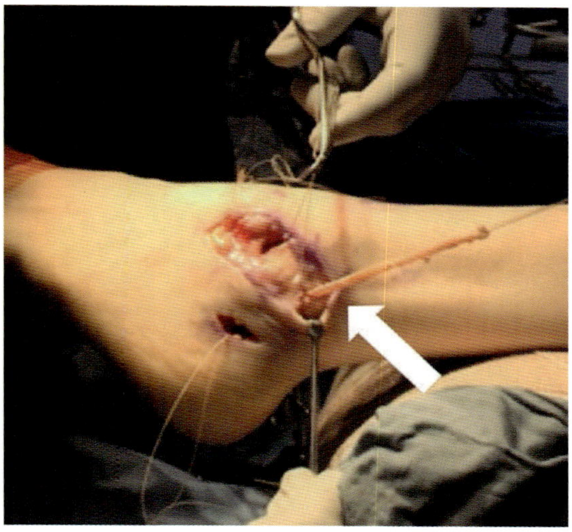

图 13.5　移植物越过腓骨下方从腓骨骨道的后部穿到前部，最后在软组织下穿过并通过距骨骨道向外引至距骨内侧面。箭头表明移植物在腓骨下穿行

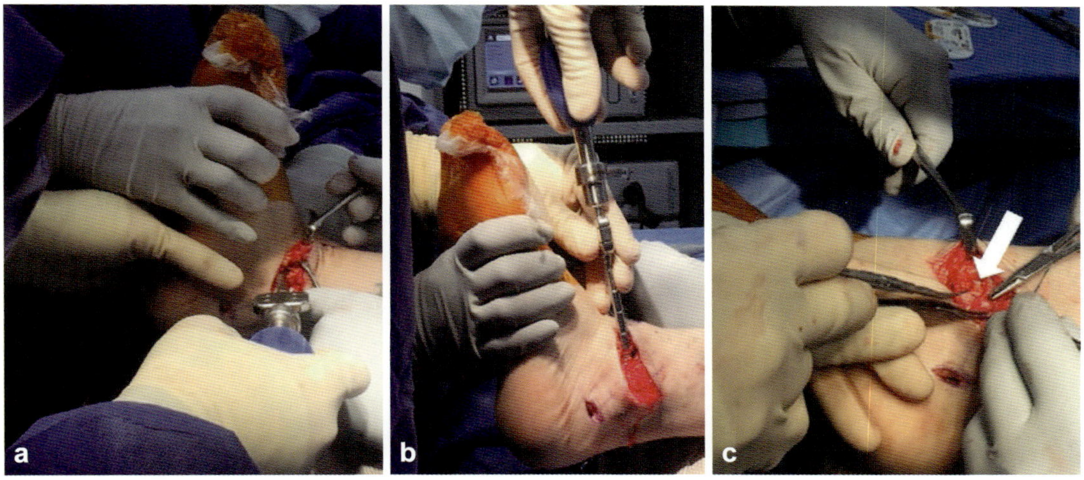

图 13.6　踝关节维持于极度后移和外翻位，使用生物腱固定螺钉将移植物固定在距骨（a）和腓骨（b）中。然后将移植物固定，并为移植物的前距腓韧带分支拍照（c）

- 3 根 0 号薇乔缝线也以褥式缝合方式穿过整个伸肌支持带，并将踝关节再次置于最大后移和外翻位，拉紧全部缝线并打结。

➢ **关闭切口**

- 将患肢置于非负重夹板中外翻位制动 2 周。

➢ **术后处理**

- 去除夹板后，将患足更换为石膏制动，并告知其在 4 周内保持不负重。
- 石膏固定 4 周后，使用踝关节活动控制（controlled ankle movement，CAM）助行器，并允许其进行部分负重锻炼。在理疗师的指导下，患者开始负重 50 磅（约为 22.7 kg），随后每周增加 25~50 磅（11.3~22.7 kg）。
- 术后 3 个月，患者可以开始穿运动鞋，并在物理治疗中继续进行力量和牵伸训练。当踝关节仍然存在症状时，使用 ASO 系带足踝护具，以提供额外的支撑。
- 术后 6 个月，可以恢复运动（图 13.7）。

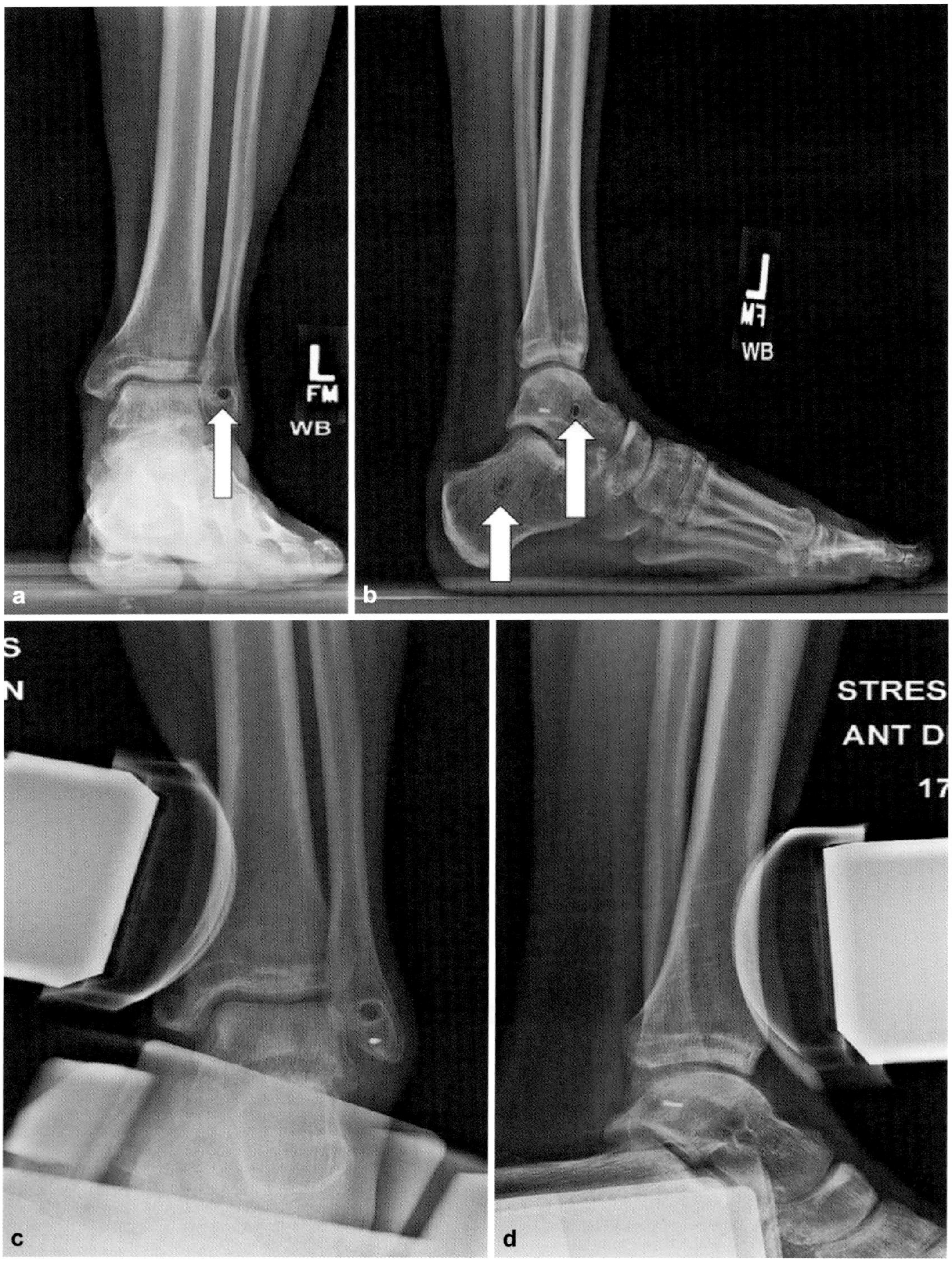

图 13.7　病例 13.1 患者的术后正位（a）和侧位（b）X 线片显示每个骨道的位置（箭头）。术后 8 个月正、侧位应力 X 线片显示距骨倾斜角度减小（c）和前抽屉试验位移减小（d），与术前片相比，表明修复成功

➢ 植入物

- 2 枚 4 mm × 10 mm 生物腱固定螺钉。
- 1 枚 4.75 mm × 15 mm 生物腱固定界面螺钉。

➢ 经验与教训

- 先前的稳定术失败导致残余组织变薄。
- 再次手术时有必要评估其他病变，包括

OCL、腓骨肌腱和足部力线。
- 如果患者的组织良好，仅因为技术问题而导致需要翻修，则可能适用 Brostrom-Gould 手术。
- 目前尚不清楚患者最初的手术为何失败。我们推测仅使用 1 枚锚钉可能是其中一个原因。

案例 13.2

➢ 病史

- 23 岁女性，有长期的右踝病史。
  - 患者儿童时期多次扭伤踝部（确切次数未知），最终导致 10 年前在外院进行了 Chrisman-Snook 手术。
    - 9 年中症状缓解良好，一直到就诊前 4 个月再次严重扭伤。
  - 体格检查时，发现前抽屉试验（+）。
  - 行 X 线片和应力位片检查。应力位片显示内翻成角 8°（图 13.8a,b）。
  - 曾行非手术治疗，包括使用 ASO 绑带式踝支具以及物理疗法。
- 患者因非手术治疗效果不佳于 2 个月后再次就医。
  - 对其进行 MRI 检查，显示虽然曾行外侧韧带重建，但现在并未发现肌腱残端存在。未发现 OCL。
- 由于病情未见好转，我们建议患者采用自体腘绳肌腱移植外侧韧带重建，Brostrom-Gould 稳定术以及踝关节镜探查。

➢ 手术体位

- 患者仰卧位。
- 非无菌止血带置于术侧大腿。

➢ 踝关节镜

- 患肢置于无创性踝关节牵引架。
- 建立标准的前内侧和前外侧入路，并进行诊

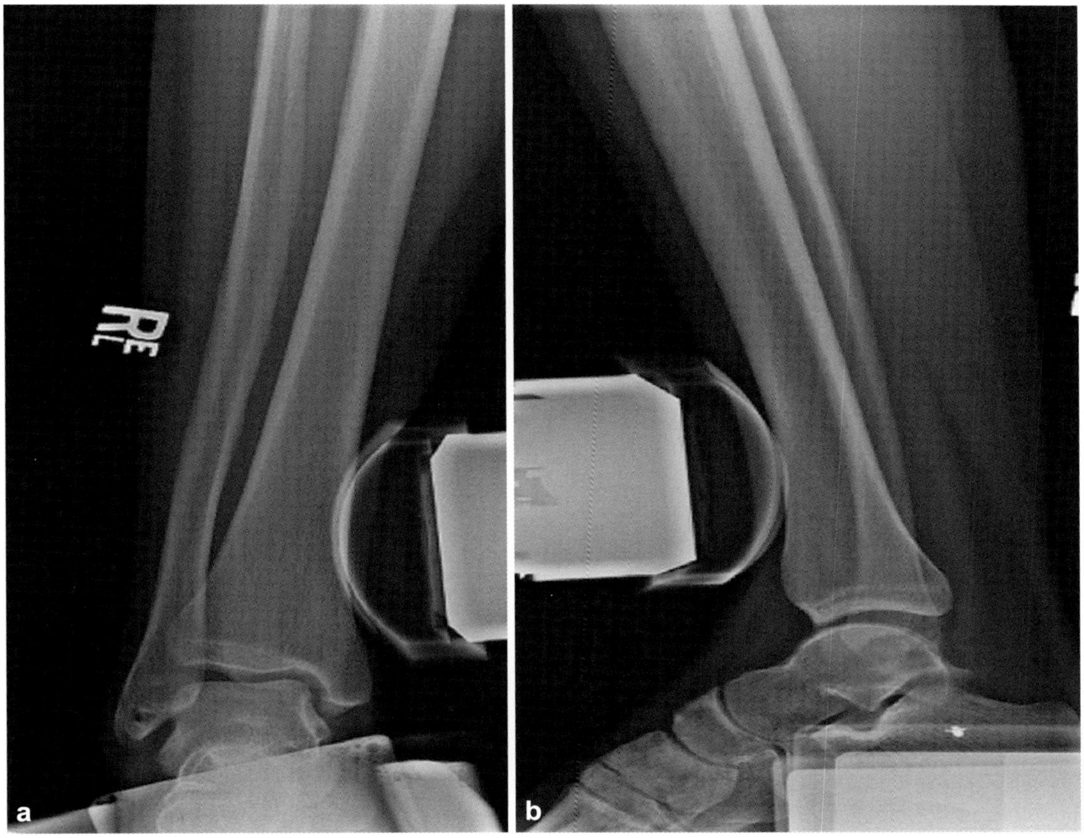

图 13.8　病例 13.2 患者的术前正位（a）和侧位（b）应力 X 线片分别显示距骨倾斜角度和前抽屉试验位移均增大

断性关节镜探查。
- 在距骨穹隆和胫骨关节面处发现 1 级改变，但没有全层软骨损伤。

➢ 自体腘绳肌腱移植

- 在胫骨近端的内侧做 3 cm 长切口，并分离至肌筋膜层。
- 肌筋膜顺其纤维分离。
- 暴露出股薄肌和半腱肌。股薄肌很小（只有 3.5 mm）。因此，决定使用更强健的半腱肌。
- 使用 Linvatec 肌腱剥除器（ConMed;Utica,NY）取半腱肌。
- 使用直尺去除半腱肌残留肌肉，然后将其固定于肌腱固定架（Smith & Nephew; Andover,MA）上，并使用 0 号薇乔缝线将其缝合成管状。
- 移植物直径为 4.5 mm。

➢ 踝关节重建

- 在患者原切口上做 6 cm 切口，并分离至腓骨。
- 将前距腓韧带和跟腓韧带从腓骨上分离。
- 可见部分的腓骨短肌腱。
- 确认腓骨上没有任何重建组织。
- 从皮下组织中探查分离出腓骨肌腱远端。
- 腓骨短肌腱和腓骨长肌腱没有发现有撕裂。
- 在腓骨肌腱下方跟腓韧带止点位置做另一个切口。分离软组织至跟骨层面。
- 在跟骨上用 4.5 mm 直径的钻头钻孔。
- 将缝线从腓骨肌腱下方穿过。
- 在前距腓韧带的起点处（从腓骨前向腓骨后）钻取骨道。
- 于距骨（距骨外侧突的前部）钻取第 3 个骨道。
- 通过 X 线确认骨道位置。
- 将移植物置于跟骨骨道中，并使用 4.75 mm × 15 mm 生物腱固定螺钉固定于合适位置。
- 移植物越过腓骨下方从腓骨骨道的后部穿到前部，然后在软组织下穿过距骨骨道。
- 踝关节维持于极度后移和外翻位。
- 距骨骨道使用 4 mm × 10 mm 生物腱固定螺钉固定移植物，腓骨骨道使用 4 mm × 10 mm 生物腱固定螺钉固定移植物。

➢ 踝关节稳定

- 将 3 根 2-0 爱惜邦缝线以褥式缝合方式穿入腓骨骨膜及前距腓韧带、跟腓韧带和关节囊。
- 将踝关节置于最大后移以及外翻位，拉紧全部缝线并打结。
- 3 根 3-0 薇乔缝线也以褥式缝合方式穿过整个伸肌支持带，并将踝关节再次置于最大后移和外翻位，拉紧全部缝线并打结。

➢ 关闭切口

- 无菌纱布和无菌敷料覆盖伤口。
- 将患肢置于非负重夹板中外翻位制动 2 周。

➢ 术后处理

- 去除夹板后，将患足更换为石膏制动，并告知其在 4 周内保持不负重。
- 石膏固定 4 周后，使用踝关节活动控制（CAM）助行器，并允许其进行部分负重锻炼。在理疗师的指导下，患者开始时负重 50 磅（约为 22.7 kg），随后每周增加 25~50 磅（11.3~22.7 kg）。
- 术后 3 个月，患者可以开始穿运动鞋，并在物理治疗中继续加强锻炼。当踝关节仍然存在症状时，使用 ASO 系带足踝护具保护（图 13.9a~d）。

➢ 植入物

- 2 枚 4 mm × 10 mm 生物腱固定螺钉。
- 1 枚 4.75 mm × 15 mm 生物腱固定界面螺钉。

➢ 经验和教训

- 先前的稳定手术失败了；尤其对于严重的慢性踝关节不稳，Chrisman-Snook 术并不是一个理想的术式，因为最后常常会导致距下关节炎或接受非解剖重建。

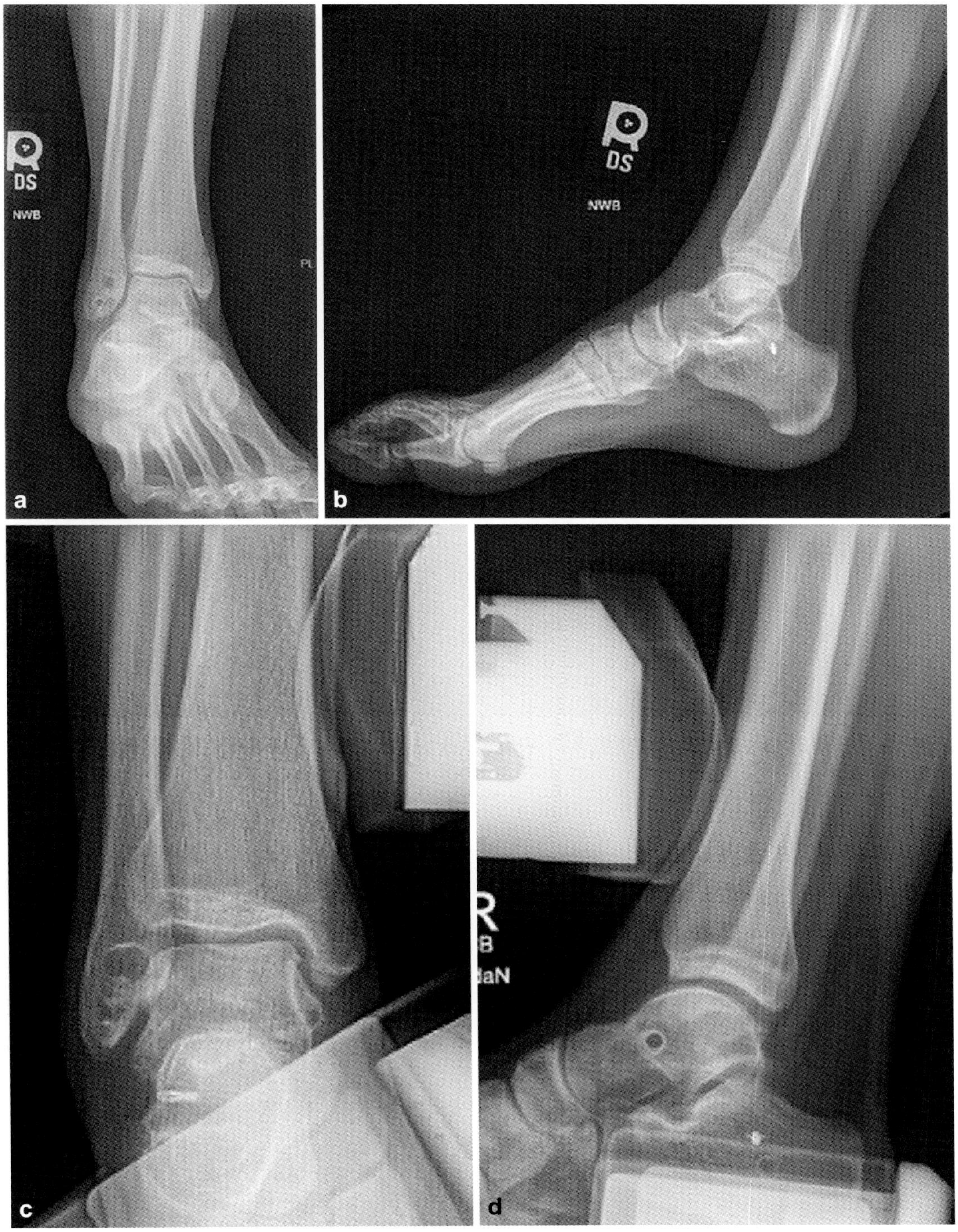

图 13.9　病例 13.2 患者术后 3 个月的标准斜位（a）和侧位（b）X 线片。术后正、侧位应力 X 线片显示距骨倾斜角度减小（c）和前抽屉试验位移减小（d），表明修复成功

案例 13.3

➢ 病史

- 39 岁女性，曾有长期的右踝病史。
  - 既往踝关节扭伤超过 100 次。
  - 本次就诊 20 年前，曾行右踝重建术。
  - 患者患有 3 型 Ehlers-Danlos 综合征。
  - 体格检查发现前抽屉试验（++）。
  - 行 X 线片和应力位片检查。应力位片显示内翻成角为 12°（图 13.10a,b）。

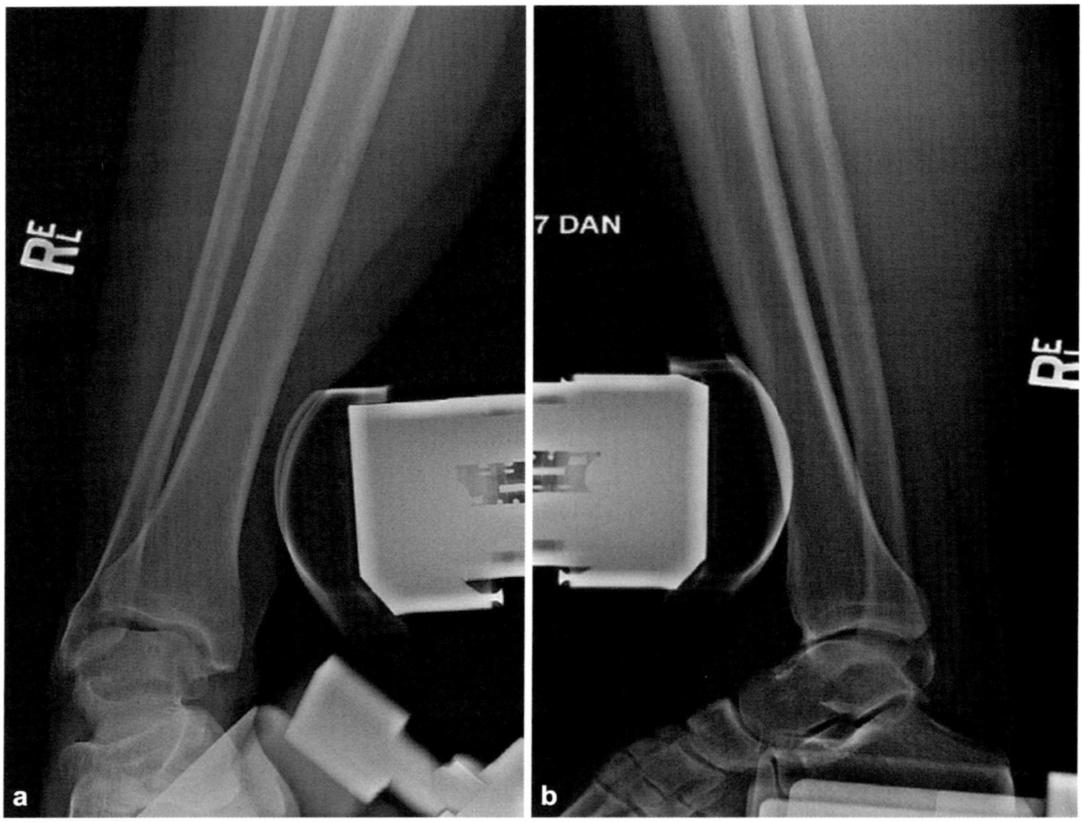

图 13.10　病例 13.3 患者的术前正位（a）和侧位（b）应力 X 线片分别显示距骨倾斜角度和前抽屉试验位移均增大

- 行 MRI 检查，未发现 OCL。
- 患者需行同种异体腘绳肌腱移植重建外侧韧带，Brostrom-Gould 稳定术以及踝关节镜探查。

➢ 手术体位

- 患者仰卧位。
- 非无菌止血带置于术侧大腿上。

➢ 踝关节镜

- 患足置于无创性踝关节牵引架。
- 建立标准的前内侧和前外侧入路，并进行诊断性关节镜探查。
- 在前内侧和前外侧沟均发现了明显的撞击损伤。
  - 使用直径 2.9 mm 刨削刀进行清理。
- 在距骨穹隆内侧发现了一个软骨全层缺损（约 7 mm）。
- 于该区域行微骨折术。
- 该患者可见胫骨前缘骨赘。
  - 用直径 4.0 mm 磨钻将其清除。
- 在胫骨侧前方也发现了全层软骨缺损。
  - 用直径 4.0 mm 磨钻进行清除，并用生物软骨 + 骨髓抽吸浓缩物（BMAC）填充。
- 结束无创性踝关节牵引。

➢ 腘绳肌腱同种异体移植

- 由于患者为 3 型 Ehlers-Danlos 综合征，所以使用了同种异体移植。
- 用 0 号薇乔缝线将同种异体移植物缝合成管状。
- 尺寸为 5 mm × 30 mm。

➢ 踝关节重建

- 在腓骨上做 5 cm 的弧形切口，并分离至腓骨。
- 将前距腓韧带和跟腓韧带从腓骨上分离。
- 观察软组织质量，发现其松散且不完整。
- 在腓骨后方做一个单独的小切口探查腓骨肌

腱，肌腱看起来质量很好。

- 然后在腓骨肌腱正下方跟腓韧带止点位置做另一个切口。分离至跟骨层面。
- 于跟骨钻取 5.5 mm 直径骨道。
- 在前距腓韧带的起点处（从腓骨前向腓骨后）钻取直径 5 mm 骨道。
- 于距骨（距骨外侧突的前部）钻取第 3 个骨道。
- 通过 X 线确认骨道位置。
- 将移植物置于跟骨骨道中，并使用 5.5 mm × 15 mm 生物腱固定螺钉固定于合适位置。
- 移植物越过腓骨下方从腓骨骨道的后部穿到前部，然后在软组织下穿过距骨骨道。
- 踝关节维持于极度后移和外翻位。
- 距骨骨道使用 4.75 mm × 12 mm 生物腱固定螺钉固定移植物，腓骨骨道使用 4.75 mm × 12 mm 生物腱固定螺钉固定移植物。

➢ 踝关节稳定

- 将 4 根 2-0 爱惜邦缝线以褥式缝合方式穿入腓骨骨膜及前距腓韧带、跟腓韧带和关节囊。
- 将踝关节置于最大后移以及外翻位，拉紧全部缝线并打结。
- 3 根 3-0 薇乔缝线也以褥式缝合方式穿过整个伸肌支持带，并将踝关节再次置于最大后移和外翻位，拉紧全部缝线并打结。

➢ 关闭切口

- 无菌纱布和无菌敷料覆盖伤口。
- 将患肢置于非负重夹板中外翻位制动 2 周。

➢ 术后处理

- 去除夹板后，将患足更换为石膏制动，并告知 4 周内保持不负重。
- 患者使用 CAM 助行器 4 周后，开始进行部分负重锻炼。在理疗师的指导下，患者开始负重 50 磅（约为 22.7 kg），随后每周增加 25~50 磅（11.3~22.7 kg）。
- 术后 3 个月，患者可以开始穿运动鞋，并继续进行物理治疗以增强力量。当踝关节仍然存在症状时，使用 ASO 系带足踝护具，以提供额外的支撑。
- 术后 6 个月，患者可以恢复运动（图 13.11a-d）。

➢ 植入物

- 2 枚 4.75 mm × 12 mm 生物腱固定螺钉。
- 1 枚 5.5 mm × 15 mm 生物腱固定螺钉。

➢ 经验与教训

- 此病例合并 3 型 Ehlers-Danlos 综合征，先前介绍的稳定术不足以实现良好疗效，必须利用其他有效的移植物组织来予以重建。

案例 13.4

➢ 病史

- 41 岁男性，右踝疼痛 3 年。
  - 患者自诉曾经多次扭伤踝关节（确切次数未知）。
  - 就诊前，扭伤了踝关节并感到一声异响。
  - 本次就诊 9 年前，曾行右踝重建术，此后 6 年间效果良好，但在过去 3 年中一直处于伤病状态。
  - 观察患者的后足力线可见其为后足内翻（图 13.12a~c）。
  - 体格检查发现前抽屉试验（++）。
  - 行 X 线片和应力位片检查。应力位片显示内翻成角 17°（图 13.13a,b）。
  - 建议患者行 MRI 检查以进一步评估此区域，并在此期间佩戴 ASO 系带支具以提供额外的支撑。
  - 患者 3 周后返回，并完成 MRI 检查。
  - MRI 显示没有 OCL，并且存在腓骨肌腱，但是腓骨肌腱有病变。
- 建议患者行自体腘绳肌腱移植外侧韧带重建术、跟骨外移截骨术、腓骨肌腱重建术、Brostrom- Gould 稳定术和踝关节镜探查。

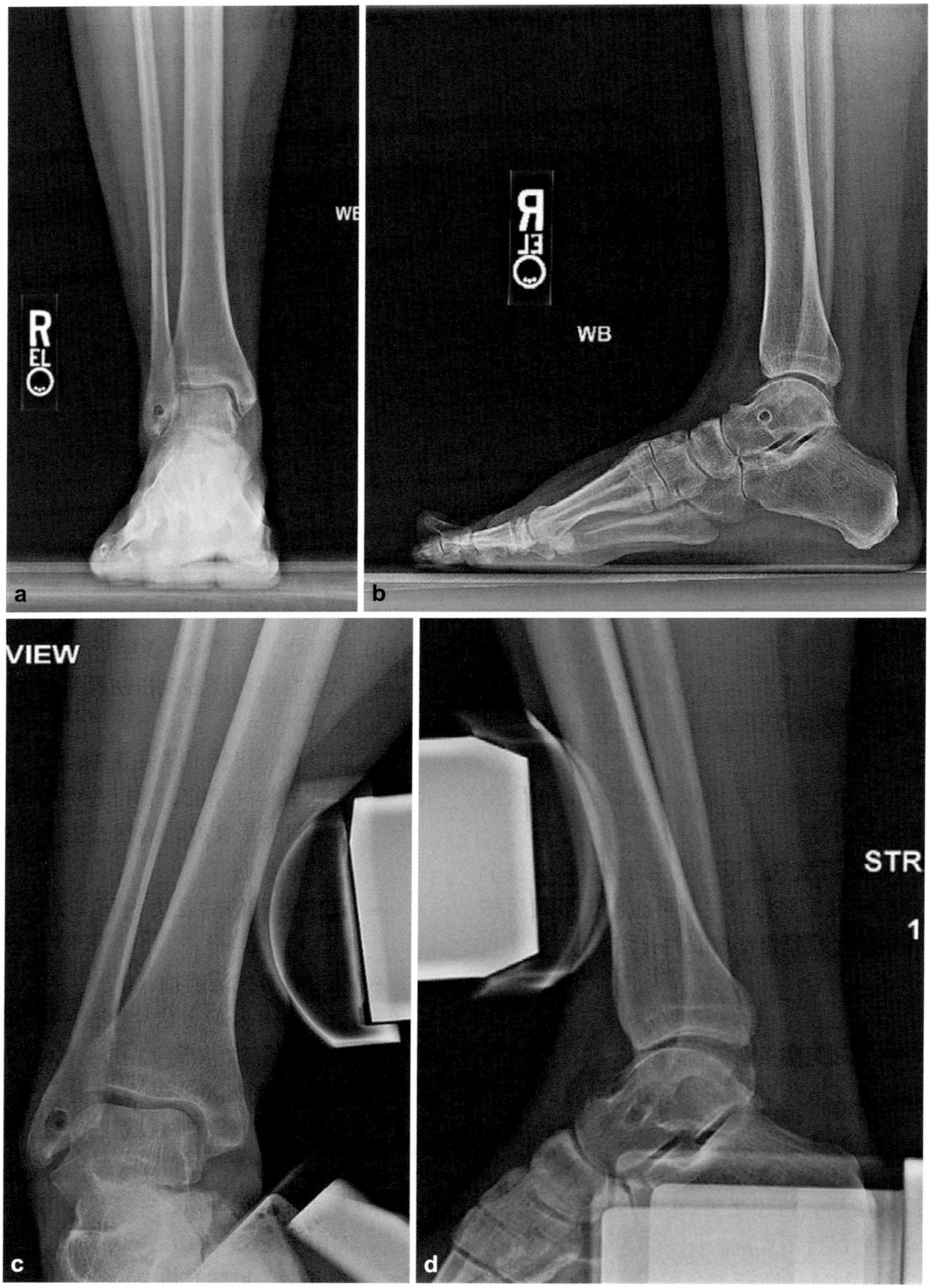

图 13.11　病例 13.3 患者术后 6 个月的标准正位（a）和侧位（b）X 线片。术后正、侧位应力 X 线片显示距骨倾斜角度减小（c）和前抽屉试验位移减小（d），表明修复成功

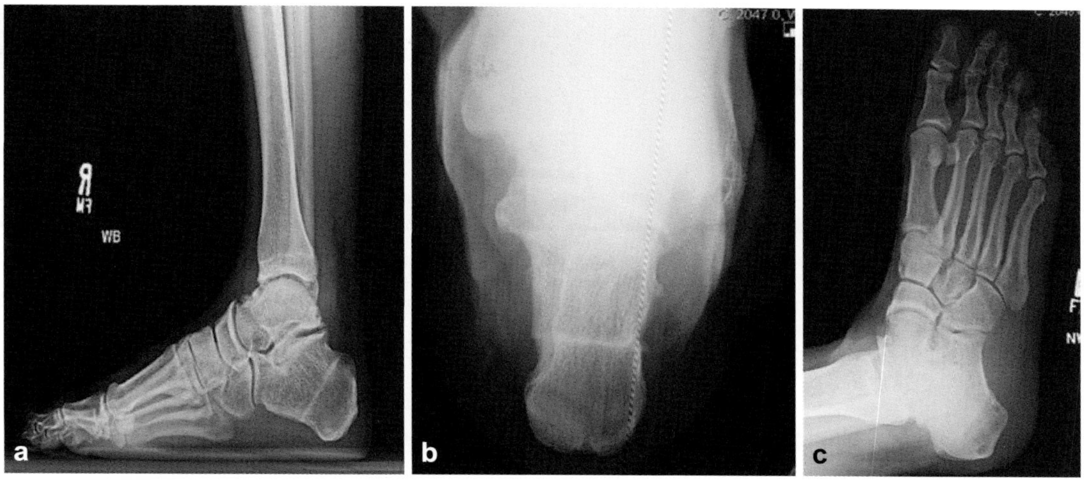

图 13.12　病例 13.4 患者的术前 X 线片（a~c）显示其存在后足内翻

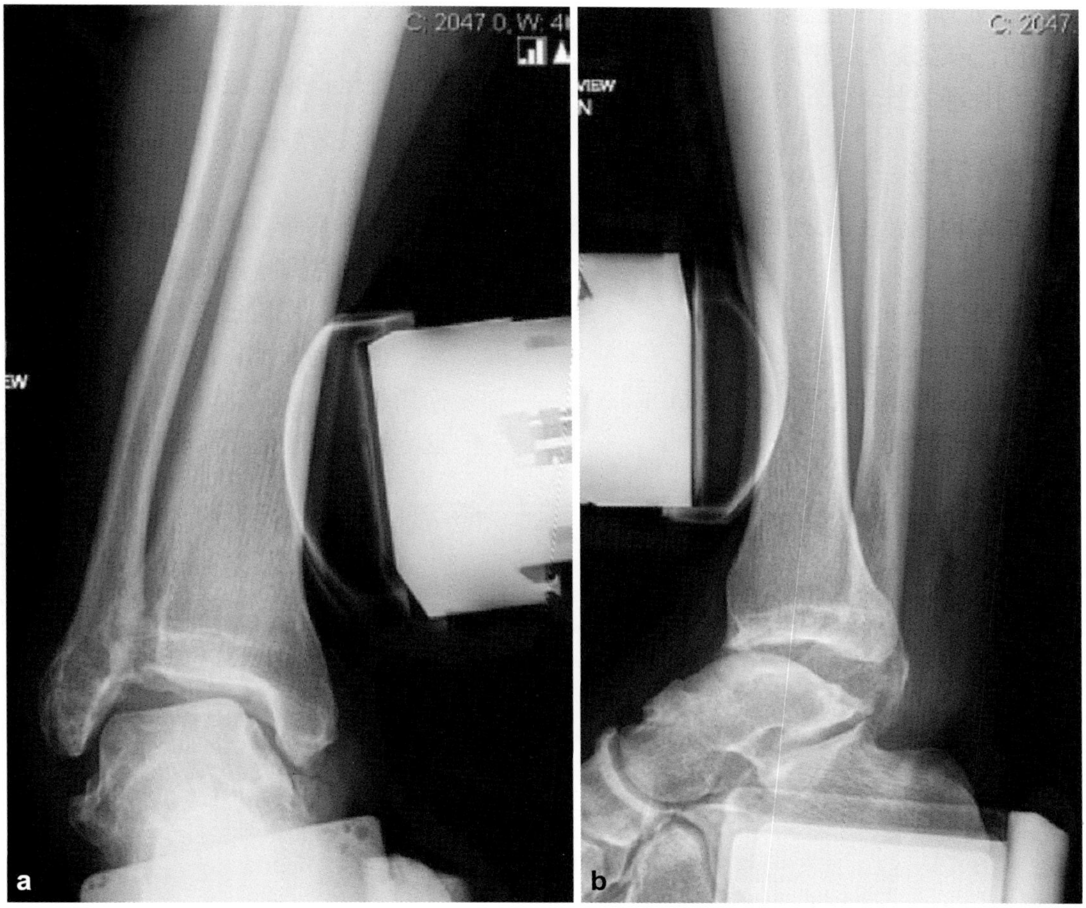

图 13.13　病例 13.4 患者的术前正位（a）和侧位（b）应力 X 线片分别显示距骨倾斜角度和前抽屉试验位移均增大

➢ 手术体位

- 患者仰卧位。
- 将非无菌止血带置于术侧大腿。

➢ 踝关节镜

- 患足置于无创性踝关节牵引架。
- 建立标准的前内侧和前外侧入路，并进行诊断性关节镜探查。
- 在前内侧和前外侧沟均发现了明显的撞击损伤。
  - 使用直径 2.9 mm 刨削刀进行清理。
- 患者的内侧沟有一个 8 mm 的游离体，用抓钳将其取出。
- 该患者在距骨穹隆上有多个软骨损伤区域，均行清创处理。值得注意的是，均为 2 级或 3 级损伤，未发现全层软骨损伤。
- 结束无创性踝关节牵引。

➢ 腘绳肌腱自体移植

- 在胫骨近端内侧做 3 cm 切口，并分离至肌筋膜层面。
- 肌筋膜顺纤维分开。
- 暴露出股薄肌和半腱肌。
- 使用 Linvatec 肌腱剥除器（ConMed;Utica,NY）取股薄肌和半腱肌。
- 使用直尺去除两条肌腱中的残留肌肉，然后将它们固定于肌腱固定器上（Smith & Nephew;Andover,MA），并使用 0 号薇乔缝线将肌腱缝合成管状。
- 移植物的直径为 4.5 mm。

➢ 跟骨截骨术

- 在患者的足跟部做一个 3 cm 的切口，并分离至跟骨。
- 用电凝和骨膜剥离器暴露跟骨的外侧。
- 然后使用摆锯于跟腱前方、跟骨结节负重区的近端进行跟骨截骨术。
- 用一把弧形骨刀将跟骨向外侧横向平移 1 cm。
- 将截骨后的跟骨固定在合适的位置，并经皮置入 2 枚 6.5 mm 直径螺钉，使其穿过截骨线进入跟骨结节（图 13.14a~c）。

➢ 踝关节重建和腓骨短肌腱重建

- 沿着踝关节外侧做一 6 cm 的弧形切口，并分离至腓骨。
- 将前距腓韧带、跟腓韧带和关节囊从腓骨上分离，一直到腓骨肌腱。
- 发现腓骨长肌腱已完全断裂，腓骨短肌腱完整，但较为菲薄，沿肌腱可见一些裂痕和纵向撕裂。
- 这导致决定进行腓骨短肌腱重建。

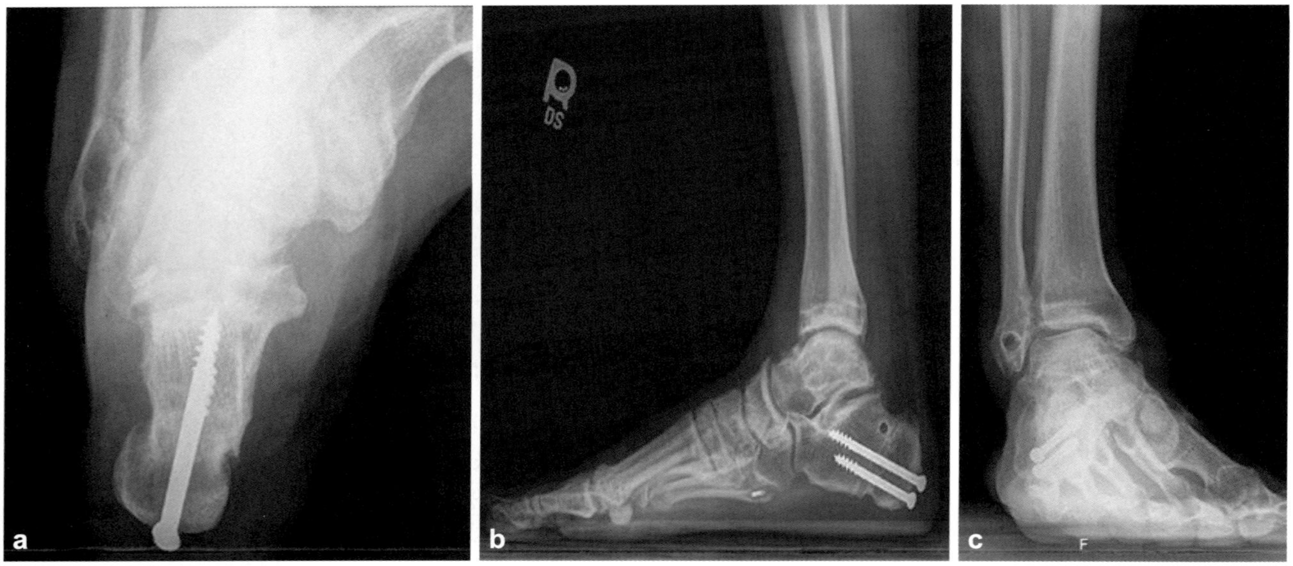

图 13.14　病例 13.4 术后 X 线片显示跟骨截骨术后后足力线已矫正

- 沿第五跖骨基底部做切口，并分离至第五跖骨。
- 于第五跖骨基底部上钻一个孔。
- 半腱肌的末端之一以 Krackow 编织缝合，并用 G2 锚钉固定于此。
- 用“收回风筝线”的方法来将肌腱拉回到到骨面。
- 然后将肌腱另一端穿过腓骨下肌腱通道，保持足部轻度中立外翻位，并使用 Pulvertaft 缝合（译者注：鱼嘴形缝合，是一种端侧肌腱缝合方法，适用于粗细不同的两条肌腱的缝合）方法将其于腓骨后方与腓骨肌腱拉紧缝合。
- 使用 2-0 Orthocord 缝线将移植物固定到位。

- 放松止血带。
- 腓骨肌腱下方跟腓韧带止点位置做另一个切口。分离软组织至跟骨层面。
- 跟骨 5.0 mm 直径钻头钻孔。
- 在前距腓韧带的起点处（从腓骨前向腓骨后）钻取 4.5 mm 直径骨道。
- 于距骨（距骨外侧突的前部）钻取第 3 个骨道。
- 通过 X 线确认骨道位置。
- 将移植物置于跟骨骨道中，并使用 4.75 mm × 15 mm 生物腱固定螺钉固定于合适位置。
- 移植物穿过腓骨下方从腓骨骨道的后部穿到前部，然后在软组织下穿过距骨骨道。
- 距骨骨道使用 4.75 mm × 15 mm 生物腱固定螺钉固定移植物，腓骨骨道使用 4.75 mm × 15 mm 生物腱固定螺钉固定移植物。

➢ 踝关节稳定

- 将 4 根 2-0 爱惜邦缝线以褥式缝合方式穿入腓骨骨膜及前距腓韧带、跟腓韧带和关节囊。
- 将踝关节置于最大后移以及外翻位，拉紧全部缝线并打结。
- 4 根 0 号薇乔缝线也以褥式缝合方式穿过整个伸肌支持带，并将踝关节再次置于最大后移和外翻位，拉紧全部缝线并打结。

➢ 修复腓骨肌支持带

- 3 根 2-0 爱惜邦缝线重叠缝合腓骨肌支持带，以使重建的腓骨短肌腱不脱位。

➢ 关闭切口

- 无菌纱布和无菌敷料覆盖伤口。
- 患足置于非负重夹板中外翻位制动 2 周。

➢ 术后处理

- 去除夹板后，将患足更换为石膏制动，并告知其在 4 周内保持不负重。
- 石膏 4 周后，使用踝关节活动控制（CAM）助行器，并允许其进行部分负重锻炼。在理疗师的指导下，患者开始时负重 50 磅（约为 22.7 kg），随后每周增加 25~50 磅（11.3~22.7 kg）。
- 术后 3 个月，患者可以开始穿运动鞋，并继续进行加强锻炼和物理治疗。当踝关节仍然存在症状时，使用 ASO 系带足踝护具保护。

➢ 植入物

- 3 枚 4.75 mm × 15 mm 生物腱固定界面螺钉。
- 1 枚 G2 锚钉。

➢ 经验与教训

- 先前的稳定度不够。由于内翻足而治疗失败。腓骨肌腱病变进一步加重不稳定。
- 除稳定术外，还必须解决高弓内翻足畸形。可能的矫形手术包括第一跖列背伸截骨术、屈肌腱延长术、跖腱膜松解和跟骨截骨术。根据具体的畸形确定需要哪些手术。

总结

踝关节扭伤在美国是一个非常普遍的问题。尽管 85% 的踝关节扭伤无需手术干预即可康复，但据报道 20%~40% 的患者因反复扭伤可导致慢性踝关节不稳[1,3]。多年来，对于非手术疗法无效、存在症状的慢性踝关节不稳患者，什么是金标准手术一直备受争议。在最近的文献中，改良的 Brostrom

手术被认为是修复慢性踝关节不稳的最佳选择，据报道具有 90% 的成功率[1,5,9]。尽管获得了很高的成功率，但还是有一些原因使这些修复术（例如改良的 Brostrom 手术）面临失败。对于一些患者，失败是由于过时的、非解剖性的手术（例如 Chrisman Snook）所致。在另一些情况下，由于患者缺乏足够的组织来完成牢固的修复致使韧带松弛。或者由于 Ehlers-Danlos 综合征使患者的组织质量低于普通人群，这也可能导致修复失败。在另一些病例中，使用不合适的移植物（如腓骨肌腱）会造成不理想的非解剖学重建，并最终导致手术失败。此外，足力线不正会使患者踝关节稳定性下降。在伴有明显内翻足的慢性踝关节不稳患者中，在潜在的足部畸形得到解决之前，患者治疗失败的风险还是比较大的。在一项研究中，13 例患者由于初次修复中使用的锚钉数量有限（0~2）、Chrisman-Snook 手术失败、全身性韧带松弛的存在、Ehlers-Danlos 综合征（1 例）、内翻足（2 例）等原因需要翻修，这些病例中用到了加强修复。在复杂的病例中，如果患者自身组织不适合修复，我们建议采用自体或异体腘绳肌腱的外侧韧带重建术以及改良的 Brostrom 手术；诊断性关节镜探查可用来确认和治疗软骨损伤。同时我们还需要关注腓骨肌腱和其他并发病变情况。

（Taylor N. Cabe，Sydney C. Karnovsky，Mark C. Drakos 著　曲　峰 译　张建中 审校）

参考文献

1. Shakked R, Sheskier S. Acute and chronic lateral ankle instability diagnosis, management, and new concepts. Bull Hosp Jt Dis (2013). 2017;75(1):71–80.
2. Chrisman OD, Snook GA. Reconstruction of lateral ligament tears of the ankle. An experimental study and clinical evaluation of seven patients treated by a new modification of the Elmslie procedure. J Bone Joint Surg Am. 1969;51:904–12.
3. Jung H-G, Kim T-H, Park J-Y, Bae E-J. Anatomic reconstruction of the anterior talofibular and calcaneofibular ligaments using a semitendinosus tendon allograft and interference screws. Knee Surg Sports Traumatol Arthrosc. 2012;20(8):1432–7.
4. Chrisman OD, Snook GA. Reconstruction of lateral of the ankle ligament tears. J Bone Joint Surg Am. 1969;51–A:904–11.
5. Hennrikus WL, Mapes RC, Lyons PM, Lapoint JM. Outcomes of the Chrisman-Snook and modified-Broström procedures for chronic lateral ankle instability. A prospective, randomized comparison. Am J Sports Med. 1996;24:400–4.
6. Russo A, Giacchè P, Marcantoni E, Arrighi A, Molfetta L. Treatment of chronic lateral ankle instability using the Broström-Gould procedure in athletes: long-term results. Joints. 2016;4:94–7.
7. Huang B, Kim YT, Kim JU, Shin JH, Park YW, Kim HN. Modified Broström procedure for chronic ankle instability with generalized joint hypermobility. Am J Sports Med. 2016;44:1011–6.
8. Ibrahim SA, Hamido F, Al Misfer AK, Ghafar SA, Awad A, Salem HK, et al. Anatomical reconstruction of the lateral ligaments using Gracillis tendon in chronic ankle instability; a new technique. Foot Ankle Surg. 2011;17:239–46.
9. Miller AG, Raikin SM, Ahmad J. Near-anatomic allograft tenodesis of chronic lateral ankle instability. Foot Ankle Int. 2013;34:1501–7.
10. Tourné Y, Mabit C. Lateral ligament reconstruction procedures for the ankle. Orthop Traumatol Surg Res. 2017;103(1S):S171–81.
11. Park CH, Lee W-C. Donor site morbidity after lateral ankle ligament reconstruction using the anterior half of the Peroneus Longus Tendon autograft. Am J Sports Med. 2017;45:922–8.
12. Song B, Li C, Chen N, Chen Z, Zhang Y, Zhou Y, et al. All-arthroscopic anatomical reconstruction of anterior talofibular ligament using semitendinosus autografts. Int Orthop. 2017;41:975–82.
13. Shakked R., DeSandis B, Drakos MC. Lateral ligament reconstruction with hamstring graft for severe and revision cases of ankle instability. E-poster presented at: 2016 AOFAS Annual Meeting; 2016 July 20–23; Toronto, Canada.

第十四章

腓骨肌腱修复术后翻修术

要点

- 评估造成症状的初始原因很重要。
- 必须考虑足的外形（高弓足或外翻足）。
- 腓骨肌腱沟软骨结构的修复对于保持腓骨肌腱在其肌腱沟内具有重要意义。
- 不要把腓骨下支持带修复得太紧，这样容易导致医源性肌腱卡压。
- 重要的是一定要检查腓骨肌腱修复后肌腱的滑动性。

引言

腓骨长肌腱起始于胫骨外侧髁和腓骨头，止于第一楔骨和第一跖骨跖侧。其功能为踝关节和蹲趾跖屈、外翻，并为足纵弓提供支撑。腓骨短肌起于腓骨外侧，止于第五跖骨底。两条肌腱共用同一个腱鞘，腓骨长肌腱走行于腓骨短肌腱后方。两条肌腱在外踝尖端相互交叉，被位于外踝尖端下方的跟骨外侧壁上的腓骨肌结节分开。腓骨上支持带（superior peroneal retinaculum，SPR）起源于外踝骨膜，附着于跟骨外侧和跟腱上[1]。它能使腓骨肌腱稳定于外踝后方。SPR 的损伤可能导致腓骨肌腱半脱位或脱位。腓骨肌腱病有多种病理类型，包括腱鞘炎[2,3]、撕裂、断裂、半脱位、脱位和痛性腓籽骨。腓骨肌腱区域的持续性疼痛的原因及病理学机制可能很难确定。

影像学评估

评价腓骨肌腱病变的方法有很多，但首先应完善标准的足踝部负重位的三维扫描，这有助于评估可能引起疼痛或不适的骨性原因。除 X 线片外，还需要进一步完善其他影像学检查。在以前，肌腱造影术可用于评估肌腱，但随着磁共振成像技术的出现，该技术已不再常用。近年来，磁共振成像（MRI）已成为首选的影像学检查方法。而动态超声也逐渐越来越多地被用于评价腓骨肌腱的病理状态[4]。实际上，一个彻底的评估是通过结合 MRI 和超声共同完成的。尽管有先进的影像学检查，但全面的查体也会提示腓骨肌腱半脱位或痛性腱鞘炎。患者可能有严重踝关节扭伤的病史。通常情况下，肌腱在检查时可出现明显的半脱位且很容易通过手法复位。检查腓骨肌腱半脱位或病理性疼痛的一个关键操作是要求患者从踝关节跖屈、足内翻的位置进行踝背伸、足外翻活动。如引出症状，可对该区域进行进一步的检查[5]。另一种方法是腓骨肌腱通道挤压试验，用于检查腓骨短肌腱的纵向撕裂[6]。

撕裂

腓骨肌腱撕裂可以由多种不同的原因导致。急性的腓骨肌腱撕裂或脱位是由于踝关节在外力作用下突然背伸并伴有腓骨肌反射性收缩的结果[7-9]。内翻损伤或反复出现的侧方不稳也可能导致撕裂。腓上支持带的损伤也可能造成肌腱半脱位，从而导致肌腱的机械性磨损[6,7,9-12]。腓骨短肌撕裂更容易发生在腓骨沟。腓骨短肌腱在该区域承受的压力更大，可能会从腓骨长肌腱处磨损[12-14]。腓骨长肌腱撕裂比短肌腱撕裂少见。如果不到 50% 的肌腱受累，清创后短肌腱和长肌腱常可采用管状化修复。如果腓骨短肌腱有超过 50% 的腱体受累，可在清创后将其固定于腓骨长肌腱，反之亦可[12]。

断裂

腓骨长、短肌腱断裂是罕见的，但确实会有发生。有观点认为腓骨肌籽骨的存在会使腓骨长肌腱易发生退行性撕裂，但这尚存争议。其他病因包括自身免疫性疾病，如类风湿关节炎、银屑病以及糖尿病。这通常是非创伤性的原因。类固醇注射治疗也会影响肌腱质量并导致其断裂。文献中已经讨论了多种治疗方式，包括断端直接缝合、锚钉固定在骰骨或部分肌腱固定术。有时，需要进行自体或异体肌腱移植来填充缺损。有文献报道过一个越野滑雪者腓骨肌腱断裂的病例[15]。也有双侧腓骨肌腱在注射类固醇后同时断裂，采用修复和肌腱固定术治疗的报道[16]。一名职业足球运动员在扭伤后出现腓骨肌腱断裂，且其先前的 MRI 并未显示有腓骨肌腱病史[17]。在大学运动员中，很少会出现因腓骨肌腱鞘的滑膜炎而引起的肌腱断裂。

半脱位、脱位

大多数腓骨肌腱半脱位或脱位是创伤导致的。大多数情况下，这些可以对应于一项运动项目，最常见于高山滑雪、滑冰和跑步。SPR 的跟腓部分与跟腓韧带（CFL）平行，CFL 的撕裂可能导致 SPR 的张力增加和不稳定[10,13]。其机制通常是突然背伸和内翻暴力，同时伴有腓骨肌腱的猛烈收缩。这些损伤在急性期容易漏诊，患者在受伤几个月后仍有症状。腓上支持带是小腿下筋膜的延续，是对腓骨肌腱半脱位或脱位的主要约束。这一结构有损伤可能，而且通常会导致腓骨肌腱不稳定。另一个易导致腓骨肌腱反复不稳定的因素是腓骨肌腱沟平坦或外侧嵴发育不良，但这还值得商榷。采用石膏或行走靴固定，仅有 30%~50% 的成功率[19,20]。运动员通常通过手术修复 SPR[21]。其他修复重建技术还包括使用腓骨短肌、第三腓骨肌，甚至是跟腱劈开加强的术式。另外还有肌腱改道以及骨块阻挡技术。最后，腓骨肌腱沟加深技术得到发展，并取得了一些成功[22]。

修复失败

修复失败可能与不同的修复技术密切相关。已经有文献报告了外伤导致的固定腓骨支持带的骨块发生骨折和疼痛复发。肌腱与新建的阻挡骨块的粘连也有报道[23]。腓上支持带变薄也被认为是修复后复发的原因之一[24]。肌腱局部区域的血供减少也是原因之一[25]。文献中还提到了其他力学原因，包括来自腓骨沟的机械性撞击、腓骨肌支持带功能不全、锐利的腓骨后嵴、腓骨长肌腱和腓骨短肌腱之间的动态压迫、存在第四腓骨肌等。

感染性腱鞘炎

Schade 等[26]报告了 1 例患者采用同种异体肌腱重建踝关节外侧韧带术后感染，并导致感染性腓骨肌腱鞘炎。患者术后发生感染，腓骨肌腱脱水干结。手术治疗时将肌腱从腱腹交界处切除至第五跖骨基底部，缺损处暂时留置硅胶条，并用外固定。患者在接受抗生素治疗后，用自体阔筋膜张肌管状化重建腓骨肌腱，并采用自体跟腱重建了腓上支持带。患者最终恢复了完全的肌肉力量，无踝关节不稳定。

腓骨肌腱沟加深术治疗半脱位

腓骨肌腱在肌腱沟里并没有太多支撑或者生理性沟槽，11% 的标本腓骨肌腱沟平坦，7% 的标本是凹陷的[27]。Anderson 等描述微创的技术加深腓骨肌腱沟。他们报道了 20 名患者，治疗效果良好，但没有对结果进行量化[22,28]。Kollias 等报道了 11 例（12 踝）腓骨肌腱沟加深的病例，平均 6 年随访，11 个踝关节无疼痛，10 个关节活动度完全，10 个恢复到先前运动状态，无复发性半脱位[29]。

肌腱移位

Wapner 等对 7 例接受二期腓骨肌腱翻修手术的患者进行回顾性分析。这 7 名患者之前至少接受过两次手术。所有患者均有踝关节外侧疼痛。他们接受了清创并放置了一根 6 mm 的导管。3 个月后行踇长伸肌腱转位并取出引导管。重建的肌腱固定在腓骨短肌腱远端。在 8.5 年时，7/8 恢复良好，不用佩戴支具，重返工作岗位。只有 1 例工伤保险患者未能返回工作岗位，且需佩戴支具行走[30]。

Seybold 等比较踇长屈肌腱和趾长屈肌腱的移位情况。他们发现，踇长屈肌腱更粗（5.1 mm *vs* 4.5 mm），踝后部分体积较小，更长，不会造成胫神经压迫。他们推荐踇长屈肌腱作为腓骨肌腱重建的移植物[31]。

同种异体移植物

Rapley 等应用脱细胞同种异体真皮基质移植 11 例[32]。其中 2 例曾接受清创和不稳定修复手术，4 例曾行肌腱固定术，均为纵向撕裂或完全断裂。其中 7 例在术中发现肌腱断端存在间隙，而在其中 4 例患者，异体真皮基质被用于局部加强，以便术后更早地进行功能康复。11 例患者中有 10 例症状完全缓解，11 例恢复到以前的运动水平。AOFAS 平均 93.5（75~100）分。康复治疗在术后 1 周允许主动活动，3 周去除外固定。Pellegrini 等在近期描述了一种异体移植技术：使用同种异体半腱肌移植重建腓骨肌腱，这扩大了异体肌腱移植的适应证。在应对长段腓骨肌腱病损的病例中可予以考虑[33]。

Mook 等使用同种异体腓骨肌腱或半腱肌移植修复腓骨短肌腱撕裂 14 例。肌腱病损节段平均长度为 10.8 cm。虽然移植物长度不同，但结果没有差异。SF-12、VAS 和 LEFS 评分均有改善。该术式的好处包括单次一期手术、同种异体移植物容易获得、无供区并发症[34]。

自体移植

Pellegrini 等[35]报告了 1 例应用同种异体半腱肌固定腓骨肌腱的病例（原文有错误）。患者在多次先天性畸形足手术后出现踝关节外侧疼痛。患者做过腓骨短肌腱固定至腓骨长肌腱的手术。肌腱重建采用同种异体半腱肌移植和 Pulvertaft 编织缝合（鱼口式编织缝合），同时采用 Anderson 的技术加深了腓骨沟[29]。术后 17 个月，患者疼痛明显减轻，恢复正常活动[35]。

手术计划

首先，获得高质量的足踝负重位影像非常重要。这有助于排查异常的骨性结构和解剖学因素。在腓骨肌腱复发性损伤的病例，常存在解剖变异或先前未查出的病理状况，如腓骨肌腱沟边缘骨折等。在所有的腓骨肌腱半脱位病例中，发现 15%~50% 的腓骨肌腱沟边缘骨折[36]。如果这些患者 X 线片未见明显异常，建议进行 MRI 检查评估软组织情况。这有助于判断患者是否存在踝关节外侧不稳、第四腓骨肌，是否同时需要行 SPR 加强手术。最后，还要确定患者是否患有任何可能对疗效有影响的胶原性疾病（Marfan 综合征、Ehlers-Danlos 综合征）。

病例分析

病例 14.1

➢ 病史

47 岁女性，分娩期间有卒中病史。前次手术中腓骨长肌腱内有钙化。既往卒中病史和足下垂手术史。前次手术行腓骨肌腱清理加腓骨截骨术。足部能够主动内翻和外翻。最初，肌腱清理成功，效果满意。3 年后，出现骨赘和踝外侧疼痛，随后出现肌腱的磨损和撕裂。这次手术计划涉及腓骨长肌转位至腓骨短肌。患者考虑到接受保守治疗无效，且以前的手术后持续的外侧疼痛没有缓解，决定接受翻修手术。

➢ 失败原因

- 骨赘持续磨损肌腱。

➢ 手术方案

- 术中重新评估肌腱质量，可能需要肌腱清理、自体肌腱移植或肌腱固定术。

➢ 手术方法

手术切口采用前次手术入路，切口内有明显的瘢痕增生。探查确定腓骨长肌腱有大于 60% 的撕裂且瘢痕增生，弹性较差。突出的骨赘是造成肌腱磨损和撕裂的原因，将其切除。松解肌腱近端和远端的粘连。确定腓骨短肌弹性良好、滑动正常后，将腓骨长肌断端的近端和远端分别缝合至短肌腱做腱固定。然后将肌腱包裹在同种异体羊膜中，预防瘢痕形成并促进肌腱滑动。

➢ 植入物

- 2-0 非吸收性外科缝线。
- 同种异体羊膜。

➢ 经验和教训

- 与理疗师沟通清楚，修复的肌腱结构不能过

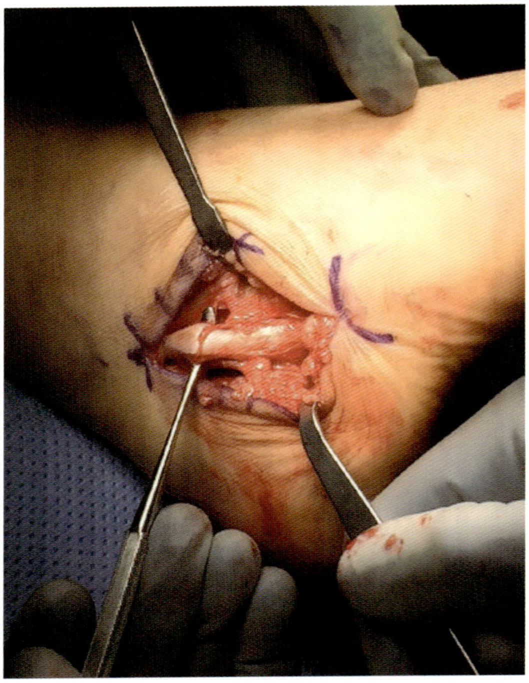

图 14.1 腓骨肌腱的手术入路和初次评估（显露腓骨长肌腱）

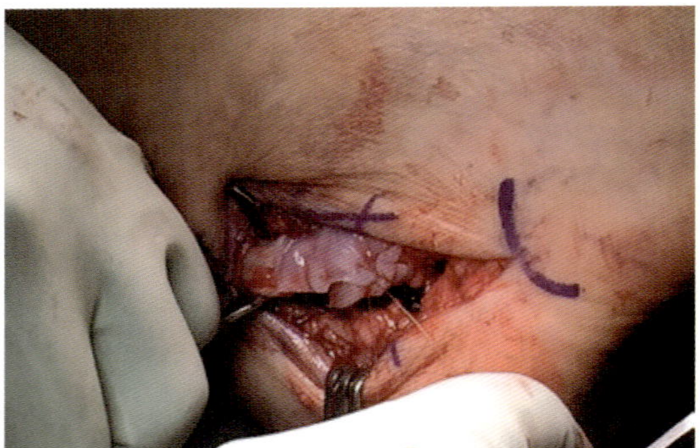

图 14.2 将腓骨长肌腱固定于腓骨短肌腱后，以羊膜包裹预防粘连

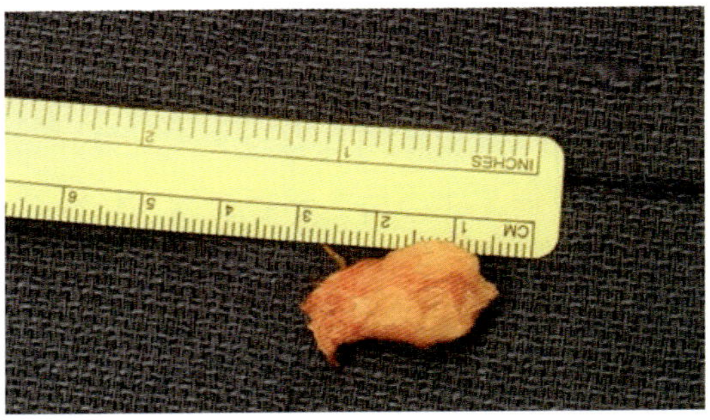

图 14.3 切除下来的大的骨赘

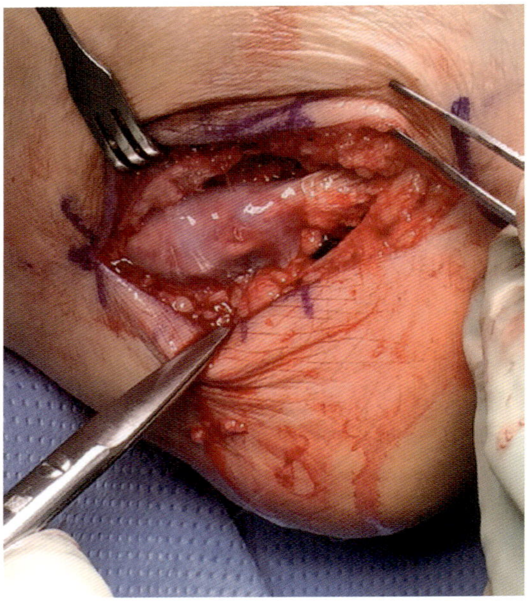

图 14.4 肌腱固定术后，复位到腓骨后方，具有较好的滑动度

早承受应力。
- 重要的是要解决肢体整体畸形，如后足内翻，同时结合软组织手术。
- 在所有预防半脱位手术中，腓骨肌腱沟边缘软骨的重建是最重要的。
- 在腓骨肌腱沟边缘软骨处，以及腓下支持带的缝合不能过紧，以免造成狭窄（图 14.1~图 14.4）。

病例 14.2

➢ 病史

46 岁男性，平素爱好运动，初次受伤为摔倒翻滚扭伤踝关节。尽管采取了保守措施，但右踝关节外侧疼痛仍无缓解。查体见高弓畸形伴踝关节后外

侧疼痛。影像学检查显示腓骨长肌腱部分撕裂。与患者反复沟通，其不接受跟骨截骨术，只同意尝试肌腱清理和修复。最后患者做了小手术，仅行腓骨长肌腱清理。但在手术后 6 周内的物理治疗中，患者的腓骨长肌腱断裂。

➢ 失败原因

- 过分积极的物理治疗。
- （译者注：没有纠正高弓内翻畸形是更重要的失败原因）。

➢ 手术方案

术中对腓骨短肌腱进行评估，判断是否能将长肌腱固定在短肌腱上，如果不行，可能需要同种异体肌腱移植以获得足够的腱固定。还应考虑包括跟骨截骨术，预防修复后的腓骨肌腱仍处于内翻的高张力状态。

➢ 手术方法

首先进行跟骨截骨术。这个切口稍稍偏后，以便在腓骨切口之间有足够大的皮桥。截骨后，外移跟骨，用 2 枚空心无头螺钉固定。患者侧卧位，经前次手术切口显露腓骨肌腱。术中发现腓骨长肌腱的断裂清晰可见，考虑到磨损的程度和较差的支持带质量，选择了同种异体补片进行加强。将腓骨长肌腱近端和远端的断端分别与腓骨短肌腱进行腱固定。之后对肌腱的弹性进行了测试，确定张力适宜。

➢ 植入物

- Arthrex 无头空心螺钉。
- 同种异体补片。

➢ 经验与教训

- 与理疗师沟通清楚，修复的肌腱结构不能过早承受应力。
- 重要的是要解决肢体整体畸形，如后足内翻，同时结合软组织手术。
- 在所有预防半脱位手术中，腓骨肌腱沟边缘软骨的重建是最重要的。
- 在腓骨肌腱沟边缘软骨处，以及腓下支持带的缝合不能过紧，以免造成狭窄（图 14.5~ 图 14.11）。

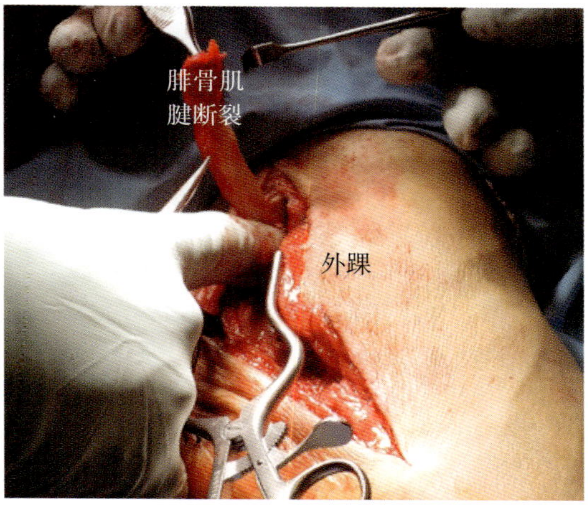

图 14.5 初步解剖分离，腓骨长肌腱断裂清晰可见

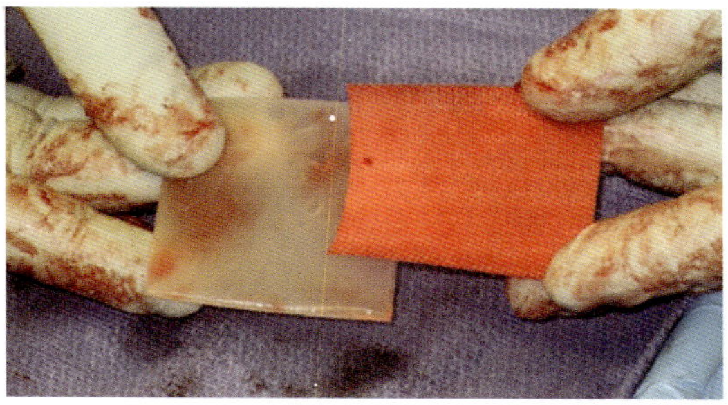

图 14.6 同种异体移植补片 1

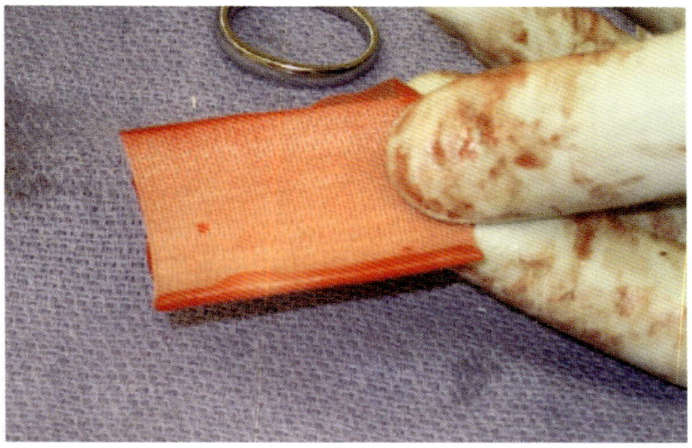

图 14.7 同种异体移植补片 2

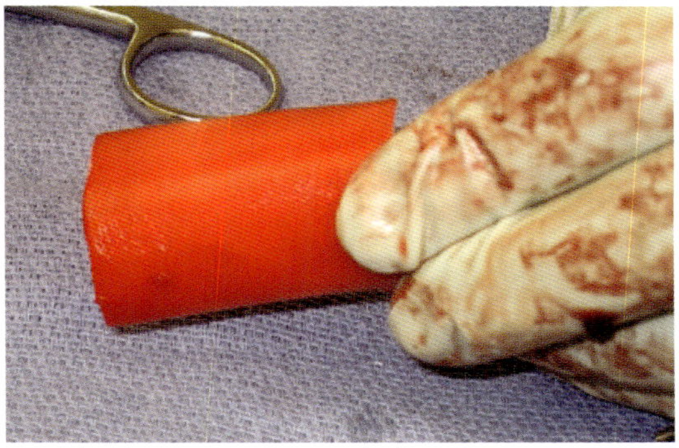

图 14.8 同种异体移植补片 3

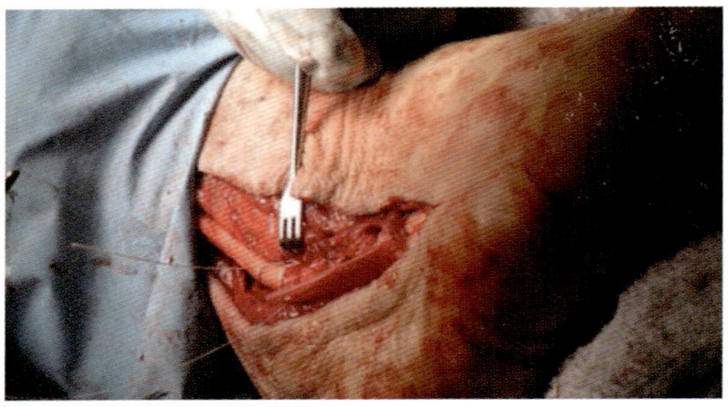

图 14.9　同种异体移植补片包裹腓骨肌腱周围

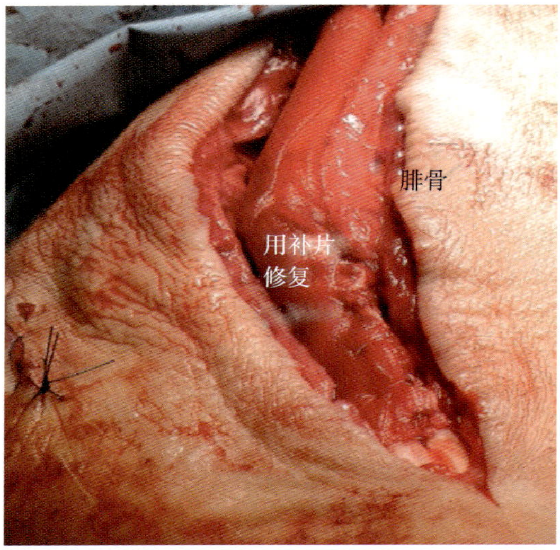

图 14.10　完成腓骨肌腱固定术加同种异体移植物加强

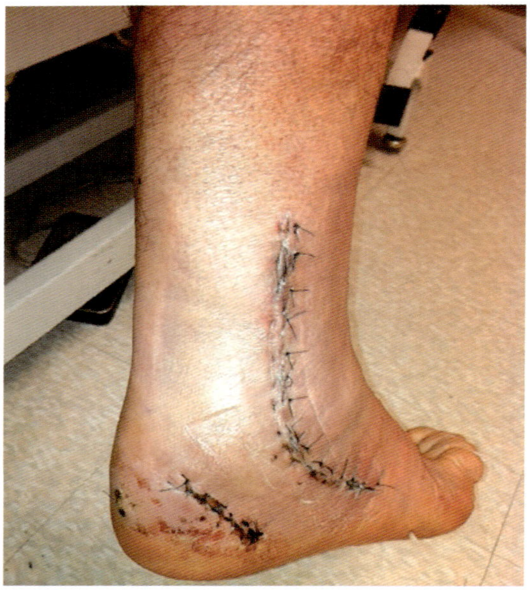

图 14.11　术后 2 周随访，伤口愈合

（Eric Giza，Christopher D. Kreulen，Karim Boukhemis 著　白　露 译　张建中 审校）

参考文献

1. Davis WH, Sobel M, Deland J, Bohne WH, Patel MB. The superior peroneal retinaculum: an anatomic study. Foot Ankle Int. 1994;15(5):271–5.
2. Hildebrand O. Tendovaginitis chronica deformans und Luxation der Peronealsehnen. Langenbeck's Arch Surg. 1907;86(5):526–31.
3. Hackenbroch M. Eine seltene Lokalisation der stenosierenden Tendovaginitis (an der Sehnenscheide bei Peroneen). Münch Med Wschr. 1927;74:932–5.
4. Khoury NJ, el-Khoury GY, Saltzman CL, Kathol MH. Peroneus longus and brevis tendon tears: MR imaging evaluation. Radiology. 1996;200:833–41.
5. Hammerschlag WA, Goldner JL. Chronic peroneal tendon subluxation produced by an anomalous peroneus brevis: case report and literature review. Foot Ankle. 1989;10:45–7.
6. Sobel M, Geppert MJ, Olson EJ, Bohne WH, Arnoczky SP. The dynamics of peroneus brevis tendon splits: a proposed mechanism, technique of diagnosis, and classification of injury. Foot Ankle. 1992;13(7):413–22.
7. Clarke HD, Kitaoka HB, Ehman RL. Peroneal tendon injuries. Foot Ankle Int. 1998;19(5):280–8.
8. Arrowsmith SR, Fleming LL, Allman FL. Traumatic dislocations of the peroneal tendons. Am J Sports Med. 1983;11(3):142–6.
9. Munk RL, Davis PH. Longitudinal rupture of the peroneus brevis tendon. J Trauma Acute Care Surg. 1976;16(10):803–6.
10. Geppert MJ, Sobel M, Bohne WH. Lateral ankle instability as a cause of superior peroneal retinacular laxity: an anatomic and biomechanical study of cadaveric feet. Foot Ankle. 1993;14(6):330–4.
11. DiGiovanni BF, Fraga CJ, Cohen BE, Shereff MJ. Associated injuries found in chronic lateral ankle instability. Foot Ankle Int. 2000;21(10):809–15.
12. Squires N, Myerson MS, Gamba C. Surgical treatment of peroneal tendon tears. Foot Ankle Clin. 2007;12(4):675–95.
13. Redfern D, Myerson M. The management of concomitant tears of the peroneus longus and brevis tendons. Foot Ankle Int. 2004;25(10):695–707.
14. Sobel M, Bohne WH, Levy ME. Longitudinal attrition of the peroneus brevis tendon in the fibular groove: an anatomic study. Foot Ankle. 1990;11(3):124–8.
15. Konradsen L, Sommer H. Ankle instability caused by peroneal tendon rupture: a case report. Acta Orthop Scand. 1989;60(6):723–4.
16. Madsen BL, Noer HH. Simultaneous rupture of both peroneal tendons after corticosteroid injection: operative treatment. Injury. 1999;30(4):299–300.
17. Verheyen CC, Bras J, van Dijk CN. Rupture of both peroneal tendons in a professional athlete. Am J Sports Med. 2000;28(6):897–900.
18. Wind WM, Rohrbacher BJ. Peroneus longus and brevis rupture in a collegiate athlete. Foot Ankle Int. 2001;22(2):140–3.
19. Escalas F, Figueras JM, Merino JA. Dislocation of the

peroneal tendons. Long-term results of surgical treatment. J Bone Joint Surg Am. 1980;62:451–3.
20. McLennan JG. Treatment of acute and chronic luxations of the peroneal tendons. Am J Sports Med. 1980;8:432–6.
21. Alm A, Lamke LO, Liljedahl SO. Surgical treatment of dislocation of the peroneal tendons. Injury. 1975;7:14–9.
22. Shawen SB, Anderson RB. Indirect groove deepening in the management of chronic peroneal tendon dislocation. Tech Foot Ankle Surg. 2004;3:118–25.
23. Beck E. Operative treatment of recurrent dislocation of the peroneal tendons. Arch Orthop Trauma Surg. 1981;98:247–50.
24. Maffulli N, Ferran NA, Oliva F, Testa V. Recurrent subluxation of the peroneal tendons. Am J Sports Med. 2006;34(6):986–92.
25. Sobel M, Geppert MJ, Hannafin JA, et al. Microvascular anatomy of the peroneal tendons. Foot Ankle. 1992;13:469–72.
26. Schade VL, Harsha W, Rodman C, Roukis TS. Peroneal tendon reconstruction and coverage for treatment of septic peroneal tenosynovitis: a devastating complication of lateral ankle ligament reconstruction with a tendon allograft. J Foot Ankle Surg. 2016;55(2):406–13.
27. Edwards ME. The relations of the peroneal tendons to the fibula, calcaneus, and cuboideum. Am J Anat. 1928;42(1):213–53.
28. Mendicino RW, Orsini RC, Whitman SE, Catanzariti AR. Fibular groove deepening for recurrent peroneal subluxation. J Foot Ankle Surg. 2001;40(4):252–63.
29. Kollias SL, Ferkel RD. Fibular grooving for recurrent peroneal tendon subluxation. Am J Sports Med. 1997;25(3):329–35.
30. Wapner KL, Taras JS, Lin SS, Chao W. Staged reconstruction for chronic rupture of both peroneal tendons using Hunter rod and flexor hallucis longus tendon transfer: a long-term followup study. Foot Ankle Int. 2006;27(8):591–7.
31. Seybold JD, Campbell JT, Jeng CL, Myerson MS. Anatomic comparison of lateral transfer of the long flexors for concomitant peroneal tears. Foot Ankle Int. 2013;34(12):1718–23.
32. Rapley JH, Crates J, Barber A. Mid-substance peroneal tendon defects augmented with an acellular dermal matrix allograft. Foot Ankle Int. 2010;31(2):136–40.
33. Pellegrini MJ, Adams SB, Parekh SC. Allograft reconstruction of peroneus longus and brevis tendons tears arising from a single muscular belly. Case report and surgical technique. Foot Ankle Surg. 2015;21(1):e12–5.
34. Mook WR, Parekh SG, Nunley JA. Allograft reconstruction of peroneal tendons: operative technique and clinical outcomes. Foot Ankle Int. 2013;34(9):1212–20.
35. Pellegrini MJ, Adams SB, Parekh SG. Reversal of peroneal tenodesis with allograft reconstruction of the peroneus brevis and longus: case report and surgical technique. Foot Ankle Spec. 2014;7(4):327–31.
36. Church CC. Radiographic diagnosis of acute peroneal tendon dislocation. AJR Am J Roentgenol. 1977;129:1065–8.

第十五章

跟腱重建术后翻修术

要点

- 对大多数急性跟腱断裂而言，其往往因急性创伤或在原有跟腱退变基础上再次受到损伤所致。其中一些病例会因为肌腱断端存在较大缺损而导致修复失败。
- 腱膜瓣翻转效果好，但需要广泛切开，有明显瘢痕形成的风险。
- 双束异体半腱肌移植重建术可保留近端小腿三头肌的功能单元，减少力量的损失。
- 是否需要在保留三头肌运动功能单元的情况下，采用踇长屈肌腱转位还未确定。

引言

功能良好的跟腱对于恢复正常步态非常重要。无论初次手术还是翻修手术，必须强调对跟腱功能的充分重建。由于许多跟腱断裂存在有慢性病损（尽管以前没有症状，但通常有慢性退行性变和微小撕裂的病理证据），所以修复后的肌腱可能达不到最佳强度。跟腱重建的翻修手术通常需要切除大段肌腱。

大段跟腱缺损是治疗的难题。包括腓肠肌腱膜翻转[1,2]、局部自体肌腱转位[3,4]、同种异体肌腱移植重建[5]和人工合成移植物重建[2,6,7]在内的多种方法已被用来重建这些缺损，并获得了不同程度的成功。自体半腱肌移植重建的应用已有报道[4,8,9,10,11,12]，并显示出良好的治疗效果[11]。然而，自体移植物的来源是有限的，因为它只能一次性提供移植物。此外，它还需要增加一个手术切口，严重的有可能造成膝关节供区疼痛[13]。同种异体肌腱修复在骨科肌腱修复中已显示出与自体肌腱修复相同的效用，其现成的可用性使其有了广泛的应用[8]。与同种异体移植物重建相比，长段的腓肠肌腱膜翻转手术的益处尚无深入的研究。

踇长屈肌腱（FHL）转位至跟骨的效用仍有待进一步研究。当腓肠肌 - 比目鱼肌运动功能丧失时（即陈旧性长期跟腱修复失败伴腓肠肌复合体瘢痕形成、挛缩），这种肌腱转位确实有很大帮助[14,15]。除了这种功能性跟腱重建外，在其他情况下是否需要踇长屈肌腱转位仍在争论中；一些作者倾向于保留踇长屈肌腱以备日后万一需要补救性手术时使用。

失败的原因

跟腱重建术后常见的问题是肌腱与邻近组织粘连，活动度下降。这应该通过积极的术后关节活动训练来尽可能避免，这甚至可以从术后第 1 周就开始。许多医生喜欢在重建的肌腱周围使用非结合性屏障（如腱滑膜或羊膜）来防止粘连。

重建后跟腱的薄弱点往往出现在其被过分拉长的部位。所以跟腱在缝合时应注意张力。可以把踝关节放在轻微跖屈的位置，使肌腱绷紧。原发性跟腱断裂修复术后不满意的原因之一是修复后肌腱过长，导致步态异常。跟腱适当紧缩通常在康复后可以伸展到令人满意的长度，但张力差的跟腱却很难回缩。治疗张力差的跟腱通常需要另一种缩短的手术来治疗。

跟腱重建手术失败的结果是灾难性的。积极的手术缝合与术中拉伸测试调整跟腱张力可以避免这种不良后果。宣教患者术后 6 周内适当停止负重，并且要保证其依从性。我们要求患者在术后第 1 周不使用石膏，而是使用夹板，在接下来的 5 周里，每次起床都穿上步行靴。在术后 6 周时开始实行一个渐进的负重方案，同时予以物理治疗指导。

由于该部位血运较差，故应时时警惕感染的威胁。小心谨慎地处理软组织意义重大，与全踝关节置换术软组织处理相似，术中轻柔操作，少使用牵开器可以减少局部软组织的损伤。很少需要分期清创，如果长时间制动，腓肠肌 - 比目鱼肌功能单位可能会失活，并形成瘢痕组织和挛缩。

已有关于跟腱修复后疼痛的报道。术中有损伤腓肠神经后支的风险。对疼痛部位的局麻浸润有助于对神经受累的诊断；神经瘤可造成局部持续疼痛，需手术切除。

评估

对跟腱修复失败患者的评估可能会有许多误区。最常见的失败原因是负重过多，但诸如可能的感染等问题应该通过标准的炎症标志物监测和影像学手段进行评估。严重的感染需要彻底的清创。由于肌腱移植物无生物活性可能会引起细菌的定植，所以在采用移植物之前要谨慎评估患者的状态。通常术前应使用一段时间的抗生素直至炎症标志物恢复正常。但这个过程会延长病情，可能使得腓肠肌和比目鱼肌近端收缩和瘢痕形成，失去了重建的机会，除非使用姆长屈肌腱转位重建。

皮肤和软组织条件应重点关注，确保患足有良好的血液循环。任何明显脉搏的缺失都应进行血管检查。一些患者可能有局部伤口问题，需要在术前请整形医生评估，而不是在术后伤口裂开后的紧急会诊。在已有软组织覆盖不良的情况下，术前与整形外科医生讨论可以确定是否需要带蒂或游离皮瓣。其他影响伤口愈合的因素，如糖尿病，应该进行评估。许多医生会推迟手术，直到血糖稳定后再行手术。尼古丁和烟草制品无疑会增加手术的失败率，在术前咨询期间应大力鼓励戒烟；为了实现这一目标，可能需要其他一些医疗手段。

患肢需要一段时间的非负重，这对患者来说是比较麻烦的，尤其是在翻修手术前。术前物理治疗评估是有益的。滚膝式步行器（译者注：一种单膝关节弯曲后，支撑于双手推行的助行器）可以改善活动度，但对于接受过同侧全膝关节置换术的患者来说，这些设备的耐受性往往很差。在保持非负重状态下学习爬楼梯是非常困难的。术前积极进行康复理疗是很有帮助的。

翻修手术的一个重要问题是有更多的失败可能。大多数跟腱断裂是慢性病损条件下受到急性创伤所致。那么修复的跟腱质量可能不佳，不能承受负荷。手术医生应该做好大段切除跟腱的准备，并事先完善缺损修复的方案。长段翻转肌瓣与同种异体移植重建的优劣尚有争议，这两种手术都提供了良好的结果。但如果翻修手术在门诊手术中心完成，可能会因为异体肌腱缺乏而限制手术选择。

手术计划

手术的关键点在于跟腱缺损的长度和剩余肌肉组织的质量。大多数患者保留了小腿三头肌的运动功能，无论是采用腓肠肌腱膜翻转还是同种异体肌腱移植，都能获得良好的疗效。如果患者三头肌长期功能不良，运动功能差，则需要考虑通过姆长屈肌腱转位术增强肌力。小的（2~3 cm）缺损可直接修复，也可以通过腓肠肌腱膜切开延长的 Strayer 手术来修复。需要术中作出判断，手术医生必须为各种选择做好准备。

患者通常选用俯卧位。虽然许多跟腱手术都可以在仰卧位下进行，但仰卧位下对于手术显露、跟腱张力的确定和长段缺损的处理均有一定困难。

病例分析

病例 15.1　腱膜翻转手术

➢ 病史

39 岁女性，在急性跟腱修复加上异种移植补片后，6 年多来一直表现出持续的疼痛和伤口渗液。这位不幸的妇女在检查时有明显的皮下积液（图 15.1a），并伴有明显的疼痛。

➢ 失败原因

术中使用移植物，术后局部出现免疫反应，伤口渗液。这与移植物的选用有关。

➢ 手术计划

MRI（图 15.1b,c）显示跟腱修复的区域有一个巨大的囊性肿块延伸至皮下，并与皮肤外相通。

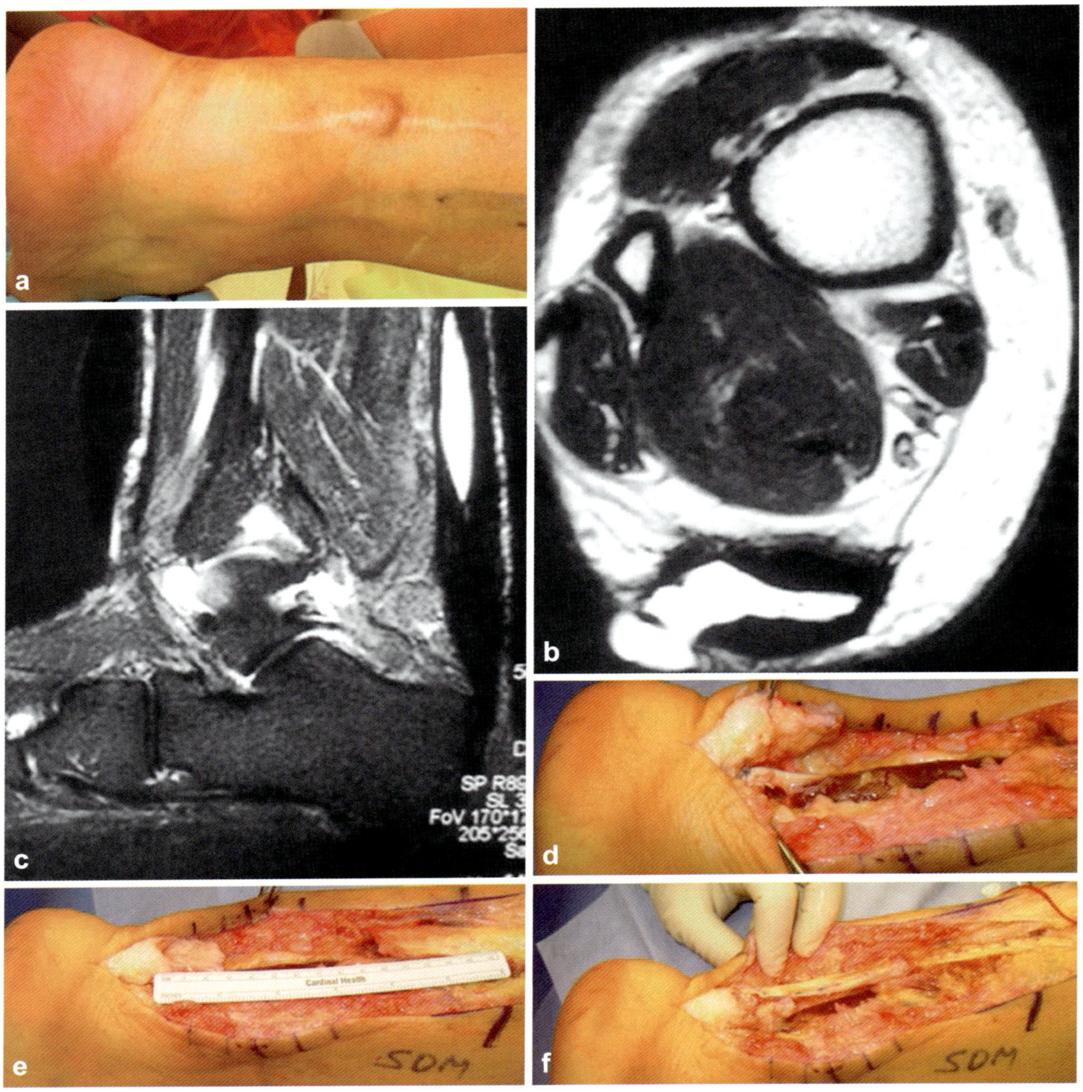

图 15.1　（a）查体可见球形囊肿。（b,c）轴位和矢状位 MRI 显示囊肿形成和肌腱缺损。（d）术中跟腱缺损。（e）术中测量约 10 mm 缺损。（f）术中游离翻转腓肠肌 - 比目鱼肌复合腱膜肌瓣转移至跟骨。（译者注：原文是用𧿹长屈肌腱转位重建。文中描述和图内内容不符）

➢ 手术方法

术中清除了前次手术的移植物材料。在对失活的跟腱进行清创后，局部存留 10 cm 缺损（图 15.1d，e）。由于术中革兰氏染色阴性，且无感染相关的全身反应，决定同期利用腓肠肌腱膜翻转进行重建。术中预防性地多点取细菌培养。

➢ 植入物

手术游离了 10 cm × 2 cm 的腓肠肌 - 比目鱼肌复合腱膜肌瓣至跟骨远端的跟腱残端。由于肌瓣很大，所以手术切口可能会有点吓人。踝关节应该被调整到略小于中立位的中度张力（图 15.1f）。术后患者恢复良好，无并发症。

➢ 经验与教训

术中广泛的解剖分离会很快使瘢痕形成。一旦皮肤愈合，就开始活动度的锻炼，通常是在手术后 7~10 天。负重可以在术后 6 周后开始。

病例 15.2　V-Y 延长

➢ 病史

患者因急性跟腱断裂在基层医院一期接受了修

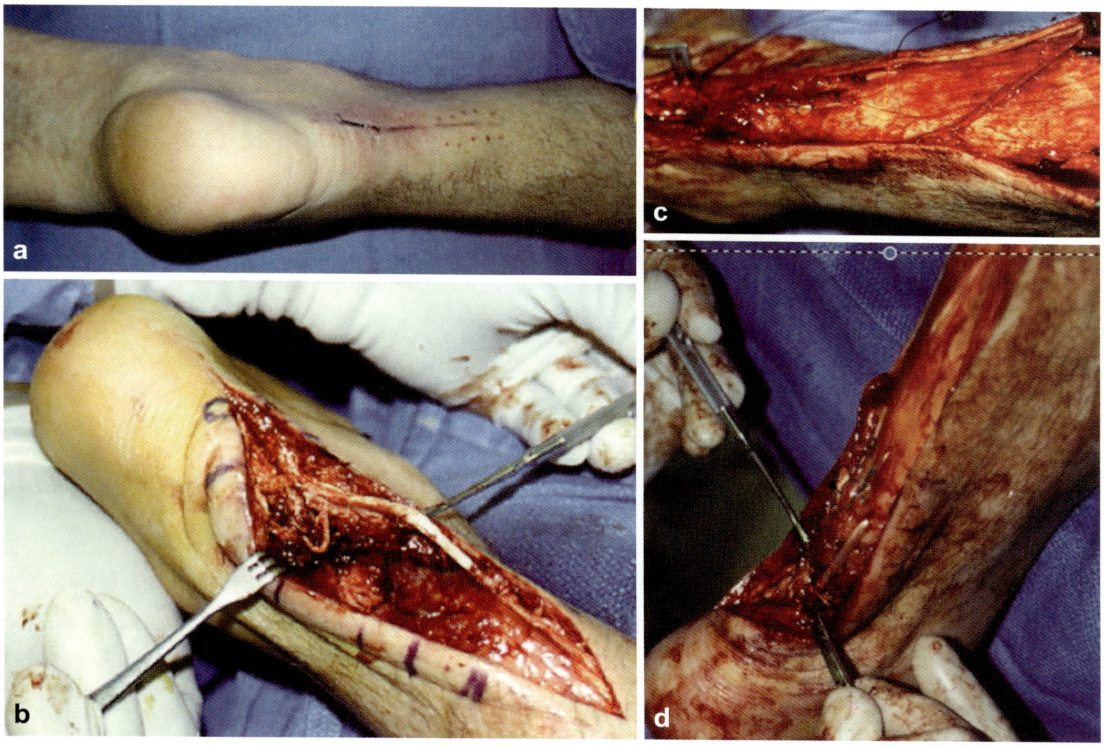

图 15.2 （a）术前感染且窦道形成。（b）术中肌腱缺损。（c）术中 V-Y 延长。（d）术中取跖肌腱编织缝合加强跟腱

复手术。修复采用的是单纯的环式缝合，而不是 Krakow 式的多环缝合。术后患者出现伤口感染，局部窦道形成（图 15.2a）。

➢ 失败原因

修复用的是单纯的环式缝合，而不是 Krakow 式的多环缝合。结构不是很坚固，修复位置已经撕裂（图 15.2b）。（译者注：患者主要问题是感染，和采用的缝合方式没有关系，即使不缝合，只要肌腱断端能够良好对合，愈合率还是很高的，只是不能早期承受应力。）

➢ 手术方案

采用分期重建还是一期重建，这个手术决策很有难度。清创的同期修复跟腱，可能会导致新修复的部位发生感染。另一方面，延迟修复会导致小腿三头肌回缩，跟腱局部形成大量瘢痕。跟腱的腱性组织瘢痕化后，在二次手术中无法使用。

➢ 手术方法

结合相对良性的细菌学结果（甲氧西林敏感的金黄色葡萄球菌）与患者良好的健康状况，双方共同决定在清创的同期进行跟腱重建手术[16]（图 15.2c,d）。

➢ 植入物

本例跟腱采用不可吸收缝合线修复（Ethiond, ethicon,LLC,Somerville,NJ）。患者恢复良好，8 周后恢复正常活动。在术后 1 年的时间里，患者感觉跟腱局部无力，但最终于术后 18 个月恢复了力量。

➢ 经验与教训

跟腱的一期翻修具有挑战性。尽管担心感染，这个病例还是进展顺利。最近，笔者提倡在手术局部使用抗生素（混有万古霉素和庆大霉素的医用硫酸钙球珠，Biocomposites Inc.,Wilmington,NC）。在这些病例中，恢复的时间可能会延长。

病例 15.3　同种异体半腱肌移植重建

➢ 病史

35 岁女性，先前曾多次进行跟腱重建术以治疗

跟腱止点病（图 15.3a），但最后都失败了（图 15.3b）。

➢ 失败原因

多次手术会产生越来越多的瘢痕组织。再加上术后过度谨慎的康复，不敢活动，跟腱经常会留下瘢痕，引起功能障碍。

➢ 手术计划

术前计划包括清除病损的跟腱组织，并评估近端肌肉 - 肌腱运动单元质量。如果跟腱清理后剩余组织强度和弹性较差，则考虑踇长屈肌腱转位。

➢ 手术方法

采用小腿后方原手术切口，扩大切口到 12 cm。由于以前做过踇长屈肌腱转位手术，发现跟腱存在 10 cm 长的大缺损（图 15.3b）。

➢ 植入物

两条同种异体半腱肌用爱惜邦缝线连续锁边 Krakow 缝合使其成为管状，移植肌腱穿过跟骨骨道并与近端组织进行 Krakow 缝合。移植物近端固定采用 Pulvertaft 缝合法（鱼口式端端缝合法）固定到腓肠肌 - 比目鱼肌复合体中（图 15.3c,d），踇长屈肌肌腹和近端肌腱残端采用异体肌腱以 Pulvertaft 缝合方法缝合到近端的腱腹连接处。足跖屈约 10° 时，给予跟腱适当的张力。

术后，踝关节固定在近中立位的休息体位。患者在术后 6 周开始物理治疗，3 个月时换上行走靴。目前术后 2 年，情况良好。

➢ 经验和教训

术后早期活动对预防跟腱重建后瘢痕组织的形成至关重要。术中先将肌腱远端固定到跟骨上，再采用 Pulvertaft 缝合法和近端腓肠肌 - 比目鱼肌缝合（如本文所述），或先将移植的肌腱和近端腓肠肌 - 比目鱼肌行 Pulvertaft 缝合，再固定在跟骨上，哪种方法更好尚无定论。笔者有限的经验发现，先 Pulvertaft 编织到近端肌肉和腱膜中会更容

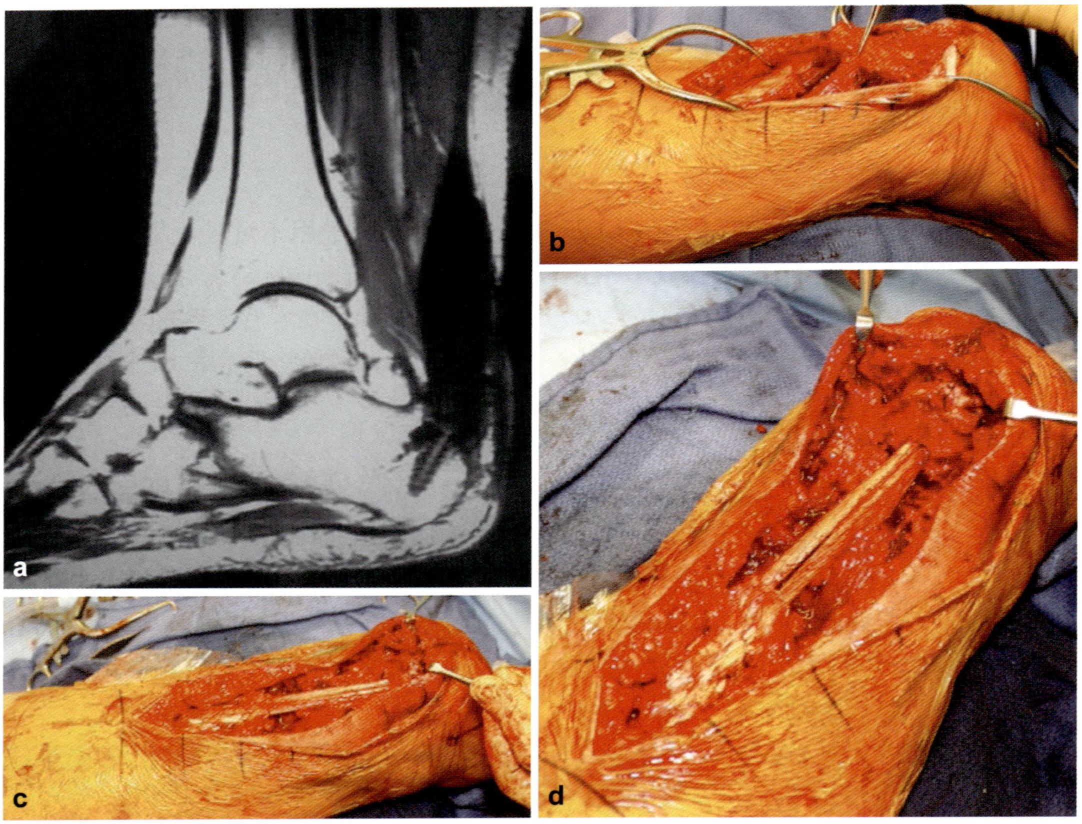

图 15.3 （a）肌腱缺损术前矢状位 MRI 切面。（b）术中肌腱缺损伴明显瘢痕。（c）术中完成肌腱移植。（d）头侧观术中完成肌腱移植

易一些，因为在张力下进行 Pulvertaft 缝合可能比较困难。

病例 15.4　腓肠肌腱膜翻转和𧿹长屈肌腱转位

➢ 病史

56 岁女性，之前曾因跟腱炎症进行过跟腱清理，并使用缝合锚钉行止点重建。但患者症状持续存在，影像学显示她的肌腱内有大量的异位骨化（图 15.4a）和退行性改变（图 15.4b）。

➢ 失败原因

先前的手术导致严重的瘢痕形成，跟腱没有足够的力量和功能。

➢ 手术计划

无功能的跟腱需要切除，近端肌肉 - 肌腱单元仍具有运动能力，所以选择了腓肠肌腱膜翻转手术。

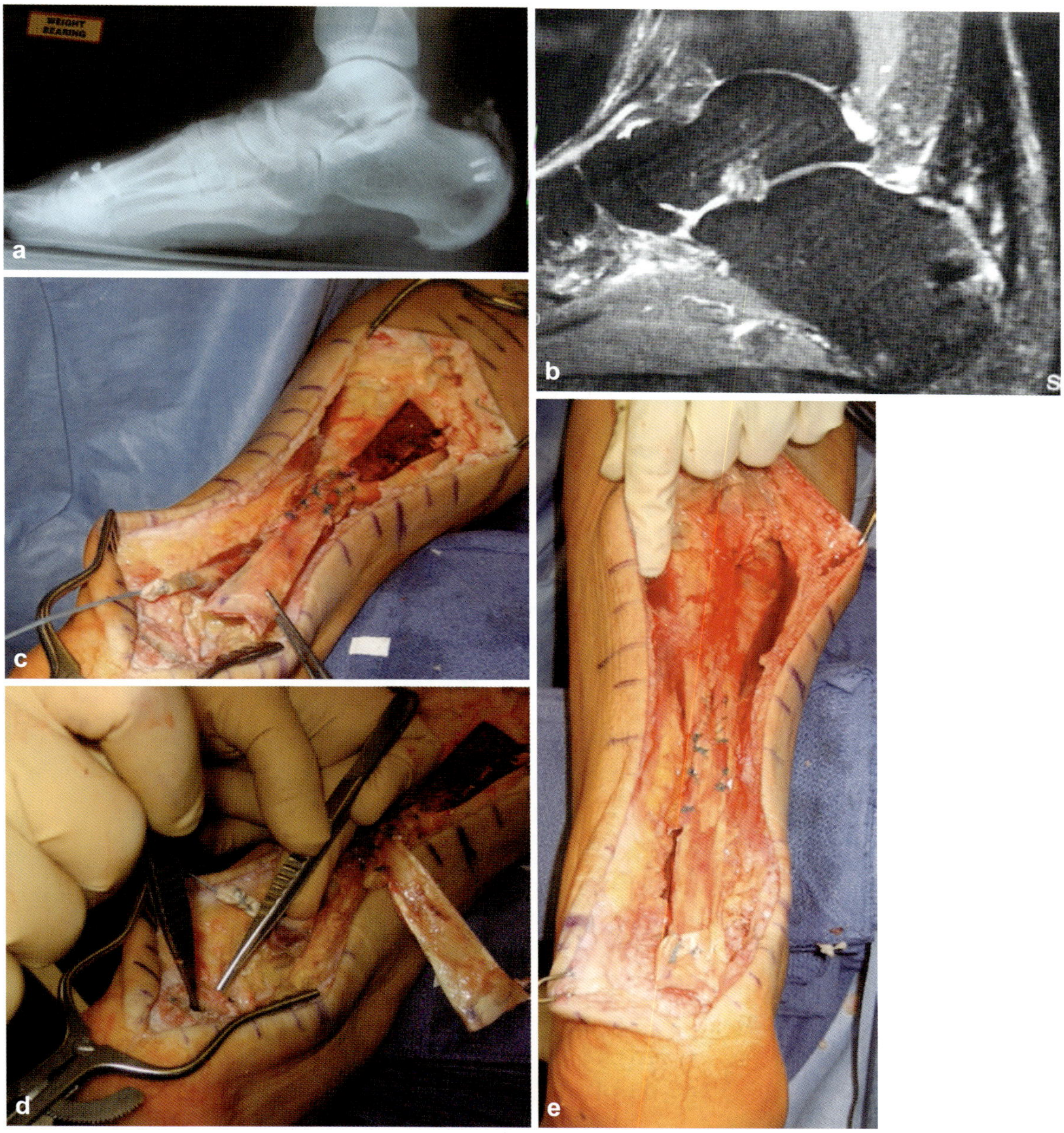

图 15.4　（a）术前踝关节侧位 X 线片。（b）跟腱缺损的矢状位 MRI。（c）术中翻转筋膜瓣。（d）术中筋膜翻转到跟骨隧道。（e）完成翻转

➤ 手术方法

基于原手术切口，取小腿后方 10 cm 长的切口探查跟腱，术中发现跟腱内有明显变性，跟腱实质内钙化。将跟腱从远端止点剥离，发现局部明显增厚，质量较差，术中共切除 6 cm 跟腱。

➤ 植入物

进行腓肠肌腱膜翻转手术，切开近端腱膜的中间 1/3，获得大约 8 cm 长的肌腱，用爱惜邦缝线缝合（图 15.4c）。在远端切取踇长屈肌腱进行转位。考虑到大量异位骨化和 Haglund 畸形，需要进行广泛的骨切除。将翻转的肌瓣和转位的踇长屈肌腱通过骨隧道连接至跟骨（图 15.4d,e），术中先拉伸至大约 15° 跖屈，适当地被动背伸至中立位。患者踝关节固定在 20° 跖屈位。患者术后无明显主诉。

➤ 经验和教训

腓肠肌筋膜翻转的切口很长，术中必须注意保护腓肠神经及其分支。早期活动仍然是防止术后瘢痕组织粘连的主要康复措施。

病例 15.5　同种异体半腱肌移植重建和踇长屈肌腱转位

➤ 病史

30 岁男性，在工作中抬举重物后发生了跟腱断裂，并接受了多次重建手术。他表现出明显的疼痛和功能障碍。

➤ 失败原因

MRI 显示肌腱有广泛的信号改变。之前的手术导致跟腱瘢痕形成和功能障碍。

➤ 手术计划

术中需切除瘢痕化的组织，以获得良好的软组织床。如果有明显的近端肌腱的回缩，踇长屈肌腱转位术还不足以完成重建。

➤ 手术方法

后正中切口，长约 10 cm。术中探查发现肌腱实质内明显变性。大约 6 cm 的肌腱必须切除，直到肌腱的自然外观看起来健康为止。

➤ 植入物

采用同种异体的半腱肌做移植物，用 Pulvertaft 法缝合近端（图 15.5a,b）。移植物远端 Krakow 法编织后，跟骨钻孔进行骨道内固定，并用爱惜邦缝线缝合加强（图 15.5c）。在跖屈 15° 时适当调整张力。进行踇长屈肌腱移植以增强功能。由于术中探查发现跟腱周围存在大量瘢痕，所以在肌腱重建部位周围放置胶原蛋白基质，以避免术后粘连，（图 15.5d,e）。患者术后 2 年恢复良好，症状有显著改善。

➤ 经验和教训

跟腱重建术后广泛瘢痕形成会影响恢复。整个瘢痕化的跟腱组织可能需要切除并用同种异体移植物替换。

病例 15.6　同种异体半腱肌移植重建

➤ 病史

34 岁女性，有胫后肌腱功能不全病史，过去曾接受过趾长屈肌腱转位术。患者前次接受了跟腱清理和踇长屈肌腱转位重建、腓肠神经切除术。术后约 9 个月后出现持续性跟腱炎的症状。她接受了术后物理治疗和康复，术后症状缓解了几个月。

➤ 失败原因

影像学显示肌腱有明显的退行性改变（图 15.6a）。

➤ 手术计划

她既往有过肌腱转位史，但我们认为既往的踇长屈肌肌腱转位并没有达到理想效果。改用同种异体半腱肌重建跟腱。

➤ 手术方法

术中发现广泛的瘢痕组织，在探查时，发现跟腱明显增厚和变性（图 15.6b）。随着进一步清理，发现锚钉并取出。

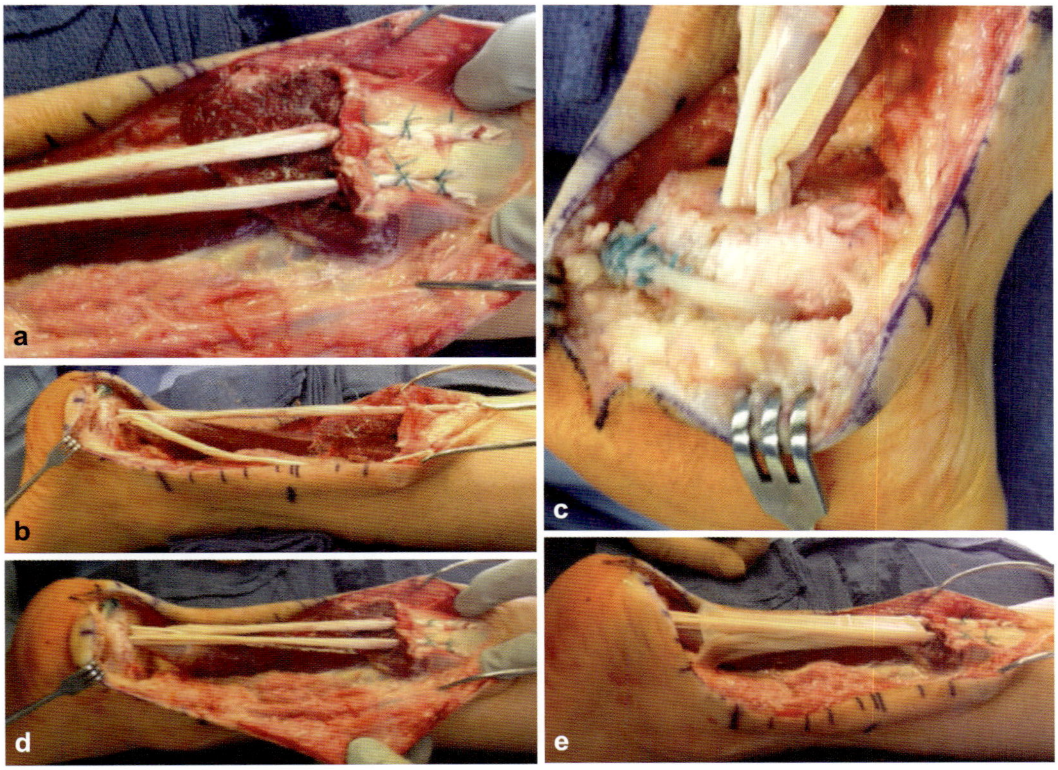

图 15.5 （a）近端 Pulvertaft 法缝合。（b）术中在跖屈的状态下拉紧第一根半腱肌。（c）跟骨骨道的远端固定。（d）术中移植完成。（e）术中应用胶原蛋白基质

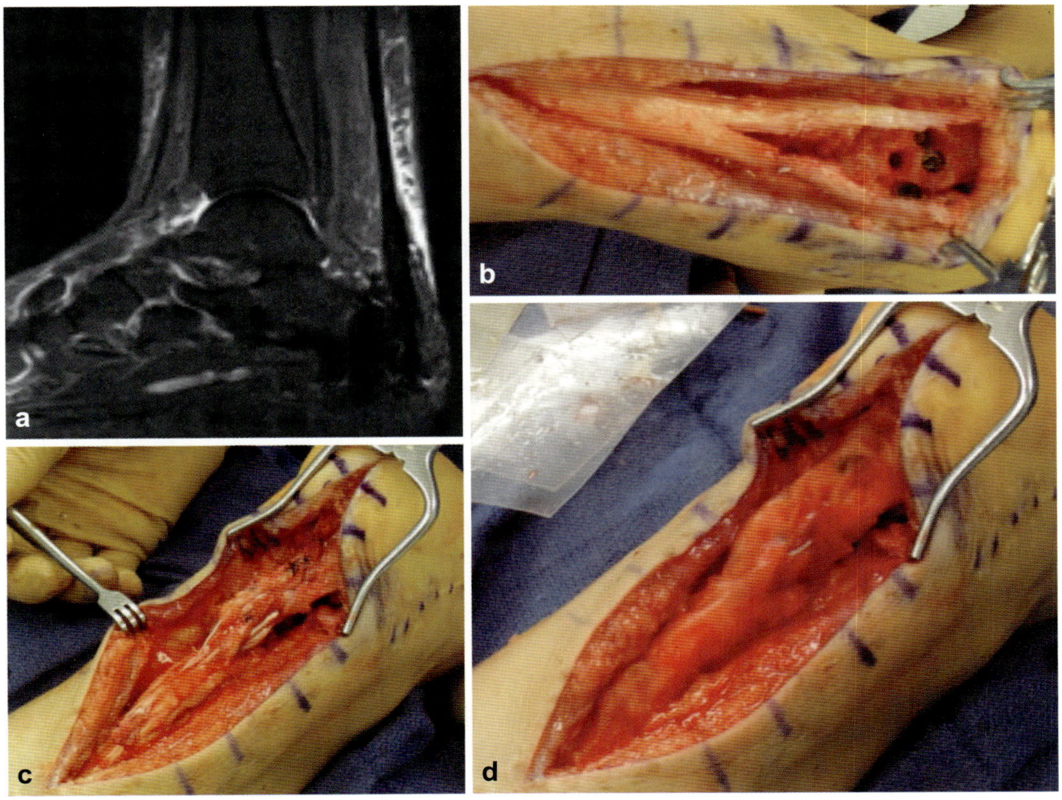

图 15.6 （a）术前肌腱缺损矢状位 MRI。（b）术中肌腱缺损。（c）术中肌腱移植完成。（d）术中应用胶原蛋白基质包裹

➢ **植入物**

将同种异体半腱肌植入跟骨并用界面螺钉固定。大约 20% 的远端肌腱在清创后仍然保留，然后通过 Pulvertaft 法将移植肌腱与近端肌腱缝合。并在跖屈 15° 时用适当的张力缝合（图 15.6c）。然后将胶原蛋白基质包裹在肌腱周围，以避免瘢痕形成（图 15.6 d）。她现在术后 5 年，跟腱部位的疼痛很轻微。

➢ **经验和教训**

对于复杂的患者，同种异体肌腱移植是踇长屈肌腱转位失败后翻修的一个很好的选择。胶原蛋白基质包裹有助于预防肌腱术后瘢痕形成。

总结

大段跟腱缺损导致步态明显受损给医生带来了一个难题。从科学的角度来看，这些损伤的治疗尚无循证医学的建议。目前评价跟腱重建技术的研究受到样本量、回顾性方法和缺乏客观长期随访的限制。腓肠肌腱膜翻转术和同种异体半腱肌移植重建术是治疗大段缺损的良好选择，可通过踇长屈肌腱转位进行强化。术中需要广泛切开，良好的术前准备是成功的关键。

（Roshan T. Melvani，Stuart D. Miller 著
白 露 译 张建中 审校）

参考文献

1. Bosworth DM. Repair of defects in the tendo Achillis. J Bone Joint Surg Am. 1956;38:111–4.
2. Giza E, Frizzell L, Farac R, Williams J, Kim S. Augmented tendon Achilles repair using a tissue reinforcement scaffold: a biomechanical study. Foot Ankle Int. 2011;32(5):S545–9.
3. Mann RA, Holmes GBJ, Seale KS, Collins DN. Chronic rupture of the Achilles tendon: a new technique of repair. J Bone Joint Surg Am. 1991;73(2):214–9.
4. Wapner KL, Pavlock GS, Hecht PJ, Naselli F, Walther R. Repair of chronic Achilles tendon rupture with flexor hallucis longus tendon transfer. Foot Ankle. 1993;14:443–9.
5. McCoy BW, Haddad SL. The strength of achilles tendon repair: a comparison of three suture techniques in human cadaver tendons. Foot Ankle Int. 2010;31(8):701–5.
6. Fideler BM, Vangsness CT Jr, Lu B, Orlando C, Moore T. Gamma irradiation: effects on biomechanical properties of human bone-patellar tendon-bone allografts. Am J Sports Med. 1995;23(5):643–6.
7. Nellas ZJ, Loder BG, Wertheimer SJ. Reconstruction of an Achilles tendon defect utilizing an Achilles tendon allograft. J Foot Ankle Surg. 1996;35(2):144–8.
8. Dumbre Patil SS, Dumbre Patil VS, Basa VR, Dombale AB. Semitendinosus tendon autograft for reconstruction of large defects in chronic Achilles tendon ruptures. Foot Ankle Int. 2014;35(7):699–705.
9. Guclu B, Basat HC, Yildirim T, Bozduman O, Us AK. Long-term results of chronic Achilles tendon ruptures repaired with V-Y tendon plasty and fascia turndown. Foot Ankle Int. 2016;37(7):737–42.
10. Hsu NN, Tan EW, Miller SD. Dual semitendinosus allograft reconstruction of large defects in chronic Achilles tendinopathy. Tech Foot Ankle Surg. 2016;15(4):202–9.
11. Maffulli N, Del BA, Spiezia F, et al. Less-invasive semitendinosus tendon graft augmentation for the reconstruction of chronic tears of the Achilles tendon. Am J Sports Med. 2013;41(4):865–71.
12. Maffulli N, Longo UG, Gougoulias N, Denaro V. Ipsilateral free semitendinosus tendon graft transfer for reconstruction of chronic tears of the Achilles tendon. BMC Musculoskelet Disord. 2008;9:100.
13. Ardern CL, Webster KE. Knee flexor strength recovery following hamstring tendon harvest for anterior cruciate ligament reconstruction: a systematic review. Orthop Rev (Pavia). 2009;1(2):e12.
14. Ozaki J, Fujiki J, Sugimoto K, Tamai S, Masuhara K. Reconstruction of neglected Achilles tendon rupture with Marlex mesh. Clin Orthop. 1989;(238):204–8.
15. Sebastian H, Datta B, Maffulli N, Neil M, Walsh WR. Mechanical properties of reconstructed Achilles tendon with transfer of peroneus brevis or flexor hallucis longus tendon. J Foot Ankle Surg. 2007;46(6):424–8.
16. Beskin JL, Sanders RA, Hunter SC, Hughston JC. Surgical repair of Achilles tendon ruptures. Am J Sports Med. 1987;15(1):1–8.

第四篇 关节炎及重建

第十六章

平足症重建术后翻修术

要点

- 为了弄清楚失败的平足症手术中，哪些方面是造成症状的原因，全面的病史和体格检查，回顾手术记录了解先前的手术，都是十分重要的。
- X 线片评估必须包括踝关节，以评估胫距关节的畸形或不稳定，这可以是由失败的手术造成的，也可能是造成手术失败的原因。
- 确定肢体的整体力线是重要的第一步，有助于确定手术计划的方向。
- 之前力线很好的重建手术，也有可能导致退变或骨不连，成为失败的原因。
- 残余畸形可能存在于踝关节、后足和（或）中足、前足，必须解决所有这些畸形。
- 为了取得良好的治疗结果，可能需要联合骨性手术（重建力线的截骨或关节融合手术）与软组织重建手术（肌腱转位、韧带重建等）。

引言

成人获得性平足畸形（adult acquired flatfoot deformity，AAFD）是一个复杂的临床疾病，具有多种临床表现和治疗选择。在过去 20~30 年里，治疗方式已经有了显著的发展[1-6]。本病最初被认为主要由胫后肌腱（posterior tibial tendon，PTT）功能不全导致，但现在认识到，这种畸形的发展继发于静态和动态结构共同失效[7-10]。除了胫后肌腱功能不全，还有不断增加的应力 / 牵张施加在三角韧带 - 弹簧韧带复合体上，作用于距下关节的应力 / 牵张导致后足外翻，跗横关节的外展畸形，和内侧柱多个关节的不稳定（表 16.1）。腓肠肌 - 比目鱼肌复合体和跟腱的挛缩在畸形中也起着重要作用，虽然对于挛缩产生的作用力是加重了畸形还是造成畸形的一个初始原因尚有争议。

AAFD 的手术矫正也经历了相似的发展过程。制订手术计划的第一步包括判断畸形是柔韧性的还是僵硬性的。对于柔韧性畸形，最初尝试单独使用肌腱转位来治疗胫后肌腱功能不全，但最后都失败了[8,9]。在后足和中足增加截骨术改善了功能结果和重建的持久性[2,3,5,6,12-15]。在柔韧性平足或者伴有关节炎的情况下，使用单关节的融合术结合其他术式，可以获得更理想的重建结果[16-18]。在僵硬性平足中，三关节融合术已经成功运用了数十年[19,20]。最近对该手术方式的改良包括，仅融合某些特定关节，最常见的是距下关节和距舟（TN）关节，只要没有明显的退变则保留跟骰关节于原位[21-23]。当平足进展（无论是柔韧性的还是僵硬性的）造成踝关节外翻不稳定时，将带来更大的临床挑战[24,25]。无论是初次就诊，还是初次手术后都可能会遇到这种情况。

表 16.1 成人获得性平足的病理改变

胫骨后肌腱功能不全和施加在三角韧带 - 弹簧韧带复合体的应力 / 牵张
距下关节和跗横关节囊受到应力 / 牵张导致进行性后足外翻和跗横关节外展
距骨头跖侧塌陷、距下关节外旋和距骨周围半脱位
腓肠肌 - 比目鱼肌复合体和（或）跟腱的缩短加强了后足外翻力量
内侧柱塌陷可能发生于舟楔关节和（或）跖楔关节
腓骨短肌腱相对过度的牵拉力量可能使其挛缩
代偿性前足旋后畸形，以达到跖行足

失败原因

平足重建的复杂性导致了每个术式本身都有可能出现并发症，这可能会最终导致重建失败。虽然可能在 X 线片上看到并发症，但是只有当患者有症状时才需要处理这些并发症。平足重建术后最常见的并发症很可能是矫正不足，如果没有认识到畸形的各种病理改变，或者某些病理改变没有得到完全矫正就可能出现这种情况[26]。一个常见遗漏畸形的部位是内侧柱，这个部位每个关节都可能出现不稳定和继发的松弛塌陷，特别是舟楔关节[14,16,27]。过度矫正是另一个潜在的并发症，尽管较不常见[28]。这经常导致类似于高弓足的症状，如外侧柱过度负重疼痛或第一跖列下面的应力增高。当截骨术或关节融合术作为平足重建的一个组成部分时，骨不连和畸形愈合是其他可能的失败原因。如果肢体整体力线保持良好，有症状的骨不连可能只需要在原位单独处理，例如外侧柱延长不愈合。另外，矫正不足或矫正过度都可以引起畸形愈合，可能需要通过翻修截骨术或关节融合术解决。确定一个合适的手术方案来挽救失败的平足重建可能是困难的，必须进行细致耐心的临床和影像学评估。

患者评估

评估失败的平足重建首先要了解初次手术做了什么。详尽的病史和体格检查对了解患者的病情至关重要。这包括获取患者术前 X 线片和手术记录（如果是在其他地方完成的手术）。体格检查必须包括从前面和后面站立位观察患者，并仔细检查先前切口的位置。任何感染或伤口愈合困难的病史都可能对翻修手术有意义。必须要明确患者疼痛的部位并确定这个疼痛是否继发于肢体的畸形或者骨性问题如骨不连。X 线片评估包括站立正位、侧位和斜位足部 X 线片，并与对侧比较。还需要评价站立位双侧踝关节正位和踝穴位 X 线片，以确定是否存在胫距关节不匹配或踝上畸形，这既可能是代偿性畸形也可能是引起失败的原因。后足轴位片可以提供后足以及跟骨接触点和胫骨纵轴力线关系的重要信息[29]。如果怀疑有更靠近端的畸形，如膝内翻或胫骨近端内翻，也可以拍摄下肢全长力线片。CT 可以帮助评估之前关节融合术后的不愈合。负重位 CT 扫描越来越流行，可以帮助进一步评估后足力线或某个区域的骨撞击，这些信息在非负重检查时有可能会遗漏[30]。

手术计划

如上所述，手术计划的第一步是确定失败的原因，以及具体是什么导致了患者的症状，从而制订一个个体化的手术计划。在评估过程中，手术医生应该评估是否需要行关节保留手术或关节融合手术。确定肢体整体力线十分关键，应该首先解决。当力线可以接受时，接下来需要评估的是未融合关节的关节炎改变，和融合关节或截骨位置的不愈合。当存在残余畸形时，重要的是确定畸形是位于前足、中足或者后足（包括踝关节），还是一种多部位联合畸形。

依据畸形的位置和之前的手术方式，在矫形截骨和关节重新对线融合之间做出决定。同时也不能够忽视软组织的作用。需要认识并予以治疗残留的跟腱和（或）腓肠肌挛缩。同样需要处理容易被忽略的三角韧带 - 弹簧韧带复合体功能不全。和其他翻修手术一样，切口设计需要参照之前手术的切口，包括长度和距离前次手术的时间，这些都可能会影响手术入路。评估先前放置的植入物的位置，具体使用了哪种手术器材（依据手术记录或病历的记载），是否需要取出，以及植入物是否完整或断裂，这些都是其他需要考虑的重要因素。最后，在翻修时经常存在需要植骨的情况。矫正畸形的同时可能需要结构性植骨（自体移植与异体移植）。另外，在骨不连或关节融合术的情况下，经常会使用植骨 +/– 生物骨愈合强化制品，目前市面上已有一些材料可供选择。重要的是，如果使用自体骨移植必须确定前次手术的取骨位置，并在必要时修改手术计划。图 16.1 显示了推荐的流程。

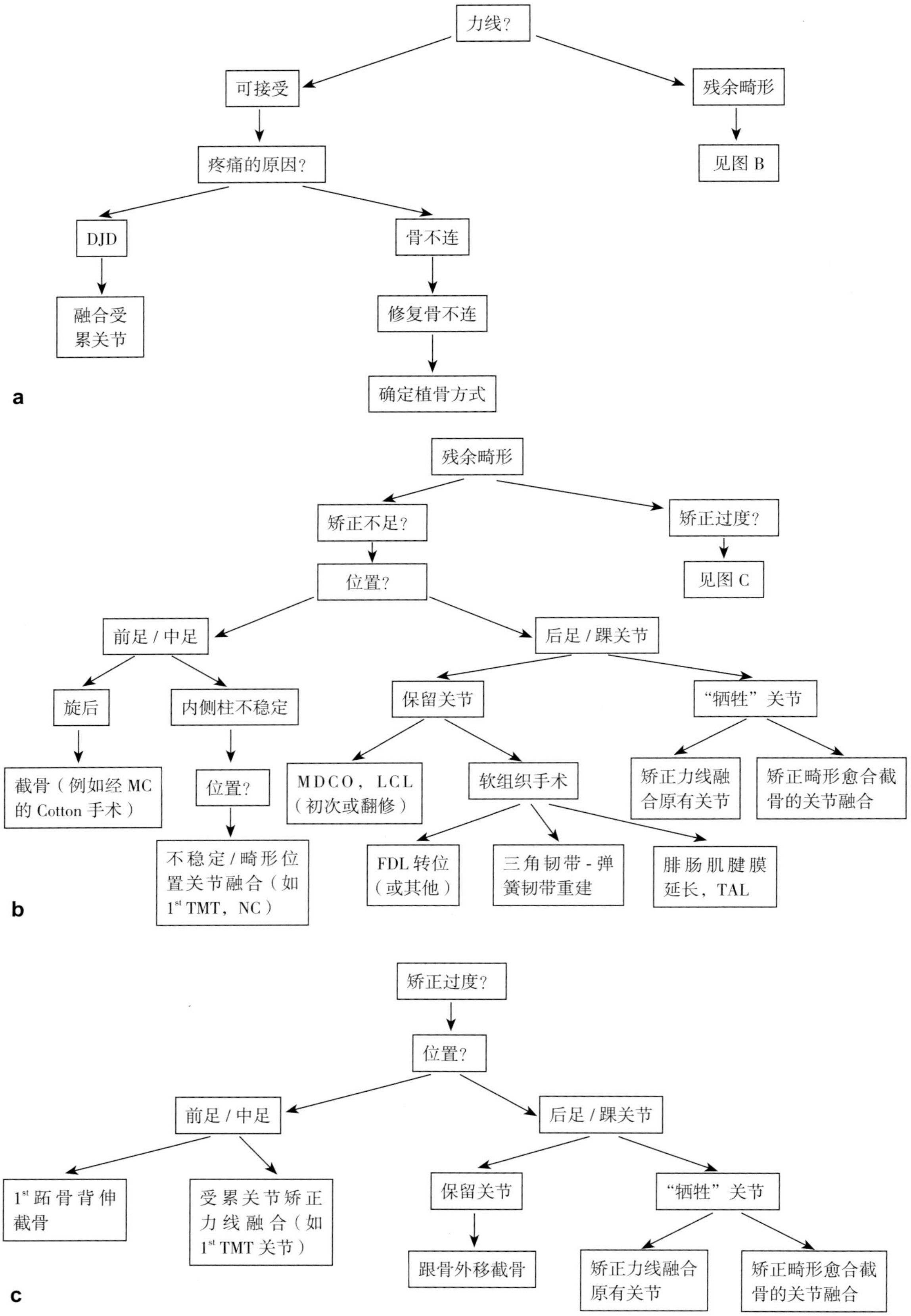

图 16.1 （a）翻修失败的平足重建的建议流程。DJD，退行性关节疾病；（b）残留畸形矫正不足。MC，内侧楔骨；TMT，跖跗关节；NC，舟楔关节；MDCO，跟骨内移截骨术；LCL，外侧柱延长；FDL，趾长屈肌腱；TAL，跟腱延长；（c）残留畸形矫正过度。TMT，跖跗关节

病例分析

病例 16.1

➢ 病史

- 68 岁女性，大约 19 年前中足受伤，以后平足畸形逐渐加重。
- 就诊前 2 年，患者在外院接受了手术治疗，包括胫后肌腱清理和前置（使用一枚带线锚钉固定在舟骨），以及第一跖楔关节融合。
- 就诊时主诉行走困难和后足外侧疼痛。
- 体格检查发现明显不对称的扁平外翻足畸形，跗骨窦和胫后肌腱走行区压痛，胫后肌腱肌力 0/5，跟腱紧张，矫正后足外翻后可见残留的前足旋后。
- 足部 X 线片显示严重的平足，距舟关节覆盖不良，足正位片距骨 - 第一跖骨角比对侧增大，小的副舟骨，锚钉在舟骨内，以及一个融合良好的第一跖跗关节（图 16.2a,b）。

➢ 潜在的失败原因

- 不适当的内侧软组织稳定手术。单纯使用可能有病变的胫后肌腱前置。
- 未能处理后足外翻畸形。
- 内侧柱畸形矫正不完全，足部残留旋后畸形。

➢ 手术计划及方法

- 由于胫后肌腱病变，将趾长屈肌腱转位到舟骨重建内翻动力。
- 跟骨内移截骨术矫正后足外翻：
  - 将跟骨后结节骨块向内、下方移位以增加跟骨倾斜角（图 16.2c,d）。
  - 外侧柱延长以矫正跗横关节外展：
    - 三皮质同种异体楔形植骨。
- 内侧楔骨撑开截骨术（Cotton 手术）处理前足残留的旋后：
  - 三皮质同种异体楔形植骨。
- 经皮三点半切跟腱延长治疗跟腱挛缩。
- 术后 1.5 年最终 X 线片检查（图 16.2e,f）。

➢ 植入物

- 6.5 mm 部分螺纹空心螺钉用于固定跟骨内移截骨。
- 3.5 mm 皮质螺钉固定外侧柱延长。
- 2.4 mm 皮质螺钉固定 Cotton 截骨术。

病例 16.2

➢ 病史

- 48 岁男性，有左侧平足进行性加重的病史，最初用距下关节融合术、趾长屈肌腱转位至舟骨，和腓肠肌腱膜切断延长术治疗。
- 主诉疼痛、肿胀和初次手术 5 个月后畸形复发。
- 站立位足 X 线片显示距舟关节明显不稳定，伴矢状面塌陷和足外展（图 16.3b）。
- 站立位踝关节 X 线片显示踝关节外翻不稳定伴三角韧带功能不全，这些在术前没有出现（图 16.3c）。
- CT 扫描显示距下关节融合不愈合（图 16.3d）。

➢ 潜在的失败原因

- 被忽视的三角韧带 - 弹簧韧带不稳定。
- 内侧柱韧带不稳定可能更适合用第一跖楔关节或舟楔关节融合术治疗，而不是用内侧楔骨撑开截骨术（Cotton 手术）。

➢ 手术计划及方法

- 翻修距下关节融合术，用髂骨骨移植和生物骨愈合强化制品处理距下关节不愈合：
  - 使用相同的跗骨窦切口：
    - 髂前上棘外侧髂骨翼取骨。
    - 间充质干细胞骨基质（生物活性同种异体移植物）。
- 距舟关节融合矫正外展畸形和内侧柱不稳定：
  - 紧贴胫前肌腱外侧的背侧入路。
- 这个入路实际上是改良的三关节融合术切口的延伸，虽然跟骰关节不包括在融合术内（图 16.3e~g）：
  - 螺钉从舟骨置入跟骨前突中使结构更坚强（图 16.3f）。

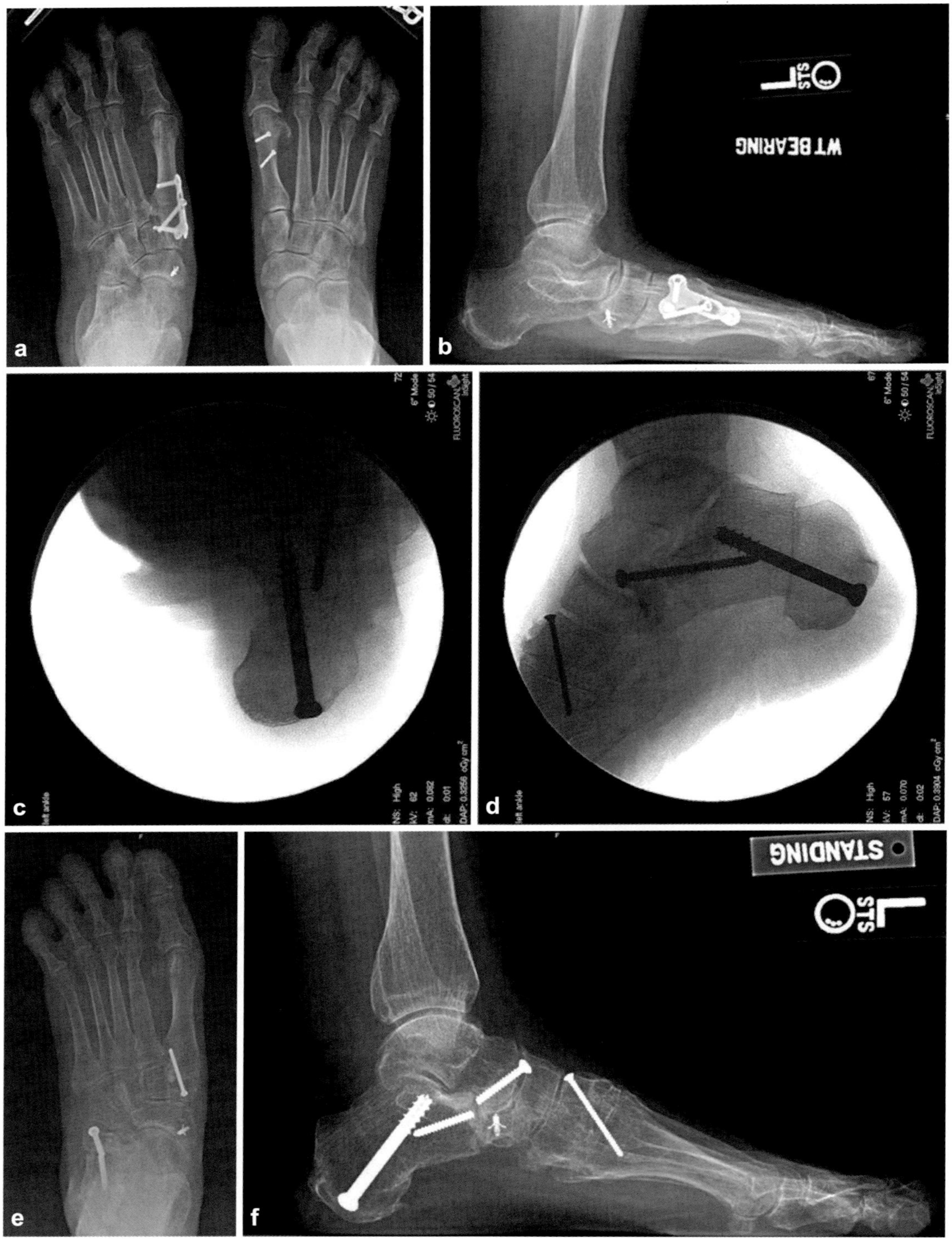

图 16.2　术前足正、侧位 X 线片（a,b）。术中跟骨轴位和侧位透视（c,d）。术后 1.5 年足正、侧位 X 线片（e,f）。请注意改善了距舟关节覆盖，以及稳定没有症状的假关节和通过外侧柱延长的断裂螺钉

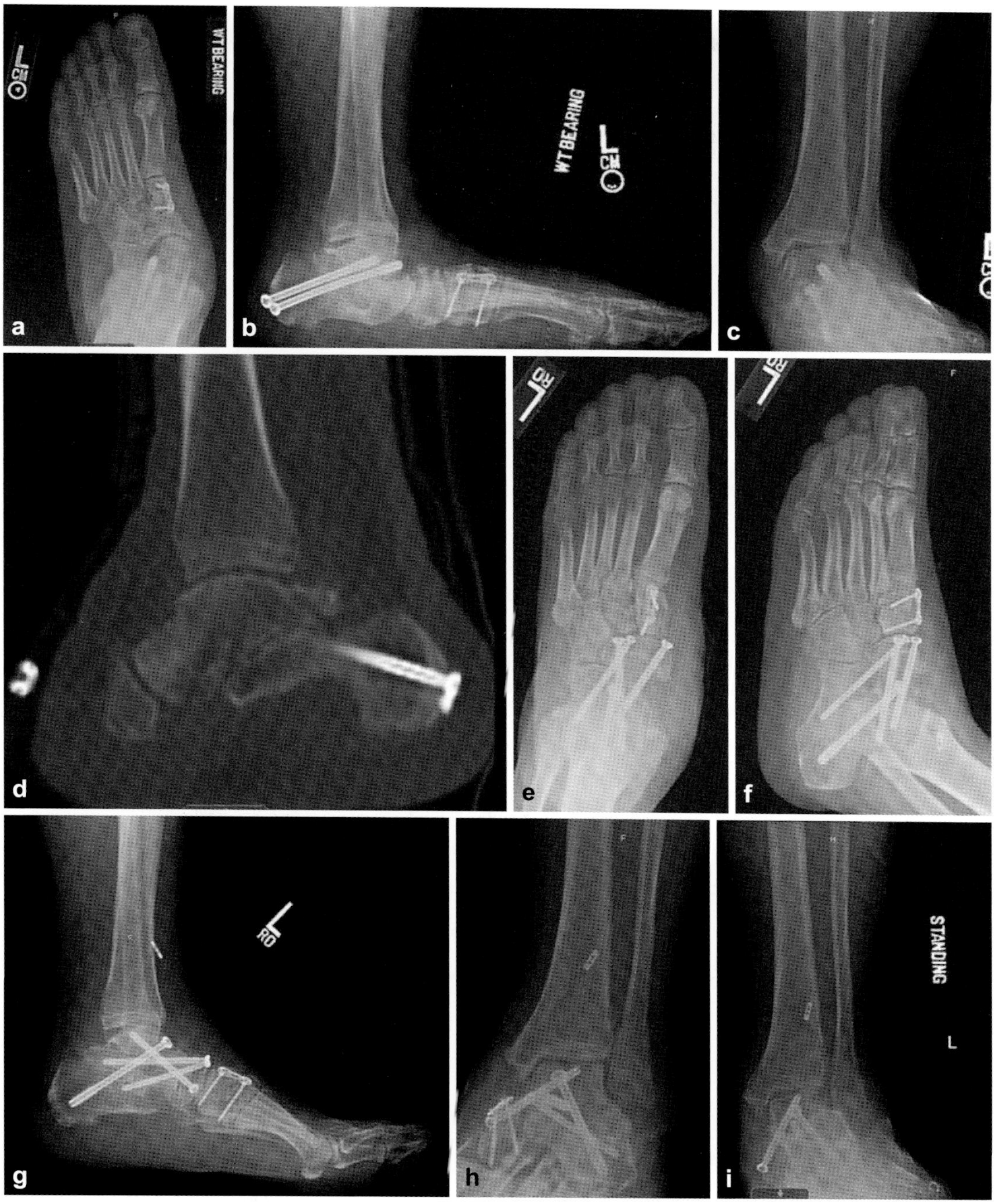

图 16.3　术前足正、侧位 X 线片和踝穴位片（a~c）。术前矢状位 CT 扫描显示距下关节骨不连（d）。术后 2 周非负重足正、斜位和侧位 X 线片和踝穴位片（e~h）。术后 5 个月站立位踝关节及足正、侧位 X 线片显示足的力线得到改善，但残留明显的距骨外翻倾斜（i~k）。转换为踝关节融合术后 3 个月的踝穴位和侧位踝关节 X 线片（l,m）

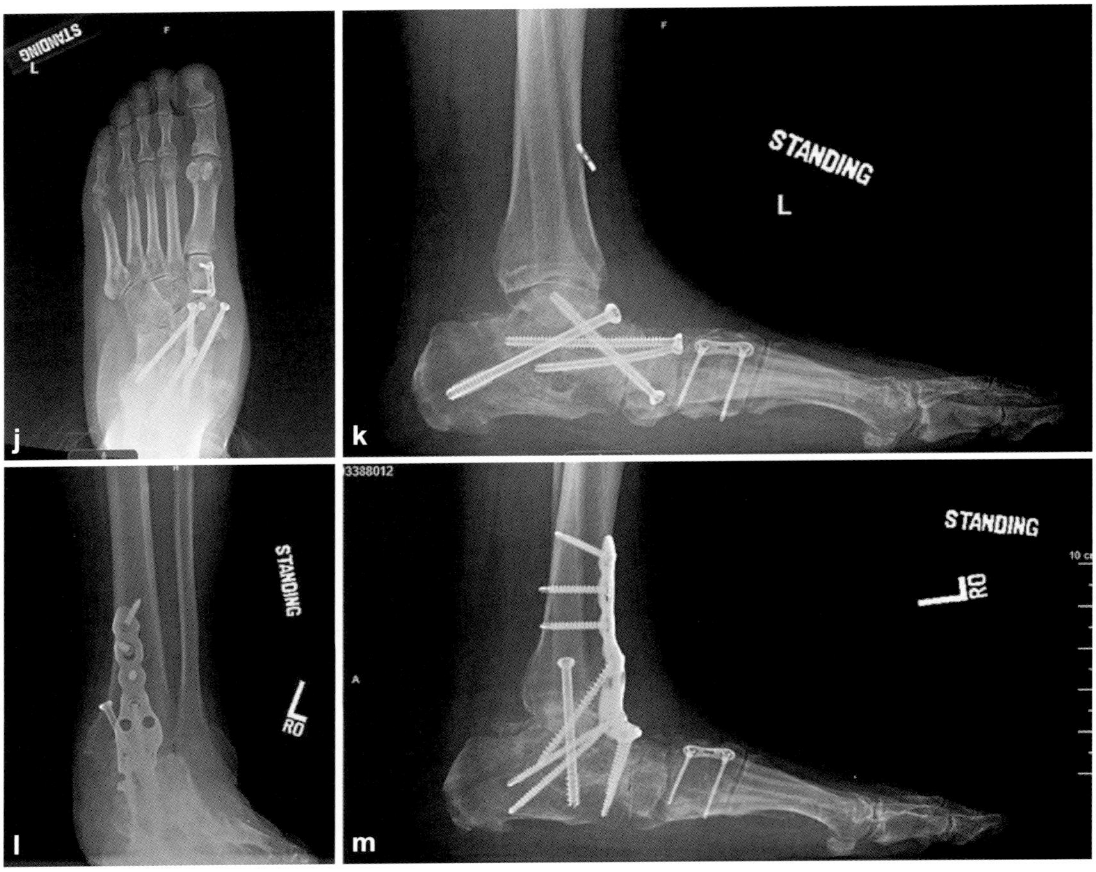

图 16.3 （续）

- 用同种异体肌腱重建三角韧带来解决踝关节外翻不稳定和三角韧带功能不全（图 16.3h）:
  - 通过屈趾长肌腱转位的原切口做扩大的内侧切口。
  - 将同种异体半腱肌移植入内踝、距骨和跟骨载距突。

➢ 植入物

- 距下关节融合术和距舟关节融合术：
  - 7.0 mm 和 5.5 mm 部分和全螺纹空心钛螺钉。
  - 穿过距舟关节的全螺纹螺钉是用拉力螺钉技术置入的。
  - 从舟骨到跟骨前突的螺钉是一个位置螺钉，没有用拉力螺钉技术。
- 异体肌腱的三角韧带重建：
  - 用线扣装置将折叠起来的半腱肌固定到内踝的骨道内，金属扣在胫骨前外侧。
  - 同种异体肌腱在距骨和载距突内的两束分别用界面螺钉固定。也可以考虑将线扣装置放在每个骨骼的远侧。

病例 16.3

➢ 病史

- 与病例 16.2 相同的患者。
- 术后 5 个月，患者临床症状改善，但残留中度的后足外翻。
- 站立位踝关节 X 线片显示进展的踝关节外翻不稳定和三角韧带重建失败（图 16.3i）。
- 足 X 线片显示对线和融合良好的改良三关节融合术（图 16.3j,k）。

➢ 潜在的失败原因

- 异体肌腱失效，可能存在拉伸和蠕变。
- 内固定失败：
  - 移植肌腱与骨的固定不佳。
  - 初次手术术后的制动和非负重导致骨质量差。

➢ 手术计划及方法

- 包括踝关节融合术与分期全踝关节置换术：
  - 踝关节融合术可能会导致距骨周围关节的融合和可以预见的显著的功能受限，但也有可能将来在一个合适的年龄转换为全踝关节置换术。
  - 全踝关节置换术可能需要分期翻修三角韧带重建，然后是全踝关节置换术，并且由于患者相对年轻将来可能需要多次翻修手术。
- 患者愿意选择进行踝关节融合术（图 16.3l,m）：
  - 踝关节前入路。

➢ 植入物

- 踝关节前方融合接骨板。
- 6.7 mm 部分螺纹松质骨螺钉从踝关节内侧固定以减少外翻不稳定。
- 使用含有重组人血小板衍生生长因子的磷酸β-三钙（β-tricalcium phosphate）颗粒作为生物骨愈合强化材料。

病例 16.4

➢ 病史

- 54 岁男性，有右侧平足重建手术史，包括屈趾长肌腱转位，跟骨内移截骨，外侧柱延长伴三皮质同种异体骨移植，腓肠肌腱膜切开延长。外侧柱延长术后发生不愈合。
- 就诊前，已经通过插入小梁结构楔形金属块来矫正外侧柱延长不愈合。
- 患者表现为持续的外侧柱疼痛和肿胀。
- 足部 X 线片显示，足弓对线良好，楔形金属块以远的跟骨前突可能塌陷。可以看到之前不愈合导致的内固定物断裂（图 16.4a~c）。
- CT 扫描显示楔形金属块以远薄且骨折的前突，跟骰关节有退行性改变（图 16.4d,e）：
  - 有一些迹象表明骨已与楔形金属块相结合。
- 向跟骰关节注射类固醇能够缓解症状。

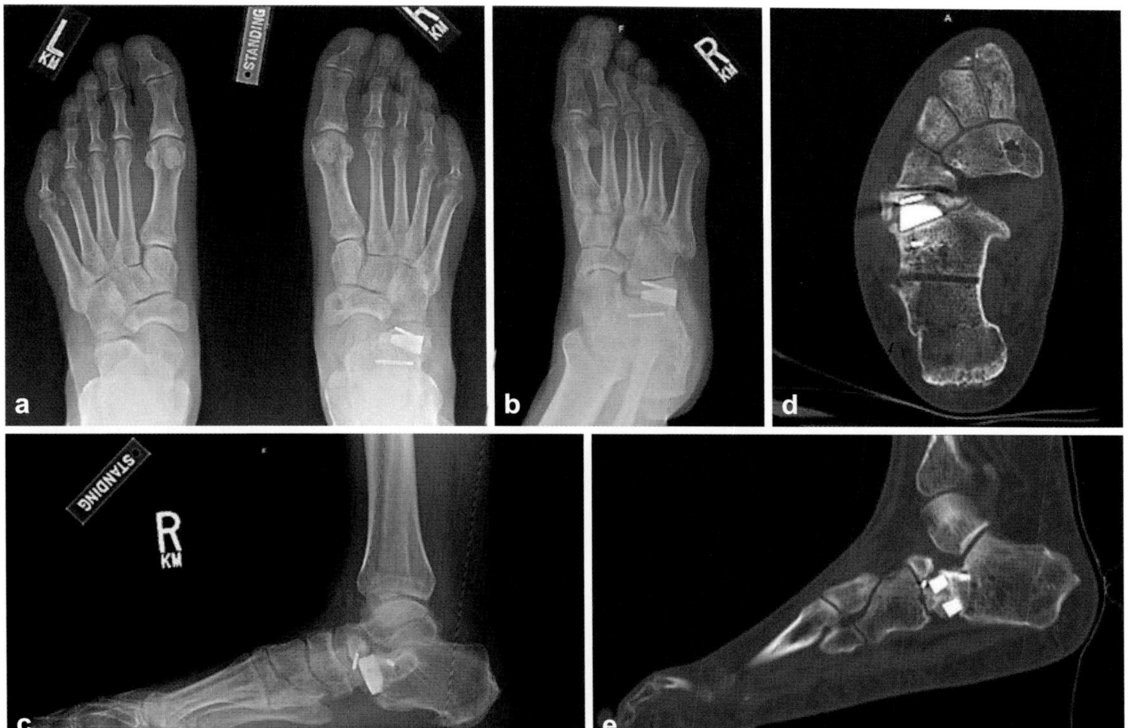

图 16.4　术前足正、斜位和侧位 X 线片（a~c）。术前轴位和矢状位 CT 扫描重建（d,e）。注意跟骨前突远端的薄壳，骨折进入跟骰关节，楔形金属块和跟骨有部分结合。临床照片显示切除的跟骨前突、骰骨的关节面和外侧柱中形成的空隙（f,g）。植入前、后的从股骨内侧髁取下的带血管蒂移植骨块（h,i）。术后 1 年足正位、斜位和侧位 X 线片和矢状位 CT 扫描重建（j~m）

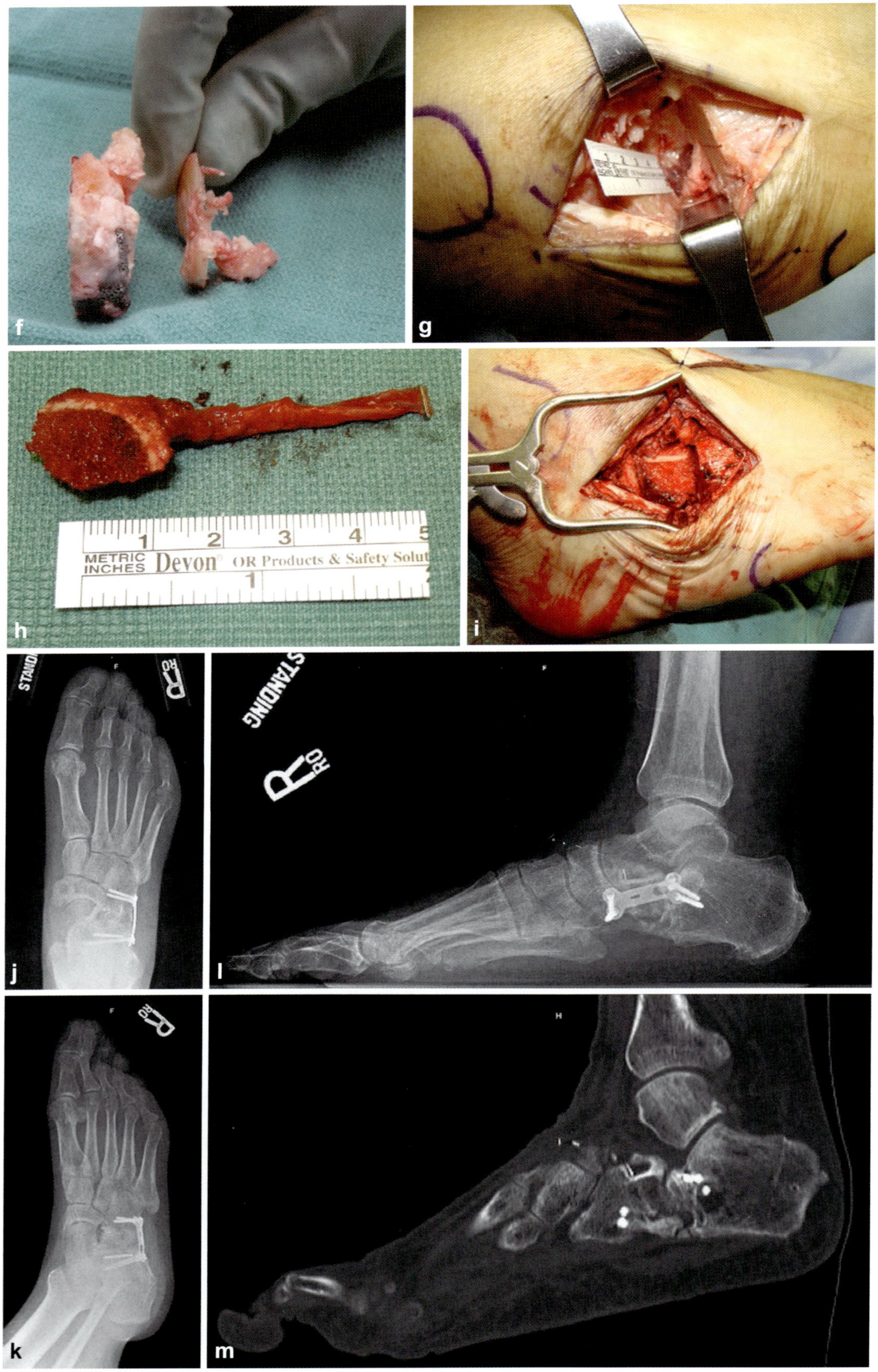
f
g
METRIC
INCHES
Devon
OR Products & Safety Solut
h
i
STANDING
j
l
k
m

图 16.4 （续）

➢ 潜在的失败原因

- 跟骨处理和用植入物翻修后留下的跟骨前突骨量不足：
  - 根据楔形金属块的位置，以及远端放置的断钉，推测最初经过跟骨前突的截骨太靠近远端。
- 小梁结构楔形金属块相关的界面结合不佳的生物学表现：
  - 尚不清楚在最初的翻修过程中使用了什么骨移植物和（或）生物制剂，尽管有一些骨结合的证据。

➢ 手术计划及方法

- 从外侧入路进行跟骰关节结构性植骨融合：
  - 基于薄壳状的前突骨折已进入跟骰关节和楔形金属块的存在，需要将整个前突包括楔形金属块去除（图 16.4f,g）。
- 结构性自体骨移植，将带血管蒂的股骨内髁（MFC）植骨块与足背动脉吻合（由手外科同事完成）（图 16.4h,i）：
  - 根据切除后空隙的大小和深度，把带血管蒂的移植物（MFC）放在关节内侧，把一块三皮质异体髂骨块植在外侧做结构支持。
- 术后 1 年的最终 X 线片和 CT 扫描（图 16.4j~m）。

➢ 植入物

- 沿外侧柱放置的锁定钛制 H 形接骨板。

病例 16.5 （由 Carroll P. Jones 医生提供）

➢ 病史

- 与病例 16.4 不是同一个患者，但病史相似。
- 最近一次翻修包括取出小梁结构楔形金属块和放置同种异体三皮质髂骨块，但最后发展为骨不连（图 16.5a,b）。

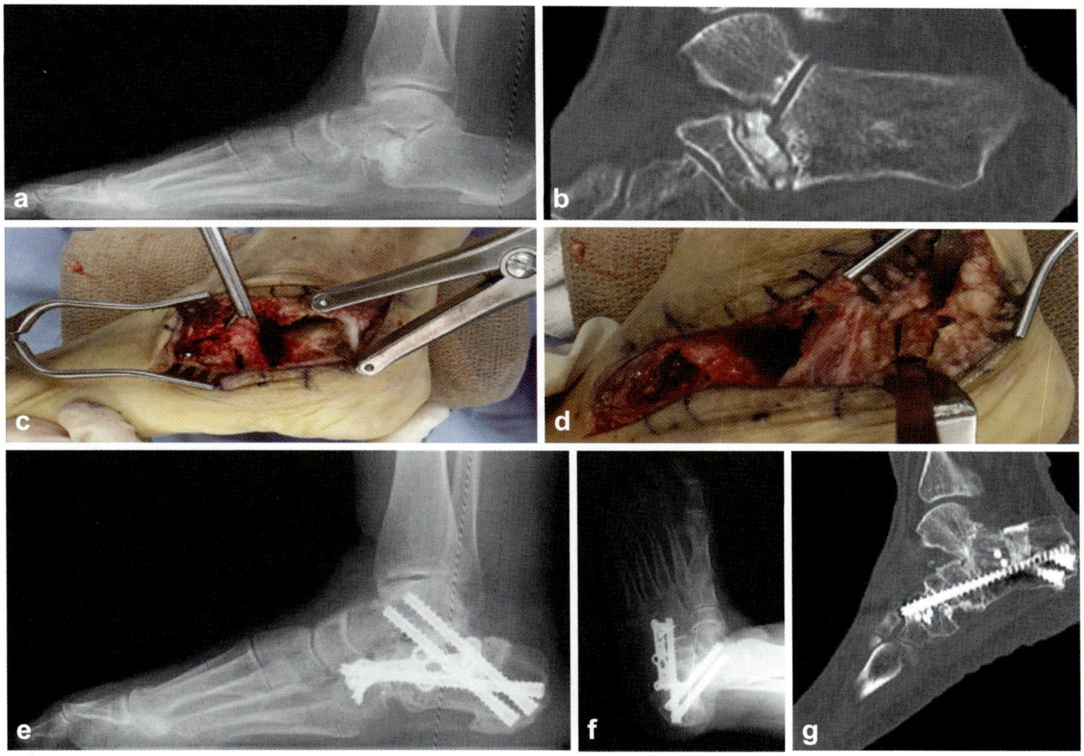

图 16.5　术前足侧位 X 线片和矢状位 CT 扫描重建（a,b）。临床照片显示完整的跟骨前突（由垂体钳夹持），可见移植物取出后的缺损（c）。临床照片显示从跟骨后结节取下的自体结构性植骨（在 Hohmann 撑开器之间，d）。术后 6 个月的足侧位和斜位 X 线片和矢状位 CT 扫描重建（e~g 由 Carroll P. Jones 医生提供）

- 患者主诉单纯的外侧柱疼痛，临床和 X 线上表现力线良好。

> 手术计划及方法

- 远端前突完整，因此保持原位，以避免大的骨缺损（图 16.5c）。
- 前突结构性自体骨移植填充空腔，联合跟骰关节和距下关节融合术：
  - 这个病例中，结构性自体骨取自跟骨后结节的上面，取骨处回填三皮质同种异体骨（图 16.5d）。
  - 另一种选择是切取三皮质自体髂骨移植。
  - 使用含有重组人血小板衍生生长因子的磷酸 b- 三钙颗粒作为生物活性植入物。
- 术后 1 年的最终 X 线片和 CT 扫描（图 16.5e~g）。

> 植入物

- 外侧柱锁定接骨板固定。
- 部分螺纹的钛质变距空心螺钉穿过距下关节和外侧柱。

病例 16.6

> 病史

- 45 岁男性，有跟距跗骨联合和与之明显相关的平足病史，就诊前 2 年接受了三关节融合术治疗。
- 就诊时主诉持续存在的畸形和主要的后足外侧疼痛。
- 查体发现严重的僵硬性平足外翻畸形，切口愈合良好，触诊跗骨窦和腓骨下区压痛，以及 Silfverskiold 试验检查证实腓肠肌紧张（图 16.6a,b）。
- X 线片显示融合良好的三关节融合，用骑缝钉固定距舟关节和跟骰关节，用螺钉固定距下关节。X 线片显示残留显著的平足外翻，侧

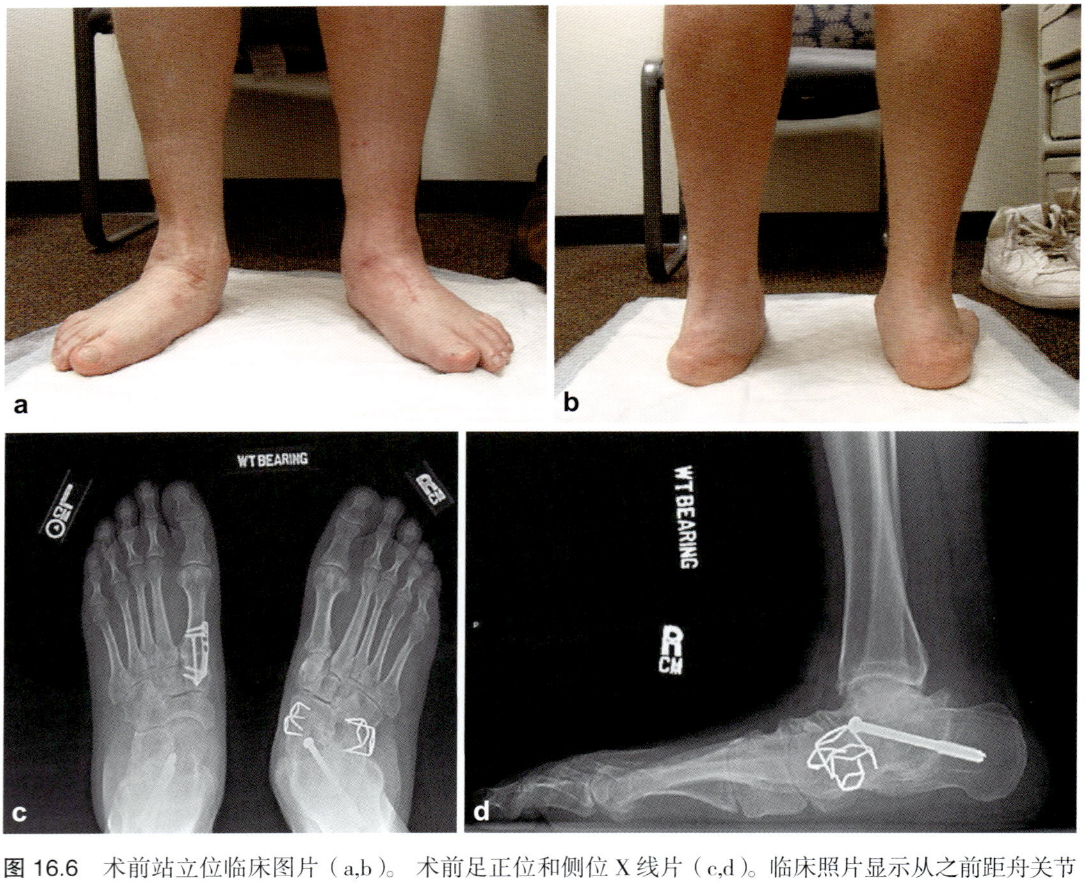

图 16.6 术前站立位临床图片（a,b）。术前足正位和侧位 X 线片（c,d）。临床照片显示从之前距舟关节融合位置取出的基底在内侧和跖侧的楔形骨块（e,f）。术后 6 个月的足正位和侧位 X 线片（g,h）。术后 3 个月的临床照片（i,j）

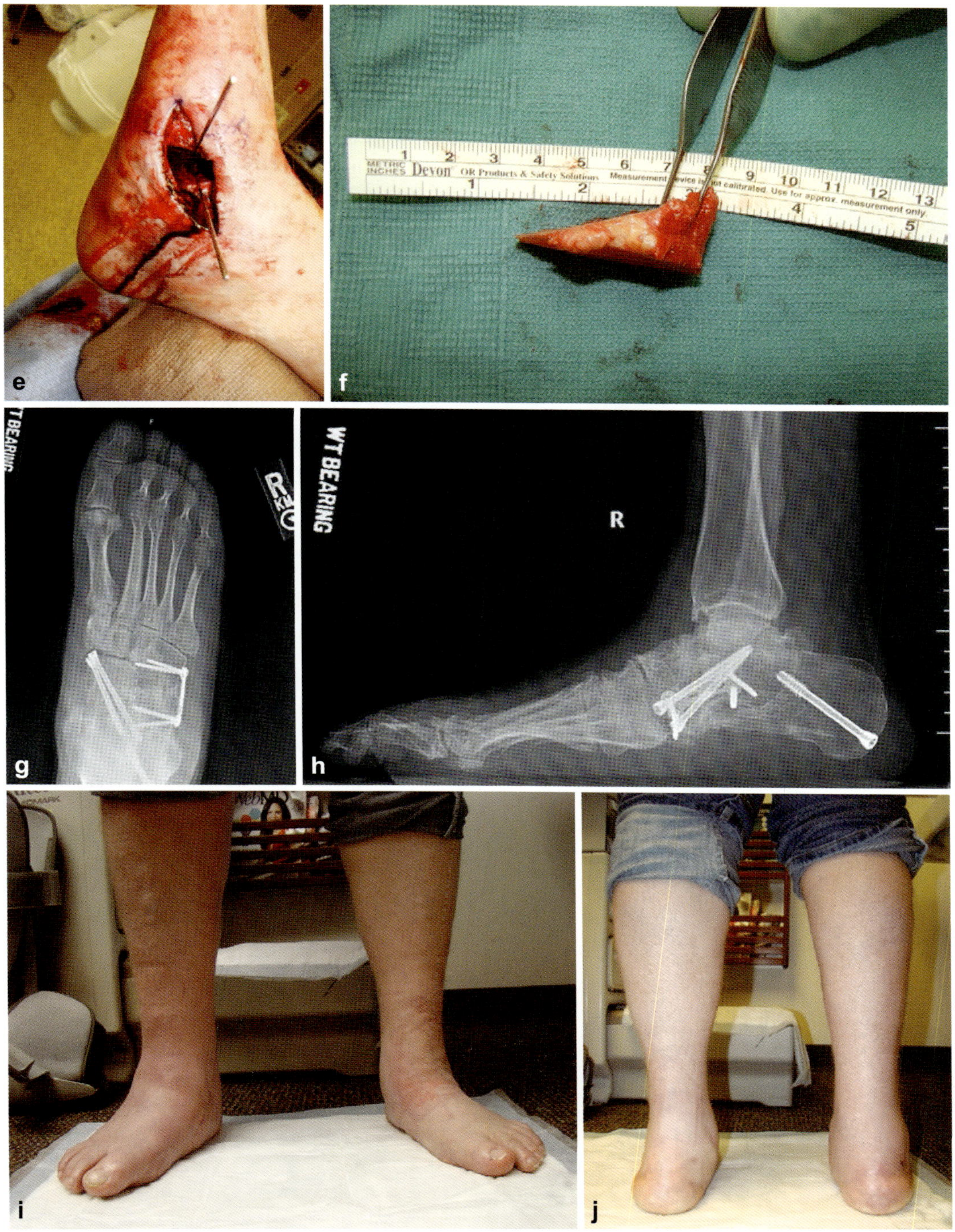

图 16.6 （续）

位距骨第一跖骨角的顶点在跖侧，正位距骨第一跖骨对线增大提示明显残留的前足外展（图 16.6c,d）。

➢ 潜在的失败原因

- 在进行三关节融合术时，畸形矫正不充分，导致一个矫正不足的后足融合：
  - 可能进行了原位融合，而不是通过距下关节处理后足外翻和距跟复位，以及通过跗横关节处理前足的外展和旋后。

➢ 手术计划及方法

- 在之前距舟关节融合处行双平面闭合楔形中足跗骨截骨术（图 16.6 e,f）。

- 在之前跟骰关节融合处行双平面撑开楔形中足跗骨截骨术，利用从内侧截骨取下的自体骨植骨：
  - 另一种选择是做以内侧为基底的双平面闭合楔形截骨术，跨越整个融合的横向跗骨[31]。
- 跟骨内移截骨以矫正残留的后足外翻。
- 腓骨短肌腱和腓骨长肌腱 Z 形延长，以消除致畸力量和外侧软组织挛缩。
- 腓肠肌腱膜切开延长解决马蹄挛缩。
- 也可以进一步考虑通过舟楔关节或者跖楔关节行内侧柱关节融合术。
- 术后 6 个月的 X 线片检查和术后 3 个月的临床照片（图 16.6 g~j）。

➢ 植入物

- 5.5 mm 部分螺纹的空心钛质螺钉穿过闭合楔形截骨的距舟关节。
- 用于固定跟骰关节撑开楔形截骨的钛制 H 形接骨板。
- 7.0 mm 部分螺纹空心钛质螺钉固定跟骨内移截骨。

病例 16.7

- 23 岁男性，有多年前受伤导致多次手术的病史，包括跟骨内移截骨术，外侧柱延长术，胫后肌腱功能不全行屈趾长肌腱转位术。他还接受了多次腓骨肌腱手术最终导致屈踇长肌腱转位。
- 主诉为外侧踝关节不稳定、对不稳定的恐惧、轻度踝关节疼痛和轻度足外侧柱疼痛。
- 查体显示不对称的后足和中足高弓内翻，踝关节外侧韧带 1 度松弛。Coleman 木块试验能够使后足内翻改善到中立位置（图 16.7a,b）。
- X 线片显示了足部高弓畸形、不对称的距舟覆盖和中度后足内翻（图 16.7c~e）。

➢ 潜在的失败原因

- 通过多个截骨术过度矫正轻度平足：
  - 可能是跟骨内移截骨内侧移位过度。
  - 可能通过外侧柱延长使外侧柱过度延长。
  - 以上两种术式共同作用导致矫正过度。
- 外翻和外旋无力继发于腓骨肌腱功能不全，导致踝关节不稳定，并且后足内翻加重了这些改变。

➢ 手术计划及方法

- 通过外侧切口翻修跟骨截骨：
  - 外侧闭合楔形截骨术（Dwyer 截骨术）来

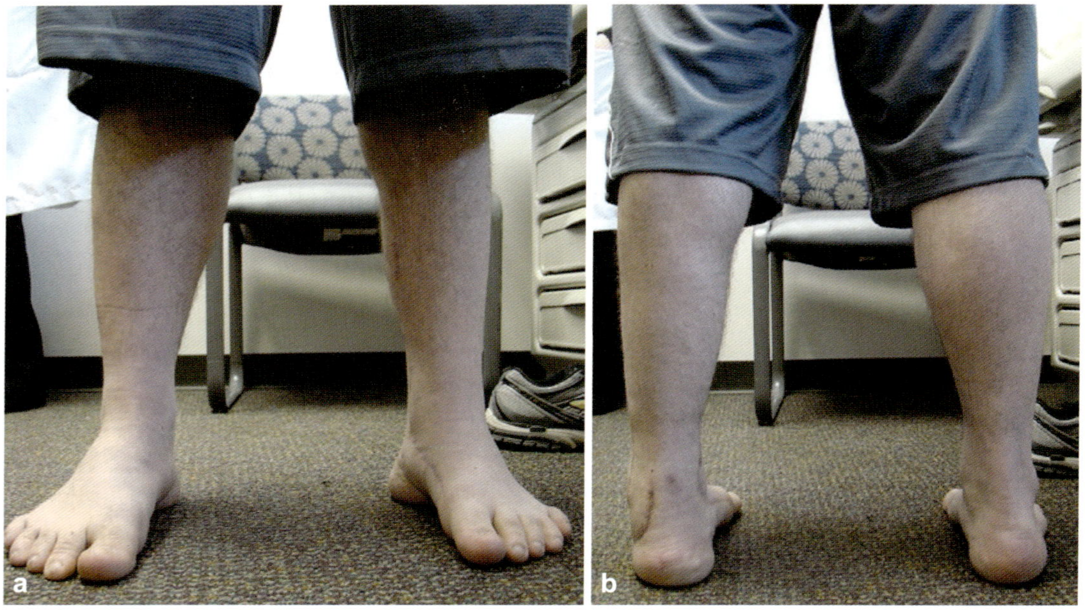

图 16.7　术前前后位临床照片（a,b）。术前足正位、侧位和轴位 X 线片（c~e）。术后 4 个月的足正位、侧位和轴位 X 线片（f~h）。术后 7 个月的临床图片（i,j）

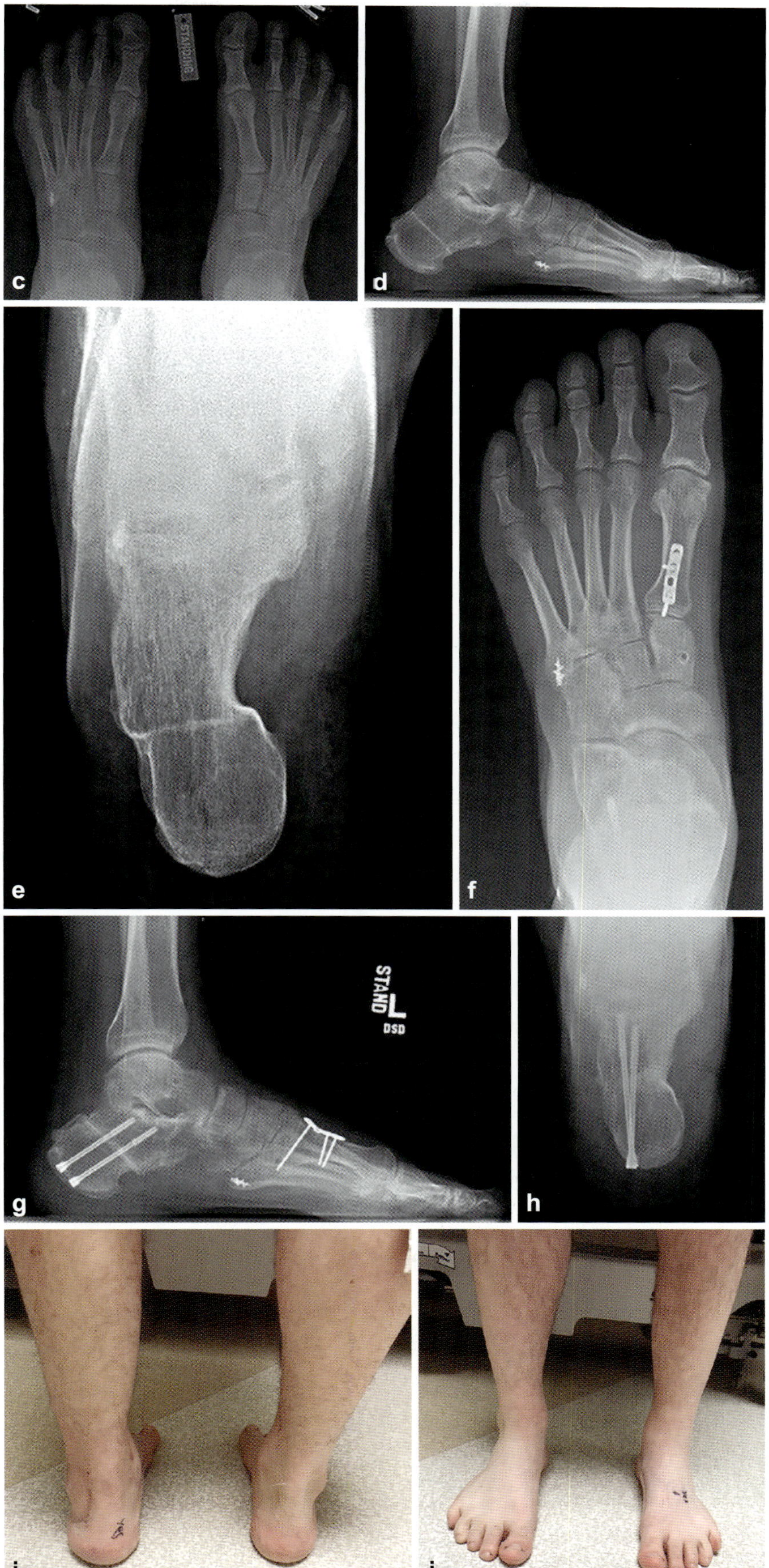

图 16.7（续）

处理后足内翻。
  - 跟骨后结节骨块亦轻微向外侧移位（避免过度移位造成胫神经压迫），和向上移位以减少跟骨倾斜角（图 16.7f,g）。
- 经背侧入路行第一跖骨背伸截骨术，通过抬高第一跖列处理高弓畸形（图 16.7f,h）
- 经外侧入路行改良 Brostrom-Gould 外侧韧带修复术：
  - 使用线带（Suture tape）增加修复强度（译者注：Suture tape 是一种扁平编织缝线）。
- 术后 7 个月的临床照片（图 16.7i,j）

➢ 植入物

- 2 枚 4.5 mm 部分螺纹无头空心钛螺钉用于固定跟骨截骨。
- 2.0 mm 系统接骨板和螺钉用于固定第一跖骨背伸截骨术。
- 线带和锚钉打入腓骨和距骨，联合使用重叠缝合韧带修复方法，以稳定踝关节外侧韧带重建。

➢ 经验和教训

- 内侧柱矫正不当是初次平足重建手术失败的一个常见原因：
  - 对于翻修病例，经常需要做内侧柱截骨或重建力线的关节融合术。
- 三关节融合后畸形愈合常导致残余的中足外展、旋后和后足外翻：
  - 可能需要通过所涉及的关节行重建力线的截骨，常去除双平面楔形骨块。
- 要认识到胫距关节的倾斜，或踝上胫骨的畸形是潜在的失败原因。
- 在韧带松弛的情况下，放宽融合受累关节的指征有可能提高治疗效果和重建的持久性。
- 通过跟骨前突翻修外侧柱延长可能有难以愈合的风险：
  - 应小心保留尽可能多的前突。可能需要积极使用骨移植和（或）生物骨愈合制剂。
- 过度的平足矫正，不管是保留关节还是“牺牲”关节的术式，导致的临床结果类似于高弓足，可以使用相似的手术技术治疗。

总结

翻修失败的平足重建在临床中极具挑战性。需要耐心细致的患者评估以确定症状的位置和原因。确定残余畸形及其位置是十分重要的，这些常是患者症状的重要原因。如果没有残余畸形，症状可能继发于前次手术某个部位的并发症。常常需要手术矫正失败的平足重建。为了良好的矫正，可能需要联合截骨术、关节融合术和软组织手术，例如肌腱转位或肌腱延长等。术前计划对于实现良好的临床结果至关重要，最后达到一个耐久的、有功能的、跖行的足踝关节。

（Todd A. Irwin 著　彭建光 译　张建中 审校）

参考文献

1. Sangeorzan BJ, Mosca V, Hansen ST Jr. Effect of calcaneal lengthening on relationships among the hindfoot, midfoot, and forefoot. Foot Ankle. 1993;14:136–41.
2. Toolan BC, Sangeorzan BJ, Hansen ST Jr. Complex reconstruction for the treatment of dorsolateral peritalar subluxation of the foot. Early results after distraction arthrodesis of the calcaneocuboid joint in conjunction with stabilization of, and transfer of the flexor digitorum longus tendon to, the midfoot to treat acquired pes planovalgus in adults. J Bone Joint Surg. 1999;81-A:1545–60.
3. Moseir-Laclair S, Pomeroy G, Manoli A II. Intermediate follow-up on the double osteotomy and tendon transfer procedure for stage II posterior tibial tendon insufficiency. Foot Ankle Int. 2001;22(4):283–91.
4. Hadfield MH, Snyder JW, Liacouras PC, Owen JR, Wayne JS, Adelaar RS. Effects of medializing calcaneal osteotomy on Achilles tendon lengthening and plantar foot pressures. Foot Ankle Int. 2003;24:523–9.
5. Myerson MS, Badekas A, Schon LC. Treatment of stage II posterior tibial tendon deficiency with flexor digitorum longus tendon transfer and calcaneal osteotomy. Foot Ankle Int. 2004;25(7):445–50.
6. Vora AM, Tien TR, Parks BG, Schon LC. Correction of moderate and severe acquired flexible flatfoot with medializing calcaneal osteotomy and flexor digitorum longus transfer. J Bone Joint Surg Am. 2006;88(8):1726–34.
7. Johnson KA, Strom DE. Tibialis posterior tendon dysfunction. Clin Orthop Relat Res. 1989;239:196–206.
8. Mann RA, Thompson FM. Rupture of the posterior

tibial tendon causing flatfoot. J Bone Joint Surg Am. 1985;67-A:556–61.

9. Funk DA, Cass JR, Johnson KA. Acquired adult flat foot secondary to posterior tibial-tendon pathology. J Bone Joint Surg Am. 1986;68-A:95–102.
10. Myerson MS. Adult acquired flatfoot deformity: treatment of dysfunction of the posterior tibial tendon. Instr Course Lect. 1997;46:393–405.
11. DiGiovanni CW, Langer P. The role of isolated gastrocnemius and combined achilles contractures in the flatfoot. Foot Ankle Clin. 2007;12:363–79.
12. Kou JX, Balasubramaniam M, Kippe M, et al. Functional results of posterior tibial tendon reconstruction, calcaneal osteotomy, and gastrocnemius recession. Foot Ankle Int. 2012;33(7):602–11.
13. Guyton GF, Jeng C, Krieger LE, et al. Flexor digitorum longus transfer and medial displacement calcaneal osteotomy for posterior tibial tendon dysfunction: a middle-term clinical follow-up. Foot Ankle Int. 2001;22(8):627–32.
14. Aiyer A, Dall GF, Shub J, et al. Radiographic correction following reconstruction of adult acquired flat foot deformity using the cotton medial cuneiform osteotomy. Foot Ankle Int. 2016;37(5):508–13.
15. Silva MG, Tan SH, Chong HC, et al. Results of operative correction of grade IIB tibialis posterior tendon dysfunction. Foot Ankle Int. 2015;36(2):165–71.
16. Ajis A, Geary N. Surgical technique, fusion rates, and planovalgus foot deformity correction with naviculocuneiform fusion. Foot Ankle Int. 2014;35(3):232–7.
17. Johnson JE, Cohen BE, DiGiovanni BF, et al. Subtalar arthrodesis with flexor digitorum longus transfer and spring ligament repair for treatment of posterior tibial tendon insufficiency. Foot Ankle Int. 2000;21(9):722–9.
18. Stephens HM, Walling AK, Solmen JD, et al. Subtalar repositional arthrodesis for adult acquired flatfoot. Clin Orthop Relat Res. 1999;365:69–73.
19. Sangeorzan BJ, Smith D, Veith R, Hansen ST. Triple arthrodesis using internal fixation in treatment of adult foot disorders. Clin Orthop Relat Res. 1993:294:299–307.
20. Ahmad J, Pedowitz D. Management of the rigid arthritic flatfoot in adults: triple arthrodesis. Foot Ankle Clin. 2012;17(2):309–22.
21. Knupp M, Schuh R, Stufkens SA, et al. Subtalar and talonavicular arthrodesis through a single medial approach for the correction of severe planovalgus deformity. J Bone Joint Surg Br. 2009;91:612–5.
22. Sammarco VJ, Magur EG, Sammarco GJ, et al. Arthrodesis of the subtalar and talonavicular joints for correction of symptomatic hindfoot malalignment. Foot Ankle Int. 2006;27(9):661–6.
23. Schuh R, Salzberger F, Wanivenhaus AH, et al. Kinematic changes in patients with double arthrodesis of the hindfoot for realignment of planovalgus deformity. J Orthop Res. 2013;31(4):517–24.
24. Davis WH. Is this my ankle or my foot? Foot Ankle Clin. 2017;22:587–95.
25. Miniaci-Coxhead SL, Weisenthal B, Ketz JP, Flemister AS. Incidence and radiographic predictors of valgus tibiotalar tilt after hindfoot fusion. Foot Ankle Int. 2017;38:519–25.
26. Hunt KJ, Farmer RP. The undercorrected flatfoot reconstruction. Foot Ankle Clin. 2017;22:613–24.
27. Kadakia AR, Kelikian AS, Barbosa M, Patel MS. Did failure occur because of medial column instability that was not recognized, or did it develop after surgery? Foot Ankle Clin. 2017;22:545–62.
28. Irwin TA. Overcorrected flatfoot reconstruction. Foot Ankle Clin. 2017;22:597–611.
29. Saltzman CL, el-Khoury GY. The hindfoot alignment view. Foot Ankle Int. 1995;16(9):572–6.
30. Yoshioka N, Ikoma K, Kido M, et al. Weight-bearing three-dimensional computed tomography analysis of the forefoot in patients with flatfoot deformity. J Orthop Sci. 2016;21(2):154–8.
31. Haddad SL, Myerson MS, Pell RF, Schon LS. Clinical and radiographic outcome of revision surgery for failed triple arthrodesis. Foot Ankle Int. 1997;18:489–99.

第十七章

高弓内翻足翻修术

要点

- 术后复发畸形通常是由于初次重建手术或固定后位置不良造成的。
- 这种类型的高弓内翻足通常是僵硬的，并常伴有后足内翻和前足旋前。
- 手术失败可能是由于术前忽视了足踝部的并存畸形，和（或）初次手术时软组织松解不足。
- 大多数病例需要行翻修融合术联合软组织松解术。
- 在大多数情况下，需要行内侧松解和跟腱或腓肠肌延长。

引言

足部的许多病理问题可能需要行后足融合术（关节融合术）。这通常是距下关节融合，三关节融合，胫距跟融合，或者距舟融合术。这些手术之后残留足部对线不良的情况并不少见。足部可能被融合在后足过度外翻（平足）或过度内翻（高弓足）的位置。本节重点讨论的是后者，即高弓内翻畸形。

简要文献回顾

当足被融合在高弓和后足内翻位时，通常也会有前足旋前。患者也可能有一个“蚕豆状”足伴外旋的距骨[1]。

由于距下关节和三关节翻修截骨术是通过畸形区域的矫正，因而得到越来越广泛的应用[2,3]；在邻近区域进行截骨作为可选的技术也有人使用[4]。我们偏好在原发融合的区域进行翻修截骨术，畸形原发部位的矫正，不会产生代偿性畸形。

我们也注意到在做截骨的同时也应该做距下关节和距舟关节的内侧松解。当一个严重内翻的踝关节接受关节置换时，Daniels 团队首先强调要做内侧松解。在翻修高弓内翻足时这个步骤也很重要[6]。

失败原因

前次手术失败的原因有很多。失败的一个常见原因是没有认识到术前已存在的高弓内翻畸形。大约 1/4 的人有轻微的、不易察觉的高弓内翻足[7,8]。这可能是家族性的，并且过去不被认识。随着人们越来越多地认识到这些患者的足跟具有“躲猫猫征”，现在已经比较容易识别隐匿性高弓足。在急性创伤中，医生可以让患者站立检查，看另一侧正常足是否有这些表现。如果正常一侧是高弓足，那么患侧伤前也有可能是高弓足。当关节正常时，患者可能有满意的功能，但是当足部变得僵硬以后，就可能无法发挥正常功能，因为僵硬的足缺乏活动和适应的能力。

在有过后足手术病史的患者中，识别对侧足的外形是很重要的。这将告诉医生患者的“正常”是什么，并且协助医生判断是否需要将它恢复到正常的形状或者对原本高弓足的情况做一些矫正。如果可能的话，站立位双侧 X 线片和双足 CT 扫描对于两侧对比和制订手术方案都是必不可少的。

最近一些骨科医生发现先前存在的骨骼畸形与创伤性损伤有一定的关系。Wong 和 Clare 报道 57.6% 的高能量距骨骨折患者在对侧有高弓内翻足[9]。Gallagher 等也发现，对于不同的距骨长度，存在着解剖学结构不同，因而会影响 Lisfranc 损伤的发生率。短的第二跖骨更容易导致韧带性 Lisfranc 损伤[10]。Kang 和 Park 甚至发现肘关节力线对儿童肘关节骨折类型有诱发作用[11]。

其他失败的原因是在行距下关节或三关节融合前没有做充分的软组织松解。一般情况下，在高弓内翻足中，胫后肌腱和少数的距下关节和距舟关节关节囊是挛缩的，需要进行松解。即使在一个高弓内翻足中也可能有跟距或者跟舟关节的跗骨联合。如果有的话我们要将其切除[12]。

最常用来翻修一个高弓内翻足的手术是翻修性距下关节融合术或翻修性三关节融合术。有时，有必要添加一个踝关节融合术以充分矫正并稳定足部[2]。通常需要同时做软组织松解。

评估

准确的评估是计划翻修手术的关键。应该先对患者进行站立位评估，让其脱掉鞋子和袜子，从前面观察患者，通常在足的内侧可见一个“躲猫猫征”阳性的足跟，这意味着足跟内翻[8]（图 17.1a）。从后面观察患者，通过查看足跟内翻或止点偏内侧的跟腱进行确认。然后对所有出现足跟内翻的患者进行 Coleman 木块测试。

经典的 Coleman 木块测试是让患者站在一块木头或者是一本书上，让第一和第二脚趾都悬空在木块的内侧，观察足跟是否从内翻矫正为正常轻微外翻的位置[13]。大多数后足柔软的患者中，足跟会矫正到正常的轻微外翻的位置。而在后足僵硬的患者，通常会存在距下关节异常而导致的僵硬，所以并不能期望足跟内翻能得到很大的矫正。少量矫正是可能的，因为踝关节会旋转和倾斜至轻微的外翻位。

在以前做过融合手术的病例中，会有僵硬性的高弓内翻足，伴有前足旋前和第一跖列跖屈。胫后肌腱会变得挛缩和紧张，而趾长屈肌腱和踇长屈肌腱也可能挛缩，造成爪状趾。

一般来说，这些患者也会有腓肠肌或跟腱紧张。他们几乎总是有胫后肌腱挛缩，并偶尔有足内侧距舟关节和距下关节关节囊挛缩。在大多数情况下，初次手术的医生没能发现挛缩的内侧软组织，从而导致高弓内翻足矫正不足。为了翻修手术达到满意的矫正，发现这些挛缩的组织是至关重要的。

用 Silfverskiöld 试验评估小腿三头肌，注意足部马蹄的程度。理想情况下，患者坐位且膝关节伸直时，足部应该能被动地矫正到中立或几度的背伸位[14]。如果没有接近中立位且足背伸随着膝关节屈曲而改善的话，腓肠肌就是紧张的。如果膝关节屈曲没有改善足背伸，则整个跟腱都是紧张的。为了达到矫正的目的，要么松解腓肠肌，要么需要松解跟腱。

要拍摄足和踝关节的站立位 X 线片和足斜位片。足和踝关节的 CT 扫描对术前计划也至关重要。

手术技术

大部分需要手术矫正高弓内翻足的患者需要下列手术的一个或多个：距下关节翻修融合术，三关节翻修融合术，踝关节融合术，内侧松解术，Holt 法跟腱三重切断延长术或腓肠肌滑移术。在必要时这些手术可以组合使用也可以单独使用。经常需要做第一、第二和第三跖骨的背伸截骨术以矫正前足旋前，因为矫正后足内翻后前足旋前会变得更严重[15]。

距下关节翻修融合术

距下关节翻修融合术的适应证是之前的手术将足跟融合在了内翻位。一般来说，可以通过外侧的瘢痕做入路处理融合的距下关节。应该找到腓骨肌腱及与之靠近的腓肠神经，并将它们从跟骨表面剥离和保护。将趾短伸肌从其在跟骨前突的起点处分离。确定跗骨窦并清除局部的脂肪。大多数情况可以看到之前距下关节融合的部位。除非融合时间很长，通常可以找到之前融合的边界，而且可以用一个小骨刀标记之前的关节，然后用其他的骨刀来加深截骨直到到达内侧皮质。注意不要从内侧打断皮质；相反，我们更偏向于靠近内侧皮质后用一个大的椎板撑开器支撑并断开对侧皮质（图 17.2g）。用刮勺小心地取出内侧多余的骨质。如果这个截骨恢复了之前距下关节的位置和外形，通过外旋跟骨，足部就能随之旋转产生生理性外翻。如果足部不能通过截骨进行旋转，做一个内侧切口，必要时切断胫后肌腱，可以松解距下关节和距舟关节的关节囊以便能够旋转。

因为截骨是通过松质骨进行的，所以愈合快，可以使用少量螺钉固定来维持位置。通常情况下后足的外翻是足够的。如果还不够，可以从距骨或跟骨的外侧去除一些骨质来提供更多的足跟外翻[3]。

当完成这个手术后，足跟外翻的同时也会旋转前足，使内侧第一跖骨进一步旋前，并增加了第一跖骨跖屈（偶尔也会影响第二和第三跖骨），因而需要进行背伸截骨术（见下文所述）[15]。

三关节翻修融合术

三关节翻修融合术的适应证是之前的三关节融合被融合在了内翻位[2,3]。入路与距下关节翻修融合术相似；然而，距舟关节区域也需要暴露。可以从外侧距下关节截骨切口的远端延长，或者在融合的距舟关节处做一个额外的内侧切口，从内侧暴露这个区域。在某些情况下，可以选择两个切口都做。用骨刀通过距舟关节做一个轻微弧形的截骨。应该将其充分松解直到可以轻松地移动。这样允许足部通过距舟和距下关节向外侧旋转。

通常需要做内侧松解以便获得充分的旋转将足部外展并使足跟外翻。常规情况下，将胫后肌腱切断，并切除大部分，使之不会再连接起来。如果距下关节和距舟关节不能很好地移动，可以加深扩大内侧切口，以便将这些关节的关节囊切开。大部分的旋转是可以通过距舟关节和距下关节得到的。因为距下关节的特殊形状，足部外旋的同时足跟移动到外翻位置。如果足跟没有移动到足够的外翻位置，可以在距下关节的距骨侧或跟骨侧切除多余的骨质，正如 Stephens[3] 所述。

在极少数情况下，与后足相比前足的旋转或“蚕豆状”畸形可能是难以矫正的。可能需要将跟骰关节截开并旋转来改善任何的旋前畸形，或通过跟骰关节做一个 V 形、闭合楔形截骨，联合距舟关节截骨以改善“蚕豆状”畸形。如果这样做，必须注意不要改善所有的跖骨内收或“蚕豆状”畸形。如果所有的“蚕豆状”畸形都被矫正，足部可能过于外旋，因为高弓足患者的踝关节存在着外旋[1,16,17]。

一旦复位满意，就可以用粗拉力螺钉固定截骨。因为截骨手术通过松质骨，因此都能很快愈合。如果螺钉要与骨表面呈一定的角度置入，可以像 Manoli 和 Hansen[18] 描述的那样制备钉孔的位置。

踝关节融合术

在之前融合的高弓内翻足中已经发生了踝关节关节炎，则可能需要行踝关节融合术。通常，一个标准的经腓骨踝关节融合术的做法是通过截骨腓骨，从外侧入路去除关节表面的软骨面，在软骨下骨钻 2.0 mm 的小孔以增加关节面的血供[19]。踝关节放在中立位或几度背伸位并在踝穴内向后推，以便减少足前部的力臂。几乎总是需要行跟腱延长以获得想要的位置。要矫正任何冠状面的倾斜，如果需要，可以用长片状腓骨松质骨当做垫片使关节恢复满意的位置。剩下的腓骨用于关节间隙植骨。将粗拉力螺钉放置在三个平面来固定融合结构[20,21]（图 17.1d~f 和 17.5c~e）。

跟腱延长术

在许多病例中，需要行跟腱延长以使后足能够处于合适的位置。一般来说，Hatt 和 Lamphier 技术是非常令人满意的[22]。该技术经皮操作，在后正中线跟腱跟骨止点近端 1~2 cm 处，将 15 号手术刀插入跟腱中间然后向内侧转，小心地进行内侧半切。转动手术刀片划一个大约 90° 的弧，并直接经皮触摸感受跟腱内侧一半被切断。然后，在第一个切口上方约 5 cm 的位置，同样方法垂直戳一个切口。这个半切也在内侧。接下来，第三个经皮切口在两个切口之间，在跟腱的中间，但指向外侧。然后，将足部背伸至中立位。三处不完全切断可使跟腱在皮肤下方产生纤维分离，随着纤维的滑动从而延长跟腱[23]。在少有的情况下，要做第四刀切口或 Z 形切开跟腱成形术，并且如果畸形严重就可能需要行后关节囊切开术。

腓肠肌滑移术

如果在使用 Silfverskiöld 测试后，跟腱复合体只有浅层部分是紧张的，可以进行腓肠肌滑移术[14]。有很多种术式，其中包括 Strayer、Vulpius、腓肠肌腱膜多点切开技术等[24,25,26]。近年来，我们倾向于 Bauman 术式[27]。它简单可靠。就在腓肠肌远端腱腹移行处，两个肌肉之间，通过一个内侧小切口找到腓肠肌和比目鱼肌之间的间隙。用深拉钩帮助找到腓肠肌腱膜的前表面，然后将其横向切断。背伸足使切断的腱膜边缘分离。

第一（或第二、第三）跖骨背伸截骨术

如果后足从内翻矫正到外翻的位置，对于大多数高弓内翻足，已经存在的第一跖列跖屈会更加严重。后足被固定在合适的位置后，应该检查并观察是否第一、有时候第二和第三跖骨头过度跖屈。如果出现这种情况，有必要行背伸截骨术，至少是第一跖列。如果后足是融合的，很明显融合的关节是不会动的，如果不矫正第一跖列跖屈，任何活动的关节都会倾向于内翻，那么患者行走时就会继续靠足外侧缘负重。必须要记住这个前足 - 后足的关系，因为改变其中一个就会影响另一个。

例如，如果行三关节融合术并且存在第一跖列屈曲，踝关节就会倾向于内翻，患者走路时就会继续靠足外侧缘负重。

在第一跖楔关节远端做一个小切口完成背伸截骨术。这是一个闭合楔形截骨。1 枚螺钉就能固定良好。截骨因为在松质骨区域，所以愈合的很快。我们使用 1 枚 4.0 mm 直径全螺纹螺钉，使用拉力螺钉技术置入（图 17.4i,j）。因为螺钉与骨皮质之间有一定的角度，运用 Manoli 和 Hansen 的导航孔技术[18]。Leeuwesteijn 等在 CMT（有些是严重的）患者中做了 80 例第一跖骨截骨术，发现通常只需要做第一跖骨截骨术就够了[28]。但是，我们已经注意到，偶尔在第一跖骨截骨术后，第二和第三跖骨头可能在足底也有突出，也可以用跖骨近端背伸截骨术修复。这些截骨可以使用克氏针固定（图 17.3d,e）。

病例分析

病例 17.1

➢ 病史

45 岁女性，系着安全带开车，2 年前一次车祸伤（MVA）导致右距骨颈骨折。患者接受了骨折切开复位内固定（ORIF）。术后，当患者站立的时候发现足处于内翻位（图 17.1a,b）。

➢ 失败的原因

手术医生尽力将足修复到接近解剖学上的正常位置。但患者的对侧足也是内翻足，虽然程度较轻。患者还是出现了距骨体缺血性坏死和踝关节及距下关节退行性关节炎（图 17.1c,d）。

➢ 手术计划

手术计划是把关节炎的后足翻修为踝关节、距下关节和距舟关节融合和软组织松解；胫后肌腱切除，跟腱延长；以及第一跖骨背伸截骨（图 17.1e,f）。

➢ 手术方法

行经腓骨的外侧入路融合踝关节，跗骨窦入路融合距下关节（图 17.1g）。内侧入路用于胫后肌腱切断，距舟及距下关节松解，距舟关节融合、第一跖骨背伸截骨术（图 17.1h）。经皮三切口半切法延长跟腱。

➢ 植入物

采用 6.5 mm 直径实心螺钉固定主要关节（踝关节、距下关节、距舟关节）；采用 1 枚 4.0 mm 直径实心螺钉固定第一跖骨背伸截骨（图 17.1 e,f）。

➢ 经验和教训

内侧关节囊松解及胫后肌腱切断术对于足的矫正是必要的。松解内侧组织后，经距下关节截骨外旋足部矫正了后足的内旋和内翻（图 17.1i,j）。

病例 17.2

➢ 病史

22 岁女性，3 年前遭遇了车祸伤，导致右跟骨骨折伴距下关节骨折脱位。最初接受了复位和穿针固定（图 17.2a,b）。然后，因为疼痛的内翻畸形接受了三关节融合术（图 17.2c,d）。

➢ 失败的原因

最初的三关节融合术没有完全矫正畸形。当时没有做跟腱延长和内侧松解（图 17.2e,f）。

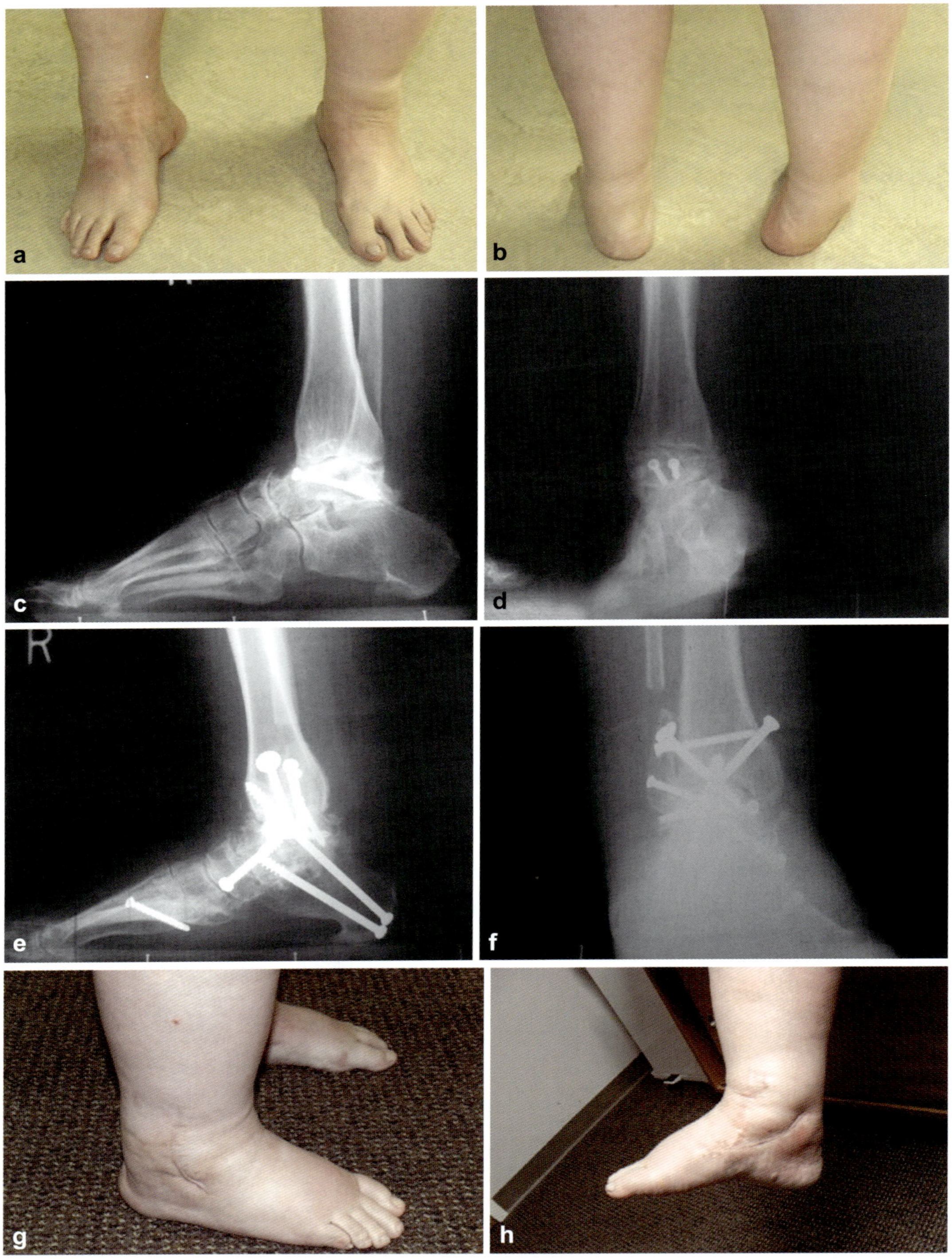

图 17.1 （a）病例 17.1 的照片。距骨骨折首次内固定术后。右足做了手术，比正常的左足有更严重的高弓内翻。注意，右足跟“躲猫猫征”比左足跟更明显。（b）当从后面观察病例 17.1 患者时，足跟内翻很明显。（c）侧位片示距骨骨折愈合，伴踝关节及距下关节创伤后关节炎，距骨顶不规则。（d）术前踝关节正位 X 线片。由于创伤后关节炎和斑点状缺血性坏死，距骨顶不规则，甚至能看到跟骨内翻。（e）最终手术重建的侧位 X 线片。所使用的植入物是跨越主要关节（踝关节、距下关节和距舟骨关节）的 6.5 mm 直径实心螺钉，和用于第一跖骨背伸截骨的单个 4.0 mm 直径实心螺钉。（f）最终手术重建的前后位 X 线片。（g）采用外侧切口行经腓骨入路踝关节融合。切口的远端是弯曲的，所以距下关节融合可以通过一个切口进行。（h）内侧入路用于胫后肌腱切断术、距舟和距下关节松解术、距舟关节融合术和第一跖骨背伸截骨术。最初手术医生使用的是前内侧切口。（i）双足术后最终照片，右侧高弓内翻畸形已经矫正。（j）双足的后面观照片。与正常左侧相比，右侧足跟内翻更少。右侧可见跟腱延长经皮“戳”的切口

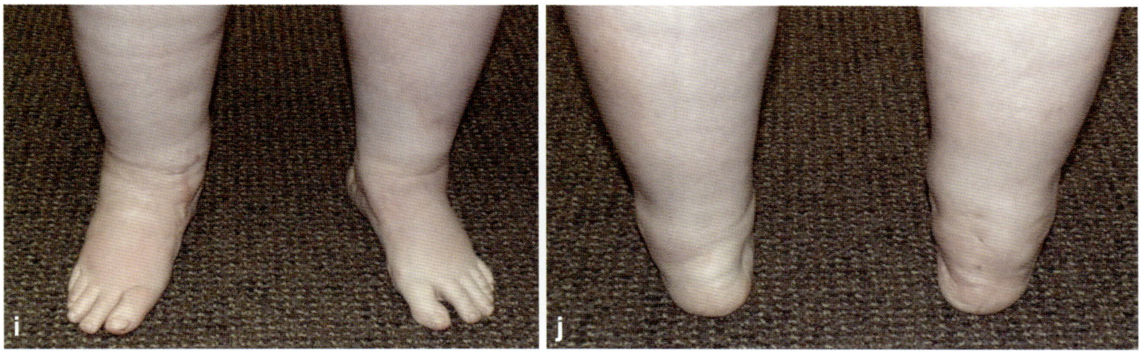

图 17.1 （续）

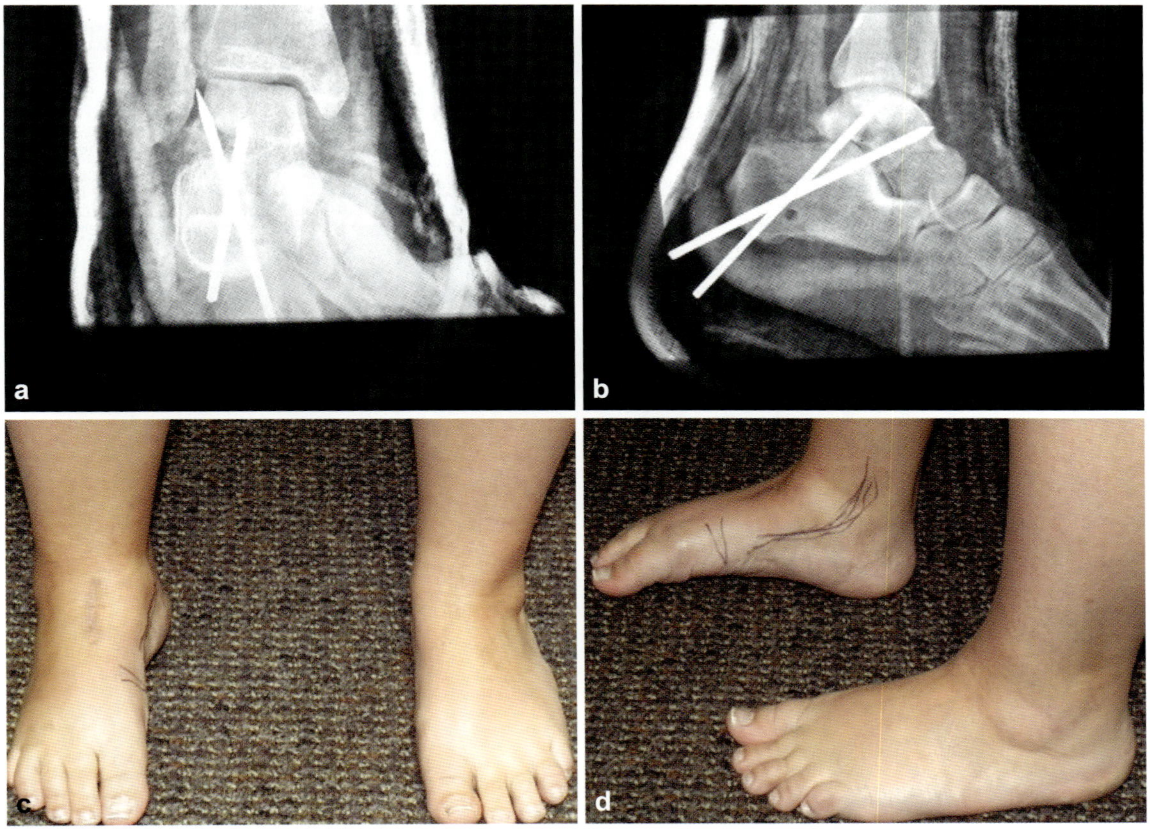

图 17.2 （a）距下关节脱位复位并穿针固定后的正位 X 线片，通过主骨折线的跟骨骨折未修复。（b）距下关节脱位复位并穿针固定后的侧位 X 线片。（c）最初的三关节融合术后的足照片。右侧足跟有“躲猫猫征”。（d）右足的侧面照片。注意高弓。尽管第一跖列看起来已经抬高了，但当后足矫正后，第一跖列会被跖屈。在这里，我们向患者说明手术中可能有必要抬高第一跖列。最终并不需要抬高。（e）第一次三关节融合术后双足的站立位 X 线片。在正位中，可以看到与正常的左足相比，右足处于旋后状态。（f）最初的三关节融合术后的侧位 X 线片。注意第一跖列的旋后和抬高。（g）三关节翻修融合术。通过外侧切口，可以识别先前的距下关节和距舟关节区域。使用一个小骨刀来标记先前关节的外侧和背侧区域。将关节逐渐分开。最终，插入椎板撑开器，然后将关节撬开并松动（上方）。在高弓内翻畸形中，通过这些关节将足的远端向外侧旋转。完成此操作后，足跟就会在距下关节外翻。跟骰关节通常不需要在此过程中切开，但是如果之前融合的位置不佳，则可能也需要截骨。（h）内侧松解。在这个病例中，找到了胫后肌腱，并切除了 1~2 cm。如果需要更多的矫正，可能需要松解距舟关节和距下关节。（i）截骨完成并固定后的侧位 X 线片。由于截骨术是通过松质骨区域，只需很少的固定即可。请注意，将后足放置在正确的位置时，第一跖列是跖屈的。（j）三关节翻修融合术后的 X 线片。（k）矫正截骨后的跟骨轴位 X 线片。跟骨结节仍有一些轻度的靠内，因为最初的跟骨骨折移位并没有处理。（l）矫正截骨后的足部照片。比较图（c）。（m）矫正截骨后的足部照片。右侧跟腱采用四切口技术延长

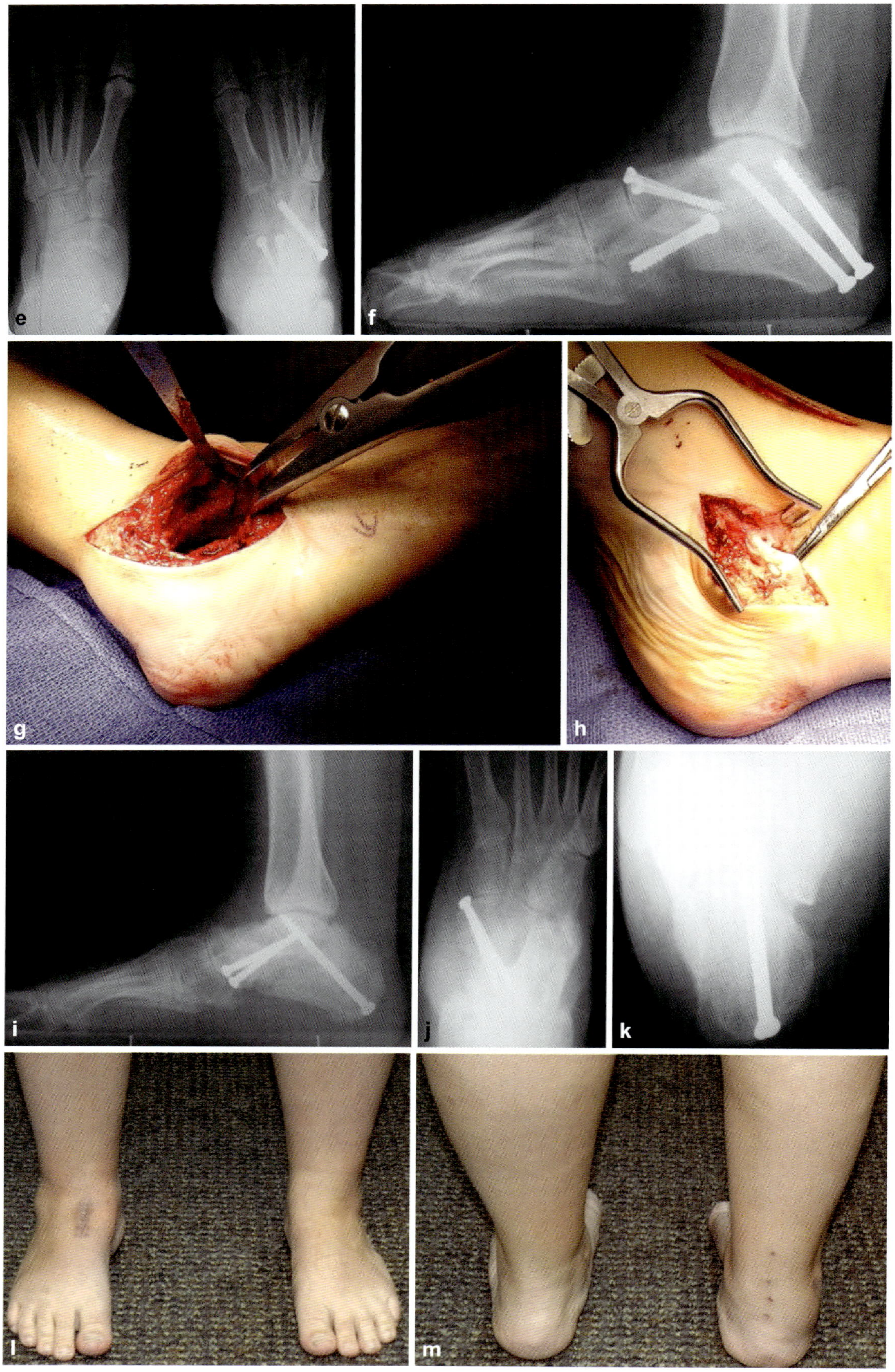

图 17.2 （续）

> 手术计划

去除金属内固定物，行三关节翻修融合术，内侧软组织松解，跟腱延长，第一跖骨背伸截骨术。

> 手术方法

外侧入路行三关节翻修融合术，内侧入路行内侧松解，胫后肌腱切断术，背侧入路行第一跖骨背伸截骨术（图 17.2g,h）。

> 植入物

6.5 mm 直径实心螺钉和 4.0 mm 直径实心螺钉（图 17.2i~k）。

> 经验和教训

畸形一直没有复位。通过之前融合的距下关节和距舟关节进行了三关节翻修融合术。在翻修时，行经皮四切口半切法延长跟腱，并切断胫后肌腱（图 17.2l,m）。

病例 17.3

> 病史

29 岁女性，当摩托车车祸时骑在车的后座上，导致右胫骨 Pilon 骨折和右跟骨骨折。两处骨折均行切开复位内固定。随后行距下关节融合术（图 17.3a~c）。

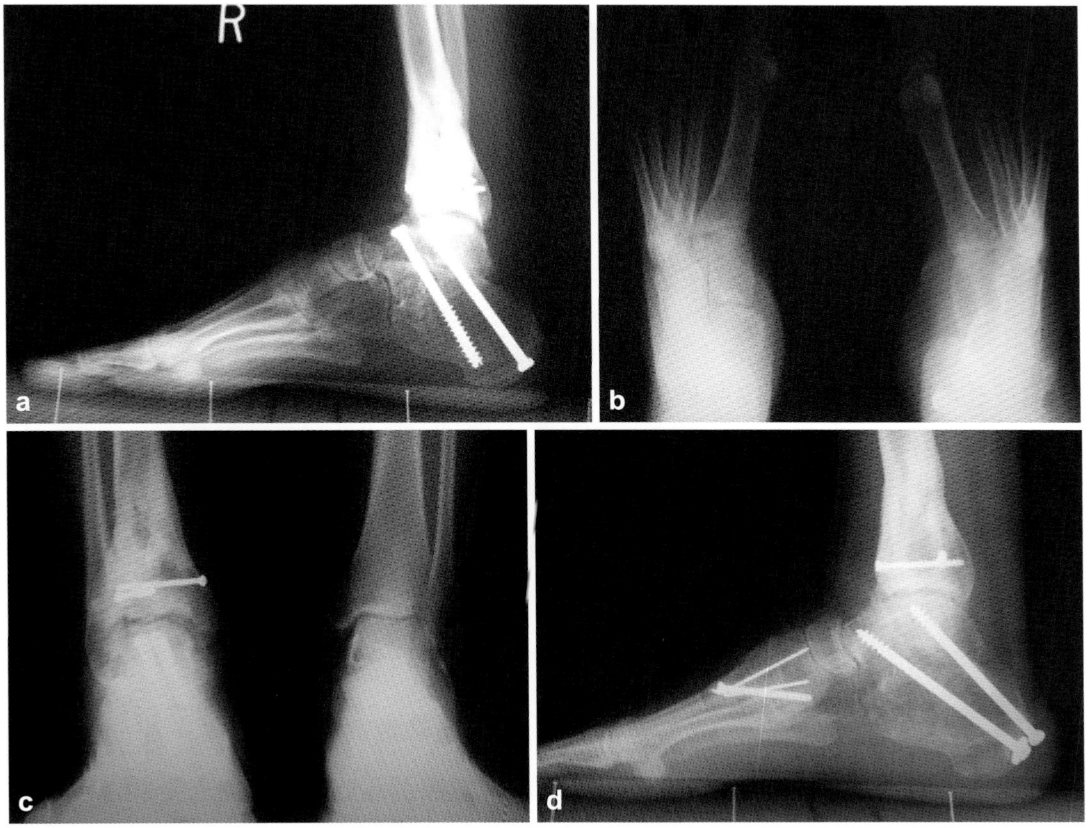

图 17.3 （a）胫骨 Pilon 骨折和跟骨骨折经过了初次的切开复位内固定，随后进行了跟骨内固定物取出和距下关节融合，请注意在侧位 X 线片上能够看到明显的高弓。（b）双足正位 X 线片，请注意与左足相比右足过度旋后，左足也有轻微的旋后。（c）双踝关节的正位 X 线片。患者胫骨远端骨折接受了切开复位内固定，右踝关节有轻度的内翻。（d）右足的站立位 X 线片，翻修距下关节融合，内侧松解，第一、第二和第三跖骨背伸截骨术后。（e）术后双足站立位 X 线片。图（b）中右足的旋后畸形已得到矫正。（f）术后双足的照片显示非常轻度的足跟“躲猫猫征”。在右侧可以看到更多的足跟，这是因为图（c）中踝关节可见轻微的内翻畸形。（g）术后双足的照片，右侧足跟内翻稍多一些，这是因为在图（c）中可见踝关节轻度内翻。（h）右足内面观照片，显示内侧松解切口

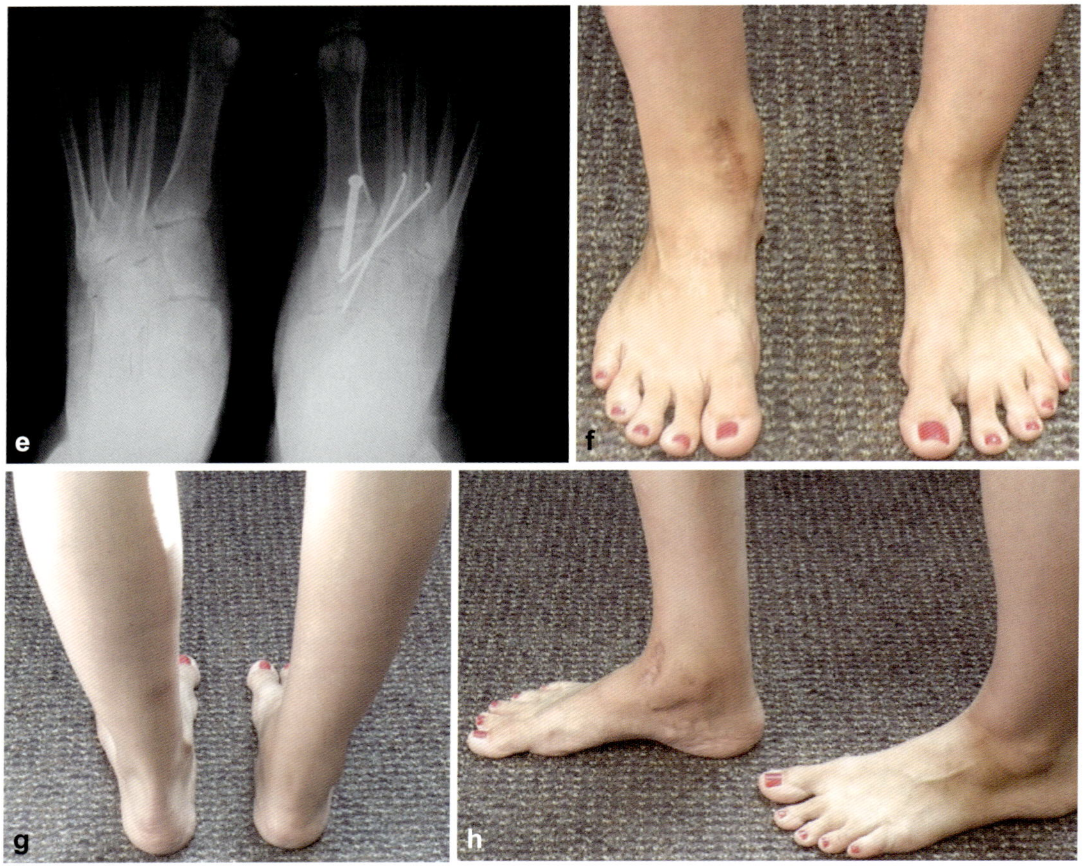

图 17.3 （续）

➢ 失败的原因

患者没有受伤的对侧有轻度的高弓足。手术医生使用粗螺钉进行了距下关节融合；然而没有做内侧松解，并导致融合发生在内翻位。患者行走时足外侧负重并疼痛。

➢ 手术计划

手术计划是取出金属内固定物后行距下关节翻修融合术，内侧松解和切断胫后肌腱。通过外侧切口做骨性手术，内侧切口做软组织松解。不需要做跟腱延长。做第一、第二和第三跖骨背伸截骨术处理残留的前足过度旋前（图 17.3d,e）。

➢ 手术方法

采用外侧入路处理距下关节。这个关节以前是融合的；然而，可以找到以前关节的残余部分。用小骨刀标记之前关节的边缘。通过以前的关节区域打入骨刀，重新打开距下关节。

进行内侧松解，并切断胫后肌腱。通过打开的距下关节旋转能复位足部。这样做的时候，后足被放到一个正常的位置，然后用螺钉进行固定（图 17.3f~h）。

➢ 植入物

2 个 6.5 mm 直径的拉力螺钉固定截骨。此外，一个 4.0 mm 直径螺钉和 1.5 mm 直径克氏针固定第一到第三跖骨的截骨。

➢ 经验和教训

重要的是要观察对侧未受累的足，看它是什么姿势。如果它是高弓足，必须考虑进行患侧的内侧松解，至少需要切断患侧的胫后肌腱，确保足部没有固定在过度的后足内翻位。偶尔，除了内侧松解也可能需要跟腱延长，虽然在这个病例中不需要。第一到第三跖骨的背伸截骨术是必要的；当跟骨向外旋转和外翻时，前足内侧更加旋前。如果不这样做，当患者走路时，已融合的距下关节上面的踝关节会倾斜（图 17.3d~f）。

病例 17.4

➢ 病史

47 岁男性，大约 2 年前遭遇了车祸伤。他因严重的距骨和跟骨骨折接受了胫骨 - 距骨 - 跟骨（TTC）融合，髓内钉固定手术。他发现手术后走路时足外侧缘负重，疼痛，而且后足僵硬，在不平地面上行走很困难（图 17.4a,b）。

➢ 失败的原因

没有受伤的左足跟有“躲猫猫征”，说明有可能患侧一开始也是隐匿性高弓足。还发现患侧足跟更加内翻和“蚕豆状”足畸形。

➢ 手术计划

手术计划是取出金属内固物，行距下关节翻修融合术和内侧松解来复位后足（图 17.4c,d）。

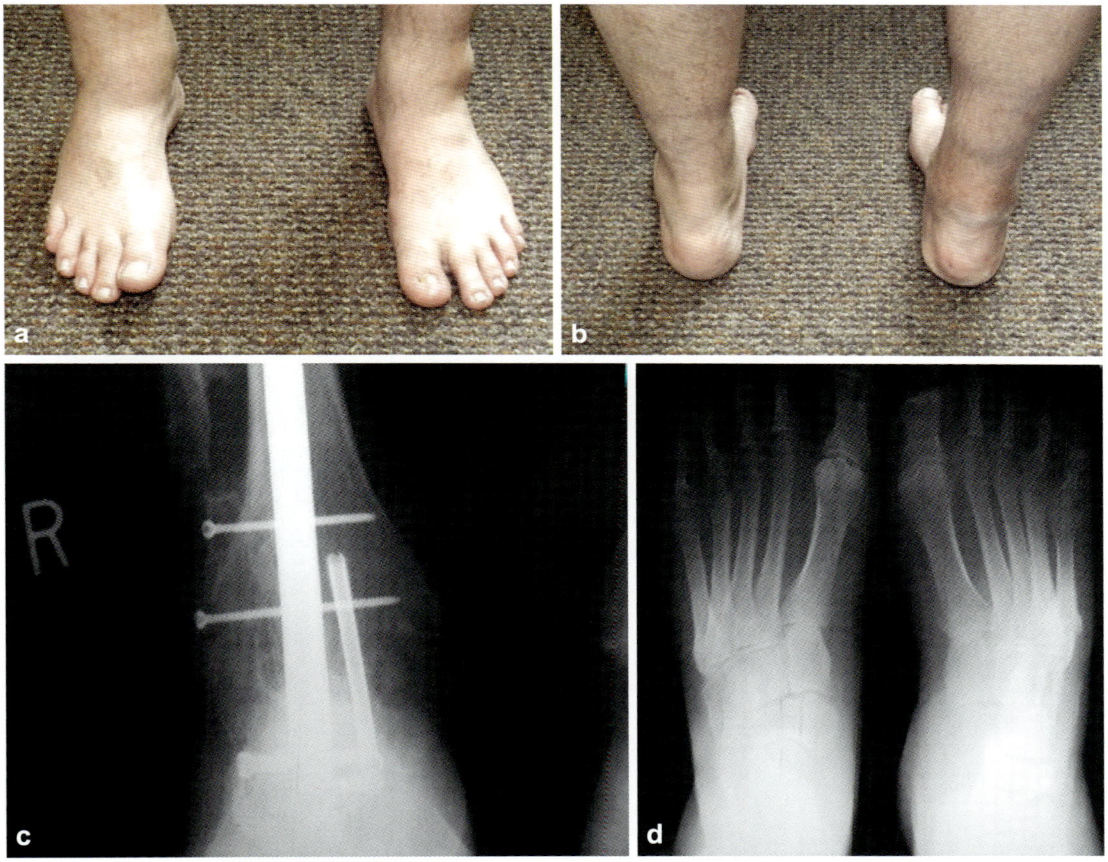

图 17.4 （a）右侧初次距下关节融合术后双足的照片。两侧足跟都有“躲猫猫征”，做过手术的右侧比其正常的左侧更糟，右足是“蚕豆状”外形。（b）与左侧相比，右侧足跟内翻更多。（c）右侧胫骨 - 距骨 - 跟骨（TTC）融合的正位 X 线片。（d）双足正位 X 线片。与左侧相比，右侧有更多的旋后和跖骨内收。注意由于行走时足的外侧缘负重而导致的右侧第 5 跖骨的应力性骨折。（e）右足三维重建 CT，显示距下关节融合。注意，尽管融合已有 2 年了，但仍然可以看到距下关节的骨痂。距骨和跟骨有些“堆叠”，跟骨向内旋转，并位于距骨头部下方，超过了正常范围。这是非负重的片子，因此跟骰关节和距舟关节也向内旋转，形成了“蚕豆状”的足。可以看到第 5 跖骨的应力骨折正在愈合。（f）距下关节翻修融合术后的照片，足跟“躲猫猫征”得到了很大的改善，基本和未受累的左侧一致。（g）右侧距下关节翻修融合术后，患者后面观照片。与未受累的左侧相比，足跟外翻略多。（h）右足内面观照片，显示内侧松解的切口和第一跖骨背伸截骨术的背侧切口。（i）翻修术后的侧位 X 线片。（j）翻修术后右足的正位 X 线片，第 5 跖骨骨折愈合

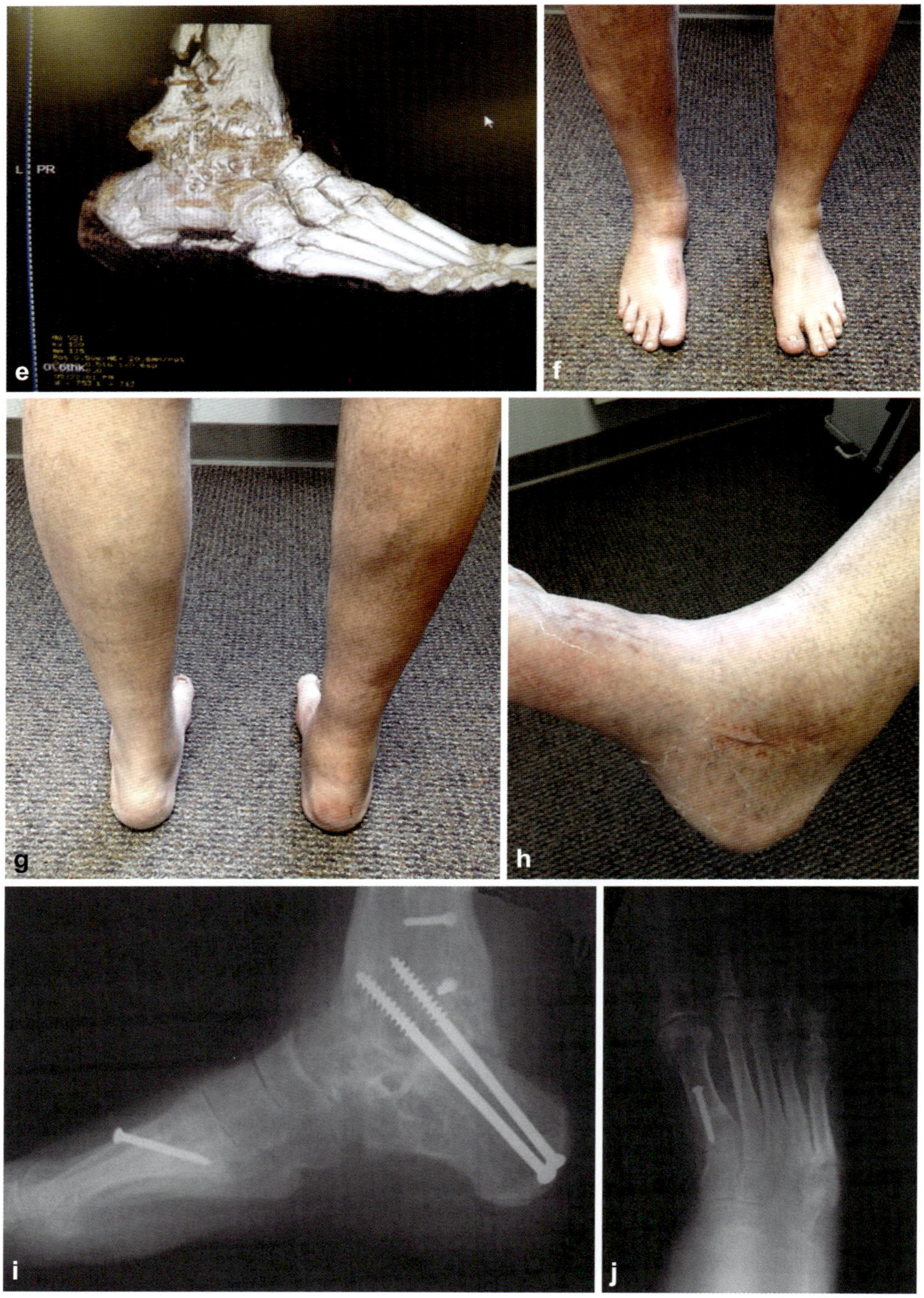

图 17.4 （续）

➤ 手术方法

通过腓骨肌腱上方的外侧入路，可以找到原来距下关节的边缘（图 17.4e）。用小骨刀穿透原来关节的皮质。然后从距骨和跟骨之间扩大加深进入已经融合的骨质内。当进入大概 3/4 的骨质时，可以用一个大的椎板撑开器轻柔地撑开截骨线，还可以用刮匙将截骨完成（图 17.2g）。可以单独做内侧切口行内侧松解。在这个切口内将胫后肌腱切断。通过截骨位置将跟骨向外侧旋转至足跟外翻位来复位距下关节；距下关节截骨用 2 枚螺钉固定。

➤ 植入物

因为截骨主要是通过松质骨所以愈合快。在这里，距下关节截骨用 2 枚 6.5 mm 直径拉力螺钉固定直到骨愈合。

➢ 经验和教训

除非融合的时间特别长，一般来说都可以找到之前融合关节的边界。用一个小骨刀开始截骨，利用这些边界作为导向（图 17.4e）。一个错误是没有松解胫后肌腱，有时是没有松解距下关节和距舟骨关节内侧。如果没有进行松解，很难使截骨面移动并向外旋转至适当的位置。

➢ 最后的照片（图 17.4f~j）

病例 17.5

➢ 病史

39 岁男性，在青少年时因为马蹄内翻足接受了右侧三关节融合术。手术结束后患者就注意到了他的踝关节有轻度马蹄足畸形。随着时间的推移，右足发展为内翻和塌陷。塌陷一直持续到他完全不能负重（图 17.5a~c）。

➢ 失败的原因

有内翻畸形的患者，特别是有踝关节马蹄足畸形，随着时间的推移可加重畸形[29]。我们认为，在这种情况下有力学优势的腓骨长肌腱的力量超过它的拮抗肌胫前肌。随着时间的推移，这将牵拉足部致更严重的马蹄足畸形。在这个例子中，马蹄足畸形进展了很多，以至于他的踝关节外侧韧带功能不全，并且足部塌陷至内翻的位置。严重功能不全的下肢已经使他不能负重了。

➢ 手术计划

实际上三关节融合术的位置良好；然而，他的踝关节完全呈现为内翻的位置。选择切断胫后肌腱以后将他的踝关节融合在中位的位置。

➢ 手术方法

经腓骨的踝关节融合术，在踝关节上方腓骨截骨，用刮匙去除踝关节的关节软骨，用 2.0 mm 直径的钻头在软骨下骨上钻孔，并将踝关节固定在一个满意的位置。跟腱是紧张的，通过三切口经皮技术松解（图 17.5d,e）。

➢ 植入物

使用了 4 枚 6.5 mm 直径不锈钢拉力螺钉融合踝关节。从腓骨内部取出松质骨用作关节内植骨。

➢ 经验和教训

残留有一些马蹄足畸形的后足重建融合患者，可以通过腓骨长肌腱的过度牵拉造成马蹄足畸形不断进展。最终，这可能会导致相邻的关节发生脱位。

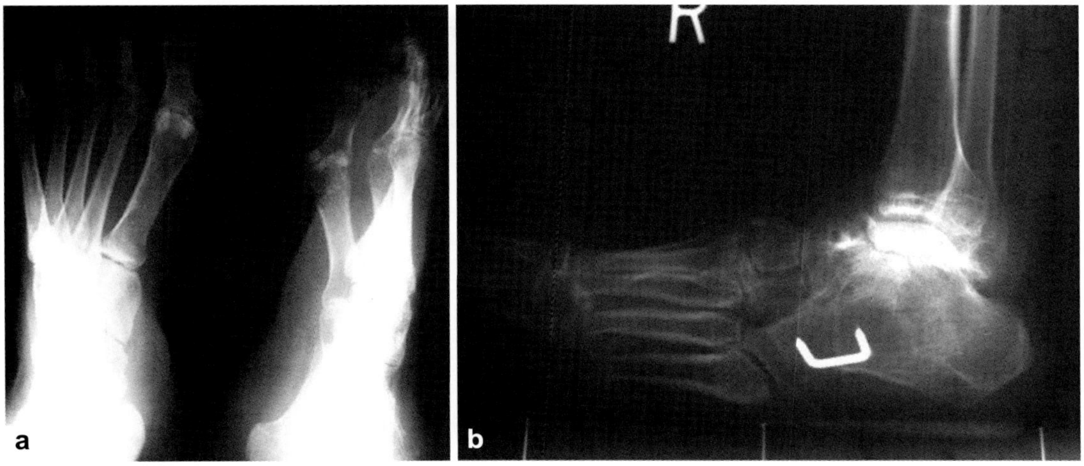

图 17.5 （a）双足站立位正位 X 线片，右足严重旋后。（b）侧位右足和踝关节站立位 X 线片，右足严重旋后。虽然有距骨缺血性坏死的表现，但它只不过是由关节极度异常的位置造成的假象。（c ）右踝关节站立位正位 X 线片，距骨顶在踝穴内有严重的倾斜，踝关节胫骨穹窿的骨皮质造成了距骨缺血性坏死的表现。（d）右踝关节站立位正位 X 线片，经腓骨的踝关节融合和内侧松解术后。（e）右足和踝关节站立位侧位 X 线片，踝关节融合和内侧松解术后

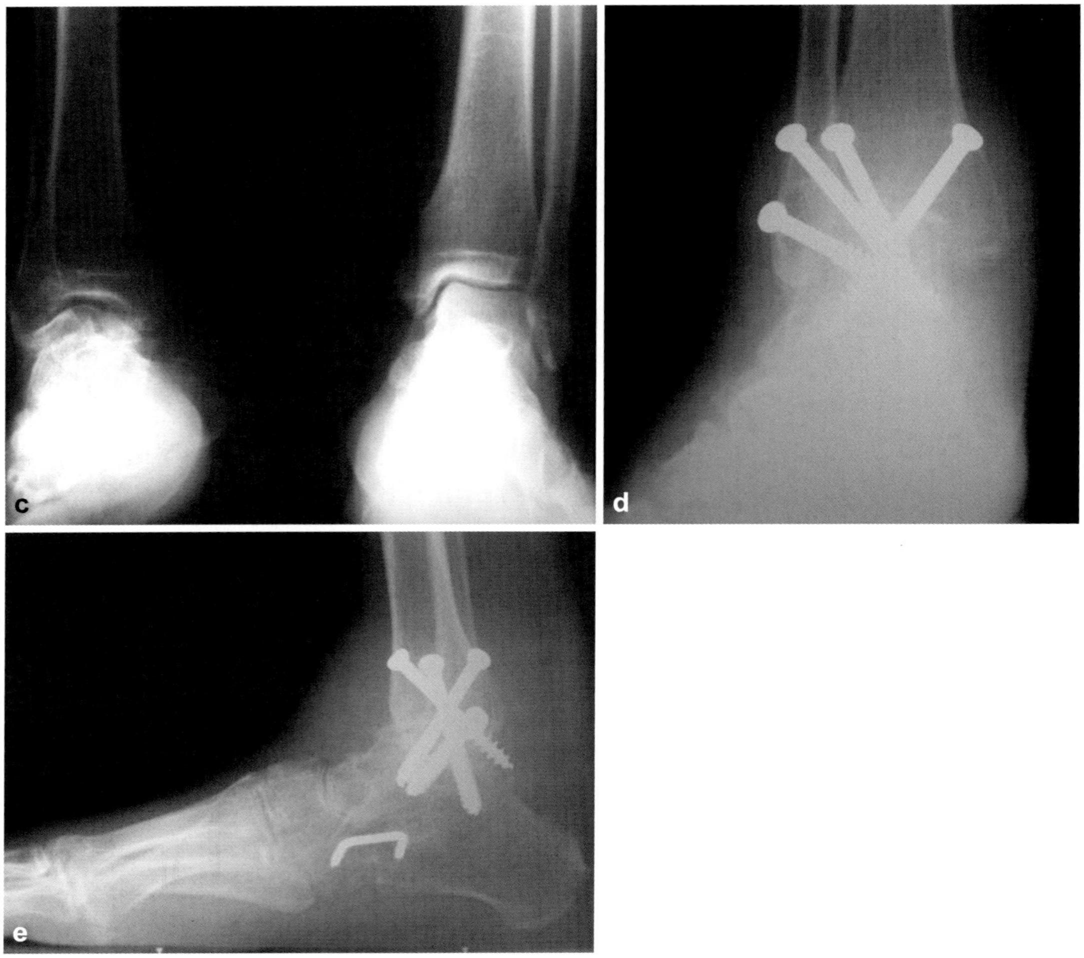

图 17.5 （续）

病例 17.6

➢ 病史

59 岁女性，遭遇了一场正面撞击的车祸伤，导致距骨和内踝的骨折。她接受了切开复位内固定术治疗两处骨折，用小螺钉固定。最终，两处骨折移位（图 17.6a,b）。再次手术，术后发生感染和距骨体缺血性坏死（图 17.6c,d）。取出金属内固定物和距骨体，放置抗生素骨水泥珠（图 17.6e,f）。

3 个月后，足部仍内翻（图 17.6e~h）。取出抗生素骨水泥珠，行改良的 Blair 融合术和内侧松解[30]。术后 3 年足部保持跖行，患者无痛，并保留了部分距 - 跟活动度。

➢ 失败原因

（1）最初的骨折用非常小的螺钉固定后失败了。距骨是从外侧固定的，也许用接骨板和更大直径的螺钉从内侧固定会更好。

（2）第二次手术因伤口深部感染和距骨体缺血性坏死而失败。

➢ 手术方案

（1）初次手术用小螺钉固定骨折后，第二次手术使用更大的 4.0 mm 的螺钉。

（2）第三次手术，距骨体从外侧入路取出。抗生素骨水泥珠植入 3 个月。允许患者带着骨水泥珠行走。

（3）置入骨水泥珠之后，第四次手术的计划是把它们取出来，行改良 Blair 融合术，如果可能的话做内侧松解。

➢ 手术方法

改良 Blair 融合术是通过经腓骨入路和前侧入

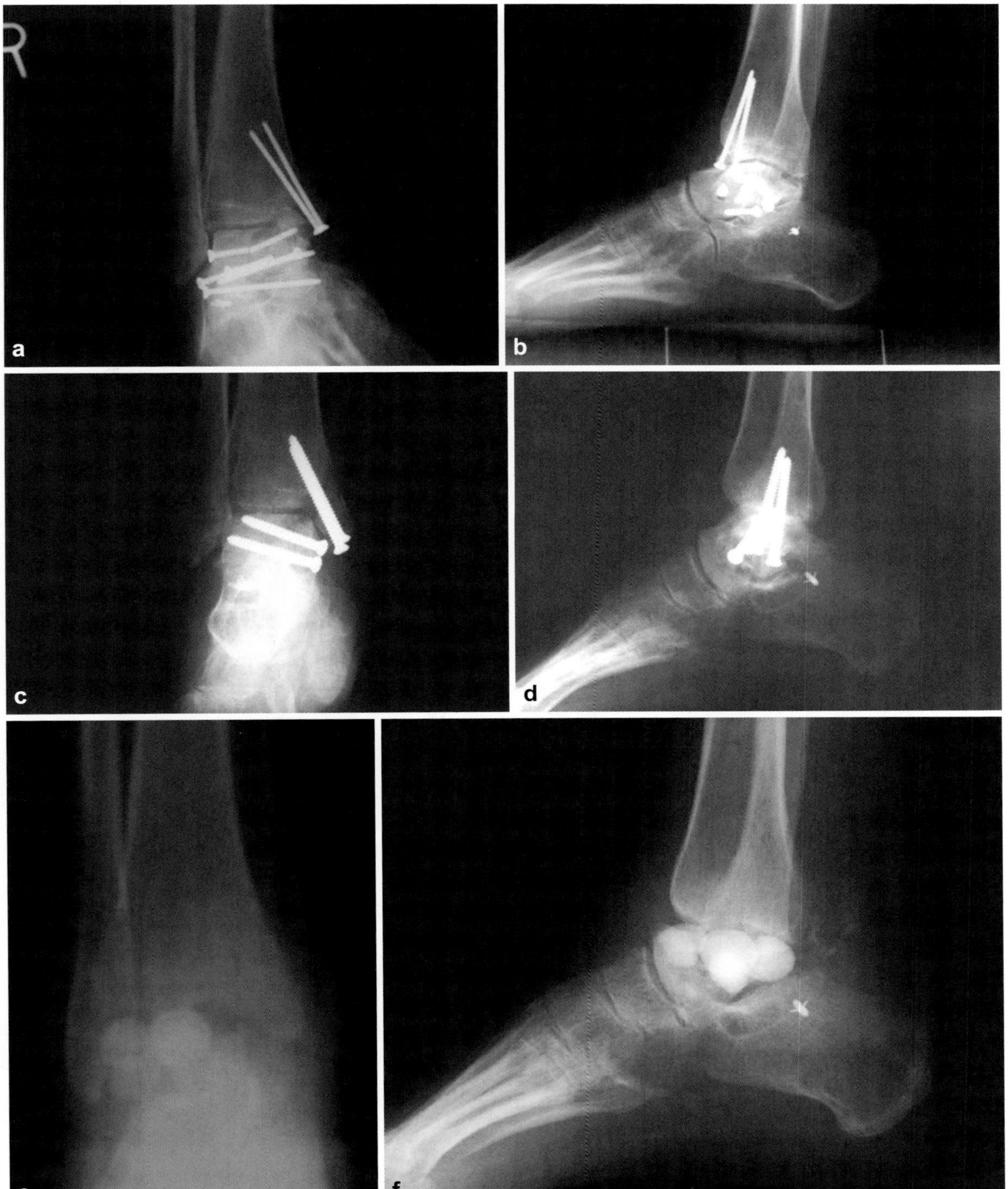

图 17.6　（a）右踝关节站立位正位 X 线片，距骨及内踝骨折初次内固定术后 6 个月。（b）足和踝关节站立位侧位 X 线片，初次内固定术后。（c）右踝关节站立位正位 X 线片，骨折翻修术后。（d）足和踝关节站立位侧位 X 线片，骨折翻修术后。（e）右踝关节正位 X 线片，发生感染和缺血性坏死后。距骨体被取出，放置了抗生素骨水泥珠。（f）右踝关节侧位 X 线片，发生感染和缺血性坏死后。距骨体被取出，放置了抗生素骨水泥珠。（g）足部的照片，抗生素骨水泥珠在踝关节内。右足跟内翻。（h）双侧足跟的后面观照片，显示右侧足跟内翻。（i）踝关节站立位正位 X 线片，改良 Blair 融合术和内侧松解术后。（j）踝关节站立位侧位 X 线片，改良 Blair 融合术与内侧松解术后。有无痛的“距 - 跟”假关节活动度。（k）足踝部前面观照片，改良 Blair 融合术和内侧松解术后。右侧足跟的“躲猫猫征”已经得到了矫正。（l）足踝部后面观照片，改良 Blair 融合术和内侧松解术后，足跟内翻已经得到了矫正

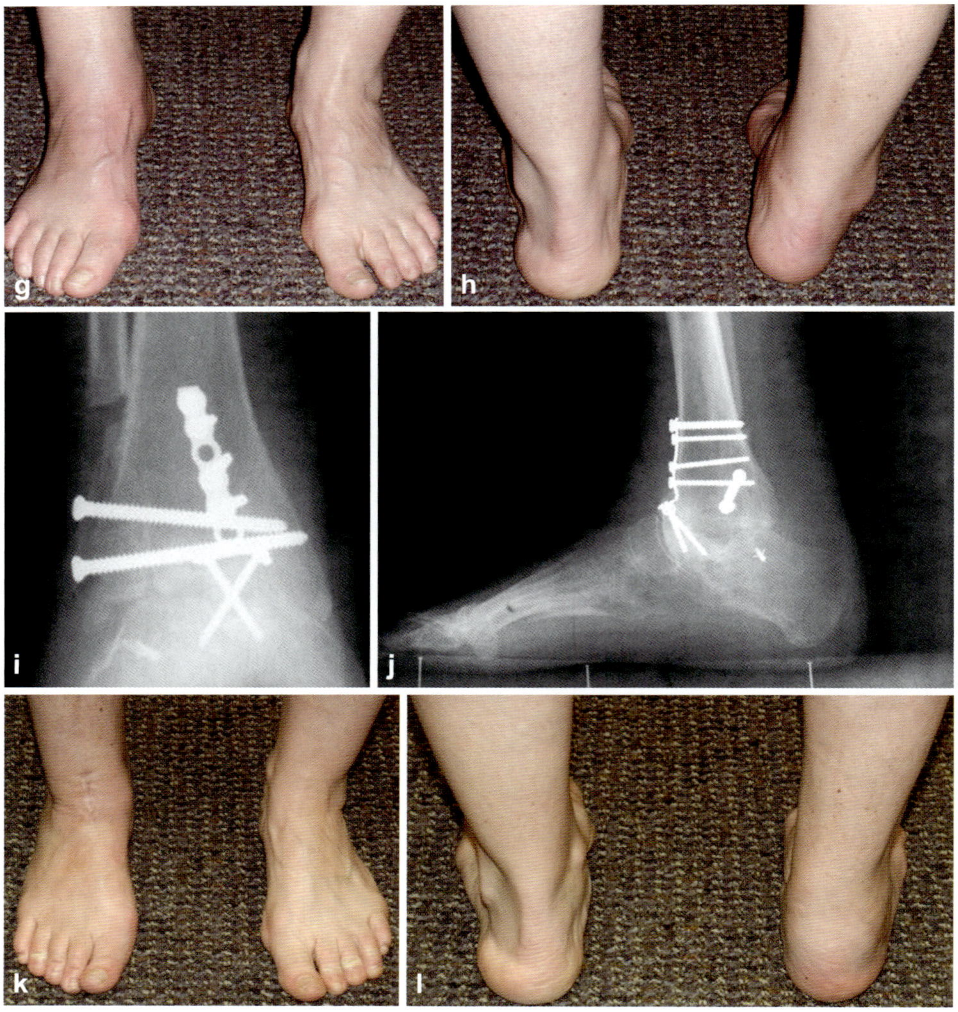

图 17.6 （续）

路。将腓骨切断，切除一部分以便把远端腓骨向近端移位，这样腓骨尖就不会碰到跟骨。将骨水泥珠和其他任何距骨体碎片清除。通常，在做改良的 Blair 融合术时，我们使用一个 6.5 mm 的螺钉从胫骨后方穿过胫骨前方的皮质，并打入距骨头颈部骨质内。对于这个病例，距骨头颈部太小了，我们决定使用接骨板和螺钉固定（图 17.6 i,j）。

➢ 植入物

将一个小的 T 型接骨板塑形并放置在胫骨的前方和距骨的背侧，用 2.7 mm 直径螺钉固定。由于残留距骨头太小，故选用这种固定方法。将腓骨的松质骨用在距骨头颈和胫骨之间作为植骨，有助于确保距骨骨质和胫骨前面愈合。

➢ 经验和教训

改良 Blair 融合术在以下情况下是有用的：距骨体缺血性坏死，特别是伴随距骨体感染。取出距骨体，剩下的距骨头颈部固定在胫骨前面（图 17.6k,l）。在大多数情况下，距舟关节和“距 - 跟”连接的假关节是有活动度的。另外可选的手术方法是用大块的替代物或同种异体股骨头移植代替整个距骨体。这些大的移植物可能很难通过血运重建在相对缺血的环境下愈合。感染是所有使用替代物的并发症。

总结

后足融合手术，如果残留对线不良可能会导致患者出现进一步的问题，特别是高弓内翻足。对畸形的仔细分析将为手术医生提供详细的信息，帮助判断使用哪组手术会获得一个完全的、效果持久的矫形。一个跖行、稳定、无痛的足是治疗的最终目标。

（Arthur Manoli Ⅱ 著　彭建光 译　张建中 校）

参考文献

1. Lloyd-Roberts GC, Swann M, Catterall A. Medial rotation osteotomy for severe residual deformity in clubfoot. A preliminary report on a new method of treatment. J Bone Joint Surg Br. 1974;56(1):37–43.
2. Pomeroy G, Manoli A. Techniques of revision talocalcaneal arthrodeses. Tech Orthop. 1996;11(4):347–54.
3. Stephens M, Saleh J. Calcaneal dome osteotomy: a new procedure for revising triple arthrodesis. Foot Ankle Int. 1994;15(7):368–71.
4. Joseph TN, Myerson MS. Correction of multiplanar hindfoot deformity with osteotomy, arthrodesis, and internal fixation. Instr Course Lect. 2005;54:269–76.
5. Trajkovski T, Pinsker E, Cadden A, Daniels T. Outcomes of ankle arthroplasty with preoperative coronal-plane varus deformity of 10° or greater. J Bone Joint Surg Am. 2013;95(15):1382–8.
6. Manoli A, Graham B. Clinical and new aspects of the subtle cavus foot. a review of an additional twelve year experience. FussSprungg. 2018, (in press) https://doi.org/10.1016/j.fuspru.2017.11.006.
7. Apostle KL, Sangeorzan BJ. Anatomy of the varus foot and ankle. Foot Ankle Clin. 2012;17(1):1–11.
8. Manoli A 2nd, Graham B. The subtle cavus foot, "the underpronator". Foot Ankle Int. 2005;26(3):256–63.
9. Wong C, Clare M. Pes cavus in talar neck fractures: an anatomic predisposition? Presented at the annual meeting of the American Academy of Orthopaedic Surgeons, Las Vegas. Mar 24, 2015. Paper 133, p. 82.
10. Gallagher SM, Rodriguez NA, Andersen CR, Granberry WM, Panchbhavi VK. Anatomic predisposition to ligamentous Lisfranc injury: a matched case-control study. J Bone Joint Surg Am. 2013;95(22):2043–7.
11. Kang S, Park SS. Predisposing effect of elbow alignment on the elbow fracture type in children. J Orthop Trauma. 2015;29(8):e253–8.
12. Lisella JM, Bellapianta JM, Manoli A. Tarsal coalition resection with pes planovalgus hindfoot reconstruction. J Surg Orthop Adv. 2011;20(2):102–5.
13. Coleman SS, Chesnut WJ. A simple test for hindfoot flexibility in the cavovarus foot. Clin Orthop. 2008;123:60–2.
14. Singh D. Nils Silfverskiöld (1888-1957) and gastrocnemius contracture. Foot Ankle Surg. 2013;19(2):135–8. Epub 2013 Jan 16.
15. Fortin PT, Guettler JH, Manoli A. Idiopathic cavovarus foot and lateral ankle instability: recognition and treatment implications relating to ankle arthritis. Foot Ankle Int. 2002;23(11):1031–7.
16. Berkowitz MJ, Kim DH. Fibular position in relation to ankle stability. Foot Ankle Int. 2004;25(5):318–21.
17. Peden S, Tanner J, Manoli A. The posterior fibula of the cavus foot deformity. J Surg Orthop Adv. 2018;27(4):255–60.
18. Manoli A, Hansen ST Jr. Screw hole preparation in foot surgery. Foot Ankle. 1990;11(2):105–6.
19. Manoli A, Beals TC, Hansen ST Jr. Technical factors in hindfoot arthrodesis. Instr Course Lect. 1997;46:347–56.
20. Monroe MT, Beals TC, Manoli A. Clinical outcome of arthrodesis of the ankle using rigid internal fixation with cancellous screws. Foot Ankle Int. 1999;20(4):227–31.
21. Holt ES, Hansen ST, Mayo KA, Sangeorzan BJ. Ankle arthrodesis using internal screw fixation. Clin Orthop Relat Res. 1991;268:21–8.
22. Hatt RN, Lamphier T. Triple hemisection: a simplified procedure for lengthening the Achilles Tendon. N Engl J Med. 1947;236(5):166–9.
23. Salamon ML, Pinney SJ, Van Bergeyk A, Hazelwood S. Surgical anatomy and accuracy of percutaneous achilles tendon lengthening. Foot Ankle Int. 2006;27(6):411–3.
24. Pinney SJ, Sangeorzan BJ, Hansen ST Jr. Surgical anatomy of the gastrocnemius recession (Strayer procedure). Foot Ankle Int. 2004;25(4):247–50.
25. Yoshimoto M, Kura H, Matsuyama T, Sasaki T, Yamashita T, Ishii S. Heel cord advancement combined with Vulpius' lengthening of the gastrocnemius. Clin Orthop Relat Res. 2005;434:213–6.
26. Manoli A. The gastrocnemius slide procedure using the piecrust technique article in techniques in foot & ankle. Surgery. 2009;8(1):30–3.
27. Herzenberg JE, Lamm BM, Corwin C, Sekel J. Isolated recession of the gastrocnemius muscle: the Baumann procedure. Foot Ankle Int. 2007;28(11):1154–9.
28. Leeuwesteijn AE, de Visser E, Louwerens JW. Flexible cavovarus feet in Charcot-Marie-tooth disease treated with first ray proximal dorsiflexion osteotomy combined with soft tissue surgery: a short-term to mid-term outcome study. Foot Ankle Surg. 2010;16(3):142–7.
29. Beals TC, Manoli A. Late varus instability with equinus deformity. Foot Ankle Surg. 1990;4(2):77–81.
30. Van Bergeyk A, Stotler W, Beals T, Manoli A. Functional outcome after Modified Blair arthrodesis for talar osteonecrosis. Foot Anlle Int. 2003;24(10):765–70.

第十八章

后足畸形愈合和骨不连翻修术

要点

- 后足融合术后翻修极具挑战，需要术者清晰理解前足、中足及后足的解剖、生物力学以及它们之间的相互作用和正常关系。
- 后足融合术可用于治疗许多疾病及畸形。翻修术前，要重点了解上次手术所要解决的病理改变是什么，这可帮助术者了解上次手术失败的原因，为制订翻修手术方案提供帮助。
- 翻修手术的目标是通过坚固的融合再次获得一个具有良好平衡的跖行足。有许多手术重建方式可供术者选择。手术方案因人而异，它取决于患者目前的病理改变、畸形的类型和程度。
- 成功的后足骨不连翻修术，需要很好地控制患者的内科疾病，彻底清理骨端假关节直至显露渗血的健康骨，应用坚强内固定以维持生物力学稳定；应用骨移植及骨替代物促进骨愈合。
- 后足畸形愈合重建手术的目标是获得一个跖行足。通常会采用节段和（或）楔形切除的复杂性截骨，以及从中足和前足进行截骨或融合，从而获得足的平衡。
- 能对这些高难度手术提供指导的文献甚少。手术成功的要素在于，在术前制订好精准的手术计划，并具备高超的外科手术技巧。在术中要遵守畸形矫正的基本原则，要应用内固定以获得骨愈合。

引言

后足融合术应用于畸形矫正具有悠久的历史，在近 100 年以来的骨科文献中已有详细描述并被医生广泛接受[1,2]。这种手术最初用于矫正各种先天足畸形和脊髓灰质炎后遗症所致的麻痹性足畸形。随着时间的推移，手术方法及手术适应证都有了很大发展。目前这种手术可用于治疗较为广泛的足踝病变，包括创伤后关节炎及畸形、炎性关节病变、神经性关节病变、先天畸形及成人获得性平足症（adult acquired flatfoot deformity，AAFD）。

作为一种有效的畸形矫正手术，后足融合术常能获得满意疗效。但是，它对术者的手术技术要求很高，并发症也并不鲜见。其最为常见的并发症为骨不连。文献中报道的发生率各有差异，单纯的距下关节融合术的骨不连发生率可高达 20%[3-7]。三关节融合术的骨不连发生率高达 23%[6,8-13]。单纯跟骰关节骨不连发生率可达 30%[14]。通常而言，随着近年来内固定技术的进展，骨不连发生率已经逐渐降低。然而，随着 CT 被作为评估骨愈合的首选方法，文献中有可能低估了骨不连的发生率。

随着现代内固定技术的发展及促进骨愈合生物材料的应用，术后骨不连的发生率已经显著降低。但是，因畸形矫正不足或过度矫正所致的畸形骨愈合问题却日益突出[15]。在 Angus 和 Cowell 早期发表的关于 80 例三关节融合术的综述中，62% 的病例有术后残留足畸形。Wison 等作者报道了 300 例三关节融合术，术后 14 例足位置不良，需要再次手术矫正残留的畸形[11]。Manoli 回顾了 63 例三关节融合术后的临床结果，发现畸形愈合率为 6%，其中有 2 例内翻畸形，2 例外翻畸形[16]。

Haddad 等作者回顾分析了 29 例三关节融合术后翻修手术失败病例的原因，发现失败的初次手术导致了多平面畸形，需要进行系统矫正[17]。最常见的畸形是马蹄内翻足合并或不合并摇椅底畸形（10 足）、后足内翻（8 足）、后足外翻（5 足）及单纯摇椅底畸形（2 足）[17]。翻修手术的成功率可达到 87%。后足融合术对技术要求很高，结果也不尽如人意。要想尽量减少手术的并发症，就要认真做好术前计划，手术仔细操作，在术中仔细检查、多透视并应用坚强内固定。

评估

从病史开始评估后足融合术后出现的疼痛和（或）畸形。了解前次手术的原因对于翻修手术至关重要，有可能提供手术失败的线索。要仔细询问患者内科疾病史，把重点集中在有可能导致手术并发症的相关因素，例如吸烟史、糖尿病、神经病变、周围血管疾病及营养状态等。在重建手术前，这些问题都应该得到充分解决。

首先，查体时首先要认真评估患足的力线，不仅要了解后足情况，还要重视其近端及远端的力线。站立位检查能发现后足的外翻或内翻畸形，要检查整个下肢，特别要评估其可能存在的成角及旋转畸形。下肢近端若存在畸形，常常导致足部出现代偿性畸形。过度的胫骨内翻或股骨前倾可导致足踝部出现代偿性旋前，以确保足接触地面时处于中立位[18]。足高弓内翻畸形经常伴有胫骨外旋，如果在患足矫形时没有处理胫骨的旋转，将导致术后足相对于胫骨过度外旋。应告知患者，为了防止发生这种情况，可能需要行胫骨旋转截骨术。

了解后足、中足及前足之间的关系非常重要。单纯进行后足畸形矫正及融合术，可能导致前足出现代偿性畸形，这可能是患者术后不满意的原因之一。要分别在坐位及站立位时认真评估前足第一序列的跖屈（旋前）或背伸（旋后）。第一跖列的功能不全可以通过检查第一跖楔关节的稳定性来评估。在进行后足翻修手术时，要同时矫正前足的残留畸形，以获得满意的结果。

通过 Sifverskiold 试验检查腓肠肌是否过紧。如果在前次手术时没做腓肠肌松解，或者已经做过腓肠肌松解术，但患者踝关节背伸仍受限，则需要在翻修手术时同时进行腓肠肌延长术，该手术有助于矫正后足畸形并减轻中足及前足应力[20]。更重要的是，这个手术有可能解决引起初始畸形的主要原因。

仔细进行神经血管检查也很重要。要检查肌力，判断畸形是由于肌力过弱还是过强导致的。要检查皮肤、毛细血管再充盈情况及脉搏以判断血管功能。最后，要检查之前手术留下的所有瘢痕，这有助于确定翻修手术切口位置。

影像学检查应该先拍摄足踝标准负重正、侧位片。仔细检查融合部位以确定骨愈合情况，仔细观察内固定的类型及固定技术。要检查中足和踝关节相邻关节的退变情况。

使用标准的足踝部放射线参数来评估残留的畸形和畸形愈合。特别要关注足踝关节正、侧位距骨 - 跟骨角和距骨 - 第一跖骨角，以及距舟覆盖角。

在翻修前应该做 CT 检查。CT 比普通 X 线片更容易判断融合部位骨愈合情况[21]。如果有条件，还可以做负重 CT 检查，它能提供比非负重 CT 及 X 线片检查更可靠的三维对线信息。

手术技术

当完成了临床及影像学检查，找到手术失败的原因之后，就可以制订并实施手术计划了。翻修手术的目的是获得平衡的跖行足，恢复后足和中足、前足的正常关系。需要根据畸形类型及程度、患者活动及手术预期来制订个体化手术方案。由于每个患者的病理状况各不相同，重建手术方案也不相同。后面将进一步讨论在处理这些疑难的病例时，取得成功的一般原则和注意事项。

骨不连

骨不连的定义是手术 6 个月后融合部位仍无骨性桥接。最近的研究刚刚拓展了这个定义及其对患者预后的影响。虽然首选 CT 检查骨不连，但仍需要进一步分析骨不连部位骨性桥接的量及其意义[21]。Glazebrook 等报道，CT 检查发现有 25%~50% 骨性桥接的患者预后要好于那些仅有 0~25% 骨性桥接的患者。最近研究表明，骨不连患者主观评估预后差于骨愈合良好患者[24]。以这些有限依据为基础，笔者制订了一个治疗可疑骨不连患者的流程图（图 18.1）。

如果患者有骨不连的症状而足踝力线良好，制订翻修手术计划相对简单直接。唯一的手术目的是达到坚强融合以解决假关节所致疼痛及不稳定。分

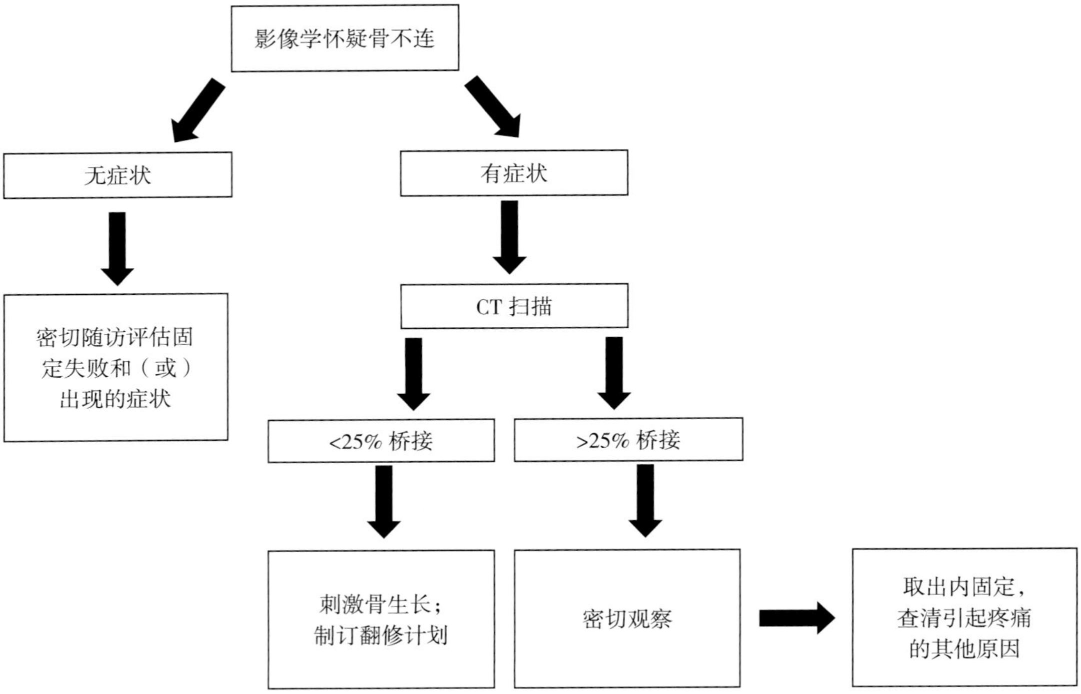

图 18.1　处理后足骨不连流程图

析骨不连原因时要考虑骨愈合的基本原则。骨愈合失败的常见原因有生理愈合能力不足、固定失效及机械性不稳定、感染，或上述多种因素同时存在。要再次强调，翻修术前需要充分评估影响骨不连的潜在风险，尽力改善患者健康状况。

骨不连的部位要彻底清理，清除所有的纤维组织。联合使用刮匙、咬骨钳及骨刀清理骨不连创面，直至显露健康、新鲜出血的骨面。推荐手动清理组织，不建议使用电锯或磨钻，这样可以尽可能多保留骨解剖结构，防止产热致组织坏死。当关节表面清理干净后，要仔细评估剩余骨量。在清理过程中可能造成局部骨端大空洞，骨端间出现较大间隙，这时需要植骨填充。严重骨丢失时可能需要应用结构性同种异体骨移植以维持关节长度，避免因外侧柱或内侧柱短缩造成新的畸形。

骨不连关节端的所有非骨性组织被清理干净后，用小钻头或克氏针经软骨下骨钻很多孔，准备再次融合术。几乎在所有的翻修手术中都建议应用生物加强材料以促进骨愈合。自体胫骨近端取骨是翻修手术骨移植材料的上好来源。市面上还有大量骨移植替代物可供选择。植骨块或生物骨材料被填塞到融合部位，将关节复位至所需位置，然后用内固定物进行临时固定。一定要确保融合部位双侧骨端之间紧密贴合，没有间隙。

一定要坚强内固定，可以应用加压螺钉穿过关节表面固定。如果担心应用跨关节加压螺钉固定可能造成短缩和畸形，可以改用位置螺钉固定。可以使用更大直径的螺钉通过上次手术的钉道进行固定，这对于距下关节融合翻修尤为合适。根据术者喜好，可以使用中和接骨板以增加稳定性。市面有大量解剖锁定及非锁定接骨板可供使用，这对于距舟关节及跟骰关节的翻修手术尤为合适。如果担心固定质量，可以增加内固定以提高稳定性（图 18.2、图 18.3）。术后要严格制动，避免负重。根据术者喜好，可以应用石膏或支具鞋。术后 8~12 周，当影像学证实骨愈合后，患者可以逐渐负重。需要注意的是，如果术中有大量骨丢失，使用了大块结构性植骨，术后患者免负重时间要相应延长。

对于可疑骨不连，术前要排除感染。如果临床有怀疑，但不能完全除外时，翻修手术中留取假关节组织标本送细菌培养后，可以按计划继续进行手术。如果标本培养不幸呈阳性，需要请感染科会诊并静脉应用敏感抗生素以控制感染，直至完全骨愈合。当确认骨愈合后，要及时取出内固定物以避免

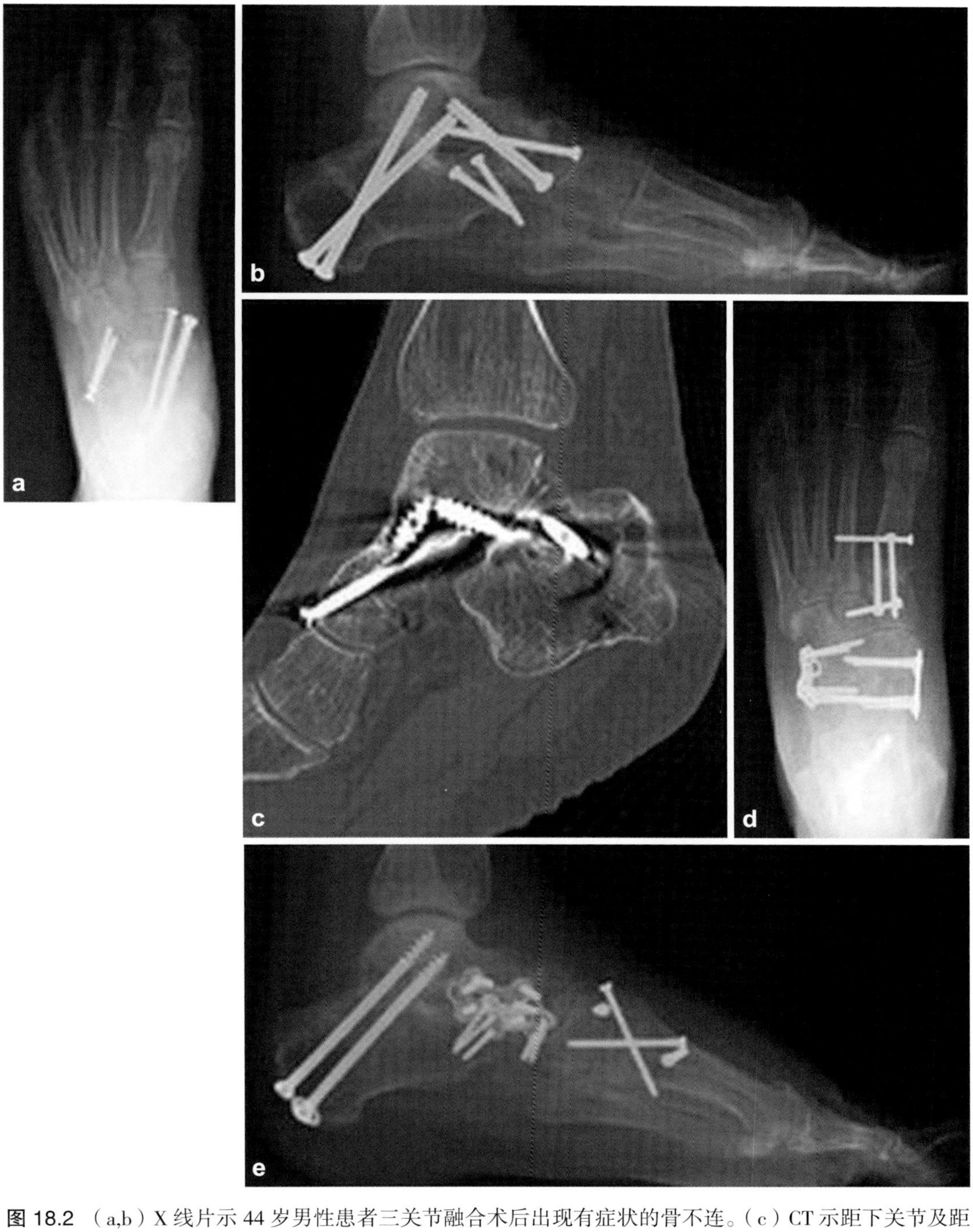

图 18.2 （a,b）X 线片示 44 岁男性患者三关节融合术后出现有症状的骨不连。（c）CT 示距下关节及距舟关节没有形成骨性连接，跟骰关节也愈合不良。（d,e）X 线片示应用胫骨近端自体骨移植行三关节翻修术后。应用改良 Lapidus 手术矫正因内侧柱不稳定所致的残余后足内翻

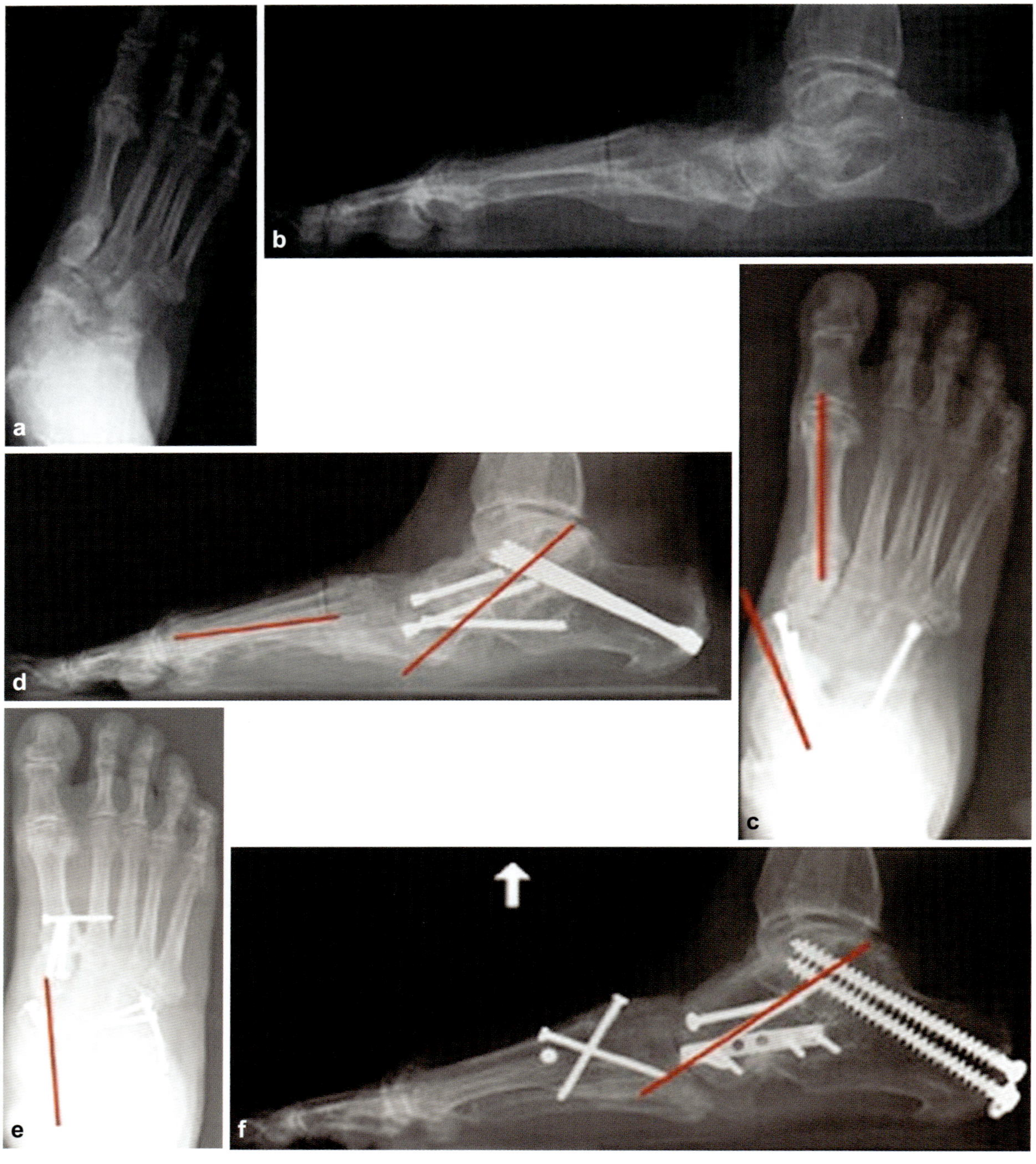

图 18.3　（a,b）僵硬性平足患者。（c,d）外院医生为他施行了三关节融合术。注意，手术几乎是原位融合，没有矫正畸形。术后患者出现骨不连、疼痛，并对足部残留畸形很不满意。（e,f）三关节翻修融合术后。距舟覆盖角及距骨 - 第一跖骨角都有明显改善。侧位片上看，距骨仍有一点跖屈畸形。应用第一跖楔关节融合及第一、二跖骨间融合矫正残留的前足内翻

将来深部感染的风险。

如果术前已经临床诊断感染（如局部红肿，有脓性分泌物），术中要彻底清创并去除内固定，应用抗生素骨水泥填充关节间隙，以使局部析出较高的抗生素浓度。维持关节长度及后足关节间正常关系。术中要留取组织标本培养，要请感染科会诊并静脉应用敏感抗生素控制感染。当感染完全消除后，一般在初次清创 3~6 个月后，可以取出抗生素骨水泥并进行翻修融合术。

畸形愈合

针对畸形愈合制订手术计划更为复杂。需要指出的是，预防畸形愈合的最佳途径是术前周密的设计和娴熟的手术技术。这里简要介绍后足融合对线的基本原则。在初次手术时，术者要对引起关节炎及关节畸形的潜在病理改变做到心中有数，这样才能在术前制订周密详细的计划以充分矫正畸形及平衡患足。要从近端到远端系统地矫正畸形，最后达到足的平衡和跖行足状态。先矫正后足力线，将跟骨结节放置于中立或相对于胫骨长轴轻度外翻位。维持距骨与跟骨的正确关系非常重要。距骨头要和跟骨前结节内侧缘对齐，如果在正位及侧位片上距骨 - 跟骨角过大，将使距骨跖屈及内移，导致距骨周围关节向背外侧半脱位；反之，如果在正位片上距骨及跟骨轴线间夹角消失，侧位片上距骨轴线趋于水平，将导致距骨周围关节向跖内侧半脱位。

此时，要考虑复位距舟关节以恢复正常的距舟覆盖角。最后，在正位及侧位片上，距骨长轴要和第一跖骨长轴力线一致（图 18.4）。无论在初次手术还是翻修手术时，遵守这些基本原则才能获得最佳效果。然而在翻修手术时，想完全恢复对位对线关系往往较为困难，根据患者畸形的类型及程度，术者可能面临许多手术选择。

后足内翻和外翻

矫正后足畸形的第一步，是要基于 Silfverskiold

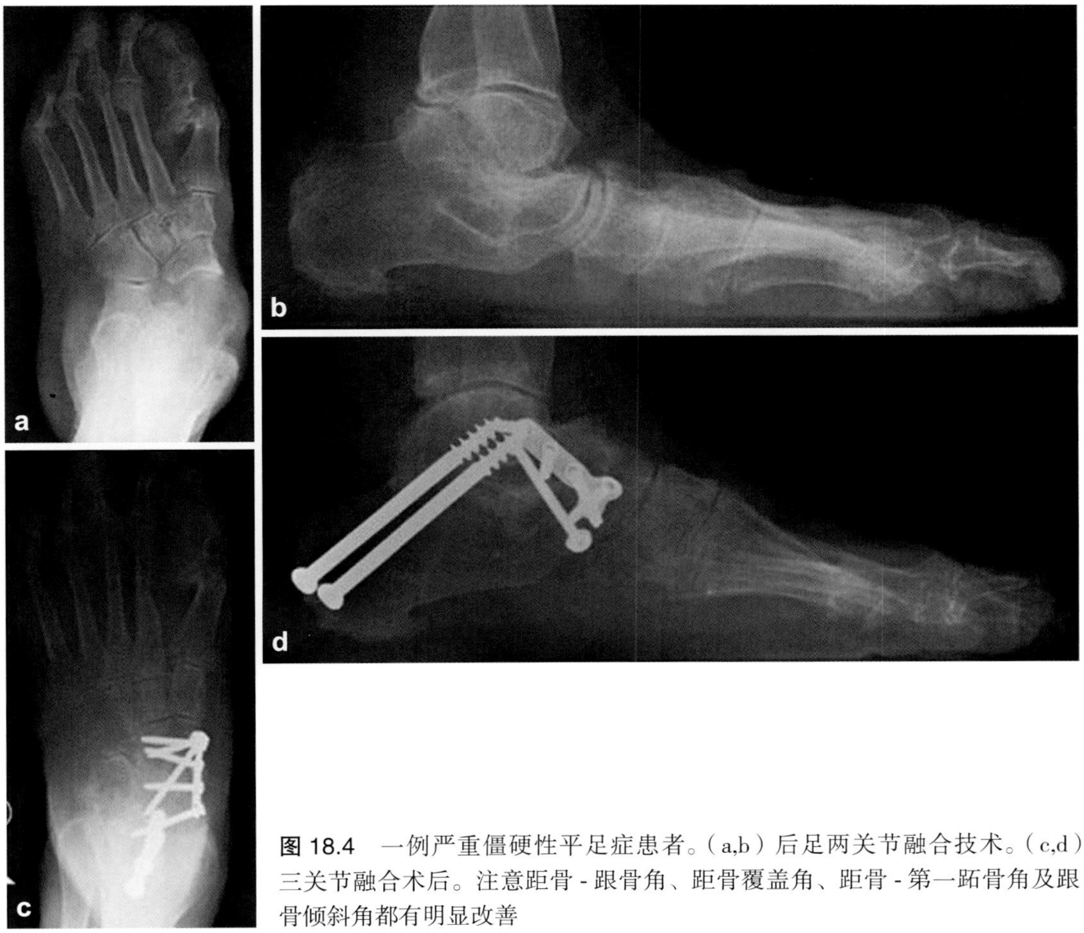

图 18.4 一例严重僵硬性平足症患者。(a,b) 后足两关节融合技术。(c,d) 三关节融合术后。注意距骨 - 跟骨角、距骨覆盖角、距骨 - 第一跖骨角及跟骨倾斜角都有明显改善

检查矫正马蹄足畸形。腓肠肌紧张是导致马蹄足畸形的最常见原因，腓肠肌腱膜延长术常能改善马蹄足畸形。如果屈曲膝关节不能改善马蹄足畸形，需要行跟腱延长手术，一般可以行经皮跟腱半切术。如果马蹄足畸形不予以矫正，常常无法进一步松解和矫正后足畸形。

后足原发性畸形可被简单分为内翻及外翻畸形。在术前认真分析前次手术的病因，有助于术者理解其潜在畸形，并制订精确手术重建计划。原发性后足僵硬性内翻畸形又可分为神经性、创伤后、先天性及特发性畸形[25]。神经性后足内翻畸形原因包括遗传性运动感觉神经病变、创伤后或卒中后脑损伤、脊髓前角细胞疾病或脊髓病变。跟骨及距骨骨折畸形愈合是创伤性后足内翻畸形的常见原因。先天性畸形包括跗骨联合、残余的畸形足，以及跟骨和距下关节内在形态结构异常[26]。正如前述，后足内翻可以是代偿胫骨外旋的结果。后足内翻畸形愈合可引起足外侧缘过度负重，足外侧可发生痛性胼胝，甚至应力性骨折。还可引起腓骨肌腱损伤、踝关节外侧不稳以及胫距关节内翻性关节炎。

矫正后足内翻畸形最简单的方法是经跟骨结节截骨。截骨方法包括跟骨外移截骨、跟骨基底向外闭合楔形截骨，或两者相结合。对于严重病例，仅通过跟骨截骨难以达到理想矫形。需要经距跟融合部位截骨，Haddad 等学者曾描述过这种方法[17]。经过距下关节平面做基底向外楔形截骨矫形能力非常强，是笔者矫正后足内翻畸形的首选方法。另外，还应该根据患足的整体解剖状况增加其他手术，这在创伤后畸形矫形重建中颇为常见，尤其多见于严重距骨或跟骨创伤后行切开复位内固定，或一期融合关节，将后足关节融合固定于“原位”而未恢复其正常解剖关系的病例。例如由于距骨颈内侧塌陷畸形愈合导致后足内翻，翻修手术时除了要行跟骨外翻截骨，还要行内侧柱延长，这样才能恢复足结构平衡（图 18.5）。

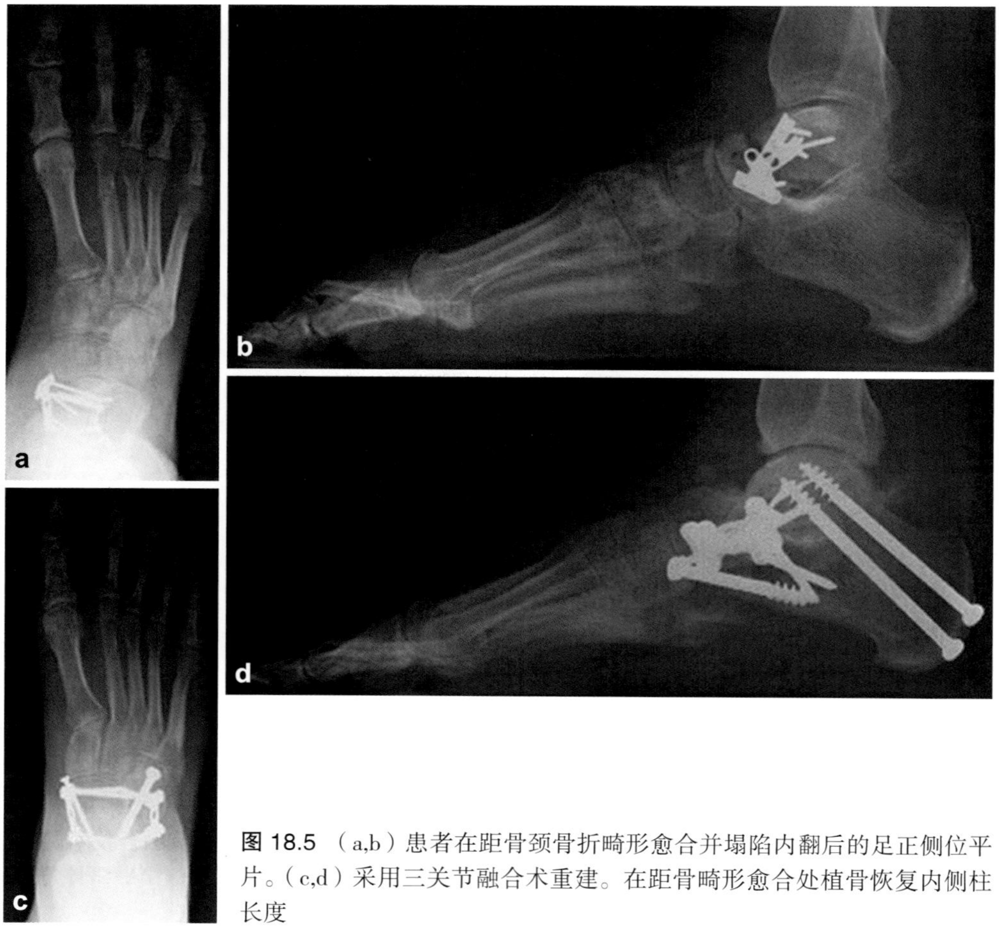

图 18.5 （a,b）患者在距骨颈骨折畸形愈合并塌陷内翻后的足正侧位平片。（c,d）采用三关节融合术重建。在距骨畸形愈合处植骨恢复内侧柱长度

对于跟骨骨折畸形愈合病例，如果单纯矫正后足内翻畸形，不去处理跟骨外侧壁膨出，将导致持续腓骨下方疼痛及撞击，这时需要切除跟骨外侧壁。如果由于跟骨高度丢失，导致踝关节活动受限及撞击，需要植骨或应用结构性异体骨恢复跟骨高度。对于神经肌肉性畸形，要行多种软组织手术来消除引起畸形的力量，如腓骨长肌腱转位至腓骨短肌腱，胫后肌腱切断或转位。这些额外因素增加了手术复杂性及技术难度，但对成功矫形至关重要。

需要行关节融合的僵硬性后足外翻畸形的最常见病因是成人获得性平足症（AAFD），其他病因包括跗骨联合，炎性关节病变，脑瘫，距骨、跟骨、跗横关节及中足关节创伤。最常见的翻修手术原因是僵硬性后足外翻畸形矫正不足。残留的后足外翻可致腓骨下撞击或腓骨应力性骨折，引起后足外侧疼痛。另外，由于后足力线位于下肢负重轴线的外侧，可引起三角韧带应力增大和退变，继而使胫距关节快速发生退变。最简单的矫形方法是经过跟骨结节做跟骨内移截骨。然而，这种单一手术往往难以彻底矫正畸形。可以经距下关节融合的平面截骨，通过外侧开放或内侧闭合楔形截骨以恢复后足解剖位置，术中截取楔形骨块后可以同时向内侧推移跟骨远端。有时候距下关节存在固有外移（图 18.6），如果手术中不能在截骨后内移远端骨块，患者术后可能有持续性腓骨下方疼痛及撞击。

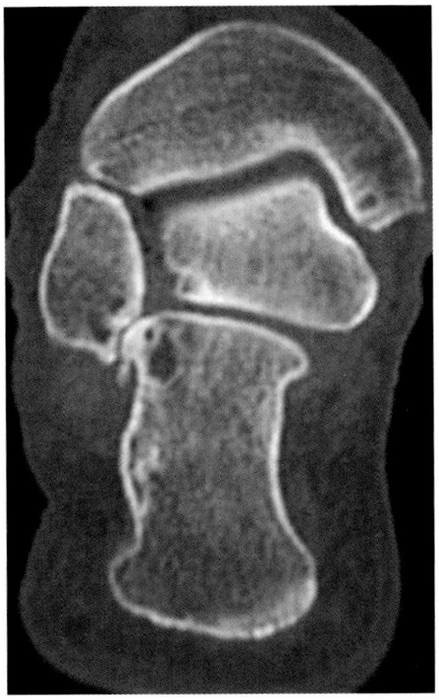

图 18.6　CT 示患者距下关节存在固有外移

前足外展和内收

可以通过跗横关节矫正前足的外展或内收畸形，目标是平衡足内、外侧柱解剖结构。足外侧柱较之内侧柱相对短缩时，将导致前足外展畸形，常见于成人获得性平足症。足内侧柱短缩，例如距骨颈骨折后畸形愈合时，将导致前足内收畸形。如果跗横关节融合术后发生畸形愈合，可以经融合面行内侧闭合楔形截骨矫正前足外展，行外侧闭合楔形截骨矫正前足内收[17]。如果合并前足旋后或旋前畸形，可以在截骨时旋转截骨面予以矫正[17]。

如果需要融合跗横关节，术中要注意恢复距舟覆盖角及距骨 - 第一跖骨角（图 18.7），行距舟关节融合，或同时融合跟骰关节，均能获满意疗效。

中足

翻修后足畸形骨愈合时，要仔细评估中足对患者疼痛和畸形的影响。例如，成人获得性平足症患者常伴有中足关节炎改变，这时背侧关节塌陷下压，中足关节跖侧在应力作用下张口，这将导致舟楔关节或跖楔关节向跖侧塌陷，术中需要融合受累及关节。

前足旋前和旋后

通过翻修手术矫正后足畸形后，往往将暴露出潜在的前足畸形。如果没能及时矫正，将严重影响手术效果。无论要做哪种后足翻修融合手术，都要仔细评估并矫正前足畸形，以获得足的结构平衡。矫正后足外翻畸形后，第一跖骨可能出现抬高（导致前足旋后畸形），需要同时矫正。如果之前做过跗横关节融合，可以经跗横关节做向内侧反旋转截骨[17]；但是，从中足截骨更为简便易行，可以做内侧楔骨背侧撑开楔形截骨（Cotton 截骨）。另一种方法是做第一跖楔关节融合下沉第一跖骨。这时第一跖骨相对于楔骨向跖侧移位，手术将第一跖骨融合于跖屈位。这种手术特别适用于矫正成人获得性平足症，因为其常合并第一跖楔关节不稳定。

矫正后足内翻畸形后，需要一并矫正潜在的前足外翻畸形。可行第一跖骨背伸截骨以抬高第一跖

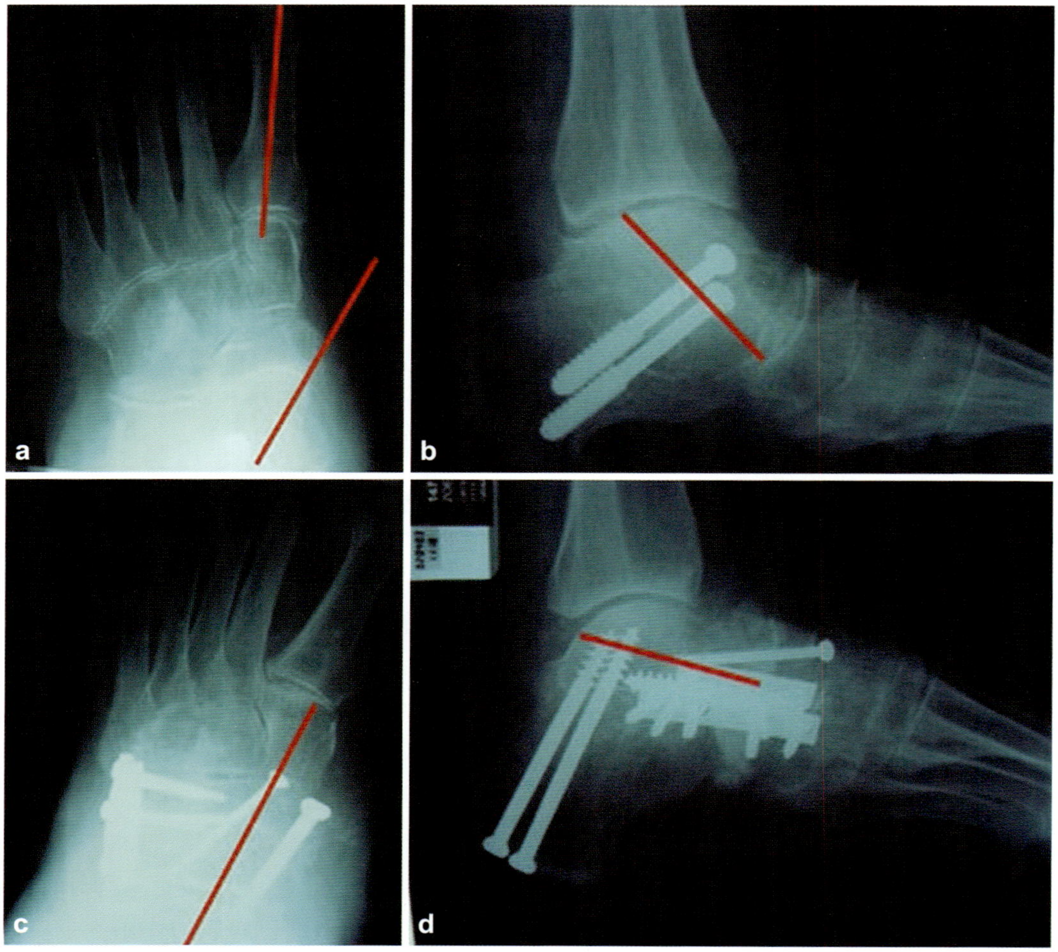

图 18.7 （a,b）成人获得性平足症患者距下关节原位融合术后，患足持续畸形疼痛。注意：距骨周围关节向背外侧半脱位，导致前足明显外展畸形。（c,d）翻修融合距下关节，增加跗横关节融合，并植骨延长外侧柱后，前足外展得到明显改善

骨，或者将第一跖楔关节融合于背伸位以稳定内侧柱，后者具有更强的矫正能力。通过中足或前足去矫正前足畸形更为精确，可以在术中对矫正效果进行“微调”，而通过后侧跗横关节矫形则难以达到这种效果。

最后，术者应切合实际地判断畸形彻底矫正的创伤程度及手术所需时间。对于复杂翻修病例，想通过一次性手术解决所有畸形，有时是非常困难的。可能需要分期矫形以减少伤口并发症，降低感染风险。

结果

有关后足翻修融合的文献证据太少，仅有少量病例报道。Stephens 和 Saleh 首先描述了三关节融合翻修方法[27]。这篇文章里描述了作者对 5 例患者进行跟骨顶弧形截骨，以达到多平面矫形效果。其中 1 例患者为平足所致跟骨外翻，另外 4 例患者为先天性畸形足或脊髓灰质炎所致马蹄内翻足。虽然病例数很少，作者报道患者满意率为 100%，没出现并发症。

Haddad 等作者报道了 28 例三关节融合失败的翻修结果[17]。他们分步骤、系统地从近端向远端矫形。通过跟骨内移截骨矫正后足外翻畸形；经距下关节行外侧闭合楔形截骨，或经跟骨结节闭合楔形外移截骨矫正后足内翻畸形。经跗骨间融合处横形截骨并旋转矫正前足旋后或旋前畸形，将前足完全放平。经融合部位行内侧或外侧闭合楔形截骨矫正前足外展或内收。最后，通过跖侧闭合楔形截骨矫正摇椅底畸形。经过这些翻修重建手术后，患

者的 AOFAS（美国足踝外科学会）后足评分由平均 31 分上升至 59 分，患者平均满意度为 7.8/10。所有患者都愿意再次接受同样的手术。该文报道了 4 例（14%）主要并发症：1 例出现深部感染，接受了清创手术及持续 3 周的静脉抗生素治疗；另外 3 例出现有症状的畸形愈合，需要再次手术翻修。

有一篇文章分析了 21 例类风湿关节炎三关节融合失败患者，发现有 12 例（57%）存在手术技术问题[28]。作者报道的翻修融合成功率为 86%，术后并发症包括 2 例外翻畸形，1 例腓骨远端应力性骨折，以及 2 例浅表感染。

最后，Toolan 报道了 5 例三关节融合失败翻修病例。他们经中足做双平面截骨以矫正摇椅底畸形。患者满意率为 100%，AOFAS 后足评分从术前 33 分上升至 70 分。术前影像学上测量的所有异常参数都得到了显著改善[29]。

后足翻修融合的手术方法有很多种。术者要尽量避免通过单一截骨矫正多平面畸形。在更多时候，为了获得一个跖行的足，需要在不同部位做多次截骨。

总结

后足畸形愈合及骨不连的矫正对术者很有挑战。在手术前，术者一定要理解畸形发生的病理过程，通过临床及影像学检查认真评估畸形。如果能将后足、中足及前足之间的解剖关系恢复正常，达到足的平衡，术后就能获得满意矫形效果。术中注意精细操作和坚强内固定，能最大程度减少术后并发症的发生率。对手术有指导价值的文献甚少。对于这些复杂的翻修手术，我们仍然需要更多的研究去探寻最佳的矫形效果。

（Justin Roberts，John D. Maskill，John G. Anderson，Donald R. Bohay 著　魏芳远 译　王显军　张建中 审校）

参考文献

1. Ryerson E. Arthrodesis operations on the feet. J Bone Joint Surg. 1923;5:453–71.
2. Hoke M. An operation for stabilizing paralytic feet. J Bone Joint Surg. 1921;3(10):494–507.
3. Mann RA, Beaman DN, Horton GA. Isolated subtalar arthrodesis. Foot Ankle Int. 1998;19(8):511–9.
4. Haskell A, Pfeiff C, Mann R. Subtalar joint arthrodesis using a single lag screw. Foot Ankle Int. 2004;25(11):774–7.
5. Scranton PE. Comparison of open isolated subtalar arthrodesis with autogenous bone graft versus outpatient arthroscopic subtalar arthrodesis using injectable bone morphogenic protein-enhanced graft. Foot Ankle Int. 1999;20(3):162–5.
6. Flemister AS, Infante AF, Sanders RW, Walling AK. Subtalar arthrodesis for complications of intra-articular calcaneal fractures. Foot Ankle Int. 2000;21(5):392–9.
7. Easley ME, Trnka HJ, Schon LC, Myerson MS. Isolated subtalar arthrodesis. J Bone Joint Surg Am. 2000;82(5):613–24.
8. Angus PD, Cowell HR. Triple arthrodesis. A critical long-term review. J Bone Joint Surg Br. 1986;68(2):260–5.
9. Graves SC, Mann RA, Graves KO. Triple arthrodesis in older adults. Results after long-term follow-up. J Bone Joint Surg Am. 1993;75(3):355–62.
10. Pell RF, Myerson MS, Schon LC. Clinical outcome after primary triple arthrodesis. J Bone Joint Surg Am. 2000;82(1):47–57.
11. Wilson FC, Fay GF, Lamotte P, Williams JC. Triple arthrodesis. A study of the factors affecting fusion after three hundred and one procedures. J Bone Joint Surg Am. 1965;47:340–8.
12. Sangeorzan BJ, Smith D, Veith R, Hansen ST. Triple arthrodesis using internal fixation in treatment of adult foot disorders. Clin Orthop. 1993;294:299–307.
13. Smith RW, Shen W, Dewitt S, Reischl SF. Triple arthrodesis in adults with non-paralytic disease. A minimum ten-year follow-up study. J Bone Joint Surg Am. 2004;86–A(12):2707–13.
14. Toolan BC, Sangeorzan BJ, Hansen ST. Complex reconstruction for the treatment of dorsolateral peritalar subluxation of the foot. Early results after distraction arthrodesis of the calcaneocuboid joint in conjunction with stabilization of, and transfer of the flexor digitorum longus tendon to, the midfoot to treat acquired pes planovalgus in adults. J Bone Joint Surg Am. 1999;81(11):1545–60.
15. Seybold JD. Management of the malunited triple arthrodesis. Foot Ankle Clin. 2017;22(3):625–36.
16. Bednarz PA, Monroe MT, Manoli A. Triple arthrodesis in adults using rigid internal fixation: an assessment of outcome. Foot Ankle Int. 1999;20(6):356–63.
17. Haddad SL, Myerson MS, Pell RF, Schon LC. Clinical and radiographic outcome of revision surgery for failed triple arthrodesis. Foot Ankle Int. 1997 Aug;18(8):489–99.
18. Hansen ST. Functional reconstruction of the foot and ankle. Philadelphia/London: Lippincott Williams & Wilkins; 2000.
19. Hansen ST. The cavovarus/supinated foot deformity and external tibial torsion: the role of the posterior tibial tendon. Foot Ankle Clin. 2008;13(2):325–328, viii.

20. Armstrong DG, Stacpoole-Shea S, Nguyen H, Harkless LB. Lengthening of the Achilles tendon in diabetic patients who are at high risk for ulceration of the foot. J Bone Joint Surg Am. 1999;81(4):535–8.
21. Coughlin MJ, Grimes JS, Traughber PD, Jones CP. Comparison of radiographs and CT scans in the prospective evaluation of the fusion of hindfoot arthrodesis. Foot Ankle Int. 2006;27(10):780–7.
22. de Cesar Netto C, Schon LC, Thawait GK, da Fonseca LF, Chinanuvathana A, Zbijewski WB, et al. Flexible adult acquired flatfoot deformity: comparison between weight-bearing and non-weight-bearing measurements using cone-beam computed tomography. J Bone Joint Surg Am. 2017;99(18):e98.
23. Hirschmann A, Pfirrmann CWA, Klammer G, Espinosa N, Buck FM. Upright cone CT of the hindfoot: comparison of the non-weight-bearing with the upright weight-bearing position. Eur Radiol. 2014;24(3):553–8.
24. Krause F, Younger ASE, Baumhauer JF, Daniels TR, Glazebrook M, Evangelista PT, et al. Clinical outcomes of nonunions of hindfoot and ankle fusions. J Bone Joint Surg Am. 2016;98(23):2006–16.
25. Younger ASE, Hansen ST. Adult cavovarus foot. J Am Acad Orthop Surg. 2005;13(5):302–15.
26. Deben SE, Pomeroy GC. Subtle cavus foot: diagnosis and management. J Am Acad Orthop Surg. 2014;22(8):512–20.
27. Stephens M, Saleh J. Calcaneal dome osteotomy: a new procedure for revising triple arthrodesis. Foot Ankle Int. 1994;15(7):368–71.
28. Mäenpää H, Lehto MU, Belt EA. What went wrong in triple arthrodesis? An analysis of failures in 21 patients. Clin Orthop. 2001;7(391):218–23.
29. Toolan BC. Revision of failed triple arthrodesis with an opening-closing wedge osteotomy of the midfoot. Foot Ankle Int. 2004;25(7):456–61.

第十九章

踝关节融合术后畸形愈合与骨不连翻修术

要点

- 明确上次手术失败原因是实施成功翻修手术的前提。
- 感染、骨缺损及神经性病变都增加了翻修手术难度。
- 常常需要进行分期重建手术。
- 术者要熟悉多种外科重建技巧，如环形外固定架技术。
- 对一些病例而言可能截肢比保肢更好。

引言

统计学分析结果表明踝关节翻修成功率远低于初次关节融合术；所以术者需要详细了解初次关节融合失败的原因[1-5]。需要翻修的因素常包括感染、骨不连、畸形骨愈合以及邻近关节炎。虽然许多病例中踝关节翻修重建极为困难，但这种手术是替代截肢术的一种选择。据 Aderson 报道，在应用加压螺钉治疗踝关节融合术后骨不连的患者中，截肢率高达 15%。Easley 报道在应用外固定架做踝关节翻修融合术患者中，截肢率为 11%。术者需要认真制订术前计划并熟悉多种重建手术技巧。

骨不连

骨不连是踝关节融合术后最常见的并发症。一旦发生，患者的预后较差[6,7]。骨不连的诊断并不容易，单纯用 X 线片评估常常并不准确，需要进一步应用 CT 检查[7]。CT 显示的骨性桥接程度与临床效果有相关性。无症状的骨不连罕见[6]。文献中报道的骨不连的发生率差异很大，据报道，0~40% 的病例中会出现骨不连[5,8,9]。据 Cobb 报道，经常吸烟的患者术后骨不连发生率为 70%[10]。除了吸烟外，还有许多可能导致骨不连发生的因素，包括神经病变、固定不牢靠、距下关节融合史、开放性骨折史、术前踝内翻、高龄、骨坏死、依从性差、肥胖和失业[7,9,11]。Chalayon 回顾了 215 例单纯踝关节切开融合术的结果。排除了合并神经性疾病、大量骨缺损、同时行距下关节融合或感染的病例后，总的骨不连发生率为 9%，有 19% 的患者因并发症而需要进一步手术。曾接受距下关节融合的患者发生骨不连的可能性增加 3 倍，而术前踝内翻患者发生骨不连的可能性增加 2 倍。识别出有骨不连风险的患者，发现可以改变的风险因素，就可能提高术后融合率。有学者建立并验证了足踝关节融合术后骨不连风险评估模型[12]。初步研究表明，它是一个可靠和有用的工具，可用于将风险分出等级，并改善患者预后。可改变的风险因素包括肥胖、吸烟、控制血糖及手术部位稳定性。手术方法、内固定类型和术中植骨等手术变量的重要性尚有待商榷。许多新型踝关节融合植入物和器械很适合用于翻修病例，尤其适用于骨缺损严重和需要更高稳定性的情况下。多项研究对术中应用自体骨移植提出了质疑，认为同种异体骨、干细胞和生长因子产品可替代自体骨[13,14]。

畸形愈合

踝关节融合术后畸形愈合的发生率尚不明确，很可能被低估。它通常与导致翻修手术的其他因素（例如骨不连和邻近关节炎）一起发生，因此在大多数研究中未单独报道。在早期的系列研究中，由于较少使用内固定，有高达 25% 的患者发生畸形愈合和关节错位[15]。在最近的一个研究中，应用环形外固定架治疗踝关节融合失败的复杂翻修患者，有半数以上患者因畸形愈合而接受翻修手术[5]。矫正畸形以恢复跖行足是实现成功重建手术的关键，也往往是翻修手术最具挑战性的方面。畸形愈合中马蹄内翻最为常见，可致异常应力经足和膝传递。如果将足放在马蹄位，会造成膝关节过度背伸和膝关节内侧副韧带松弛[16]。畸形的严重程度和软组织状态决定了应该选用何种矫形方式（渐进式和一次性矫形），以及选择何种手术以避免软组织损伤。对于轻度至中度畸形，软组织条件较好，可应用截骨内固定术。对于严重多平面畸形，软组织条件差，最好应用小钢针固定逐渐矫形。Paley 报道了 21 例患者通过环形外固定架翻修踝关节融合[5]。有 18 例患肢短缩超过 2 cm，11 例骨不连，7 例合并感染。所有病例都成功融合，有 2 例残留小于 5°的畸形，2 例残留肢体短缩超过 1.5 cm，1 例术后感染。作者分析虽然环形外固定架翻修术后仍有较高并发症率，但它很好地解决了畸形、肢体短缩、骨缺损及感染问题，对困难翻修病例而言不失为一种较好的保肢手术。

融合失败的原因

要想成功翻修，就要细致评估初次手术失败的原因。失败原因可以归结为患者因素、技术因素及自身因素。

常见的患者因素包括不遵医嘱、神经病变、骨缺血或骨丢失、吸烟、肥胖、软组织条件差以及营养不良。技术因素较多且常被低估，包括固定不牢靠、植骨不足、融合位置不佳、忽视足畸形、忽视胫骨轴线异常以及术前风险评估不足。发现这些可矫正因素至关重要。足踝择期手术的感染率可高于 5%，这比身体其他部位感染率更高[17]。一项随机对照研究评估了糖尿病对足踝融合术的影响，发现术后感染率比单纯糖尿病患者高 17 倍[18]。糖尿病患者若 HbA1c > 7%，则术后感染率比血糖控制良好的糖尿病患者高 5 倍。糖尿病患者术后非感染并发症发生率也比血糖正常患者高 2 倍。吸烟和周围神经病变也被确定为感染性和非感染性并发症的独立危险因素。踝关节翻修融合本身就是骨不连的显著危险因素，骨不连发生率达 20%，再次手术率 38%，截肢率可高达 11%[3]。踝关节融合术后可能并发邻近关节炎，翻修时常需要融合有症状的关节，或改为全踝关节置换。在初次踝关节融合术后，61% 的患者需要再次行距下关节融合术[19]。

评估

术前评估一个准备踝关节翻修融合的患者，需要回答以下问题：

- 初次手术失败与感染或代谢性疾病有关吗？
- 患者有神经病变吗？
- 骨缺损严重吗？
- 软组织条件能承受第二次大手术吗？
- 患者术后能遵从医嘱吗？

在一些骨不连病例中感染表现很明确。术者也要警惕潜在的感染。所有骨不连患者都要检查 C 反应蛋白及血常规。除了警惕感染之外，还要评估骨不连的代谢性因素，包括血生化全项、维生素 D 水平、甲状腺功能等。应用非甾体抗炎药及免疫抑制剂是否会导致骨不连尚有争议[20]。一旦发现炎症因子增高，就需要进一步检查。当临床及实验室检查不明确时，应用骨三相铟扫描有助于明确诊断并确定感染灶。应用锝 -99 及铟 -111 双能显像也有助于鉴别神经性骨关节病与骨感染[21]。一旦确定了感染诊断，就应该分期手术，先取骨活检并进行彻底清创。除了要取骨和软组织进行培养外，内固定物也要做培养。传统的细菌培养敏感率较差，假阴性率可达 35%，对于之前接受过抗生素治疗的患者尤为明显[22]。如果潜在的神经性病变未能及时发现，无论术中内固定多么牢靠，手术都可能失败。术前检查包括 5.07（10 g）单丝试验、餐前血糖水平及糖化血红蛋白（HbA1c）。对于高危因素患者，包括临床神经评价不明确、合并大量骨缺损、不明原因内固定失效患者要做正规的神经学评估。必须评估血管情况，对于触及不到足背动脉搏动的患者，应进行非侵入性动脉多普勒检查。足趾绝对压力小于 50~60 mmHg 时，应进行正规的血管外科评估。软组织评估包括病史询问，是否有初次手术后伤口愈合或感染问题，手术瘢痕、皮肤移植和（或）皮瓣的病历记录，要观察一切即将发生皮肤溃疡的部位。要对足部和整个肢体进行彻底的畸形评估。在畸形愈合时，踝关节畸形常常同时合并足部的残留性或代偿性畸形。例如在踝与远端胫骨有外翻畸形愈合时，常有后足代偿性内翻。如果矫正踝关节畸形时没有矫正后足位置，将导致术后足无法放平。另外，当后足内翻畸形时，足的内侧跖列或第一跖骨代偿性跖屈或前足外翻；后足外翻畸形时，足内侧跖列代偿性背伸或前足内翻。距下关节和跗横关节的活动度也很重要。灵活的距下关节可以代偿胫骨冠状面畸形，反之，距下关节僵硬能加重胫骨冠状面畸形。要通过临床及影像学检查评估膝关节与胫骨轴线力线关系。在马蹄内翻足时，胫距关节相对前移，足位置不平衡，患者常常行走困难，足踝持续疼痛。这些患者前足和中足高弓，呈现“功能性马蹄足”，由于内侧跖列过度跖屈或前足外翻，导致第一跖骨头下方应力增加（图 19.1a~c）。除了进行足踝站立位负重摄片检查外，对畸形骨愈合患者还应检查后足力线及下肢站立位全长片。CT 对于确定骨缺损程度，计划再次内固定方法，以及寻找患者症状来源（如邻近关节炎，螺钉过长，或踝关节融合后仍存留的踝外侧间隙关节炎或撞击），都非常有价值（图 19.2a,b）。患者吸烟史，以及是否在术后负重时遵从医嘱，常常难以准确判断，但这些问题对计划再次手术都很重要。如果发现患者可能不遵医嘱，就不能再次手术。因为无论应用何种手术方法，都注定要失败，有可能让其尝试非手术治疗。对于合并有骨缺损、感染、软组织条件差及畸形等复杂的病例，术者应与患者进行有针对性的讨论，了解他们愿意选择截肢，还是愿意接受恢复期漫长的保肢手术。在最近一项对接受胫距跟融合术（TTC）的患者截肢风险评估研究中，翻修融合患者的截肢率较其他患者高出 6 倍。截肢的其他危险因素还包括既往溃疡史和神经性关节病变[23]。

手术计划

首先要鉴别病例是否复杂。不复杂病例指患者炎症指标正常，没有大量骨丢失，无神经性病变，遵守医嘱，以及没有骨代谢性疾病。这些病例初次手术失败的原因通常是术中关节面处理不足及内固定不牢靠，翻修起来相对简单，可以改用坚强内固定及

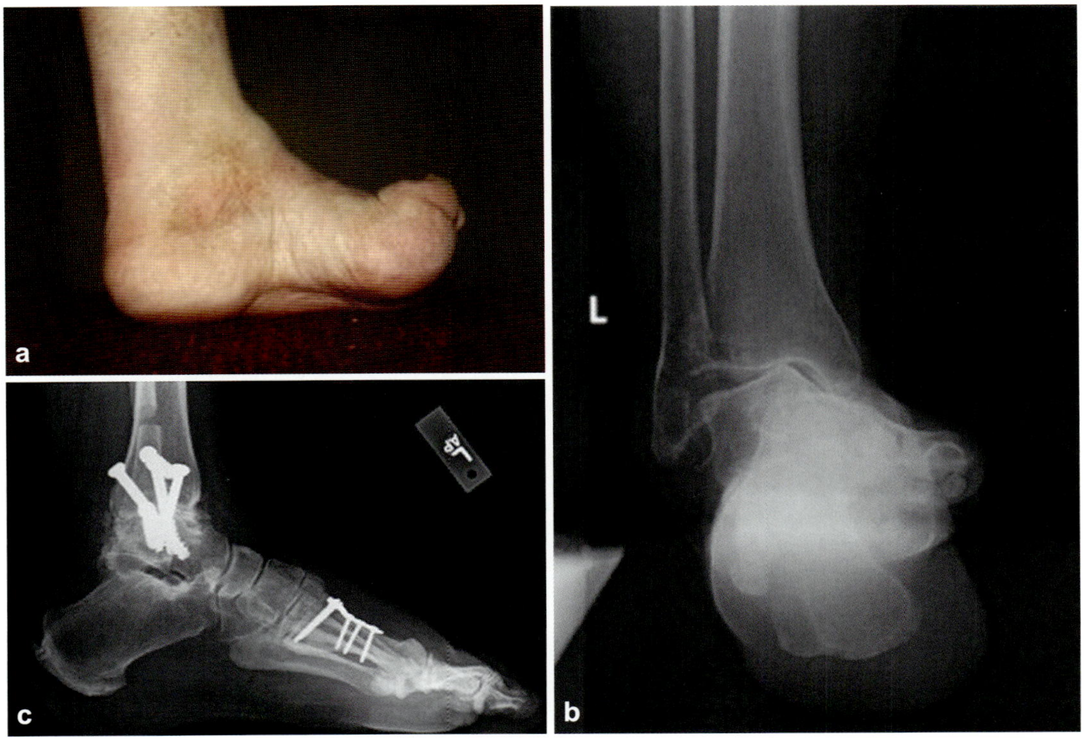

图 19.1（a~c） 踝关节融合术前必须全面考虑足踝力线关系。该马蹄内翻足病例在矫正胫距关节内翻时没能矫正第一跖列过度跖屈，术后足不能放平。这种情形下需要做第一跖列背伸截骨

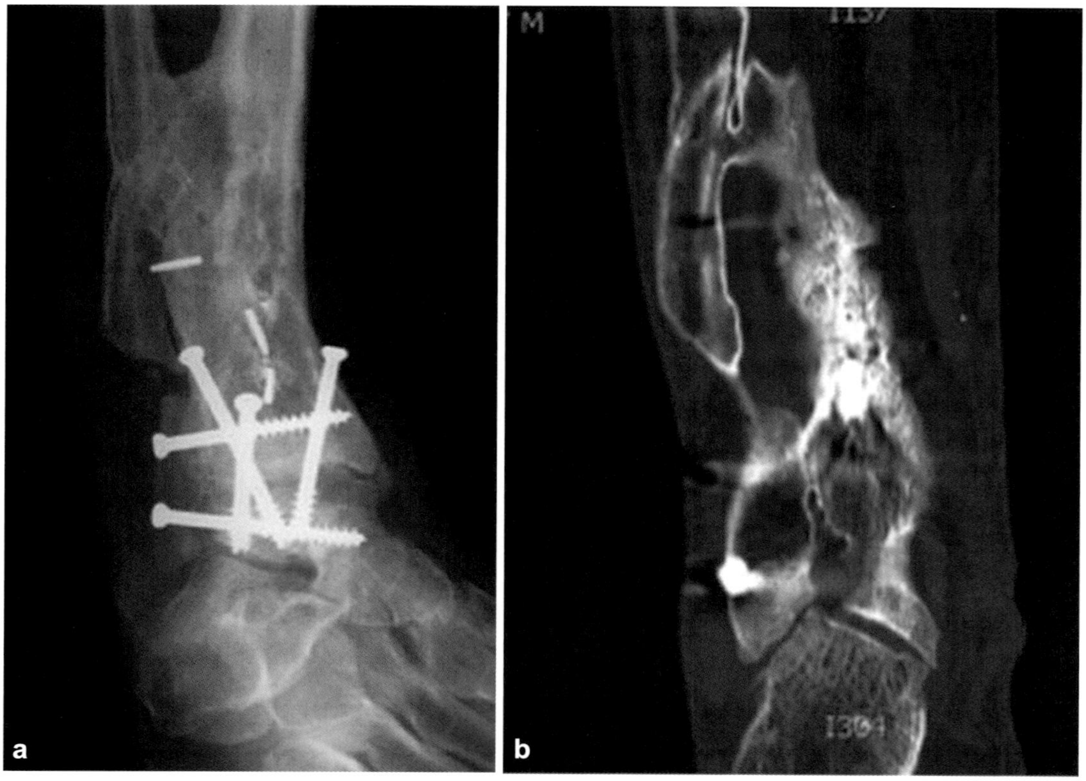

图 19.2 （a,b）踝关节融合术后出现腓骨撞击，导致术后患者持续疼痛，需要翻修手术解决

植骨融合。术中经常应用加压螺钉或接骨板[3,8,24]。但更为多见的是复杂翻修病例，需要术者仔细制订术前计划，熟悉各种重建技巧。当怀疑感染时，应该分期手术，先取出内固定，然后清创，取组织活检培养，有可能需要间置抗生素骨水泥。除了取骨标本培养，还应该培养取下的内固定物。在肌肉骨骼感染中，微生物往往处于固着态，新陈代谢速度缓慢，细菌难以培养，抗生素的效能降低[25]。有研究表明应用超声降解法能破坏生物膜，改变细菌固着态，有利于常规细菌培养[22]。这种技术已被用于诊断关节假体感染，并已证实可以用于诊断使用其他内固定物时的感染。当因骨缺损不稳定或合并开放性伤口时，有时需要进行外固定。对于术后可能不遵守限制负重活动医嘱的患者，也可以用外固定治疗。应用外固定架固定后，可以允许患者术后早期下地负重，而不会影响融合稳定性。骨缺损的程度及类型往往决定了固定方法及是否需要植骨。如果距骨有骨缺损，对术者来说具有相当挑战性，需要采用特殊的固定方法。如果计划用接骨板固定，术者需要使用多孔接骨板，并用螺钉从多个方向固定结构性植骨块。术者在术前一定要仔细阅片以确定最佳的固定方法。植骨时选择自体骨还是选择其他市面上的常见人工骨尚有争议[13,26]。在翻修术中充分植骨的重要性毋庸置疑[27,28]。在最近一项研究中，术中充分植骨的病例，术后 24 周时关节融合率达 81%；相比之下，植骨不足的病例融合率仅为 21%。大块骨缺损需要进行结构性植骨或骨延长。术前需要结合初次手术切口设计手术入路。尤其是陈旧性创伤患者，如果踝关节前侧软组织条件很差，就不适合再经前路切开，并应用前侧内固定。在这种情况下，要考虑后侧入路或侧方入路。经后侧入路软组织通常都能很好地覆盖接骨板，有利于翻修手术。畸形愈合合并软组织条件较差时，可以应用经皮截骨技术矫正畸形。一次性矫形常有软组织破坏和（或）神经血管损伤风险，除非术前计划做骨减压或短缩，否则应该考虑应用外固定架进行逐渐矫形[5]。一次性矫正内翻畸形可能导致胫神经受到过度牵拉损伤，这时可以考虑对胫神经与跖神经进行减压。在踝上进行楔形截骨或弧形截骨可以一次性矫正轻度至中度畸形。在大多数踝关节畸形愈合患者，成角旋转中心点（center of rotation of angulation，CORA）在踝关节平面，而截骨矫形

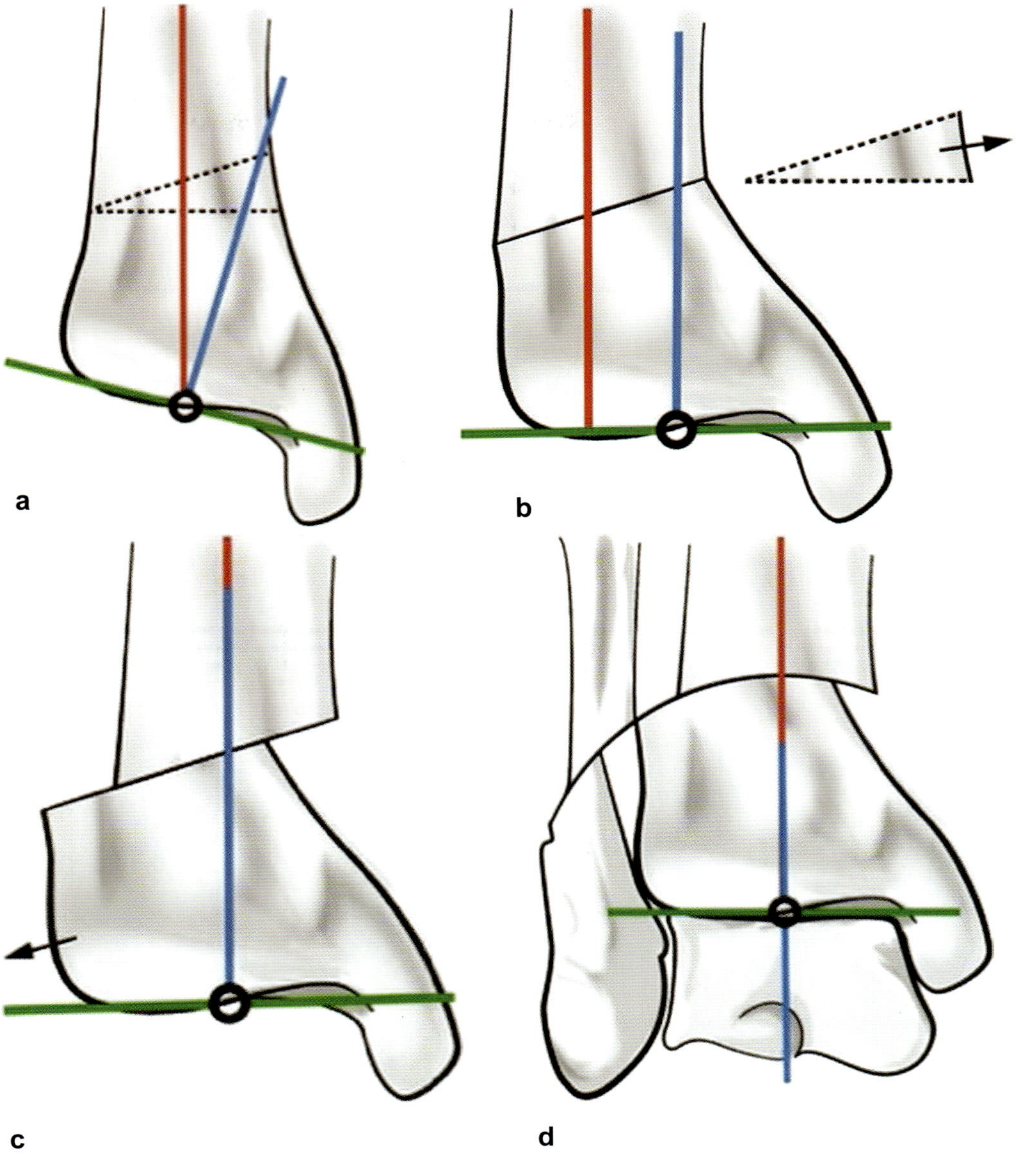

图 19.3　踝关节畸形愈合。成角旋转中心点（CORA）经常位于踝关节平面（a）。一次性矫形通常在远离 CORA 点的位置进行楔形截骨，这样会导致胫骨机械轴移位，术中需要再将截骨远端代偿性移位，以恢复胫骨机械轴对线（b,c）。胫骨远端弧形截骨后，顺弧形截骨面旋转移位远端骨块即可代偿机械轴移位（d）

平面却位于踝上，这将导致下肢机械轴线移位，在术中需要予以矫正（图 19.3a~d）。在发育性或创伤性病例中，踝关节炎常合并肢体短缩。如果肢体短缩明显，术中也要矫正。马蹄足畸形愈合患者肢体短缩常常不明显，因为足处于跖屈位，可以相对延长肢体。一旦矫正马蹄足畸形，肢体就会明显短缩。当患者有严重骨缺损、难以控制的感染或者患者有神经病变而不愿意接受长时间康复时，截肢可能是最佳选择。

病例分析

病例 19.1

➢ **病史**

- 64 岁患者，无糖尿病及神经病变。

- 因距骨软骨病变严重，微骨折清理术失败，行踝关节融合术后，持续踝关节疼痛 10 个月（图 19.4）。
- X 线片示骨愈合良好，但 CT 显示骨不连（图 19.4b~d）
- 化验炎性指标正常。

➢ **失败的原因**

- 胫骨内侧缺损植骨量不足。

➢ **手术计划**

- 清理骨端间所有纤维组织。

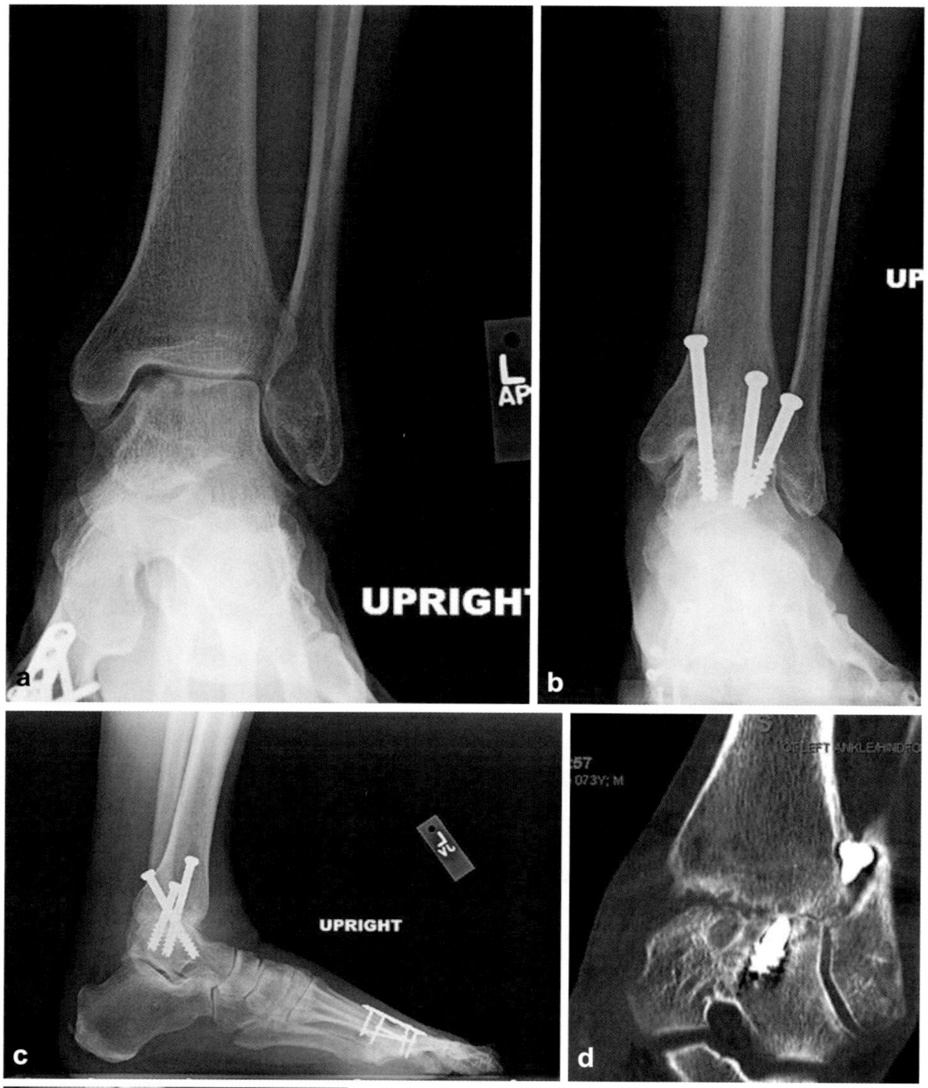

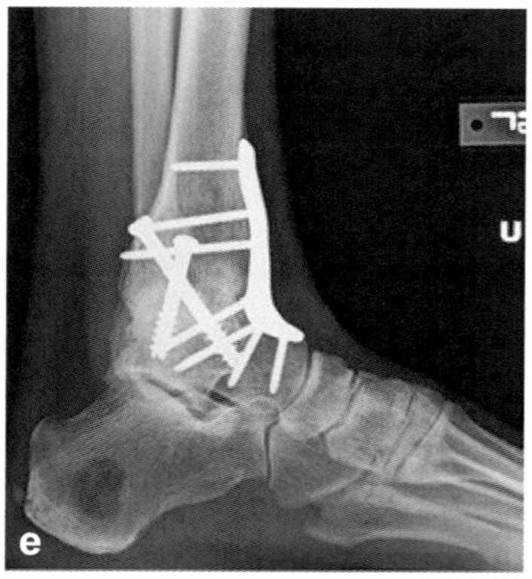

图 19.4　67 岁患者，距骨内侧顶部大块骨软骨缺损，接受两次清理及微骨折手术后，疼痛仍不缓解（a）。用加压螺钉行踝关节融合术后 9 个月，X 线片及 CT 扫描示骨不连，踝关节内侧间隙骨缺损（植骨不足）（b~d）。翻修融合时应用大量植骨，前侧接骨板固定，接骨板上有多枚不同方向螺钉

- 从跟骨取自体骨植骨。
- 用前侧接骨板加强固定。
- 在距骨植入多枚不同方向螺钉。

> **手术入路**

- 前侧入路，经初次手术切口。

> **植入物**

- 前踝融合接骨板，带多向螺钉锁孔。

> **经验和教训**

- 术中多处取骨组织及内固定物培养。
- 即使普通 X 线片显示骨愈合，还要进一步 CT 检查证实骨愈合程度。
- 骨丢失和缺损时需要植骨。

病例 19.2

> **病史**

- 56 岁患者，曾接受两次踝关节融合术。
- 上次融合术时取下腓骨植骨。
- 外侧伤口愈合不良，一直有渗液。
- 进行性胫骨外侧骨丢失，导致踝关节出现外翻畸形（图 19.5a,b）。

> **失败的原因**

- 固定不牢靠。
- 关节面准备不足。
- 腓骨切除，加上固定不牢，造成进行性外翻塌陷。

> **手术计划**

- 由于长期渗液，软组织条件差，多次手术史，决定用多平面外固定架治疗。

> **手术入路**

- 内、外侧联合入路。
- 垂直于胫骨轴线放置导针，作为截骨导向针。
- 多平面胫骨、距骨截骨，尽量减少截骨量，矫正踝关节外翻畸形。

> **植入物**

- 多平面外固定，距骨穿针实现对融合部位加压。

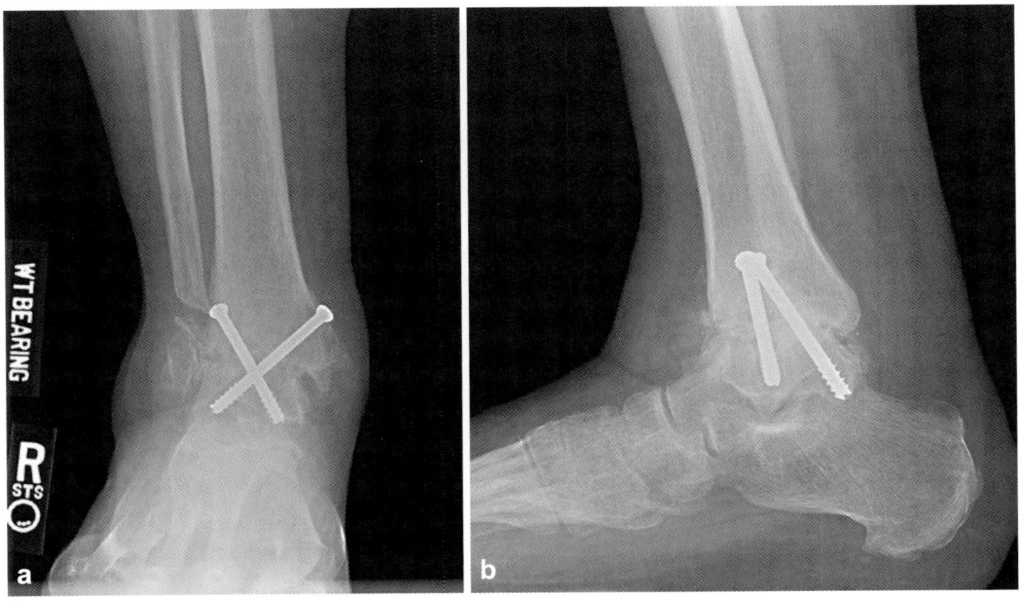

图 19.5　两次用加压螺钉融合踝关节后骨不连。患者外侧切口延迟愈合，持续渗液，外侧软组织条件差。前次手术时将大部分腓骨取下用于植骨。踝关节外翻塌陷，继之骨不连（a,b）。因为担心感染及软组织条件差，翻修时应用外固定架。联合内侧及外侧手术入路，在胫骨与距骨上行多处截骨以矫正外翻畸形（c,d）。应用多平面穿针外固定，辅以距骨穿针加压融合面（e,f）。术后 4 月 CT 扫描发现融合处已经愈合（g）

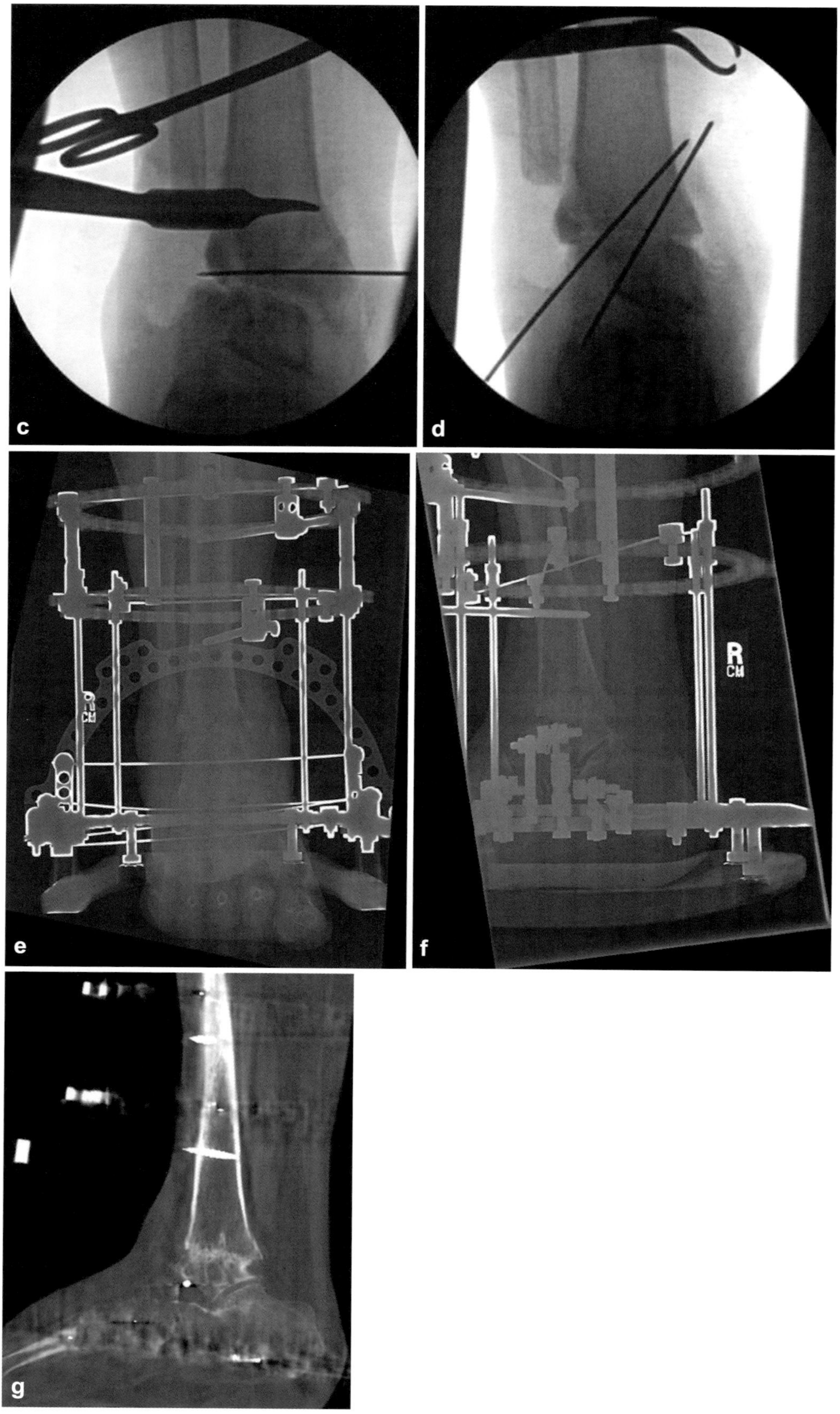

图 19.5（续）

➢ 经验与教训

- 切除腓骨后踝关节失去稳定，再次翻修时可选择方法有限。
- 多平面外固定可用于软组织条件差和（或）存在感染时。

病例 19.3

➢ 病史

- 55 岁患者，开放性损伤，创伤性内踝缺损。
- 距骨进行性倾斜，骨缺损（图 19.6a~c）。
- 双侧接骨板 + 植骨融合踝关节。
- 融合成功，但术后患者仍有踝关节内翻畸形，持续前足外侧疼痛，膝关节疼痛。
- 软组织状态良好。
- 原切口愈合良好，没有感染。

➢ 失败的原因

- 术中融合踝关节位置不正，术后踝关节畸形愈合。

➢ 手术计划

- 踝上钻孔后弧形截骨。
- 低能量截骨，避免机械轴移位（图 19.6f~i）。
- 截骨面较大，有利于骨愈合。

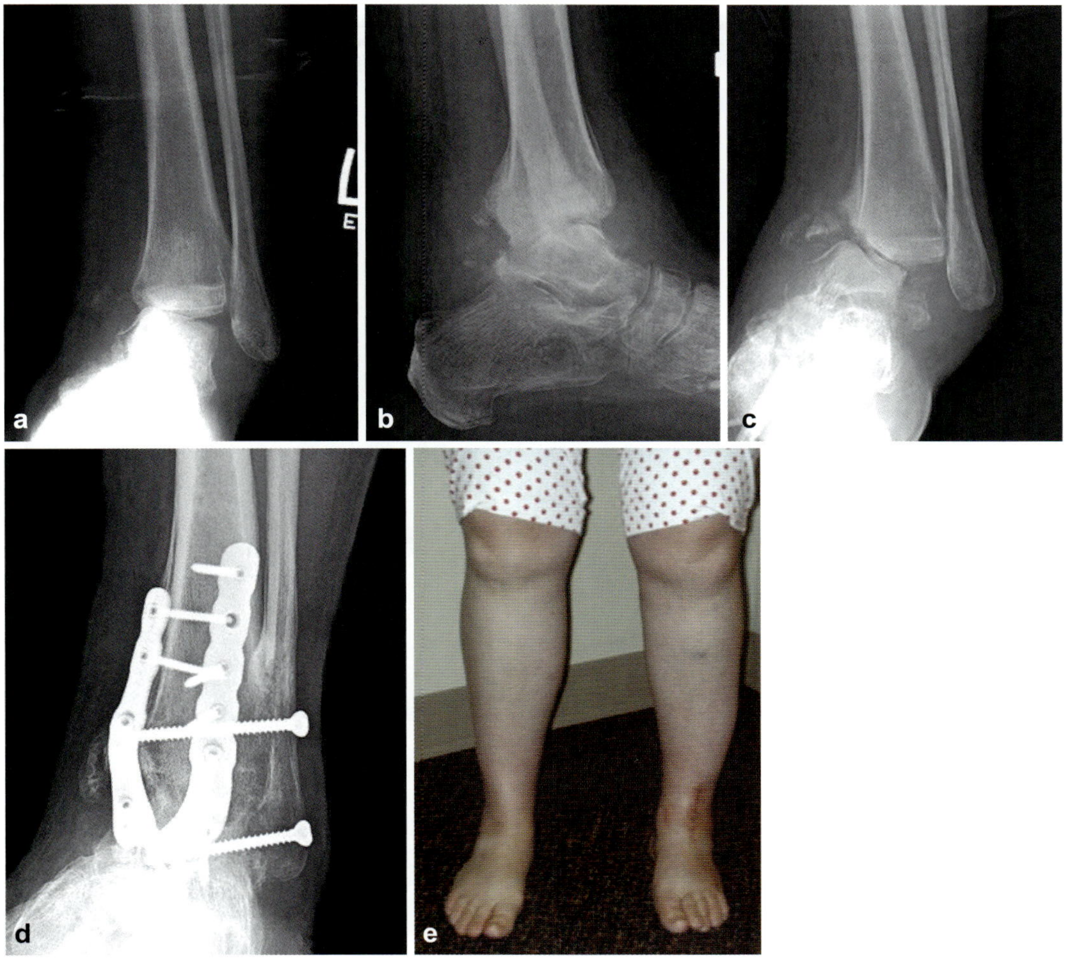

图 19.6　56 岁患者，踝关节开放性骨折史，内踝创伤性缺损，导致踝关节进行性塌陷内翻。患者有成人起病的糖尿病及外周神经病变（a~c）。应用双侧接骨板植骨融合踝关节，融合处愈合良好（d）。踝关节内翻矫正不足，合并膝内翻，关节畸形愈合，导致患者负重时足外侧疼痛（e）。应用导向板，在踝上顺序钻孔后，经多孔连线行弧形截骨矫正踝内翻畸形。这种低能量截骨方法能在干骺部截出较大骨面，有利于骨愈合。用前外侧接骨板固定截骨部位（f~i）

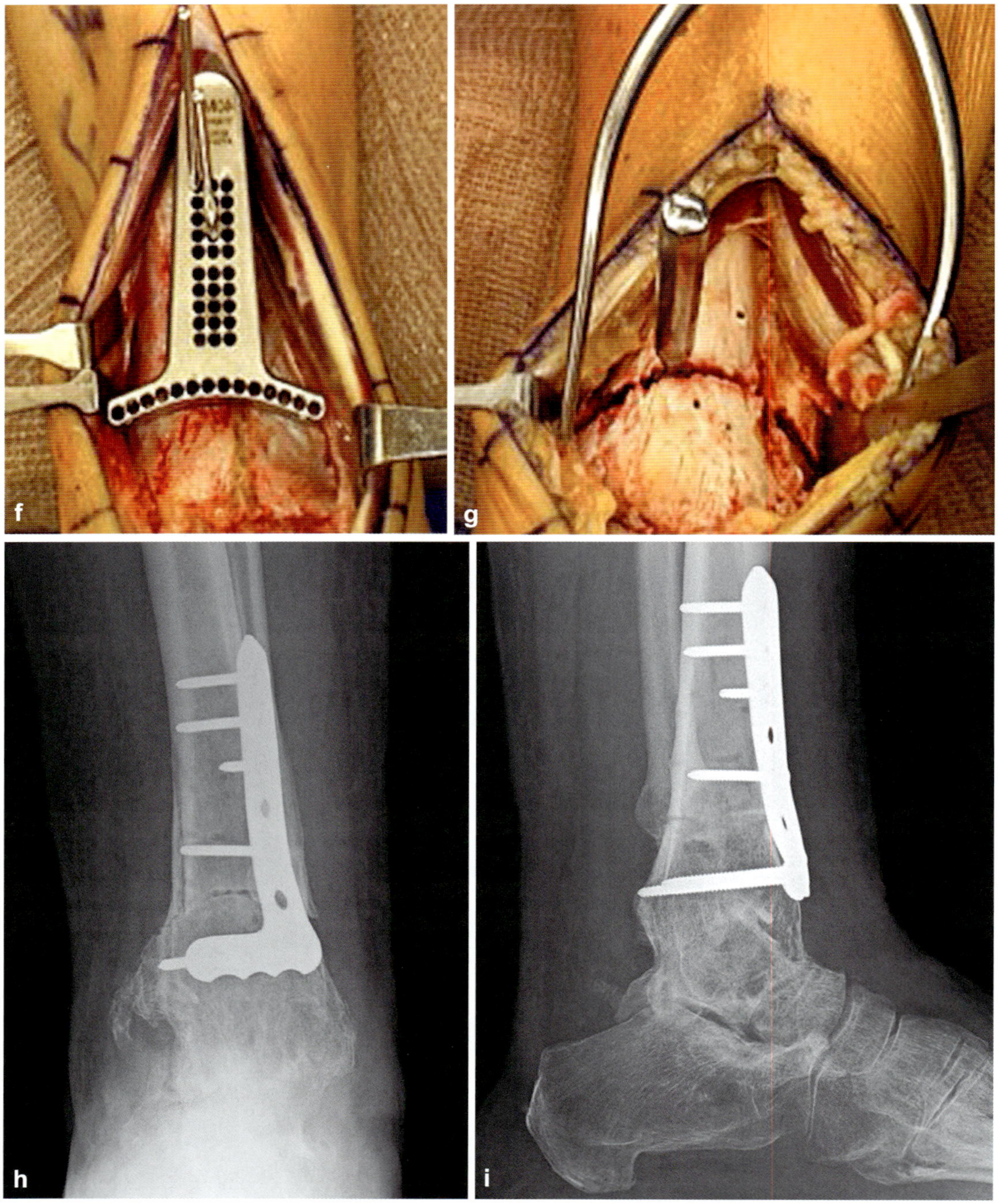

图 19.6 （续）

- 应用截骨导板辅助钻孔。
- 应用薄骨刀通过预先钻孔的路径截骨。

➢ 手术入路

- 从前次手术切口经前方入路。

➢ 植入物

- 胫骨远端前外侧锁定接骨板。

➢ 经验与教训

- 不适合矫正严重畸形，可能有软组织和（或）神经血管损伤风险。
- 术后可能有肢体少许短缩及胫骨机械轴移位。
- 弧形截骨能增加截骨面，有利于骨愈合。
- 对多平面畸形矫正能力有限。

病例 19.4

➢ 病史

- 64 岁患者，下肢多处陈旧性损伤，导致踝关节及后足关节炎。
- 后足、中足融合后，又做了踝关节融合。
- 继发性踝关节及后足外翻畸形（图 19.7a~c）。
- 需要穿行走靴辅助行走。
- 医生之前曾告知患者，截肢是唯一选择。

➢ 失败的原因

- 足踝部所有关节都僵硬，后足外翻位融合，骨质疏松，导致胫骨应力性骨折及继发性畸形。

➢ 手术计划

- 由于畸形严重，之前多次手术导致外侧瘢痕增生，软组织条件不好，所以选择了小切口经皮截骨，并应用外固定架逐渐矫形[29]。

➢ 手术入路

- 用 Gigli 线锯在干骺端畸形顶点行小切口经皮截骨，最大程度促进骨组织再生（图 19.7d,e）。

➢ 植入物

- 外固定架多平面固定（图 19.7f~h）。
- 固定平台全踝关节置换（图 19.7i,j）。

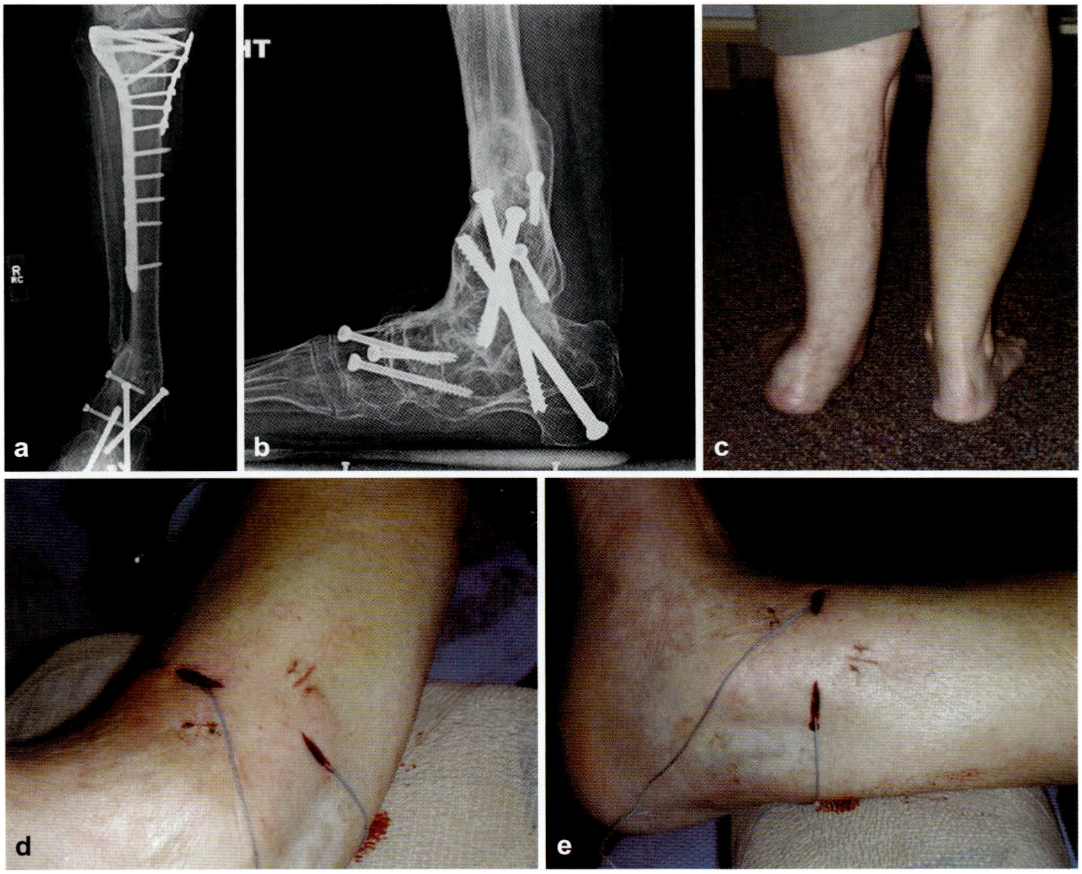

图 19.7 64 岁患者，曾因交通意外导致下肢多处骨折，最后接受了踝、后足及中足多平面融合术。由于足踝关节僵硬，以及应力性骨折，逐渐出现严重的足外翻畸形（a~c）。因为软组织条件差，患者又曾接受多处手术，畸形程度严重，所以选择分期重建手术，以减少软组织剥离，并允许渐次矫形，在最初阶段，原来放置的内固定物被取出，应用一种窄骨膜剥离器，在截骨部位进行骨膜下剥离，然后根据 Paley 和 Tetsworth 描述的方法，用一根粗线穿过骨膜下，包绕胫骨和腓骨[29]（d,e）。用多平面外固定架，渐次矫形 3 周（f）和 6 周（g），取下外固定架后，拍摄正位片检查胫骨的轴线，去除外固定架 1 年后，切开踝关节融合部位，并进行全踝关节置换手术，以恢复踝关节活动，减少胫骨及中足应力（i,j）

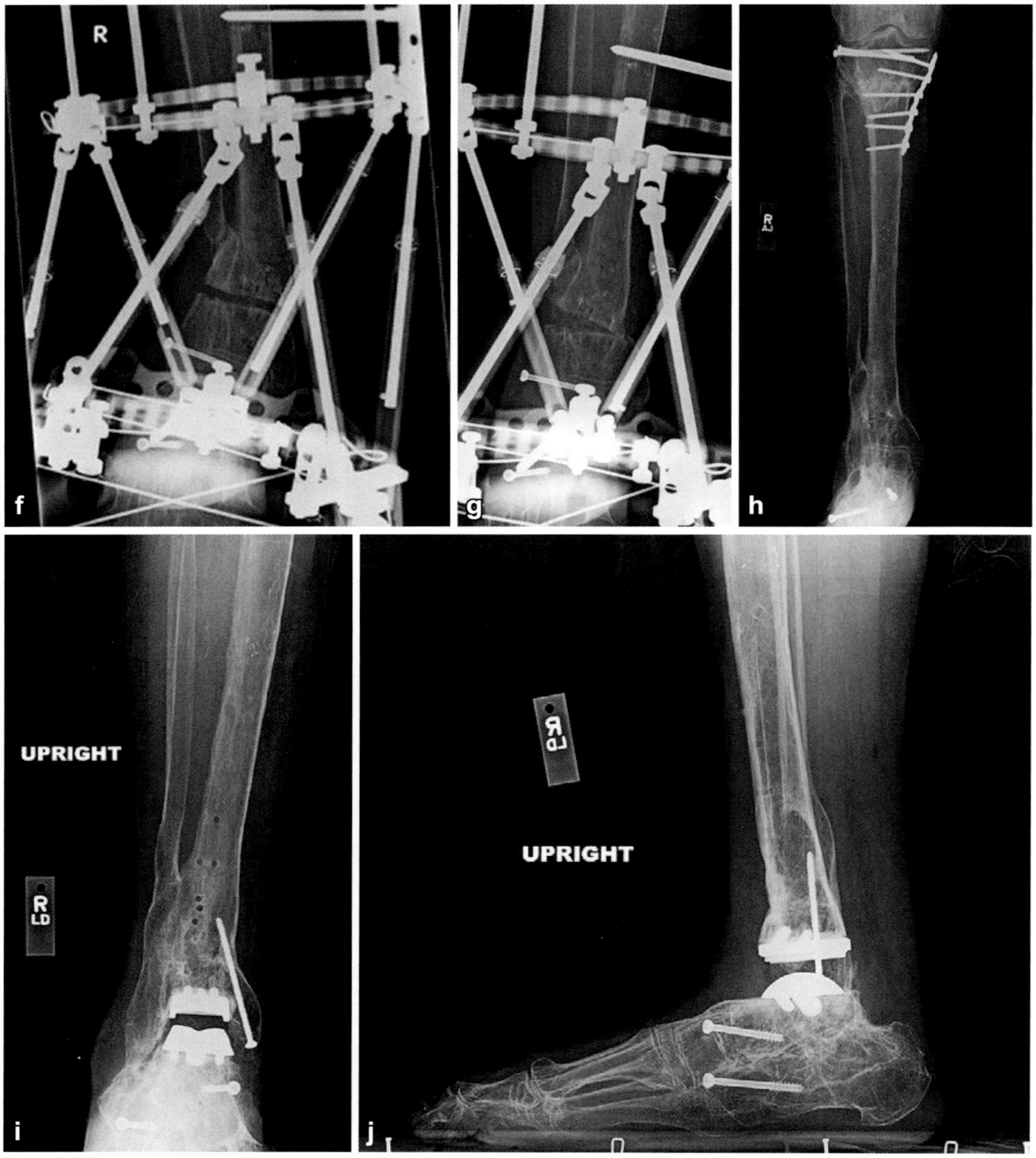

图 19.7 （续）

➢ 经验与教训

- 在应用外固定架固定时要注意选择入针位置，以便将来再做手术时避免切口附近针道感染（这个病例需要重新打开已经融合的踝关节，做全踝关节置换术）。
- 恢复踝关节活动后疼痛也得以缓解，改善了行走功能，避免了截肢。
- 需要仔细护理固定针道，术者要具备渐次矫形知识。

病例 19.5

➢ 病史

- 63 岁男性，踝关节融合术后骨不连合并感染。
- 因神经性足部畸形而行三关节融合术。
- 前次手术应用锁定髓内钉行踝关节融合术，由于术后感染，去除内固定后放置带抗生素涂层的斯氏钉（图 19.8a,b）。
- 从踝关节窦道持续渗液。

- 既往病史：胰岛素依赖型糖尿病（IDDM），高血压，冠心病。

➢ 失败的原因

- 合并糖尿病及神经性关节病。
- 既往三关节融合术增加了邻近关节应力。
- 深部感染。

➢ 手术计划

- 第 1 期：彻底清理失活组织，并对取下的骨组织以及内固定材料做细菌培养。应用带抗生素涂层的踝关节融合钉，稳定关节并控制感染（图 19.8c~g）。
- 第 2 期：去除骨水泥链珠并应用泰勒空间架进行外固定，逐渐加压融合部位（每天 1 mm），直至两端骨接触，在加压过程中，应用空间架配套软件，逐渐矫正旋转畸形。去除空间架后，再应用近端锁定钉固定（大约术后 5 个月）（图 19.8h~1）。

➢ 手术方法

- 从外侧胫腓骨入路，显露踝关节骨不连部位，前次手术已经切除远端腓骨，在踝关节前方及后侧游离获取全厚皮瓣。在胫骨远端用摆锯截骨，截骨方向与胫骨轴线垂直，在截骨时要用大量盐水冲洗，去除足够的骨，以创造较宽而血运丰富的截骨面，有利于骨愈合。之后将足放置于中立位，在距骨上做第二次截骨，平行于胫骨截骨面。用硅胶管技术在直径 10 mm 的踝关节融合髓内钉上涂抹含有妥布霉素和万古霉素的 Simplex P 骨水泥（Tygon SPT-3350 tubing，Saint-Gobain Corp.）。这就形成了一个表面光滑、约 12 mm 直径、带有骨水泥涂层的髓内钉。在后跟脂肪垫的远端做一个 3 cm 的横向切口，自切口扩髓至 14 mm 直径后，插入髓内钉。这个病例中，

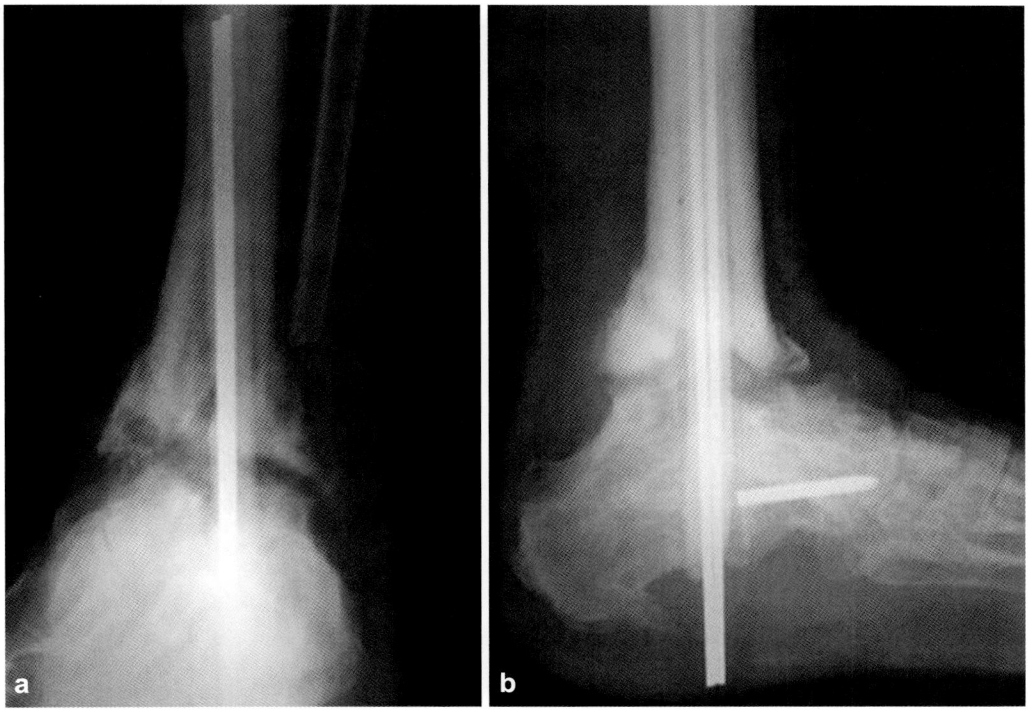

图 19.8　63 岁患者，有成人型糖尿病及神经病变。既往多次行踝关节融合后骨不连，合并感染，曾应用有抗生素涂层的斯氏针固定治疗。前来就诊时，患者窦道有持续渗液（a,b）。笔者为其进行分期手术。第一期手术彻底清创后置入抗生素链珠，并插入有抗生素涂层的踝关节融合髓内钉（c~g）。第二期手术取出链珠，安装多平面外固定架（h,i）。逐渐加压并矫正旋转畸形，直至踝关节对位良好及出现骨愈合。此时拆下外固定架，放置近端锁定螺钉及额外拉力螺钉加强固定。拆下外固定架后，复查 CT 示融合部位骨愈合良好（j）。7 年后复查 CT 示融合部位已经坚固愈合（k,l）

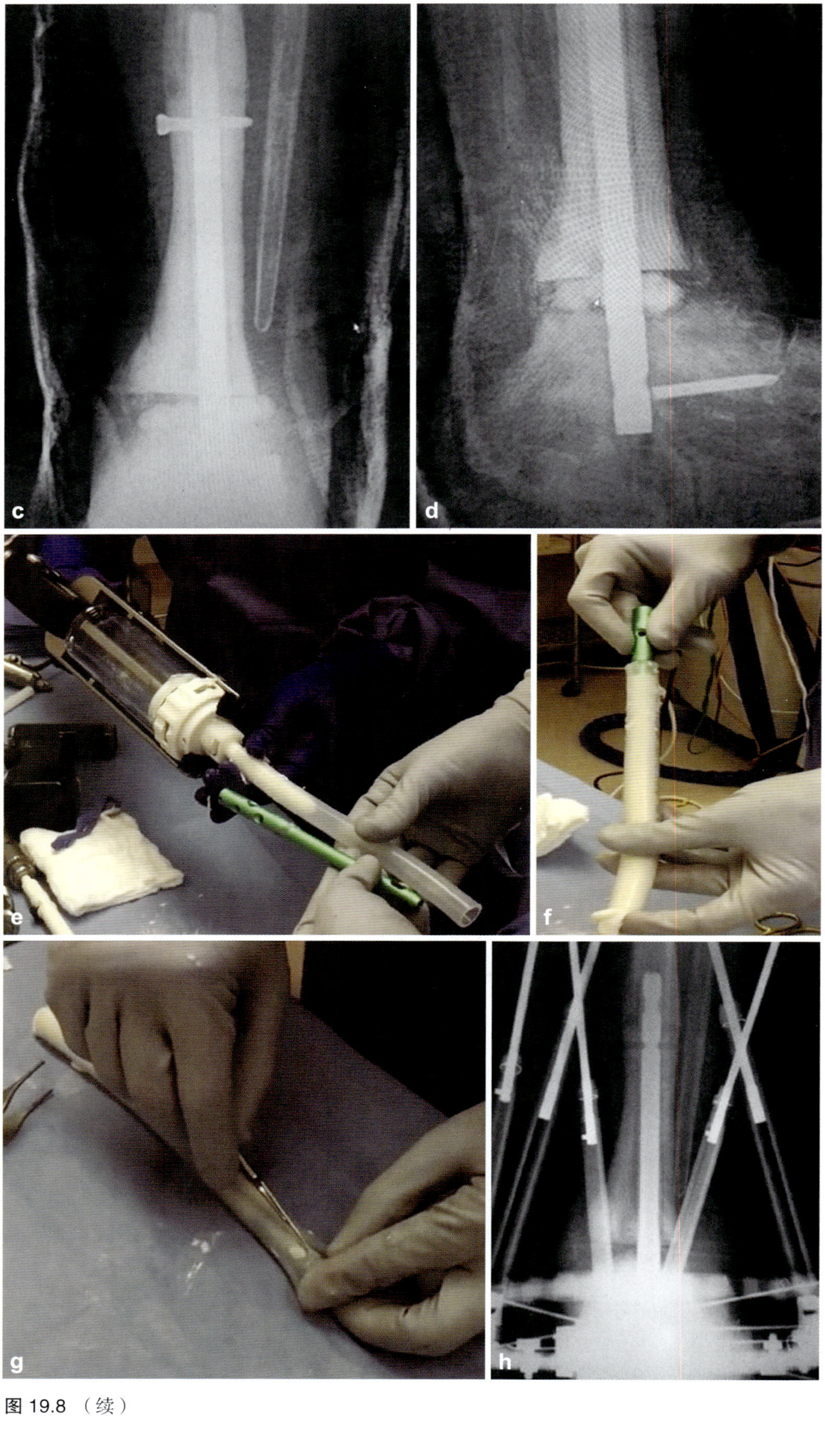

图 19.8 （续）

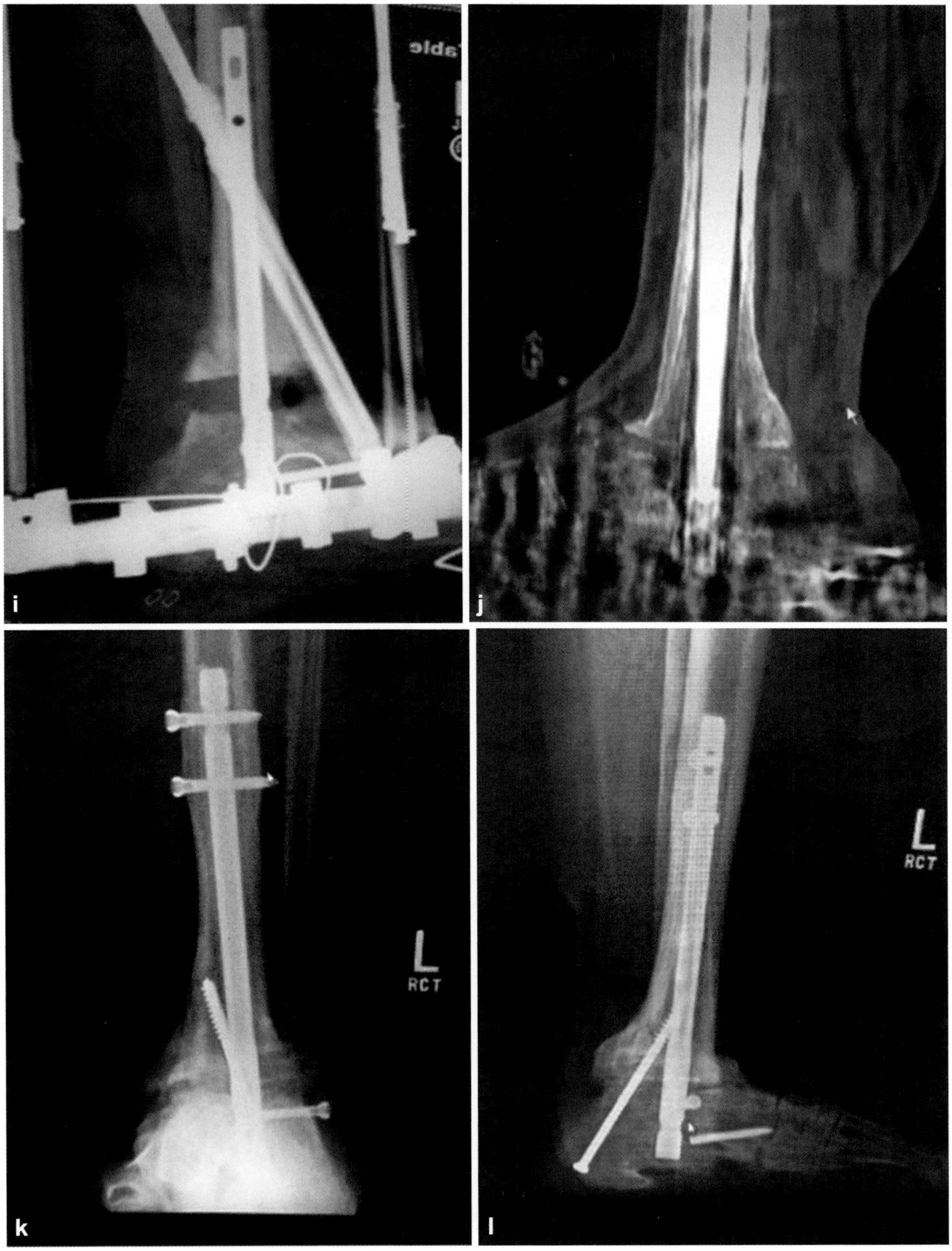

图 19.8 （续）

抗生素骨水泥链珠被放置于骨缺损处，并在术中取组织培养。之后取出链珠，安装泰勒空间架进行分阶段矫形。根据笔者现有经验，也可以通过单次应用这种外固定架矫形。

- 去除外固定架后，放置近端锁定螺钉固定。
- 去除外固定架以后，患者要继续穿戴足踝支具（AFO），植入一根直径 6.5 mm 螺钉以增强融合部位稳定性。

➢ 植入物

- 踝关节融合髓内钉。
- 多平面矫形外固定架。

➢ 经验与教训

- 在髓内钉固定基础上辅助应用多平面外固定架，逐渐矫正肢体缩短和旋转畸形。当患者有骨质丢失，严重畸形导致潜在神经血管或软组织损伤时，这种技术很有应用价值。
- 该病例在前次手术时已经融合了距下关节，这时应用踝关节髓内钉非常合适。因为如果距下关节没有融合尚有活动，将导致内固定断裂，后足骨破坏、患足持续疼痛及肿胀。
- 对于有神经病变的患者，拍 X 线片可能提示踝关节已经融合良好，但最好多复查几次 X 线片，或者复查 CT，以最大程度发现关节融合失败。对于这例患者，笔者在应用髓内钉固定以外，还额外应用一根螺钉加强固定，术后让患者持续穿戴足踝支具（AFO）保护。
- 在拆除外固定架时，或在患者肢体对线良好，踝关节稳定加压时，可以放置近端锁定螺钉。
- 应用足踝支具（AFO）可以支撑中足。踝关节及后足融合以后，中足常常要承受更多应力，可能导致患足出现神经性畸形。一旦中足关节向背侧半脱位，足跟跖侧会出现溃疡，可能需要截肢。

病例 19.6

➢ 病史

- 66 岁患者，10 年前曾做过踝关节融合术。
- 近 2 年以来，由于距下关节炎，后足进行性疼痛。

➢ 失败的原因

- 踝关节融合后出现邻近关节炎（图 19.9a,b）。
- 距骨固定于跖屈位。

➢ 手术计划

- 踝关节翻修置换术。
- 同时融合距下关节。
- 在放置距骨假体组件之前，从距骨前方楔形截骨，矫正距骨跖屈畸形。

➢ 手术入路

- 经踝关节前方入路做关节置换（图 19.9c,d）。
- 从跗骨窦入路融合距下关节。

➢ 植入物

- 无头空心加压螺钉。
- 固定平台踝关节假体。
- 预防性固定胫骨内侧柱。

➢ 经验和教训

- 通过跗骨窦入路融合距下关节，减少软组织剥离，减少术后伤口并发症。
- 在进行踝关节置换时，必须矫正马蹄足畸形，以确保踝关节假体各个组件安放位置正确。

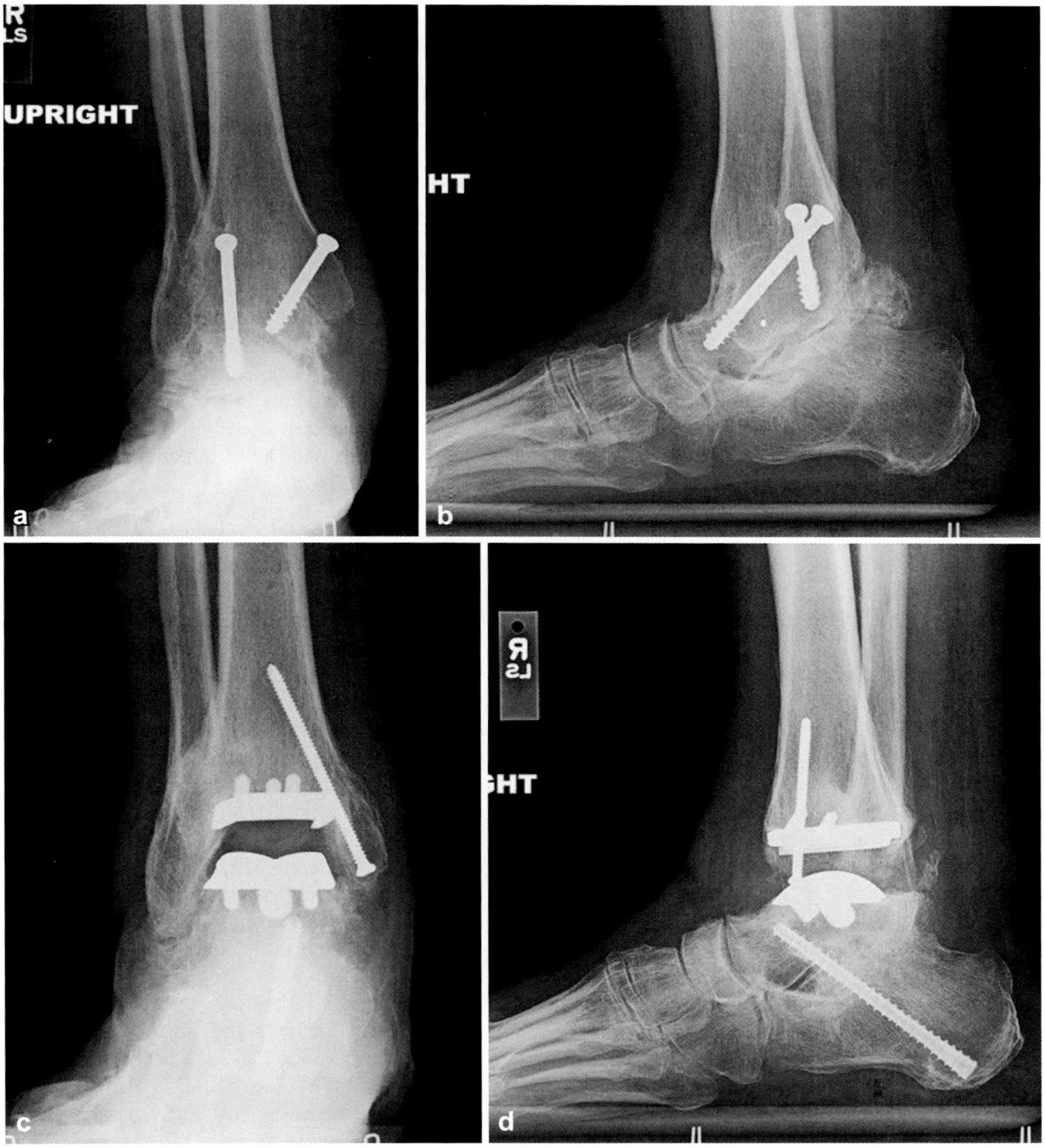

图 19.9　踝关节融合术后 10 年，距下关节炎，在融合踝关节时距骨存在跖屈畸形（a,b）。打开已经融合的踝关节，做踝关节置换，同时融合距下关节（c,d）

（Paul T. Fortin，Douglas N. Beaman 著　魏芳远 译　孙　超　张建中 审校）

参考文献

1. Midis N, Conti SF. Revision ankle arthrodesis. Foot Ankle Int. 2002;23(3):243–7.
2. Eingartner C, Weise K. Revisionsarthrodesen des oberen Sprunggelenks revision of failed ankle arthrodeses. Oper Orthop Traumatol. 2005;17(45):481–501.
3. Easley ME, Montijo HE, Wilson JB, Fitch RD, Nunley JA 2nd. Revision tibiotalar arthrodesis. J Bone Joint Surg Am. 2008;90(6):1212–23.
4. Cheng Y-M, Chen S-K, Chen J-C, et al. Revision of ankle arthrodesis. Foot Ankle Int. 2003;24(4):321–5. http://www.pubmedcentral.nih.gov/articlerender.fcgi?artid=3235300&tool=pmcentrez&rendertype=abstract.
5. Paley D, Lamm BM, Katsenis D, Bhave A, Herzenberg JE. Treatment of malunion and nonunion at the site of an ankle fusion with the Ilizarov apparatus. J Bone Joint Surg Am. 2006;os-88(1_suppl_1):119–34.
6. Glazebrook M, Beasley W, Daniels T, et al. Establishing the relationship between clinical outcome and extent of osseous bridging between computed tomography assessment in isolated hindfoot and ankle fusions. Foot Ankle Int. 2013;34(12):1612–8.
7. Krause F, Younger ASE, Baumhauer JF, et al. Clinical outcomes of nonunions of hindfoot and ankle fusions.

J Bone Joint Surg Am. 2016;98(23):2006–16.

8. Anderson JG, Coetzee JC, Hansen ST. Revision ankle fusion using internal compression arthrodesis with screw fixation. Foot Ankle Int. 1997;18(5):300–9.
9. Chalayon O, Wang B, Blankenhorn B, et al. Factors affecting the outcomes of uncomplicated primary open ankle arthrodesis. Foot Ankle Int. 2015;36(10):1170–9.
10. Cobb TK, Gabrielsen TA, Campbell DC II. Cigarette smoking and nonunion after ankle arthrodesis. Foot Ankle Int. 1994;15:64–7. https://doi.org/10.1177/107110079401500202.
11. Frey C, Halikus NM, Vu-Rose T, Ebramzadeh E. A Review of ankle arthrodesis: predisposing factors to nonunion. https://journals-ohiolink-edu.ccmain.ohionet.org/pg_99?211543556027021::NO::P99_ENTITY_ID,P99_ENTITY_TYPE:268787139,MAIN_FILE&cs=3yPhau3OiQ_ONzJK-u5G1Ml456eZhxgO4obkgVdEK8dP6MjqAHXnTs5onmGxWJmFxC9sjFwWt1knjc7yxsZkO_Q. Accessed 17 Dec 2017.
12. Thevendran G, Wang C, Pinney SJ, Penner MJ, Wing KJ, Younger ASE. Nonunion risk assessment in foot and ankle surgery. Foot Ankle Int. 2015;36(8):901–7.
13. DiGiovanni CW, Baumhauer J, Lin SS, et al. Prospective, randomized, multi-center feasibility trial of rhPDGF-BB versus autologous bone graft in a foot and ankle fusion model. Foot Ankle Int. 2011;32(4):344–54.
14. Baumhauer J, Pinzur MS, Donahue R, Beasley W, DiGiovanni C. Site selection and pain outcome after autologous bone graft harvest. Foot Ankle Int. 2014;35(2):104–7.
15. Morrey BF, Wiedeman G. Complications and long term results of ankle arthrodesis following trauma. J Bone Joint Surg Am. 1980;62(5):777–84.
16. Buck P, Morrey BF, Chao EY. The optimum position of arthrodesis of the ankle. A gait study of the knee and ankle. J Bone Joint Surg Am. 1987;69(7):1052–62. http://www.ncbi.nlm.nih.gov/pubmed/3654697.
17. Donley BG, Philbin T, Tomford JW, Sferra JJ. Foot and ankle infections after surgery. Clin Orthop Relat Res. 2001;391:162–70. http://www.ncbi.nlm.nih.gov/pubmed/11603664.
18. Myers TG, Lowery NJ, Frykberg RG, Wukich DK. Ankle and hindfoot fusions: comparison of outcomes in patients with and without diabetes level of evidence: III, retrospective comparative study. Foot Ankle Int. 2012;33(1):20–8.
19. Zanolli DH, Nunley JA, Easley ME. Subtalar fusion rate in patients with previous ipsilateral ankle arthrodesis. Foot Ankle Int. 2015;36(9):1025–8.
20. Dodwell ER, Latorre JG, Parisini E, et al. NSAID exposure and risk of nonunion: a meta-analysis of case-control and cohort studies. Calcif Tissue Int. 2010;87(3):193–202.
21. Loredo R, Rahal A, Garcia G, Metter D. Overview of imaging modalities. Imaging of the diabetic foot diagnostic dilemmas' Foot Ankle Spec. 2010;3(5):249–64.
22. Scorzolini L, Lichtner M, Iannetta M, et al. Sonication technique improves microbiological diagnosis in patients treated with antibiotics before surgery for prosthetic joint infections. New Microbiol. 2014;37(3):321–8.
23. DeVries JG, Berlet GC, Hyer CF. Predictive risk assessment for major amputation after tibiotalocalcaneal arthrodesis. Foot Ankle Int. 2013;34(6):846–50.
24. Levine SE, Myerson MS, Lucas P, Schon LC. Salvage of pseudoarthrosis after tibiotalar arthrodesis. Foot Ankle Int. 1997;18(9):580–5.
25. Shirwaiker RA, Springer BD, Spangehl MJ, et al. A clinical perspective on musculoskeletal infection treatment strategies and challenges. J Am Acad Orthop Surg. 2015;23(suppl). https://journals.lww.com/jaaos/Fulltext/2015/04001/A_Clinical_Perspective_on_Musculoskeletal.7.aspx.
26. Lareau CR, Deren ME, Fantry A, Donahue RMJ, DiGiovanni CW. Does autogenous bone graft work? A logistic regression analysis of data from 159 papers in the foot and ankle literature. Foot Ankle Surg. 2015;21(3):150–9.
27. Baumhauer JF, Pinzur MS, Daniels TR, et al. Survey on the need for bone graft in foot and ankle fusion surgery. Foot Ankle Int. 2013;34(12):1629–33.
28. DiGiovanni CW, Lin SS, Daniels TR, et al. The importance of sufficient graft material in achieving foot or ankle fusion. J Bone Joint Surg Am. 2016;98(15):1260–7.
29. Paley D, Tetsworth K. Percutaneous osteotomies. Osteotome and Gigli saw techniques. Orthop Clin North Am. 1991;22(4):613–24.

第二十章

全踝关节置换翻修术

要点

- 近10年来，全踝关节置换术已经成为严重胫距关节炎的治疗方法之一。然而，很多作者报告踝关节置换10年的失败率达到10%~20%。从历史上看，挽救失败的全踝关节置换的方法有踝关节融合术或截肢。但随着假体和手术技术的进步，踝关节翻修手术已成为一种可以选择的手术方法。
- 全面的临床评估和精心的术前计划是踝关节翻修术取得成功的关键。
- 应解决假体组件失效的内在原因。通常，这可能需要两期手术。我们发现未矫正的足畸形是引起早期植入物失效的主要原因。
- 在全踝关节置换术后，需要每年至少进行一次常规的放射学检查，以监测骨囊变的发展和即将发生的植入物失效。严重的假体组件下沉和延迟手术干预会使翻修手术的风险成倍增加。
- 全踝关节置换翻修术在技术上要求很高，应该由有足够经验的医生完成。严重假体组件下沉和失效的患者应考虑转诊。

引言

第一代全踝关节置换术具有不可接受的高失败率和并发症。过去挽救失败的全踝关节置换的方法有踝关节融合术或截肢。近10年来，全踝关节置换术已经成为治疗严重胫距关节炎的方法之一。然而，很多作者报告踝关节置换10年的失败率达到10%~20%[1–5]。随着假体和手术技术的进步，踝关节翻修手术已成为一种可供选择的手术方法。

随着新一代假体的技术和设计的进步，全踝关节置换术的适应证也随之扩大。比如，每一年完成全踝关节置换术的数量不断增加，超过50%的足踝外科医生已经做过全踝关节置换术[6]。由于全踝关节置换术数目的增加，对翻修手术和手术技术有了更高的要求。如果没有初次和翻修手术技术以及假体的共同进步，使患者确信将来能够挽救他们新放置的假体，对于那些正在准备接受手术的患者将会产生不必要的忧虑。全踝关节置换失败后的其他手术选择包括截肢或转为关节融合术。然而，挽救性关节融合术由于使用大块结构性同种异体骨移植产生了高的不愈合和感染发生率（相对于初次关节融合手术）[7]。最后，只有选择其他方式治疗，如使用金属结构的融合植入物。但并没有科学证据证明这些植入物的寿命以及能否与周围骨质紧密融合。

大多数作者报告在踝关节置换术10年内的失败率（以假体组件翻修作为初始点统计）在10%~20%[1–5,8]。在一项大型荟萃分析中，据报道在10年的随访中，第二代全踝关节置换假体的生存率为77%[9]，尚无现代假体的长期生存情况的资料。尽管新一代假体的生存率有所提高，但全踝关节置换的失败率仍然高于其他关节置换[10]。最常报告的全踝关节置换后翻修的原因是假体组件松动和（或）下沉[9,10]。再次手术和（或）翻修手术的其他原因包括假体组件移位、残留冠状面畸形、关节纤维化、异位骨化、踝关节不稳、深部感染、聚乙烯部件的破损和持续性疼痛[10,11]。

Glazebrook等对20项研究进行了文献综述，确定了9种与全踝关节置换术失败相关的主要并发症[12]。根据可导致全踝关节置换术失败的相对风险将并发症分为三类：

- 高等级风险：深层感染、无菌性松动和假体失败，超过50%的失败与这些因素相关。

- 中等级风险：手术技术错误、假体组件下沉和术后骨折，低于50%的失败与这些因素相关。
- 低等级风险：术中骨折和浅表伤口问题，这些因素与失败率没有相关性。

关于全踝关节置换术翻修手术的文献很少。有限的文献中病例少，随访时间短。直到2006年，Agility假体组件成为美国唯一获得FDA批准的假体。因此，美国大多数有关踝关节置换翻修术的文献仅限于这种假体。

DeVries等回顾分析了5名由Agility假体置换失败后改为INBONE假体翻修的患者，平均随访了17.2个月。2名患者（占40%）最终接受了胫距跟融合（TTC）或截肢术。

Williams等进行了一项回顾性研究，35例使用INBONE Ⅱ假体翻修失败的Agility假体置换患者，平均随访时间为9.1个月[13]。有31例（88.6%）患者因距骨塌陷和（或）骨溶解而行翻修手术。33例患者需要进行骨移植手术以填补骨缺损。小的骨缺损用取自胫骨的自体骨块、同种异体松质骨条、磷酸钙/硫酸钙等移植材料填充。大的骨缺损使用股骨头同种异体骨[4]或骨替代物[1]处理距骨。在最新的随访中，3例患者的距骨翻修假体发生了严重的下陷（但无需翻修INBONE Ⅱ假体）。本组病例的并发症发生率为31.4%，其中常见并发症为术中骨折[6]和伤口裂开[2]。

Ellington等进行了一项回顾性研究，53例患者使用定制的Agility假体进行翻修手术[14]。41例平均随访49.1个月。翻修手术最常见的指征是距骨假体下沉（63%）。5例患者（12.2%）转为关节融合，2例患者（4.9%）最后截肢。初次手术后距骨假体组件下沉的严重程度被确定为翻修手术后功能结果的重要预测指标。这种功能结果可以通过美国骨科足踝学会（AOFAS）后足评分和踝关节骨关节炎量表来评价。

Hintermann等报道了迄今为止最为全面的踝关节翻修手术的结果。使用非限制型三组件HINTEGRA系统（未经FDA批准在美国使用）翻修了使用11种不同类型的假体（HINTEGRA，STAR，Mobility，SaltoTalaris，Agility，ESKA，Buechel-Pappas，AES，Alpha,bOX，Irvine）失败的患者[10]。共有117例踝关节接受了翻修手术，平均随访时间为6.2年。17例患者（15%）翻修术失败，6例转为关节融合，11例接受了再次翻修术。作者得出的结论是：在其文章发表时，翻修手术的中期结果与初次手术的效果相当。

骨质丢失的处理和重新建立踝关节的旋转中心可能是处理假体组件松动和（或）下沉最为困难的地方。本章将重点介绍使用金属和骨水泥加强来重建踝关节置换手术后的严重失败，以恢复踝关节正常力线和解剖。

评估和手术计划

在进行踝关节翻修手术前，必须进行全面的临床评估和适当的诊断检查。深入了解失败的原因是至关重要的。通常在进行上次手术时，没有达到足部平衡，从而导致偏心负荷和假体的早期失败。

如果可能应该获取先前所有影像学检查材料、手术记录和病历。综合这些信息以了解植入物失败的进程和原因。应该早期干预，因为随着畸形的加重和下沉范围的扩大给翻修手术带来了更大困难。应阅读上次手术记录以确定需要取出假体的类型和其他植入物。由于翻修手术需要更长的时间，所以应该在不使用止血带情况下快速取出植入物。

在翻修手术之前，全面的临床检查至关重要。必须认真记录关节活动度、感觉和血管状况。先前手术后存在神经血管病变并不少见。纤维化和瘢痕形成会改变自然的解剖结构，这使得识别主要的神经血管结构更加困难。对疑有血管病变的患者都应进行踝肱指数、多普勒超声检查和（或）CT血管造影检查。如果在血管异常的肢体上做翻修手术，将会进一步损伤血管，从而影响最后的手术结果。

在踝关节翻修手术中软组织覆盖是非常重要的，不应忽视。既往的软组织皮瓣手术史都需要向整形外科医生咨询，因为进一步损伤血运可能会导致灾难性的伤口问题。获取先前的整形外科手术记录可以使手术医师了解皮瓣血管蒂的来源和位置。如果可能，应使用先前的手术切口，但这并不总是可行的，因为翻修手术需要适当的手术暴露。了解下肢血管的分布和损伤血液供应的潜在后果有助于预防术后皮肤坏死。同样，在这种情况下，需要请整形外科医生会诊。我们对所有下肢水肿患者进行术前加压包扎[15,16]。这种包扎在手术前 1 周开始，每隔一天更换一次，直至术后至少 2 周，最大程度地减少手术切口的张力。

必须仔细评估肢体力线。如果怀疑有肢体短缩或力线不良，应进行站立位下肢全长 X 线摄片或 CT 扫描。观察步态中足的内、外翻情况，肢体力线，足的推进角度和行走的节律。我们通常使用量角器来评估后足力线和踝关节活动度。如果胫距关节不匹配，我们将进行内翻和外翻应力拍片以确定韧带松弛和畸形僵硬的程度。

患者拍摄标准的负重位足和踝关节 X 线片，并增加踝关节背屈和跖屈位、后足轴位片。除此以外，还有负重 CT 扫描和肌骨超声检查。我们发现，对于术前制订手术计划，好的肌骨超声检查可能比 MRI 更有帮助。金属伪影限制了 MRI 的诊断价值。此外，超声可以提供静态和动态信息，可用于确定韧带松弛程度，以决定是否需要二期韧带重建。超声检查还可以观察其他肌腱、韧带和神经血管结构。

我们使用带有金属减影程序的负重位 CT 片来检查邻近关节关节炎的程度、假体组件下沉和骨丢失的严重程度以及残留的足和踝关节畸形。手术时必须找到畸形的顶点并予以矫正。如果在翻修手术中没有达到合适的足部平衡，患者将来行走时，有可能因假体受到偏心的负荷而带来假体失败的风险。

通常，出于以下原因，我们考虑行两期的翻修手术，如三关节融合、翻修的三关节融合、足部旋转畸形、同种异体移植的三角韧带重建或深部感染史。我们认为，在翻修手术时可以实现中足畸形的矫正。

具有感染史的任何患者均应检查 C 反应蛋白、红细胞沉降率和全血细胞计数。如果担心存在踝关节的活动感染，则应进行关节穿刺和血培养。如果担心感染扩展到假体，则进行白细胞铟标记的骨扫描。需要询问是否有感染性疾病病史，因为翻修手术之前感染科医师已与患者建立了联系，这样可以减少术前的顾虑，并制订更全面的治疗方法。在没有获得术中培养结果之前，不应该使用抗生素。选用敏感的抗生素和彻底的清创术是根除深层感染的基础，因此应在术前进行培养。如果感染是慢性的（超过 4 周），则需要取出假体，并放置抗生素骨水泥间置。尽管最后的目标是踝关节融合或翻修踝关节，但对于功能要求不高的患者，使用混合抗生素的骨水泥被认为是一个最终的确定性治疗[17]。患者通常至少需要接受 6 周的静脉内抗生素治疗。在此期间每周都要监测炎症指标。在翻修手术之前，患者通常会有一段时间不使用抗生素。如果在此期间血清炎症指标增高，应考虑感染尚未根除，需要再次清创手术。

病例分析

病例 20.1

➢ 病史

- 55 岁女性，曾有踝关节外侧不稳和同种异体外侧韧带重建的病史。
- 韧带重建后，踝关节外侧关节炎进展，患者使用 Zimmer 全踝关节假体进行了全踝关节置换术。
- 全踝置换术后疼痛没有改善。先前的医生以两种不同的方式对内踝间隙进行了清理。
- 患者仍抱怨踝关节前方深部疼痛。疼痛随着站立和行走而加重。经检查，在胫骨关节面的前内侧有局限性压痛。
- 在关节腔内注射 0.5% 布比卡因和 1% 利多卡因混合液后，患者述疼痛明显减轻。
- 在透视下进行关节穿刺，以确认穿刺针位于适当的位置。建议进行不同部位的诊断注射，在常规的 X 线拍片后，能够帮助进一步确定疼痛的来源。偶尔使用染料（如果不过敏的话）来判断注射的位置和渗透到周围关节的可能。
- 腓骨上有 8 cm 长的瘢痕，踝关节前内侧有 3 cm 长的瘢痕（图 20.1a~c）。在临床检查中，可见轻度扁平外翻畸形和前足旋后畸形。
- 负重位 CT 片确认胫骨假体组件松动和 3 mm

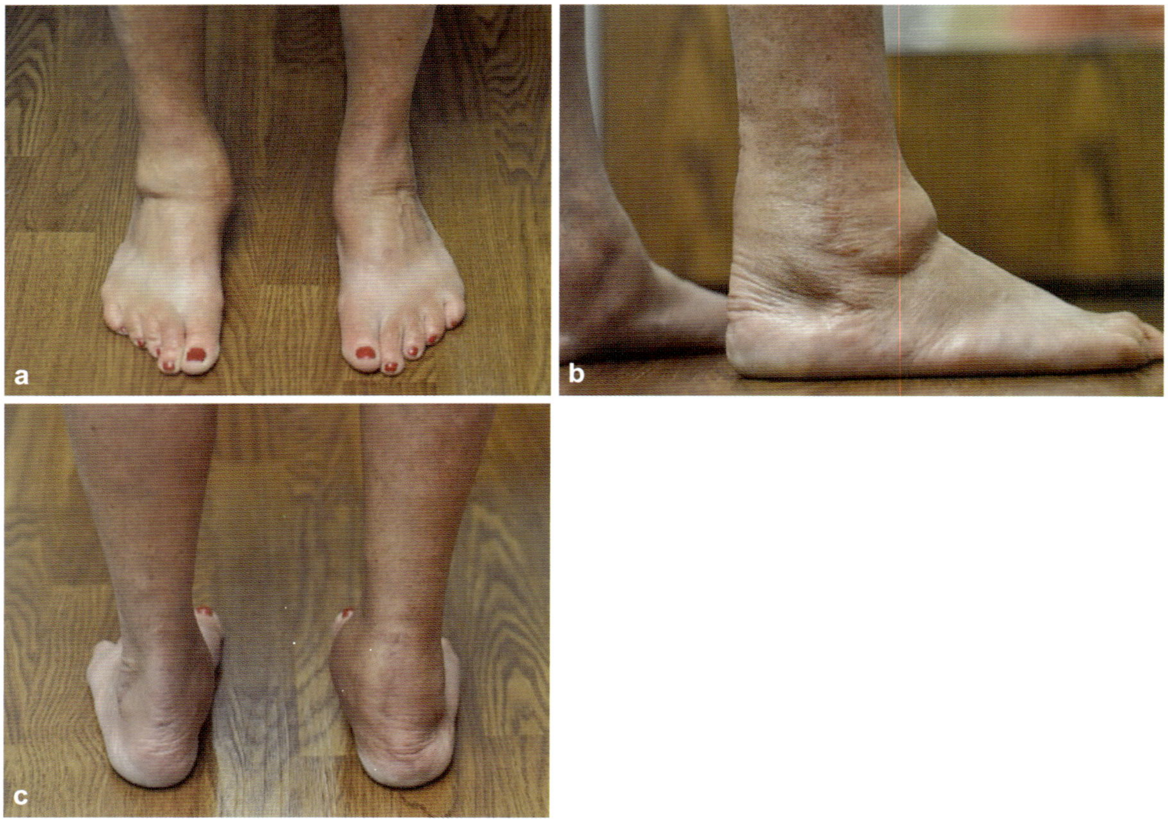

图 20.1　外观像显示用于关节内侧间隙清理的踝关节前内侧切口（a）和使用 Zimmer 置换系统手术的外侧经腓骨切口（b）。后足仍有轻度的内翻（c）

的距骨下沉。如果标准的 CT 显示不清楚时，可以用 SPECT-CT 来排除植入物的松动。

➢ 失败原因

- Zimmer 手术器械通过外侧入路，参照距骨的曲率半径重建了关节表面（图 20.2a）。
- 踝关节曲率半径是变化的（特别是严重的踝关节炎）。因此，矢状面上假体组件的大小可能不合适（图 20.2b）。侧位 X 线片显示最后的距骨假体组件前后覆盖都不足（图 20.2c）。踝关节正位片上显示胫骨假体组件已经是最大尺寸（图 20.2d）。胫骨假体组件和骨质界面之间出现了放射线透亮带，这是假体组件松动和失败的证据。
- 在这种情况下，手术技术和器械无意间破坏了距骨颈背侧的骨皮质，减弱了距骨假体前方的支撑，结果距骨假体组件前方发生下沉（图 20.3a）。
- 由于需要匹配距骨和胫骨假体组件，这样距骨假体组件就会过大，导致关节内侧间隙的撞击（图 20.3b）。植入物的突出和间隙的撞击是全踝关节置换术后持续疼痛的常见原因。

➢ 术前计划和手术技术

- Zimmer 假体是目前美国唯一一种采用外侧入路的全踝关节置换系统。除非患者被转为踝关节融合术，否则我们更倾向于避免使用经腓骨入路，以防止踝关节翻修术后腓骨短缩和腓骨骨不连的风险。
- 采用标准的前方入路。
- 取出胫骨假体。使用可更换刀片的骨刀小心地去除胫骨前方骨质，达到胫骨假体的前缘。注意避免过多的骨切除（在胫骨前方假体固定的边缘使用骨刀从下向上截骨），以保持主要胫骨前皮质骨结构支撑。在充分显露假体的前缘后，用骨锤叩击胫骨假体使其分离。

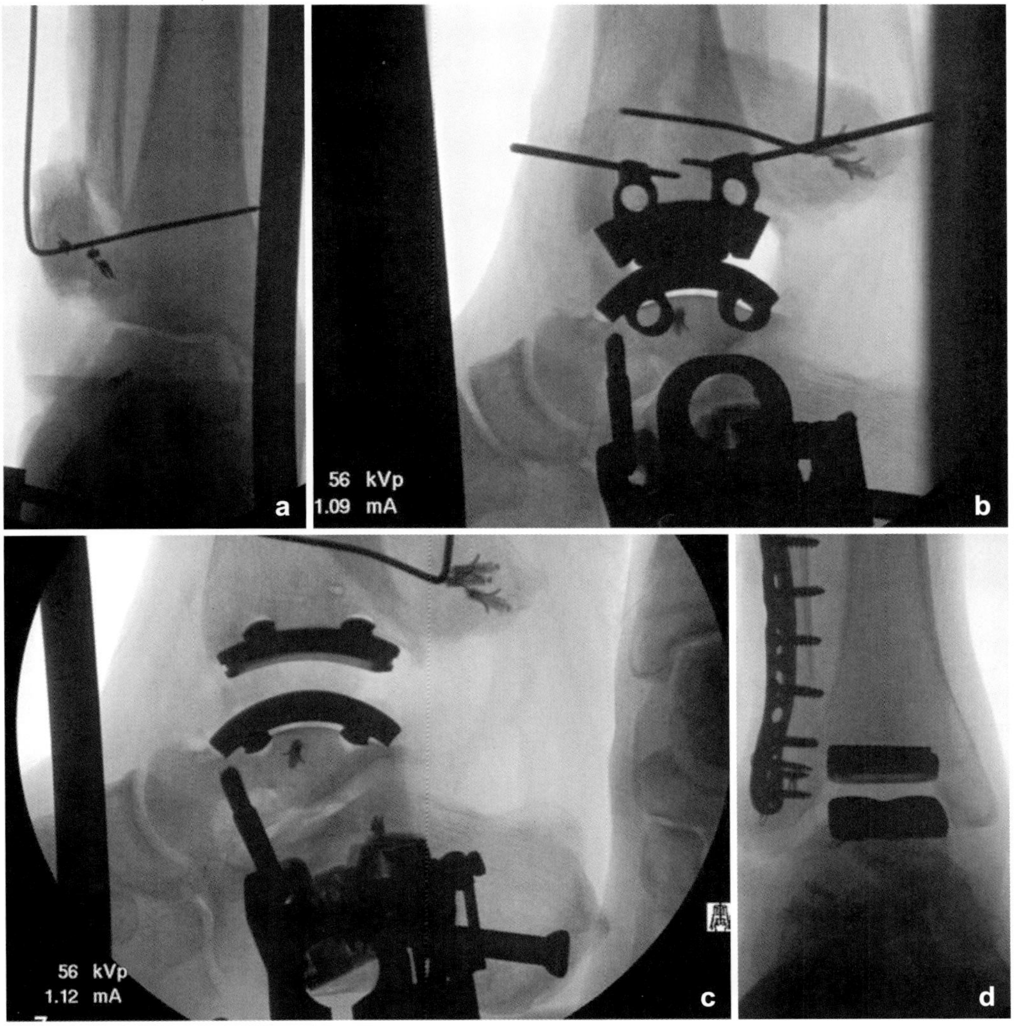

图 20.2　初次踝关节置换术的术中影像。使用 Zimmer 假体的外侧入路（a）。胫骨导板（b）和最后的植入物（c）在矢状位透视影像上表现出尺寸过小，后方切除缘接近距下关节。胫骨前、后缘的覆盖不足。然而在正位影像上显示使用了最大尺寸的胫骨假体组件（d）

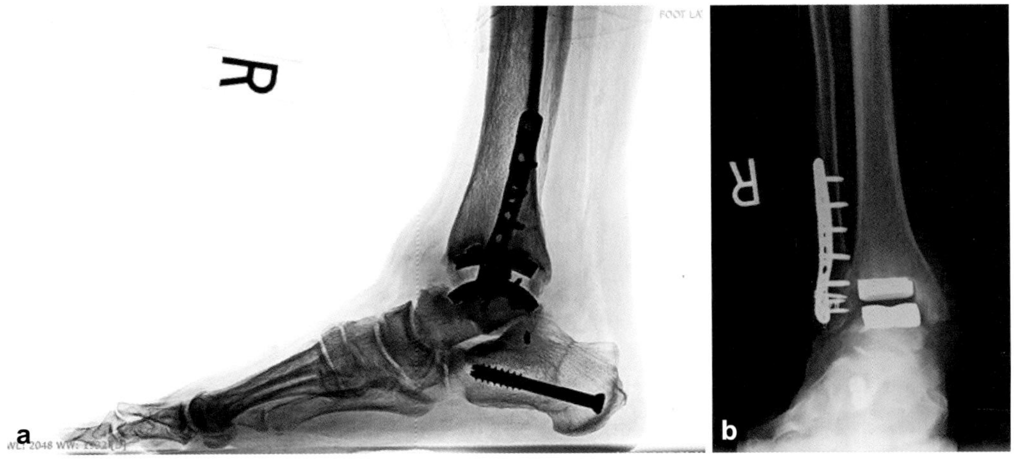

图 20.3　初次全踝关节置换术后 2 年的术后 X 线片。在准备关节时，无意识中对距骨颈背侧皮质造成的挤压会导致骨结构强度的降低，随后距骨假体组件下沉（a）。正位片显示距骨假体组件在胫骨假体组件（b）下的内侧平移造成内侧间隙的撞击

- 取出距骨假体。用骨刀将距骨假体撬出（图20.4a）。如果发生假体下沉，通常意味骨长入比较少，可以很容易地移除假体。
- 骨切除。INBONE Ⅱ截骨框架用于骨切除，为翻修假体组件的骨生长或骨水泥结合提供一个新的骨表面。胫骨骨切除水平面在胫骨假体的近端（图20.4b）。植入带脊的胫骨假体，取下截骨框架。
- 关节侧方间隙的清理。在透视下进行侧方间隙清理，将距骨与胫骨“分离”，并在腓骨内侧和距骨外侧以及距骨内侧和内踝之间清理出适当的“间隙”（图20.4c）。
- 距骨的制备。用非优势手保持后足中立位，用一个较大锯片的微型摆锯尽可能少地切除距骨表面使其平整，试装INBONE Ⅱ距骨假体。然而，我们认识到，假体没有充分跨越前方的距骨缺损（图20.4d）。INVISION翻修假体组件通过延伸骨和假体界面至距舟关节水平，为距骨提供了固定和支撑所需要的更多的表面接触（图20.4e）。
- 骨水泥填充距骨空隙，用骨水泥填充缺损以控制旋转，叩击距骨假体（图20.4f,g）。

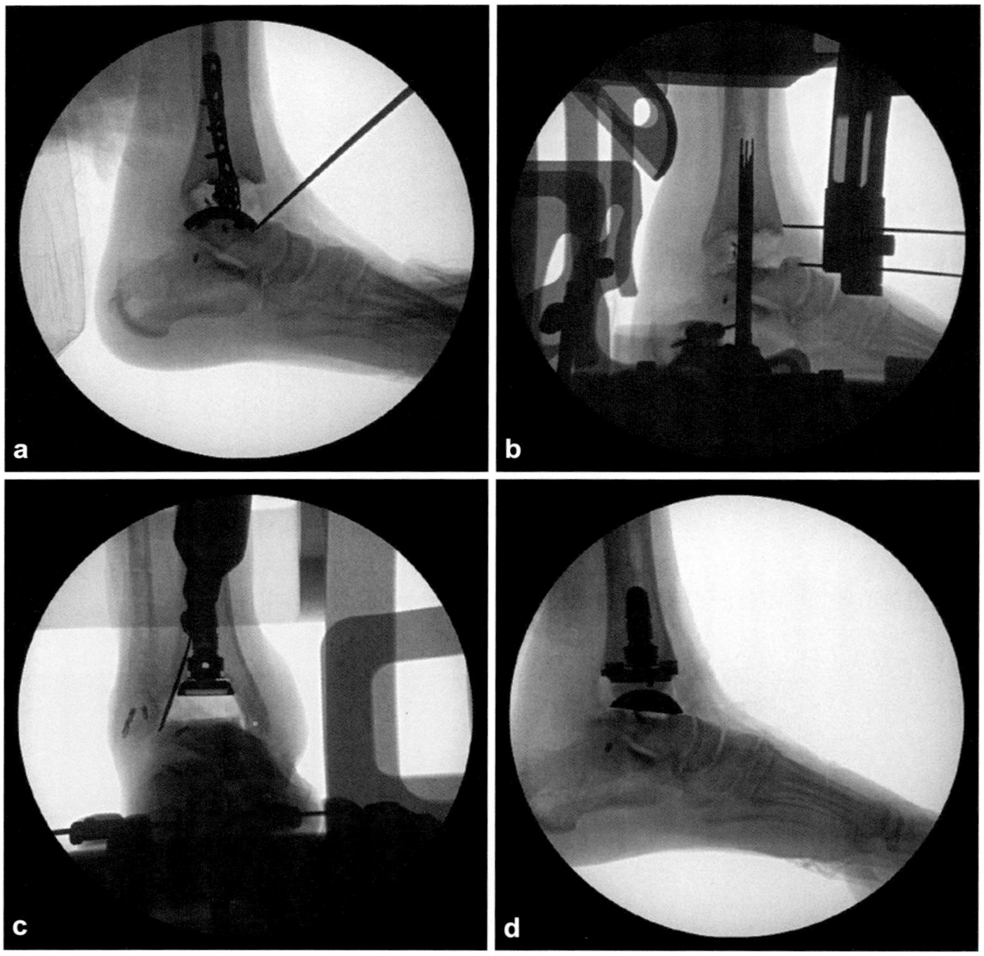

图20.4 全踝关节翻修术的术中透视影像。用骨刀从前入路（a）撬起距骨假体从而取出。如果距骨假体存在下沉，通常是松动的。INBONE Ⅱ截骨框架用于在先前胫骨假体近端骨端的切除，以达到一个好的骨质量骨面（b）。用往复锯清理关节侧方间隙，以“解除”胫骨和距骨的连接，清除所有先前未切除的撞击骨和继发的骨赘，消除术后疼痛的重要来源（c）。INBONE Ⅱ距骨假体不能充分跨越先前假体的残余缺损，进一步的距骨切除后使用标准的假体会影响踝关节的旋转中心（d）。因此，选择了INVISION距骨假体，以提供完整的距骨覆盖，同时允许一些额外的距骨切除，前提是能够增加假体的高度（e）。用骨水泥填充小的残留的距骨缺损，并叩击最终的距骨假体（f,g）

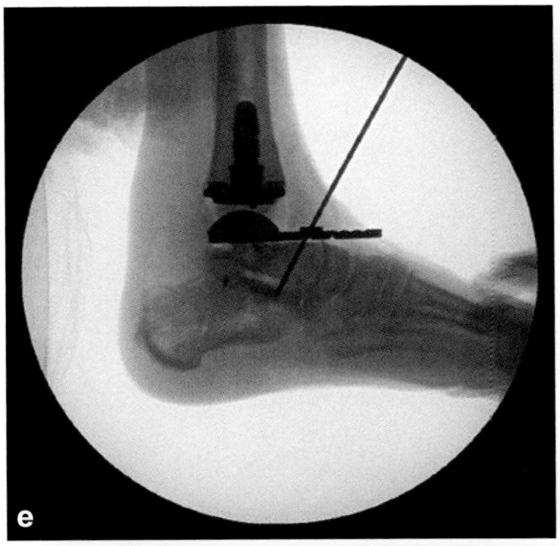

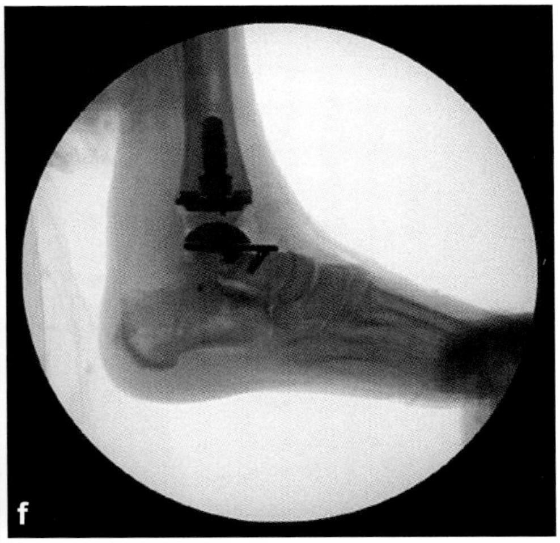

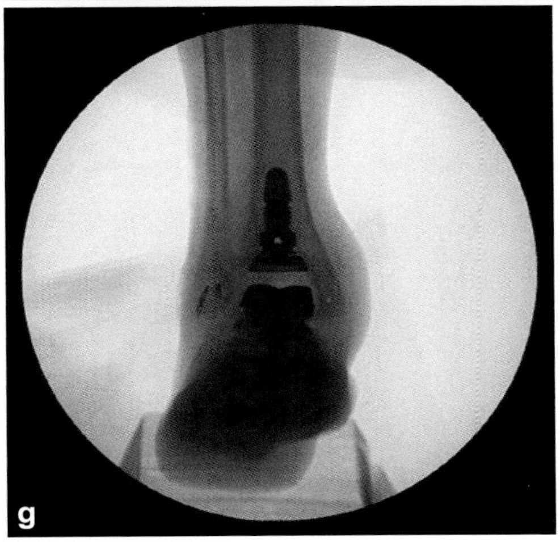

图 20.4 （续）

病例 20.2

➢ 病史

74 岁男性，踝关节不匹配外翻畸形，使用 Salto Talaris 假体行全踝关节置换术（图 20.5a,b）。

- 术后 4 个月出现距骨后方塌陷（图 20.6a,b），随之发生胫距关节半脱位。负重力线前移至踝关节前方，致使踝关节前方的应力增加，导致胫骨假体明显塌陷（图 20.7a~c）。
- 最初的术后放射学检查显示胫骨假体的尺寸稍小，并且对前方骨皮质覆盖不够。首次手术无论选择哪种植入物，重要的是达到前方骨皮质的覆盖，以最大限度地降低假体下沉的风险。
- 在初次手术后大约 2 年，使用 INBONE Ⅱ 假体进行全踝关节置换翻修手术（图 20.8a~d）。
- INBONE Ⅱ 是一种固定承载假体，提供胫骨干髓腔内的胫骨柄固定。胫骨假体组件是模块化的，允许胫骨柄的直径和长度的变化。距骨假体组件表面的凹槽使假体在冠状面更加稳定。
- 翻修术后 3 年，患者出现骨溶解、距骨内囊性变，随后胫骨和距骨假体出现松动（图 20.9a）。这些变化在首次翻修手术后 1 年没有出现（图 20.9b）。
- 尽管进行了非手术治疗，患者仍有持续的活动性疼痛。在第一次使用 INBONE Ⅱ 假体翻修术后大约 3 年，又用 INVISION 假体进行了第二次翻修手术。

➢ 失败原因

- 假体下沉引起初次全踝关节置换术失败（Salto Talaris 假体）。
- 重要的是将胫骨假体安放在胫骨前方皮质上，

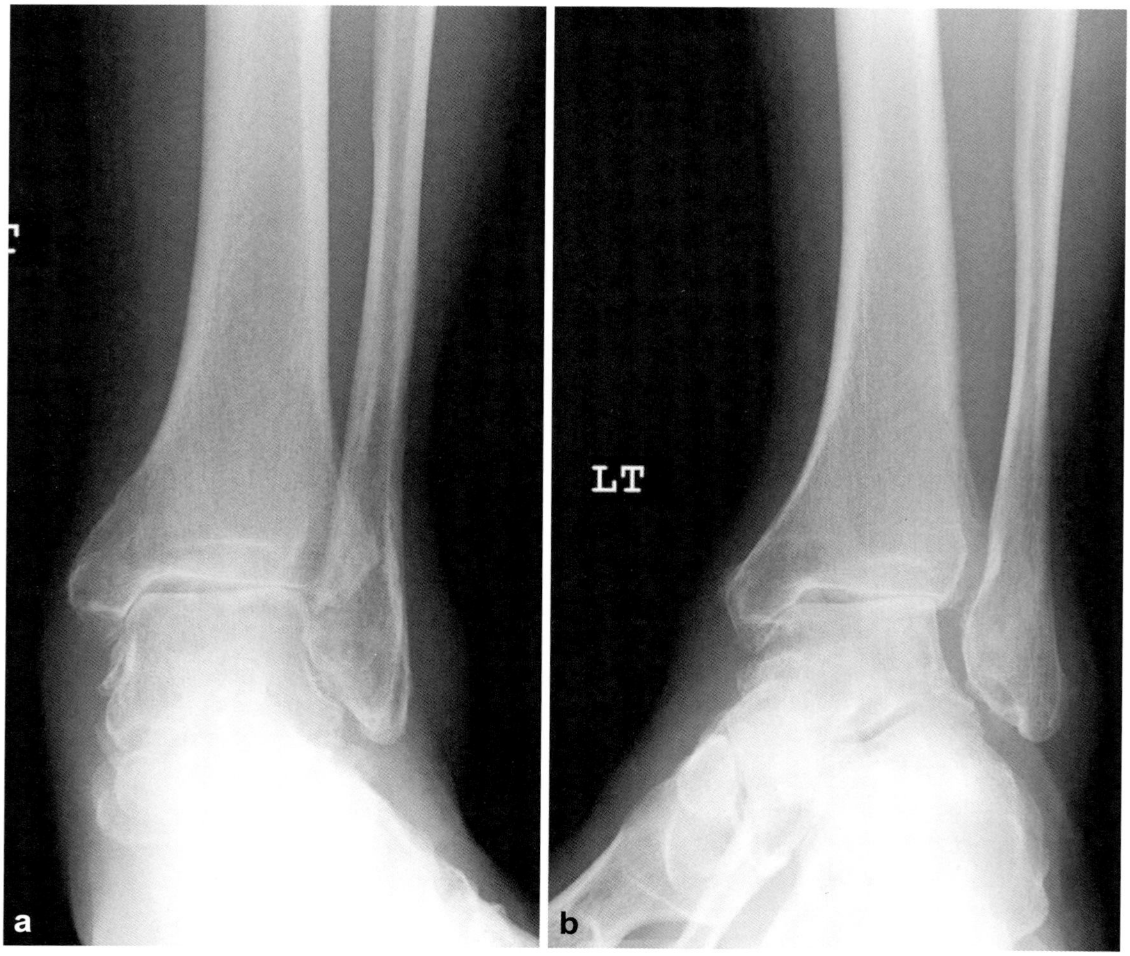

图 20.5 术前 X 线片显示踝关节轻度不匹配，并有外翻畸形

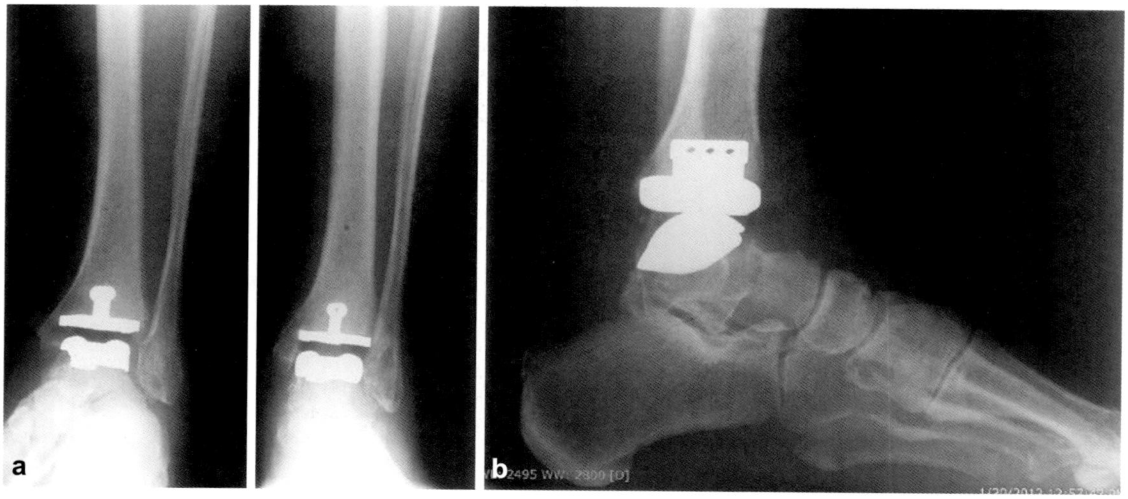

图 20.6 Salto Talaris 假体置换术 4 个月后踝关节负重位 X 线片。胫骨假体已内翻放置（a），距骨后方明显下沉（b）。鉴于最近的手术，它可能是由于距骨表面的截骨在矢状面上过度后倾造成，或者是早期骨质量差引起的距骨假体下沉。前一种解释似乎更有可能

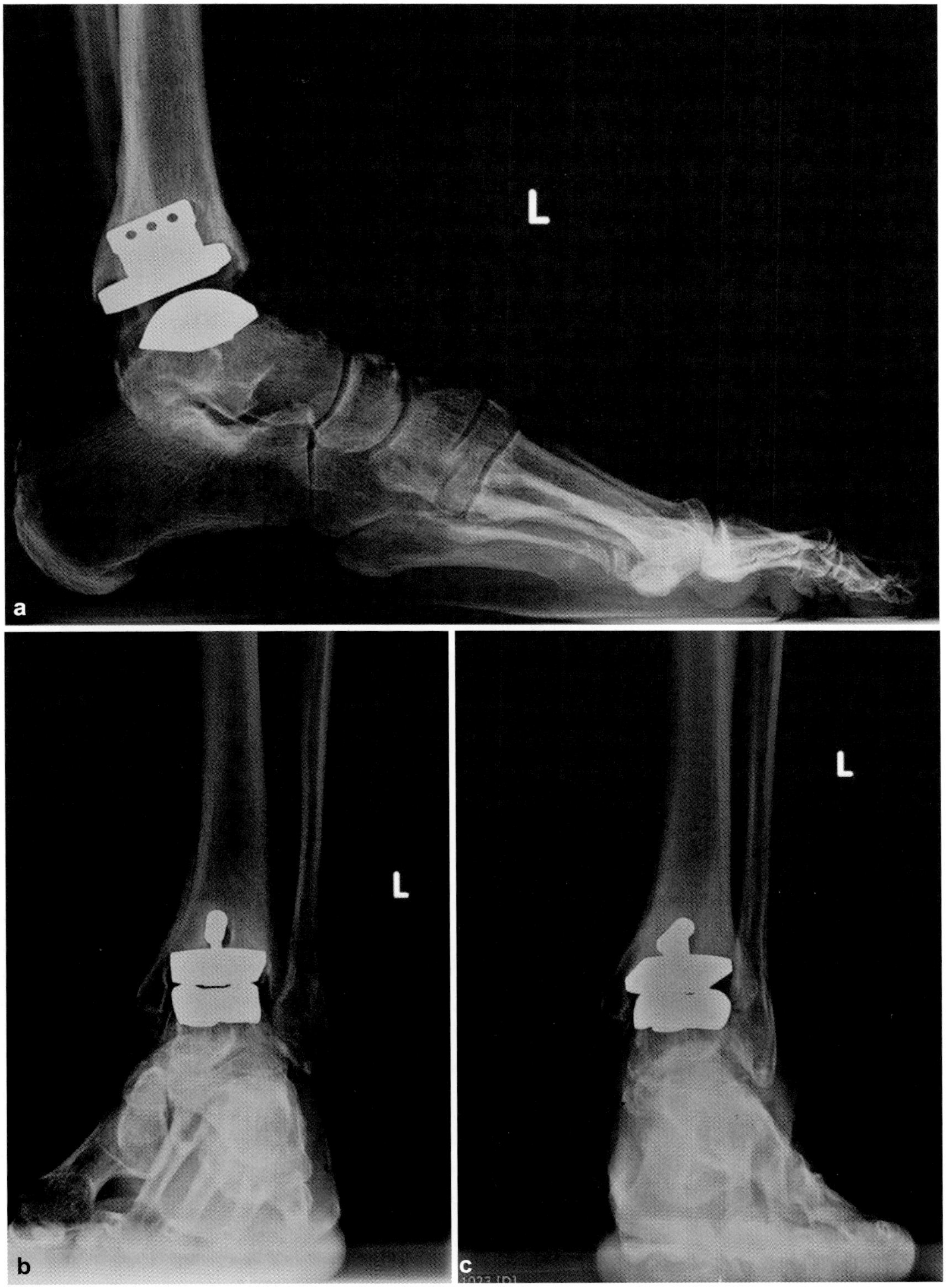

图 20.7　如果不及早矫正位于畸形位置的假体，则偏心的前向载荷会导致进行性胫骨假体下陷。这些表现在术后 2 年的负重位 X 线片上均已看到（a）。除了假体下沉，在冠状面影像（b）中，特别是在胫骨假体底座的骨周围，明显可见透亮区，尤其是在胫骨假体背侧脊的部位。此外，进行性塌陷使内踝受到严重侵蚀，内侧几乎没有骨的支撑（b,c）。当然，得到的教训是尽早矫正假体的畸形

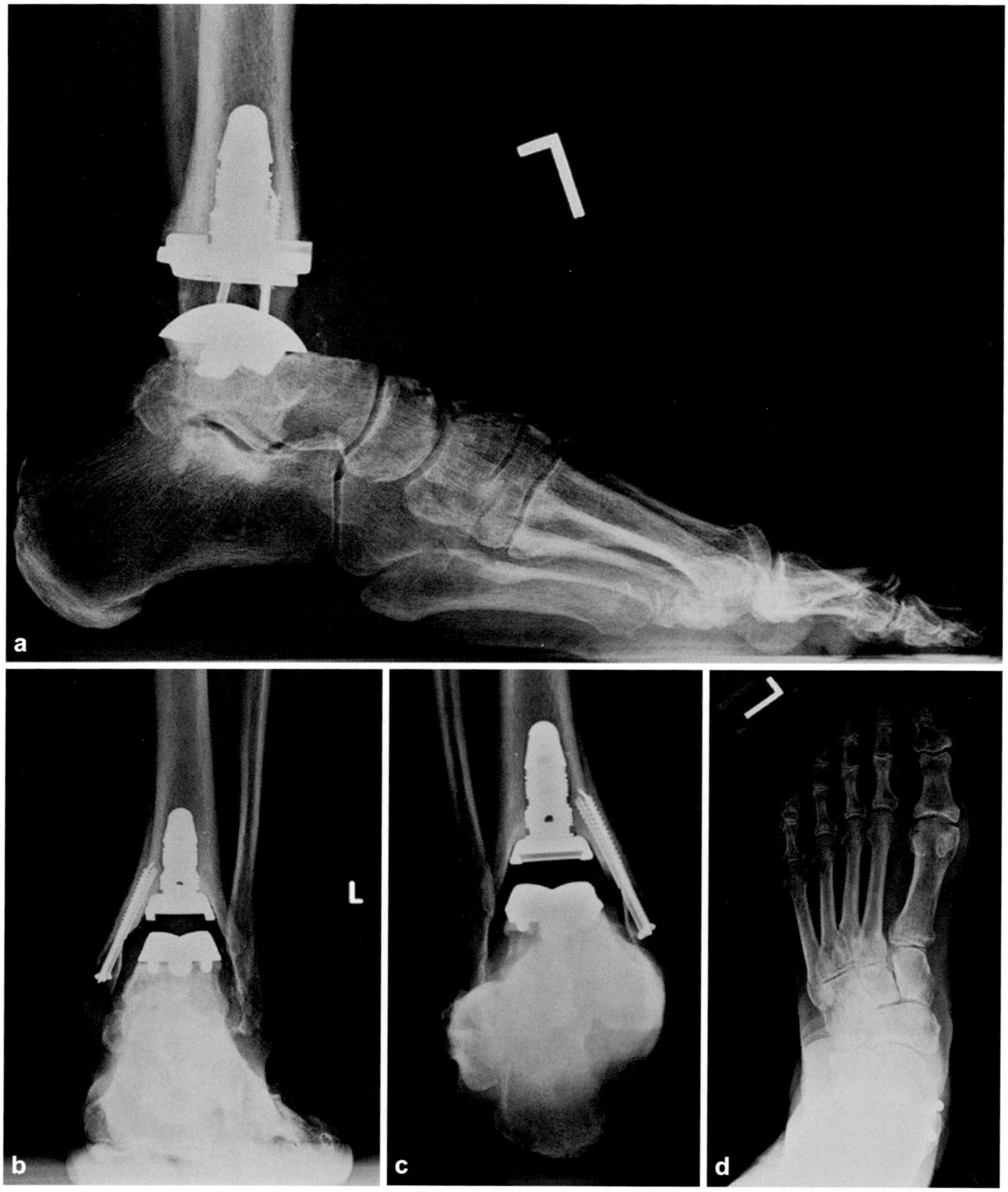

图 20.8　Salto Talaris 假体置换被翻修成 INBONE Ⅱ 假体置换（做此手术时，还没有 INVISION 假体可用）。矢状面影像显示新植入假体对胫骨远端有良好的前方覆盖（a）。保留原来的距骨，用骨水泥填充后方骨缺损。冠状面影像显示在放置 INBONE Ⅱ 胫骨假体之前，预先将加固螺钉置入内踝（b）。注意内踝周围骨膜成骨增加，增加了结构性支持。同时注意由于先前的胫骨前方骨质量不佳导致的塌陷，再次放置近端胫骨假体。补充增加胫骨假体的高度，以恢复关节的旋转中心。纵轴位影像显示假体下方后足的中立位置，而不是更多的解剖性外翻，以防止植入物承受偏心负荷（c）。足部系列拍片通常用于检查假体可能受到的足部其他部位畸形带来的应力（此处没有显示）（d）

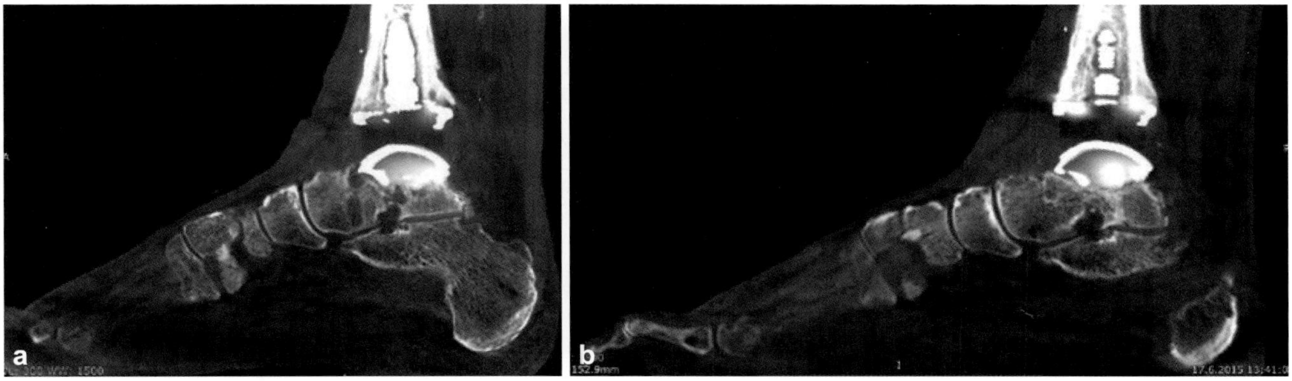

图 20.9　抑制金属伪影的 CT 扫描显示，在上述翻修术中使用的 INBONE Ⅱ假体置换术后 3 年，假体松动并出现了一些骨溶解（a）。而在术后 1 年时，CT 扫描没有看到这些囊变（b）

以防止假体组件沉入胫骨干骺端软的松质骨中。即使从胫骨软骨下骨切除 1 cm 也能使骨骼的抗压强度降低 75%。强调在初次手术时，假体需要覆盖胫骨前方皮质。胫骨假体前缘轻度突出是可以接受的。为了达到假体前缘与胫骨前皮质平齐，即使后方覆盖不完全也问题不大。

- 植入物松动，使用 INBONE Ⅱ 假体进行的翻修手术失败，更可能是由于翻修时骨质量不佳造成的，这与患者的年龄有关。囊性变和植入物松动在假体下沉之前就出现了。
- 每年必须进行常规的放射线监测，以了解是否有骨溶解、植入物松动和骨囊肿形成。应拍摄高质量、负重位、轮廓清晰的真正的正、侧位 X 线片，以评价假体的力线、位置和骨 - 假体界面。如果在 X 线片上可见囊性变，则应进行定量 CT 以量化骨丢失的程度。根据骨丢失的严重程度和位置，每 3~6 个月进行一次 CT 检查，直至进展停止，并已确定假体是稳定的。系列放射线检查对于记录骨囊变进展的速度以及通过囊变的位置预测即将发生的假体失败的可能性是至关重要的。

➢ 术前计划和手术技术

- 取出胫骨假体组件。尝试用骨刀去除 Salto Talaris 的胫骨假体组件。即使足部最大程度地跖屈，我们也无法获得充分的空间取出假体（图 20.10a）。
- 在胫骨前侧皮质用钻从近端向胫骨假体底座钻入，通过该孔使用骨锤敲击将胫骨假体向跖侧分离（图 20.10b,c）。该技术保留了关键的胫骨前方皮质骨。我们在第二次翻修术时，使用类似的手术技术来取出胫骨假体组件（INBONE Ⅱ）。
- 用空心螺钉对内踝进行预防性固定，以防止取出假体过程中的内踝骨折（图 20.10d,e）。
- 骨切除，关节侧方间隙的清理和距骨准备。如病例 1 所述，使用了类似的手术技术。切除质量不佳的胫骨和距骨至关重要，以便为假体植入提供适当的结构支撑（图 20.10f）。但是，过度切除会改变关节的高度，并可能会导致不稳定，而大的聚乙烯衬垫无法矫正这种不稳定。可见距骨假体后方不稳定和背伸（图 20.10g）。认识到这一点，将距骨假体重新定位并固定在相对于胫骨的中立位置（图 20.10h）。距骨后部骨缺损充满骨水泥（图 20.10i）。最终术中透视检查关节活动度、平衡和假体稳定性都很好（图 20.10j~l）。
- 植入假体后，常规获取术中后足轴位像以确定跟骨和胫骨负重轴线保持一致。我们并不争取达到解剖学上 5°~7° 的后足外翻，因为这可能会造成假体偏心负荷（这不是一个自然的踝关节）。相反，我们努力将跟骨后结节的顶端置于假体的下方，特别是对于已经存在韧带松弛的患者。为了获得正确的透视影像，第二个足趾必须与胫骨轴线一致。
- 离开手术室前，必须达到足踝部软组织结构的平衡。对于这种病例，需要采用改良的

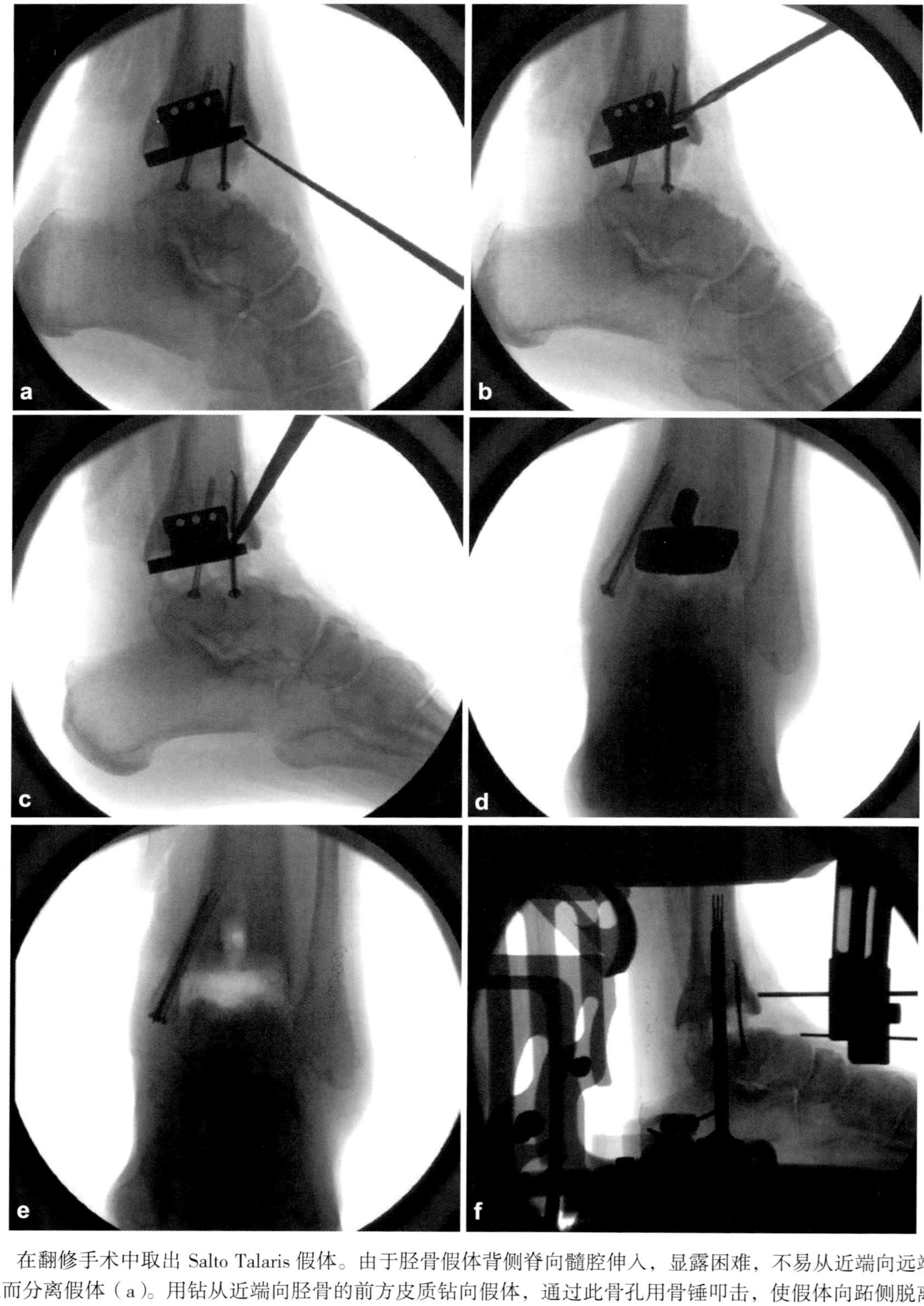

图 20.10　在翻修手术中取出 Salto Talaris 假体。由于胫骨假体背侧脊向髓腔伸入，显露困难，不易从近端向远端撬起胫骨假体，从而分离假体（a）。用钻从近端向胫骨的前方皮质钻向假体，通过此骨孔用骨锤叩击，使假体向跖侧脱离，向远端拔出（b,c）。注意在取出过程中内踝的临时固定（d,e）。在矢状面上所需要切除的胫骨和距骨的量（f）。胫骨切除必须去除所有质量不佳的骨质，以提供良好的假体支撑。距骨有明显的后方倾斜（将用骨水泥填充）。由于距骨切除量有限，只能充分地切除胫骨，以维持距骨的高度，并用聚乙烯衬垫来稳定。太多的距骨切除，加上较多的胫骨切除，将会留有太大的空间以至于不能以聚乙烯衬垫填充，从而不能达到稳定。实际上，在安放的过程中存在距骨后方不稳定（g），将距骨假体置于相对于胫骨中立位置上并予以固定（h），后方填入骨水泥，这样最终假体位于中立位（i）。尽管运动轴发生了改变（j,k），但关节的术中活动度非常满意。最终冠状面放射影像显示踝关节假体平衡且稳定（l）。保留原位的内踝螺钉以维持稳定并保持三角韧带的完整性。还要注意充分清理关节侧方间隙以提高关节的灵活性

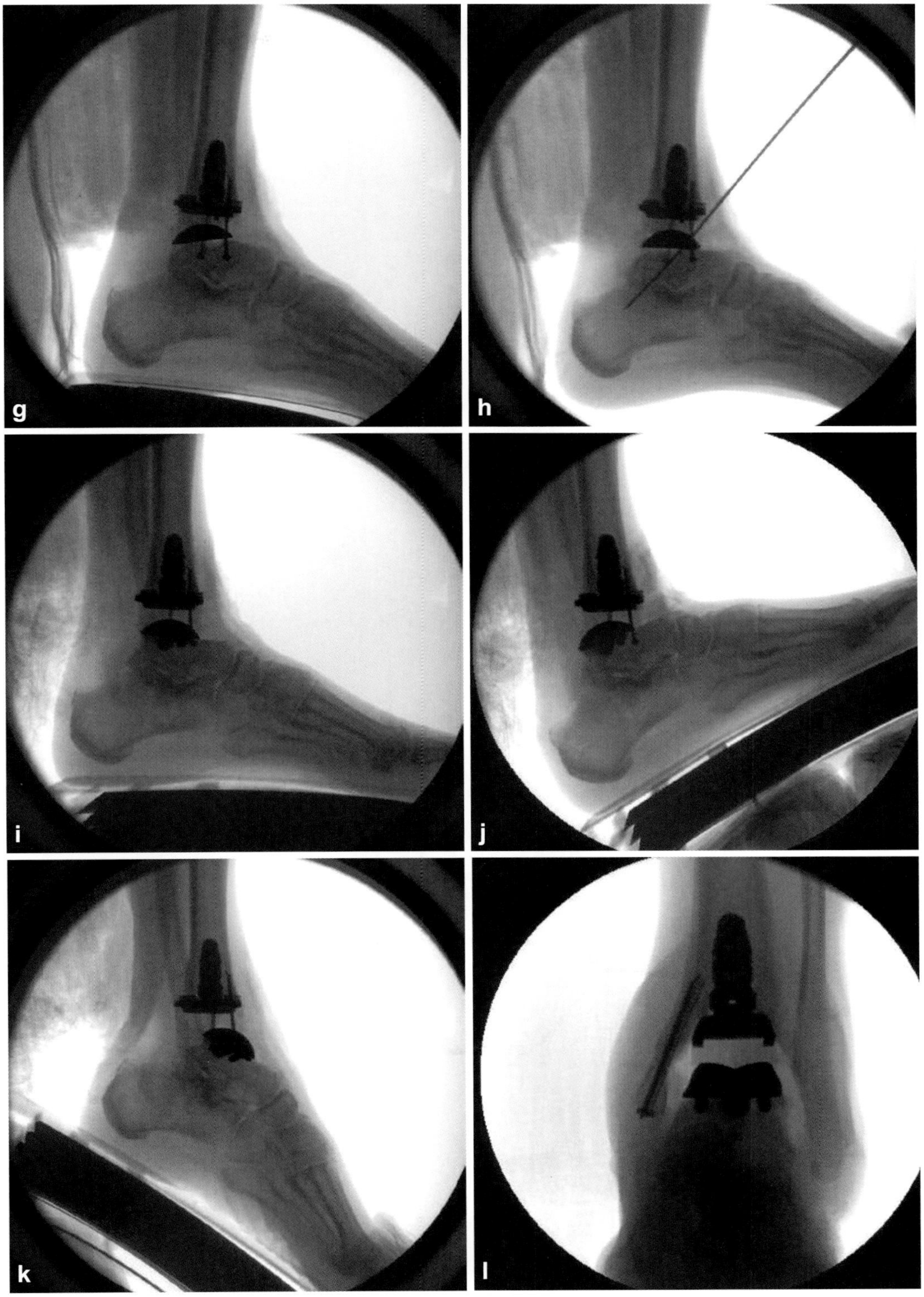

图 20.10 （续）

Brostrom 韧带修复术才能达到平衡。

- 从 INBONE Ⅱ 到 INVISION 的翻修手术。使用先前的前方切口显露踝关节。切口刚刚超出了距舟关节，因为使用翻修的 INVISION 距骨假体时需要充分的远端显露。
- 取出聚乙烯衬垫。INBONE Ⅱ 胫骨假体底座的聚乙烯垫的锁扣位于底座的内上侧和外上侧。使用 2.0 mm 和 4.0 mm 直径钻头依次对锁扣的内侧和外侧角钻孔。必须注意避免无意中用钻头损坏胫骨假体底座，尤其是在保留胫骨假体的情况下，否则锁扣可能会失效。可以使用骨凿和骨锤从胫骨假体底座上分离聚乙烯衬垫。
- 取出胫骨假体。胫骨假体应该用骨刀从髓腔内撬出（如果假体柄有松动，很容易完成）。如果柄牢固稳定，那么可以在柄的近端钻一个孔，然后用叩击器将柄锤出。分离胫骨假体上的莫氏圆锥，取出胫骨假体底座。使用一种专用扳手拆卸假体底座和柄。
- 模块化的 INVISION 系统。模块化 INVISION 假体通过提供不同厚度的胫骨和距骨假体组件来恢复关节解剖。胫骨远端切除后选择 +4 mm 胫骨假体底座，以达到好的骨质量表面用于结构支撑（图 20.11a,b）。用 +3 mm 距骨假体板恢复距骨高度。
- 距骨准备。使用 INVISION 切割模块最小量地切除距骨。后足保持中立，使用微型摆锯切除多余的骨质。用刮匙和动力磨钻来清理坏死的距骨，确定距骨囊变的范围。距骨的准备对于实现骨－骨水泥界面结合非常重要。我们经常发现距骨小的封闭性的囊变可以填充骨水泥，并以假体覆盖其上。或者可以利用自体骨移植或同种异体骨移植来填补这些空腔。然而，对于较大且失去距骨轮廓的距骨缺损，手术技术是不同的（见病例 20.3）。

病例 20.3

➢ 病史

- 79 岁女性，有进行性内侧柱塌陷病史和距下关节融合手术史。
- 患者在距下关节融合术后 1 年内出现距骨缺血性坏死和外侧穹隆骨软骨损伤。
- 侧位片显示胫距关节后侧半脱位、距骨穹隆继发性塌陷、先前的距下关节融合术和内侧纵弓在距舟关节和舟楔关节处的轻度塌陷（图 20.12a~h）。

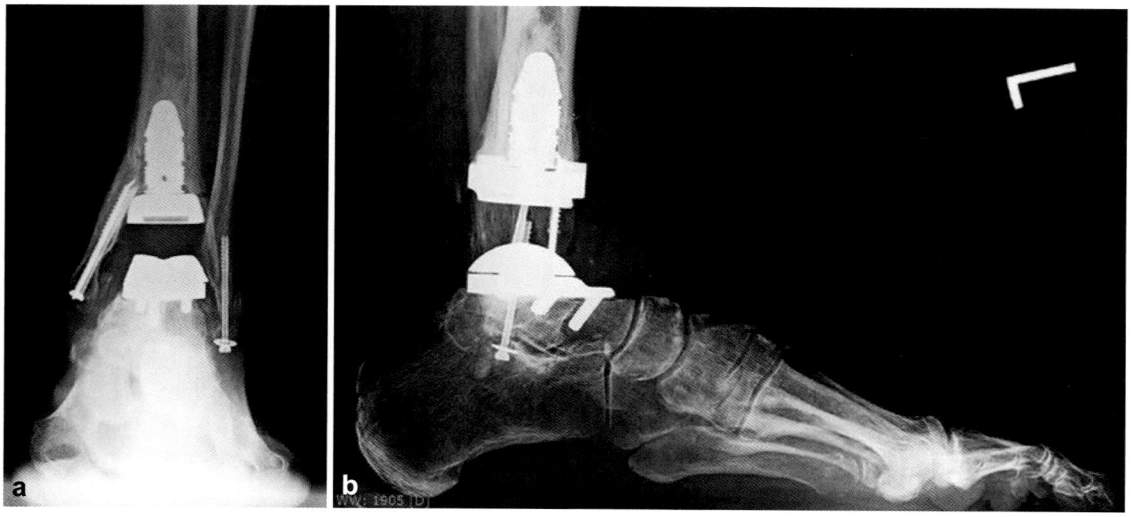

图 20.11　使用 INVISION 假体翻修术后的最终负重位 X 线片。即使使用厚的胫骨假体底座，也很难只用金属底座重建出需要的关节水平（需要更厚的聚乙烯衬垫）（a）。此外，胫骨近端薄的外侧骨质显示在假体的外侧角出现无症状的骨折（骨质太薄，无法固定。幸运的是没有明显的韧带附着，因此对假体的稳定性没有影响）。假体柄较深的髓内固定可以提供更好的近端固定。矢状面影像（b）显示距骨切除到骨质更好的位置，距骨假体板的跨度更大，这样可以更好地固定到距骨。通过使用更厚的距骨假体，没有影响距骨的高度

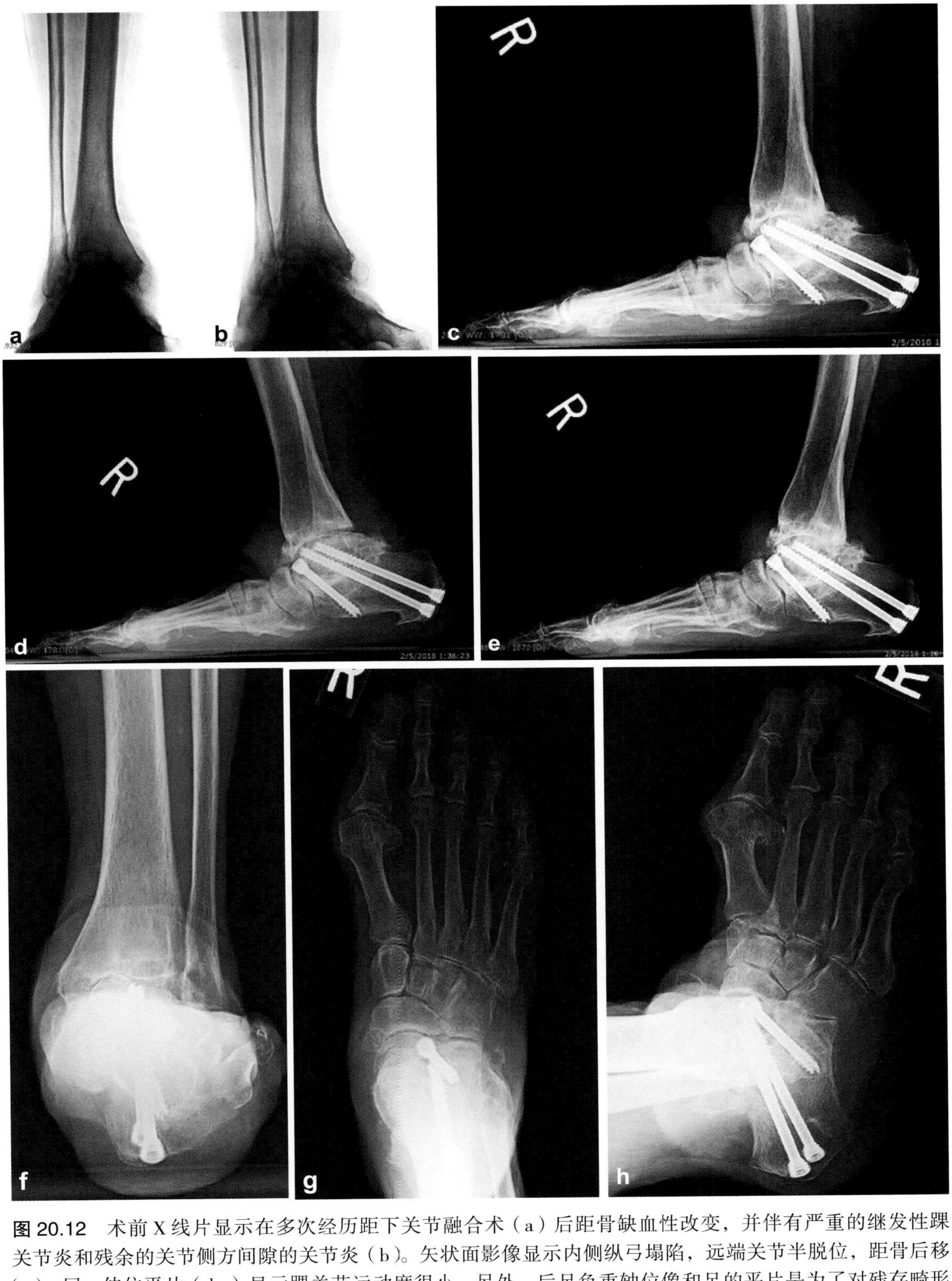

图 20.12　术前 X 线片显示在多次经历距下关节融合术（a）后距骨缺血性改变，并伴有严重的继发性踝关节炎和残余的关节侧方间隙的关节炎（b）。矢状面影像显示内侧纵弓塌陷，远端关节半脱位，距骨后移（c）。屈、伸位平片（d,e）显示踝关节运动度很小。另外，后足负重轴位像和足的平片是为了对残存畸形（f~h）进行彻底的评估

➢ 术前计划和手术技术

- 通过延长的踝前切口进入胫距、跗横关节和舟楔关节。皮肤切口向远端超过舟楔关节。
- 不用止血带，取出植入物。
- 关节准备。用动力磨钻和骨锉准备跗横关节和舟楔关节。复位内侧纵弓，用空心螺钉导针暂时固定。
- 将 INBONE Ⅱ 截骨框架置于踝及小腿前方，按照前面所描述的方法准备关节并植入假体。
- 距骨的准备。胫骨假体植入后，取下截骨框架。足保持中立，同时用手锯切取适量的骨质，使距骨背侧与胫骨假体底座平行。
  - 坏死骨用磨钻、刮匙和垂体钳清理。
  - 冠状位 CT 显示距骨体外侧的陈旧骨折碎片（图 20.13a~c）。切除没有活性的碎片，在距骨外侧穹隆内留下一个大的失去距骨轮廓的缺损（图 20.14a,b）。
  - 通过足底小切口逆行放置 3 个 4.0 mm 直径空心螺钉，螺钉尾帽紧贴跟骨跖侧，螺钉尖插入无血运骨取出后留下的空隙中（图 20.14c）。
  - 重要的是，这些螺钉的头端应终止在假体跖侧下方（图 20.14d,e）。螺钉过长会妨碍

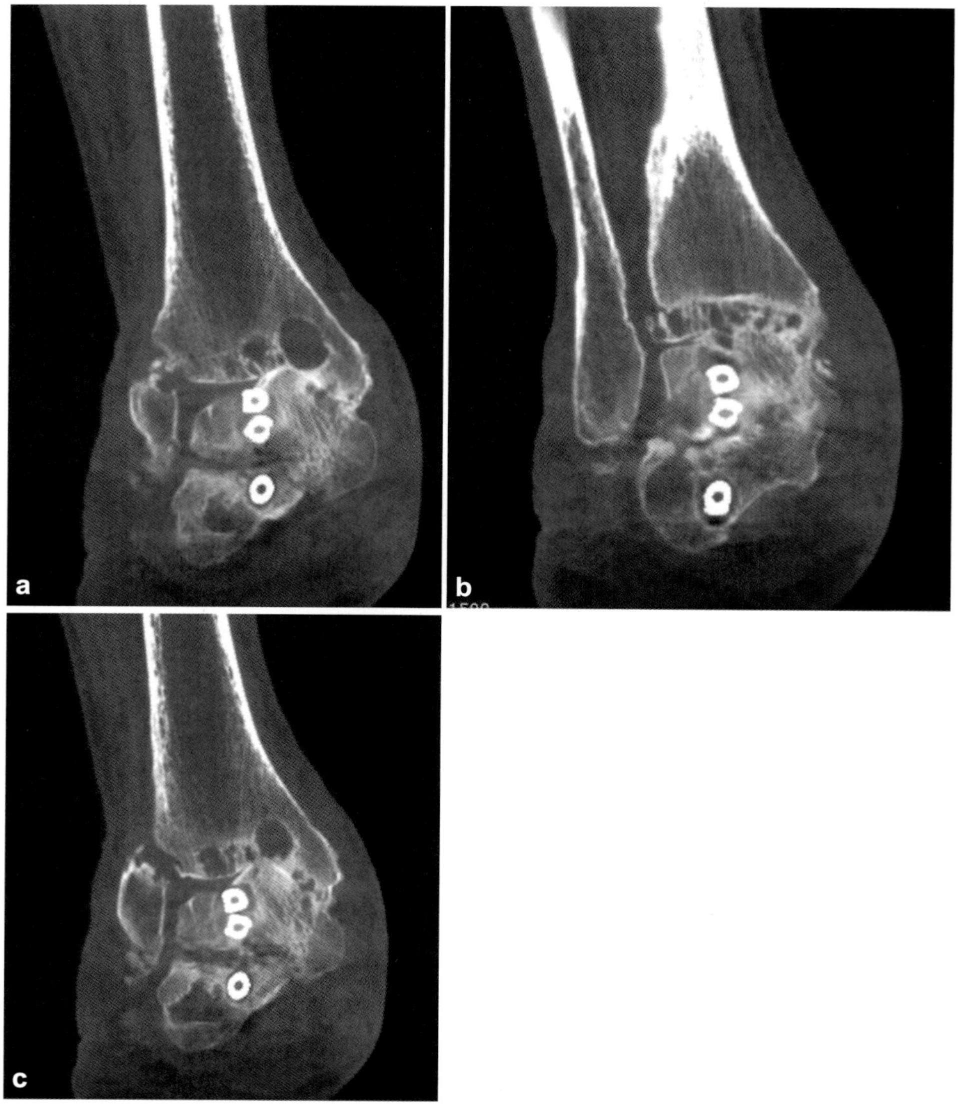

图 20.13　冠状位 CT 显示距骨内密集的螺钉放置导致距骨体外侧陈旧骨折。这一点可以通过螺钉附近的骨质再吸收和硬化来证明（a~c）

距骨假体的成功植入或导致假体倾斜。如果螺钉太短，它们将不能穿过假体下骨水泥层，为假体提供足够的“钢筋样”的支撑。

- 假体得到所固定的“钢筋样”螺钉的支撑后，可以通过活动踝关节和对关节施以内、外翻应力来选择合适尺寸的聚乙烯衬垫和距骨假体。
- 我们用手术笔在距骨假体边缘和固定钉孔周围做标记。我们的经验发现当正常距骨

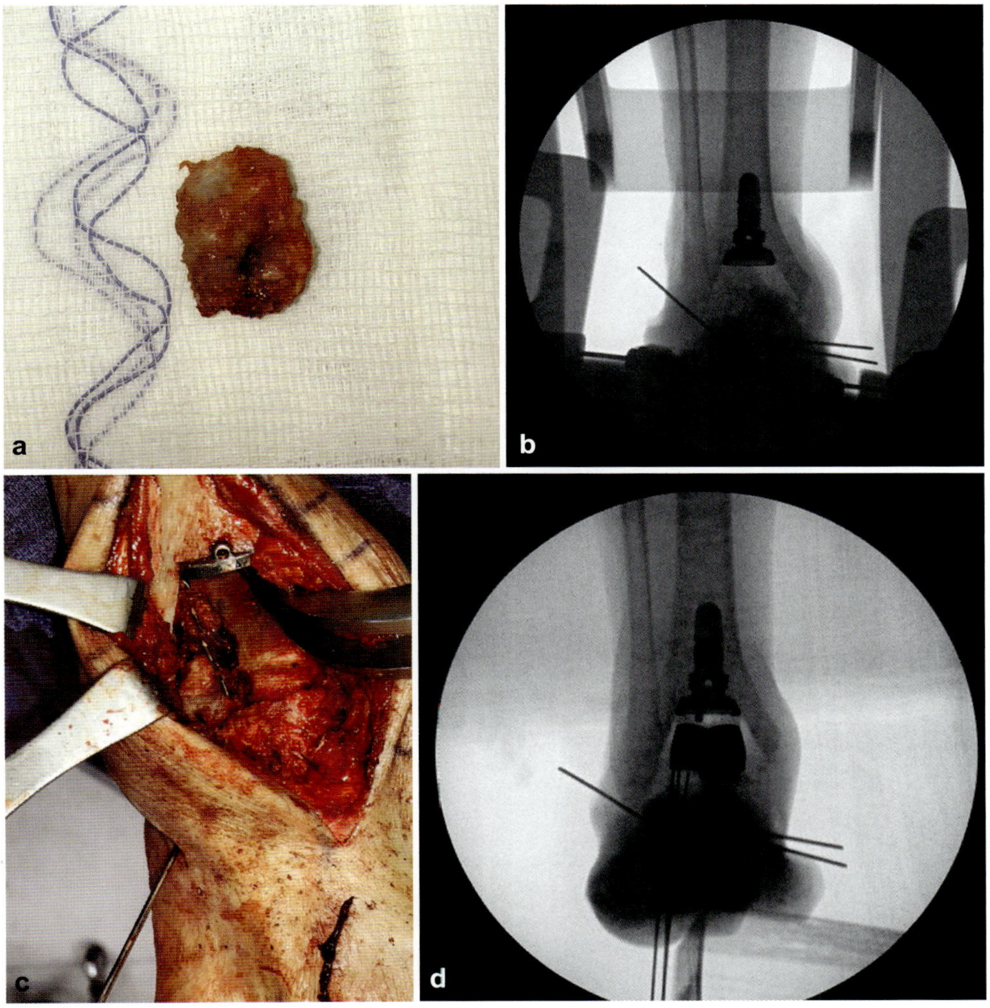

图 20.14　术中照片显示，外侧距骨体骨碎片（a），因其质量差、无血运而被切除，该骨块在未来可能塌陷，造成假体植入失败。胫骨假体植入和准备距骨假体，距骨清理到好的骨质后可见外侧缺损（b）。术中照片（c）显示了从跟骨跖侧到距骨缺损的导针，该导针将引导螺钉，使其尖端在骨水泥内形成“钢筋样”支撑。注意，空心螺钉导针经皮放置在距舟关节内侧，以便在关节融合术时维持关节力线（放置距骨假体后，螺钉穿过此关节固定）。透视（d,e）显示了这些导针的位置（此时支撑假体外侧）。但是螺钉的长度会比这个短，所以它们不会最终接触到假体（它们将在骨水泥中提供“钢筋样”支撑）。距骨假体板跨越了距骨穹窿失去轮廓的外侧缺损，直至具有良好的骨质量的距骨部分（内侧/前部/后部）(d,e)。关节侧方间隙内放置骨刀，防止骨水泥外渗（f）。可见“钢筋样”作用的螺钉。使用 60 ml 注射器注入骨水泥（g），使其具有“黏性”稠度，以尽量减少渗漏。压力注射填充所有空隙。最终矢状面影像显示骨水泥到位，螺钉长度可见（h,i）。重新调整力线不良的关节融合，植骨之后，螺钉固定穿过距骨、舟楔关节和跟骰关节。尽管先前关节存在僵硬和塌陷，翻修后的关节显示了非常好的活动度（j,k）。最后的冠状面影像证实了踝关节处于中立位置，结构稳定，具有良好的足踝部平衡（l）。患足加压包扎，术后 6 天切口愈合良好（m,n）

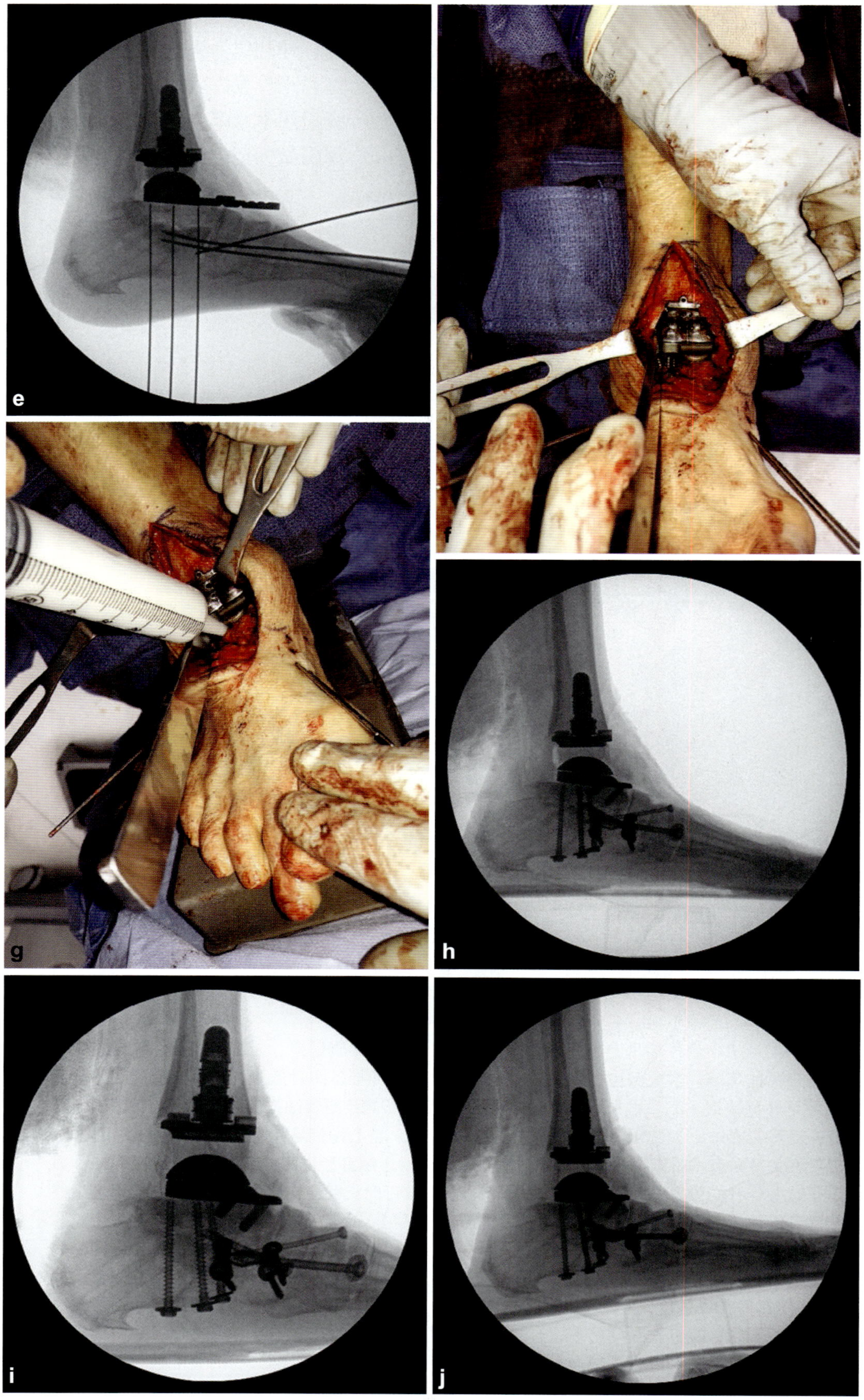

图 20.14 （续）

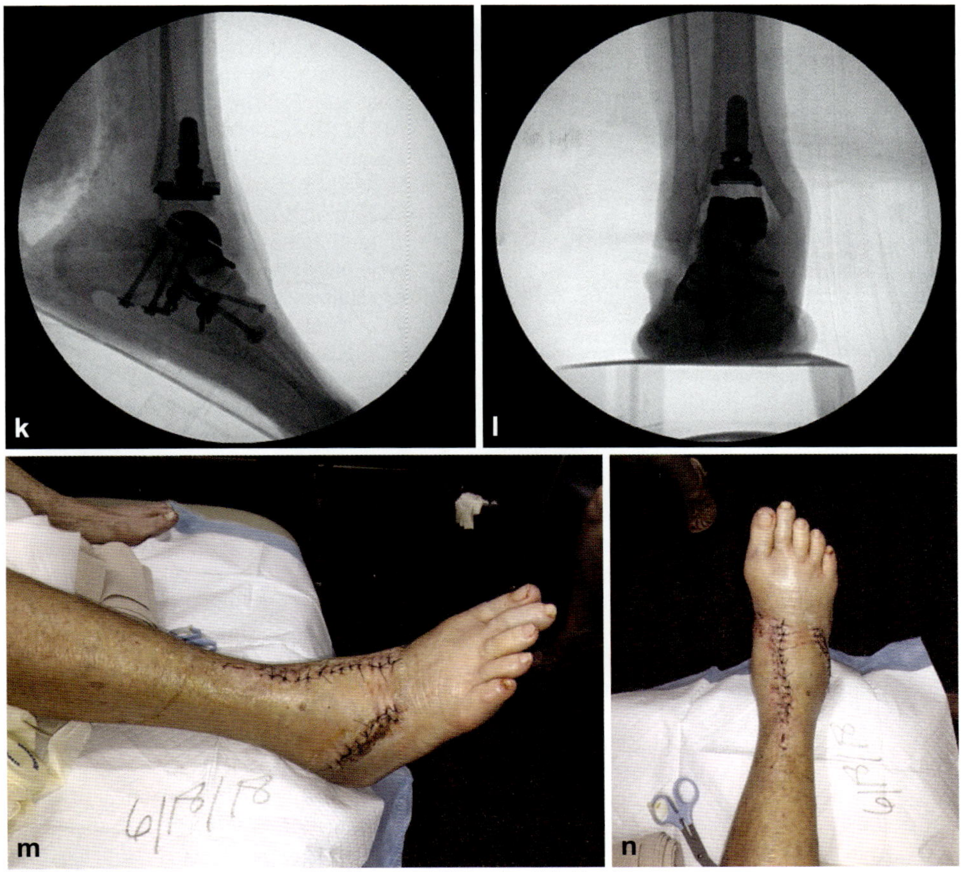

图 20.14 （续）

解剖结构受到破坏并且存在较大的骨缺损时，很难将假体置于合适的位置。

- 最后的距骨假体已经安装到位。插入聚乙烯衬垫试模，检查踝关节活动度，确保踝关节具有适当的轴向旋转（和冠状面旋转）。
- 将骨刀放置在关节外侧间隙内，距骨外侧失去轮廓的缺损填充骨水泥（图 20.14f,g）。对骨水泥的加压很重要，使用 60 ml 注射器以确保整个距骨缺损都被填满。骨水泥的稠度呈“面团样”，以防止加压过程明显的泄漏。多余的骨水泥可以用 Freer 骨膜剥离子和摆锯去除。
- 骨水泥完全硬化后，选择合适尺寸的聚乙烯衬垫并植入。最终的术后矢状面影像显示了距骨假体的“钢筋样”螺钉和骨水泥固定（图 20.14h,i）。

- 固定跗横和舟楔关节。踝关节假体植入后再评估足的平衡。最后用空心螺钉完成固定。
- 我们一直使用一个平板评估术中关节活动度。尽管术前踝关节有挛缩、畸形和塌陷，但安装假体后的踝关节活动良好（图 20.14j,k）。最终的冠状面影像显示稳定的结构，非常好的足和踝关节的平衡（图 20.14l）。
- 术后加压包扎，通过减少肿胀将伤口愈合的并发症降到最低。在这样广泛的重建手术后第 6 天，切口看起来非常好（图 20.14m,n）。

总结

随着假体和手术技术的不断发展，在过去的 10 年中，人们对全踝关节置换术的兴趣再次兴起。每年进行的全踝关节置换数量迅速增加。从历史上看，对于失败的全踝关节置换的手术选择仅限于截肢或踝关节融合术。但是，这些挽救手术具有高的失败率和较差的临床结果。翻修置换术在治疗失败的全踝关节置换中提供了另一种挽救选择。目前关于全踝关节置换术后翻修的文献还很少。

全踝关节置换翻修手术正在不断发展。我们发现在治疗失败的全踝关节置换和严重的假体下沉和骨缺损病例中，使用骨水泥和金属增强技术可以恢复距骨高度，取得了早期的成功。平均随访 15 个月，只有一例患者由于假体下沉需要再次进行翻修手术。另一例患者距骨假体下沉超过 2 mm，但无症状，不需要翻修。今后仍需要更多病例和更长时间的观察。

（Brian Steginsky，Steven L. Haddad 著
张建中 译 张明珠 审校）

参考文献

1. Karantana A, Hobson S, Dhar S. The scandinavian total ankle replacement: survivorship at 5 and 8 years comparable to other series. Clin Orthop Relat Res [Internet]. 2010 [cited 2018 Jun 8];468(4):951–7. Available from: http://link.springer.com/10.1007/s11999-009-0971-y.
2. Wood PLR, Prem H, Sutton C. Total ankle replacement: medium-term results in 200 Scandinavian total ankle replacements. J Bone Joint Surg Br [Internet]. 2008 [cited 2018 Jun 8];90(5):605–9. Available from: http://online.boneandjoint.org.uk/doi/10.1302/0301-620X.90B5.19677.
3. Henricson A, Nilsson J-Å, Carlsson Å. 10-year survival of total ankle arthroplasties. Acta Orthop [Internet]. 2011 [cited 2018 Jun 8];82(6):655–9. Available from: http://www.ncbi.nlm.nih.gov/pubmed/22066551.
4. Bonnin M, Gaudot F, Laurent J-R, Ellis S, Colombier J-A, Judet T. The Salto total ankle arthroplasty: survivorship and analysis of failures at 7 to 11 years. Clin Orthop Relat Res [Internet]. 2011 [cited 2018 Jun 8];469(1):225–36. Available from: http://www.ncbi.nlm.nih.gov/pubmed/20593253.
5. Criswell BJ, Douglas K, Naik R, Thomson AB. High revision and reoperation rates using the Agility™ total ankle system. Clin Orthop Relat Res [Internet]. 2012 [cited 2018 Jun 8];470(7):1980–6. Available from: http://link.springer.com/10.1007/s11999-012-2242-6.
6. Lau JT, Schon LC MN. Differential practice of treating ankle arthritis in a general and specialty orthopaedic society. Paper presented at: AOFAS, 20th annual summer meeting, July 29–31, 2004; Seattle.
7. Rahm S, Klammer G, Benninger E, Gerber F, Farshad M, Espinosa N. Inferior results of salvage arthrodesis after failed ankle replacement compared to primary arthrodesis. Foot ankle Int [Internet]. 2015 [cited 2018 Jun 8];36(4):349–59. Available from: http://journals.sagepub.com/doi/10.1177/1071100714559272.
8. Knecht SI, Estin M, Callaghan JJ, Zimmerman MB, Alliman KJ, Alvine FG, et al. The Agility total ankle arthroplasty. Seven to sixteen-year follow-up. J Bone Joint Surg Am [Internet]. 2004 [cited 2018 Jun 8];86–A(6):1161–71. Available from: http://www.ncbi.nlm.nih.gov/pubmed/15173288.
9. Haddad SL, Coetzee JC, Estok R, Fahrbach K, Banel D, Nalysnyk L. Intermediate and long-term outcomes of total ankle arthroplasty and ankle arthrodesis. A systematic review of the literature. J Bone Joint Surg Am [Internet]. 2007 [cited 2018 Mar 27];89(9):1899–905. Available from: http://jbjs.org/cgi/doi/10.2106/JBJS.F.01149.
10. Hintermann B, Zwicky L, Knupp M, Henninger HB, Barg A. HINTEGRA revision arthroplasty for failed total ankle prostheses. J Bone Joint Surg Am Vol [Internet]. 2013 [cited 2018 Jun 8];95(13):1166–74. Available from: http://www.ncbi.nlm.nih.gov/pubmed/23824384.
11. Jonck JH, Myerson MS. Revision total ankle replacement. Foot Ankle Clin [Internet]. 2012 [cited 2018 Jun 8];17(4):687–706. Available from: http://linkinghub.elsevier.com/retrieve/pii/S1083751512000617.
12. Glazebrook MA, Arsenault K, Dunbar M. Evidence-based classification of complications in total ankle arthroplasty. Foot Ankle Int [Internet]. 2009 [cited 2018 Jun 9];30(10):945–9. Available from: http://www.ncbi.nlm.nih.gov/pubmed/19796587.
13. Williams JR, Wegner NJ, Sangeorzan BJ, Brage ME. Intraoperative and perioperative complications during revision arthroplasty for salvage of a failed total ankle arthroplasty. Foot Ankle Int [Internet]. 2015 [cited 2018 Jun 8];36(2):135–42. Available from: http://www.ncbi.nlm.nih.gov/pubmed/25288333.
14. Ellington JK, Gupta S, Myerson MS. Management of failures of total ankle replacement with the agility total ankle arthroplasty. J Bone Joint Surg Am [Internet]. 2013 [cited 2018 Jun 9];95(23):2112–8. Available from: http://insights.ovid.com/crossref?an=00004623-201312040-00005.
15. Schipper ON, Hsu AR, Haddad SL. Reduction in wound complications after total ankle arthroplasty using a compression wrap protocol. Foot Ankle Int [Internet]. 2015 [cited 2018 Jun 17];36(12):1448–54. Available from: http://www.ncbi.nlm.nih.gov/pubmed/26231196.
16. Hsu AR, Franceschina D, Haddad SL. A novel method of postoperative wound care following total ankle arthroplasty. Foot Ankle Int [Internet]. 2014 Jul 5 [cited 2018 Jun 17];35(7):719–24. Available from: http://www.ncbi.nlm.nih.gov/pubmed/24798916.
17. Ferrao P, Myerson MS, Schuberth JM, McCourt MJ. Cement spacer as definitive management for postoperative ankle infection. Foot Ankle Int [Internet]. 2012 [cited 2018 Jun 15];33(3):173–8. Available from: http://journals.sagepub.com/doi/10.3113/FAI.2012.0173.

索 引